Ute

Martin Walser

Ein liebender Mann

Ein sterbender Mann

Zwei Romane

Rowohlt

Dieses Buch versammelt zwei Romane Martin Walsers in einem Band:
«Ein liebender Mann», erstmals erschienen im Jahr 2008, und
«Ein sterbender Mann» aus dem Jahr 2016.

Sonderausgabe März 2017

Einbandgestaltung Frank Ortmann
Einbandillustration Pobytov / iStockphoto.com
Satz aus der Dorian PostScript, InDesign
Gesamtherstellung CPI books GmbH, Leck, Germany
ISBN 978 3 498 07390 9

Ein liebender Mann

Für
Ulrike von Egloff-Colombier

Eins

1

Bis er sie sah, hatte sie ihn schon gesehen. Als sein Blick sie erreichte, war ihr Blick schon auf ihn gerichtet. Das fand statt am Kreuzbrunnen, nachmittags um fünf, am 11. Juli 1823 in Marienbad. Hundert feine Gäste promenierten, das Glas mit dem jedes Jahr noch mehr gerühmten Wasser in der Hand, und wollten gesehen werden. Goethe hatte nichts dagegen, gesehen zu werden. Aber er wollte gesehen werden als jemand, der mehr im Gespräch war als auf der Promenade. In diesen Julitagen war er immer mit dem Grafen Sternberg im Gespräch. Gut zehn Jahre jünger als Goethe und Naturforscher. Goethe war es gewohnt, obwohl er es nicht gewohnt werden konnte, dass so gut wie alle Naturwissenschaftler für seine Farbenlehre im besten Fall ein spöttisches Bedauern erübrigten. Begegnete er einem, der die Farbenlehre gelten ließ, konnte er sich vor Freundlichkeit, Dankbarkeit, Rührung jeder Art oft fast nicht mehr beherrschen. Kaspar Graf Sternberg war so ein Naturwissenschaftler, hatte ein Buch über die Flora der Vorzeit geschrieben, das heißt, er konnte lesen, was die Steine bewahrt hatten. Und Steine waren inzwischen Goethes liebstes Forschungsfeld. Aber jetzt, in diesen Julitagen, war es noch ein anderer Umstand, der den Grafen über alle Naturwissenschaft hinaus für Goethe anziehend machte. Im vergangenen Jahr hatten beide in dem als Kurhotel betriebenen Palais des Grafen Klebelsberg gewohnt. Und die Levetzows wohnten da auch. In Amalie von Levetzows Salon hatten sie sich kennengelernt. Wir kennen uns doch, hatte Goethe gerufen, wir kennen uns schon aus Vorzeiten. So hatte er auf Sternbergs Buchtitel angespielt und war auf den Grafen fast eilig zugegangen und hatte ihn umarmt. Das fiel auf, weil er sonst, wenn eine Bekanntschaft zu machen war, stehen blieb und dem anderen oder der anderen Gelegenheit gab, sich ihm zu nähern. Wir haben beide den Donnersberg bestiegen, bei Teplitz droben, Baronin, und ein jeder von einer anderen Seite, und sind, das haben wir einander geschrieben, beide auf der Zinne angekommen. Sie seien überhaupt zwei Reisende, hatte der Graf gesagt, die, aus zwei verschiedenen Welt- und Geschichtsgegenden kommend, einander begegnet seien und, als sie ihre Erfahrungen verglichen, gesehen hätten, dass es ein Vorteil sei, auf verschiedenen Wegen zu ein und demselben Ziel zu gelangen.

Jetzt, auf der Promenade, ließ Goethe sich vom Grafen Sternberg berichten, dass der schwedische Chemiker Berzelius gerade festgestellt habe, das vulkanische Gestein in der Auvergne sei erstaunlich eng verwandt mit dem hier auf dem Kammerbühl.

So ein Gespräch schützt die Sprechenden, wo auch immer es stattfindet. Es war Goethe, der heute mehr als einmal über das Gespräch hinausschaute. Goethe war kurzsichtig, aber Brillen fand er entsetzlich, das wusste in seinen Kreisen jeder Brillenträger und nahm seine Brille ab, wenn er von Goethe empfangen werden wollte. Brillen verstimmen mich, hatte er gesagt, und was der berühmte Dichter sagte, wurde weitergesagt. Er hätte die, die er suchte, von weitem nicht erkannt, aber Amalie von Levetzow mit ihren Töchtern Ulrike, Amalie und Bertha, die in diesem Jahr neunzehn, sechzehn und fünfzehn Jahre alt waren, diese Gruppe würde er auf jede Entfernung und in jeder noch so bunt bevölkerten Promenade ausmachen. Das geschah. Obwohl das Verhältnis der Gestalten zu einander sich geändert hatte. Ulrike war jetzt die größte, deutlich größer als ihre Mutter.

Ohne des Grafen Vortrag über die Verwandtschaft der Steine der Auvergne und des Kammerbühls zu unterbrechen, lenkte er sich und den Grafen auf die Levetzow-Gruppe zu und begegnete Ulrikes Blick. Sie hatte ihn entdeckt, als er sie noch nicht entdeckt gehabt hatte.

Ihn durchschoss eine Bewegung, eine Welle, ein Andrang von innen, im Kopf war es Hitze. Er spürte, dass es ihm schwindlig werden könnte. Er versuchte durch Ausatmen die wie im Krampf erstarrte Stirn- und Augenpartie zu lockern, zu lösen. Er durfte, nachdem man einander ein Jahr lang nicht gesehen hatte, das Wiedersehen doch wohl nicht mit einer Grimasse aus Staunen, Schmerz und Bestürzung feiern.

Also. Die Begrüßung. Die junge Mutter war deutlich lebhafter als jede ihrer Töchter. Ulrikes steter Blick, kannte er den noch vom vergangenen Jahr? Ihr und sein Blick blieben in einander. Als es nicht mehr auszuhalten war, als endlich etwas gesagt werden musste, sagte er: Bitte, begreifen Sie, liebe Umstehende, ich studiere nicht nur Steine, sondern auch Augen. Was verändert Augen mehr, von außen ein anderes Licht oder von innen eine andere Stimmung? Ulrikes Augen sind, weil uns das Wetter gerade eine dicke Kumuluswolke vor die Sonne schiebt, in diesem Augenblick – und ist das nicht ein köstliches Sprachangebot: Augenblick – sind in diesem Augenblick dabei, von Blau nach Grün zu wandern. Wenn die Wolke bleibt, haben wir es mit einer grünäugigen Ulrike zu tun. Graf Sternberg, dieses Doppelphänomen, ob die äußere Ursache oder eine innere überwiegt, sollte uns interessieren. Herzlich willkommen, gnädige Frau, und ihr, das liebenswürdigste Trio der Welt, herzlich willkommen.

Die sechzehnjährige Amalie, die am ehesten, was Rederaschheit angeht, der Mutter glich, sagte: Wir sind überhaupt kein Trio, wir sind Einzelne, wenn's recht ist, Herr Geheimrat.

Und ob mir das recht ist, sagte Goethe und sah wieder zu Ulrike hin. Ulrike schaute immer noch so ruhig, so fest, wie sie ihn empfangen hatte. Er blieb in ihrem Blick. Er spielte den Augenforscher. Aber das war er nicht. Das mochten die anderen glauben. Ulrike glaubte das nicht. Und er glaubte das auch nicht. Sie schaute ihn an, nur um zu zeigen, dass sie ihn anschaue. Bevor er das Blick-Thema verließ, sagte er noch: Ulrike, manche Männer werden Ihnen später blaue Augen attestieren, andere werden sagen, Ihre Augen seien grün. Ich sage: Lassen Sie sich, bitte, nicht festlegen.

Er nahm ihn nachher mit sich auf sein Zimmer, diesen Blick. Man hatte gegessen mit einander, geplaudert, die Erinnerung an das vergangene Jahr und an das Jahr davor wieder wachgeplaudert. Im vorvergangenen Jahr, dieses miserable Wetter, da hat es doch einen Monat lang nur geregnet. Ohne die tausend Einfälle des Herrn Geheimrat hätte man das gar nicht ausgehalten. Mit seinen Steindarbietungen ist er allerdings nur bei Amalie angekommen. Extra ein Zimmer hat er gehabt mit Tischen nur für die Steine, die der Diener Stadelmann aus der ganzen Gegend zusammenklopft. Amalie ist heute noch ein bisschen beleidigt, weil der Herr Geheimrat für Ulrike zwischen die Steine ein Pfund Schokolade gelegt hat, um ihr die Steine attraktiv zu machen.

Und zwar ganz frisch aus Wien geholte Schokolade, sagte die Baronin, von der berühmten Konditorei Panel!

Und noch mit einem Gedicht, sagte Bertha, die auch zu Wort kommen musste.

Ach, sagte er, ein Gedicht.

Sie kann es noch, sagte Frau von Levetzow.

Bevor Goethe noch sagen konnte, bitte, sag es mir doch, trug Bertha das, was sie ein Gedicht genannt hatte, geradezu kunstvoll vor:

Genieße dieß nach deiner eignen Weise,
Wo nicht als Trank, doch als beliebte Speise.

Ich möchte immer noch wissen, warum es hier Granitblöcke gibt, die von ockergelben Adern durchzogen sind, sagte Amalie, um wieder auf ihr Interesse für Steine aufmerksam zu machen.

Bravo, sagte Goethe, bravo.

Der Graf empfahl sich. Er wolle, was er vorher mit Goethe über Vulkanismus und Neptunismus gesprochen habe, noch ein wenig ordnen. Winkte allen zu, verneigte sich und ging.

Goethe sah ihm nach. Drei solche, und ich würde dem lieben Gott Komplimente machen.

Was ist Vulkanismus, rief Amalie ganz schnell und schaute dabei nicht den an, den sie fragte, sondern ihre Schwester Bertha, der sie zuvorgekommen war.

Dann frag ich, was Neptunismus ist, rief Bertha, die ihre um zwei Jahre ältere Schwester in allem übertreffen wollte.

Und ich, sagte Goethe, sag euch allen, dass die Gelehrten sich streiten, ob die Erdoberfläche, wie wir sie heute haben, durch Feuer gebildet wurde, das sich dann in die Tiefen zurückzog und durch Vulkane immer noch auf seine frühere Rolle aufmerksam macht, oder durch Wasser, das sich allmählich zurückzog, dass die Meere entstanden.

Und Sie, fragte Ulrike, was denken Sie.

Ich denke, dass man, was man zur Zeit nur durch Vermutung entscheiden kann, nicht entscheiden soll. Aber da man unwillkürlich doch immer irgendwohin tendiert, gesteh ich, ich bin ein wankelmütiger Neptunist.

Ich weiß nicht, was ich damit anfangen soll, sagte Ulrike ziemlich heftig. Und sagte es nur zu Goethe. Wieder mit dem Blick.

Goethe fragte, ob er mehr sagen solle, als er wisse.

Da es sich um Naturwissenschaft handle, sagte sie, und nicht um Lyrik, dürfe Entschiedenheit erwartet werden.

Oh, sagte Goethe, unsere Ulrike führt nicht weniger als die Kritik der reinen Vernunft im Schilde.

Die Mutter: Sie müssen wissen, dass sie in Straßburg inzwischen Contresse Ulrike heißt.

Für Amalie eine Gelegenheit zu beweisen, dass sie inzwischen alles mitkriege: Comtesse und contre, ist ja alles französisch in dieser Schule.

Goethe sagte, zu einer Schule, die zu solchen Entdeckungen fähig sei, gratuliere er, und gab jetzt zu, wie glücklich es ihn mache, wieder im Kreis der Familie zu sitzen und plaudern zu dürfen. Das sei in Weimar, wo bei ihm immer auf Bedeutendes gelauert werde, ausgeschlossen.

Woran der Herr Geheimrat nicht ganz unschuldig ist, sagte Ulrike.

Zugegeben, Contresse, sagte Goethe. Dort ist mein Leben mehr Theater als Leben.

Und hier, fragte Ulrike.

Hier, sagte er und sprach nicht weiter, sah einfach Ulrike an, und sie schaute ihn an und sagte:

Ja, hier?!

Hier, sagte er, merke ich wieder, dass ich zwei Weimarer

Winter lang darunter gelitten habe, zu wenig zu wissen von den Levetzows.

Die aber vor zwei Jahren, sagte die immer redebereite Amalie, von Ihnen noch viel weniger wussten. Das wollen wir nicht vergessen, dass unsere ältere Schwester, die doch immerhin schon siebzehn Lenze zählte, im ersten Jahr gleich zugegeben hatte, von Goethe keine Zeile gelesen zu haben. Dafür aber, o Graus, jede Menge Schiller.

Auf dem französischen Internat in Straßburg, sagte Ulrike, habe ich eben aus dem Deutschen nur den Ehrenbürger der Französischen Revolution vorgesetzt bekommen.

Und Goethe: Ich habe mir gestattet, euch daran zu erinnern, dass ich als Muster für die Jugend weniger tauge als Schiller, Gellert, Hagedorn und Geßner.

Und Ulrike: Und die Franzosen, haben Sie gesagt, sind mehr für Idylle und Stilisierung als für Natur und Wirklichkeit.

Ja, sagte Goethe, deshalb ist Salomon Geßner dort viel bekannter als hier, der passt da hin.

Aber Voltaire auch, sagte jetzt Ulrike.

Und den hat, sagte er, nicht mein Freund Schiller, sondern den habe ich übersetzt.

Sogar zweimal, sagte Ulrike, Zaire und Mahomet.

Keine ganz tollen Stücke, sagte Goethe.

Seit ich jetzt Bücher von Ihnen lese, sagte Ulrike, quält es mich, dass ich in keinem Augenblick weiß, wer Sie sind. Immer dieses allerhöchste Geflunker. Wunderbar wird da geredet, gedacht, gefühlt, aber wer ist er? Das möchte sie endlich doch wissen. Das nämlich sei die Wirkung, wenn man ihn lese, dass in einem eine belästigende, eine gemeine Neugier wachse, ihn, wie er selber, wie er wirklich sei, kennenzulernen. Dass er in eine Art Reichweite komme, dass man, wenn man Lust habe, nach ihm greifen könne. Ja, berühren wolle man ihn. Aber wer ist er?

Aber dafür ist Scott prima, platzte Bertha herein.

Stimmt, sagte Ulrike. Scott nicht kennenzulernen tut nicht weh.

Und Bertha, die offenbar nicht so genau wusste, um was es im Augenblick ging, sagte, sobald es in diesem Sommer wieder regne, werde wieder vorgelesen. Und zwar Scott. Sie hat den Schwarzen Zwerg dabei.

Die Mutter ergänzte, dass Bertha, was Goethe ihr letztes Jahr über das Vorlesen gesagt habe, noch und noch übe.

Jetzt Bertha zu ihren Schwestern: Mich hat er einen holden Herankömmling genannt. Und dass ich beim Vorlesen immer ganz tief anfangen soll und dann steigern.

Das war heute zu hören, sagte Goethe.

Und Bertha intonierte sofort noch einmal: Wo nicht als Trank, doch als beliebte Speise.

Ja, rief Goethe, die Speise nicht, weil sie den Schluss bildet, abfallen lassen, sondern hinauf und hinaus mit ihr, beliebte Speise, beides gleich stark und höher als jedes andere Wort.

Mich hat Exzellenz nichts als kritisiert, sagte Ulrike ganz ruhig. Sie mischte sich nie jäh ein, kam aber immer, wenn sie es wollte, zu Wort.

Ja, rief Bertha, du müsstest mehr Energie und Darstellungslebhaftigkeit entwickeln.

Ich will ja auch kein Tieck werden, sagte Ulrike.

Amalie: Was soll denn das wieder?

Und Ulrike: Kein Vortragskünstler.

Amalie holte sich das Wort zurück: Dass der Geheimrat kein Muster für die Jugend ist, haben wir mitgekriegt.

Und Goethe: Jetzt sei er aber gespannt.

Ja, Ihr Spiel, sagte Amalie, einer schlägt ein Thema vor,

der Nachbar muss daraus eine Erzählung machen, aber jeder hat das Recht, ein Wort einzuwerfen, das in die Erzählung hineingenommen werden muss. Und welches Wort haben Sie Ulrike in ihre Erzählung geworfen? Strumpfband, Herr Geheimrat. Ulrikchen wurde rot …

Stimmt nicht, dazu ist es nicht gekommen, rief Ulrike, weil der Herr Geheimrat, als ihm dieses Wort passiert war, sofort dazufügte: Strumpfband-Orden.

So, als habe er nie etwas anderes vorgehabt, sagte Amalie, wir wissen Bescheid.

Weil es ihm doch nicht recht war, im Kreis dieser zukunftsreichen Töchter als ganz unvorbildlich zu gelten, sagte er eher vor sich hin als in den Kreis hinein, er habe keinen Tabak geraucht, nie Schach gespielt, alles vermieden, was einem die Zeit raubt.

Und Ulrike: Das klang, als bedauerten Sie, so vorbildlich gelebt zu haben.

Wenn er schließlich im Schoß der paradiesischen Familie Levetzow gelandet sei, sagte er, könne nicht alles, was er gemacht habe, falsch gewesen sein.

So war das hingegangen.

Eigentlich hatte er nur Gelegenheiten gesucht, ihrem Blick zu begegnen. Das wusste er, als er dann über der Straße drüben in seinen bescheidenen Räumen, die er liebte, am Fenster stand und hinüberschaute ins recht gewaltige Klebelsberg'sche Kurhotel, hinüber zu den Fenstern im zweiten Stock, hinter denen Ulrike jetzt stand, saß, lag, las, dachte … Wie konnte er leben mit diesem Blick? Wahrscheinlich war es schon im vergangenen Jahr zu spät gewesen. Er war krank geworden im letzten Winter, schwer krank. Er hatte ihr geschrieben. Sie hatte geantwortet. Es war etwas. Aber was es war, hatte er erst heute erlebt. Ihre paar Briefe waren schon so gewesen, dass er sie niemandem zeigen durfte. Seine Briefe an sie waren immer nur zur Hälfte dem Schreiber John diktiert worden. Jedes Mal musste er selber noch etwas dazuschreiben, was keinerlei Inhalt zeigen durfte, aber verraten sollte, was durch Inhaltslosigkeit verheimlicht wurde. Es durfte nie an Ulrike allein, es musste immer auch an die Mutter geschrieben werden. Und doch und doch, das war alles erträglich. Einem weiteren Sommergeplänkel ließ sich entgegensehen. Dann dieser Blick, der alles veränderte. Da musste Sesenheim auftauchen, Friederikes bloße Mädchenhaftigkeit. Augen, in denen es heftig zuging, aber alles immer so schnell wechselnd, als müsse jede Stimmung, wenn sie deutlich werden will, sofort verlassen werden. Friederikes Mund wusste so wenig, was er tat, dass du ganz von selbst ihre Ignoranz und Neugier durch die deine ergänztest. Und Charlotte Buff, die große Sentimentale, die das Universum in einen Seufzer fasste und es darin untergehen ließ. Er steigerte, was sie in ihm geweckt hatte, ins Allergrößte. Werthers Lotte. Mit Recht beschwerte sie sich nachträglich über das, was er in der Novelle aus ihr gemacht hatte. Werthers Lotte, das war er, genau so wie Werther. Und Christiane, das große Gefühl, das sich nicht zu groß war für jede Anpassung. Es gab keine Situation, die sie nicht durch Unterwerfung beherrschte. Dann Marianne, die ganz und gar verwandt sein wollte und es durch eine ungeheure Seelenenergie auch schaffte, sich bis zur Selbstauflösung anzuverwandeln. Aber das nur als Kostümball. Als kulturelle Sensation. Als literaturgeschichtliche Prachtsanekdote. Und Ulrike. Zwei Jahre Mädchenzauber aus lauter stimmungsvollen So-nicht-Gemeintheiten. Noch im vergangenen Jahr eine feine Unerwecktheit, ein lebhaftes Dabeiseinwollen, immer bemüht, nichts falsch zu machen, eine Landschaft, über der die Sonne noch nicht aufgegangen ist, und jetzt, die Sonne ist aufgegangen, die Landschaft lebt. Jetzt ihr Blick. Es gibt keine Gegenwehr. Du wüsstest nicht, wogegen du dich wehren solltest. Du bist gefangen. Gefangener dieses Blicks.

Er musste noch an den Schreibtisch. Diese Ulrike, die Contresse Ulrike gehört in den Roman, in die höchst fällige zweite Fassung seines Wanderjahre-Romans. Hersilie ist die Figur, die er durch die Contresse bereichern kann. Aber darüber nie ein Wort zu Ulrike. Auch wenn du ihr zu gern hinplaudern würdest, dass sie in deinen Roman kommt, beherrsch dich! Man darf einer Quelle nicht sagen, dass sie eine ist. Sie wäre dann nicht mehr rein.

Er konnte nicht ins Bett. Nur jetzt nicht hinein in jene Selbstverlorenheit, die Schlaf heißt. Wenn er hoffen könnte, von ihr zu träumen, dann ja. Aber so! Eine Wachheit, in der er ununterbrochen an sie denken, sie sich vorstellen konnte, eintauschen gegen einen Schlafzustand, in dem sie höchstwahrscheinlich gar nicht vorkommen kann. Noch nicht.

Auf und ab gehen. An jedem Fenster stehen bleiben. Hinüberschauen. Hinter welchen Fenstern schläft sie? Letztes Jahr hatte auch er im Klebelsberg'schen Haus, das sowohl ein Palais wie ein Hotel genannt wurde, gewohnt. Abgesehen davon, dass die junge Witwe Levetzow die Lebensgefährtin des Grafen Klebelsberg war, hatte Ulrikes Großvater Broesigke im Palais ein ewiges Hausherrenrecht. In diesem Jahr wollte auch der Großherzog Carl August in Marienbad kuren, und da er mit den Familien Broesigke, Klebelsberg und Levetzow seit langem befreundet war, musste er in deren Haus wohnen. Und zwar im ersten Stock, in der Fürsten-Suite, die Goethe im Jahr davor bewohnt hatte. Carl August war bald seit fünfzig Jahren Goethes Landesherr, Goethes Chef und Goethes Freund. Goethe hätte wieder im Klebelsberg-Palais wohnen können, aber er hatte die Goldene Traube gegenüber vorgezogen. Und nach dem, was jetzt passiert war, musste er sich wundern über den weisen Instinkt, der ihn ins Haus gegenüber gelenkt hatte. Jetzt mit ihr unter einem Dach, aber getrennt durch Stockwerk und Wände. Er hätte irgend ein Geräusch erfinden müssen, das bis zu ihr gereicht hätte, um ihr zu melden, dass er da sei und nicht atmen könne, wenn sie nicht erfahre, spüre, höre, dass er da sei. Und nur für sie da sei. Sie hat ein kleines Gesicht. Trotzdem eine Nase, die man nicht Näschen nennen darf. Und zwetschgensteinförmige Augen, die eben die Farbe wechseln. Aber glänzen tun sie immer. Das hatte er schon aus den vergangenen Jahren mitgenommen: diese nie müden, nie matten, diese immerzu blau und grün leuchtenden Augen. Meistens sind sie doch nicht blau oder grün, sondern blaugrün. Er musste sich ihrem Mund zuwenden. Kein Lippengebirge, eine volle und ganz harmonisch verlaufende Oberlippe, die sich auf die bescheiden dienende Unterlippe verlassen kann. Fast ein bisschen einsam, dieser Mund in der unteren Gesichtshälfte. Die Nase bleibt auch für sich. Sie hat eine eher ahnbare als wahrnehmbare Brechung. Sie will einfach nicht spannungslos und langweilig gerade verlaufen. Wer nicht richtig hinschaut, glaubt, sie ende spitz. In Wirklichkeit endet sie in einer zuletzt noch gerundeten Spitze. Sie endet eben, wie eine Nase über diesem einsam schönen Mund enden muss: zu ihm hinführend, ohne ihm zu nahe zu kommen. Eine grandiose Unaufdringlichkeit hat dieses Gesicht. Hat die ganze Ulrike. Jetzt bereute er, dass er immer nur Landschaften und nie Menschen gezeichnet hatte. Dieses Ulrike-Gesicht ist allerdings auch das erste Gesicht in der Lebensgalerie seiner Gesichter, das er gern gezeichnet hätte. Es ist eine Landschaft im Licht. Wenn er kein Zeichner, sondern ein Maler wäre, hätte er gesagt: in einem überirdisch strahlenden Licht. Das könnte man malen, zeichnen nicht.

Er musste vor den großen Spiegel im Ankleidezimmer. Lampen auf beiden Seiten des Spiegels.

Der Wirt der Goldenen Traube war ortsbekannt als Lichtfanatiker. Er ließ keine Messe aus, auf der eine neue Lampenart zu erhoffen war. Das war eine Nachricht, die dem Geheimrat die Wahl dieses Hotels angenehm gemacht haben konnte. Er brachte die Hände auf dem Rücken zusammen, das ergab seine eingeübte, stattliche Erscheinung. Er musste hinüber ins Arbeitszimmer und aus einer Schublade die Wiener Zeitschrift holen, die ihm ein Herr Braun von Braunthal zugeschickt hatte, weil er, der einundzwanzigjährige Dichter, seinen Besuch bei Goethe in Weimar beschrieben hatte. Goethe lachte jedes Mal, wenn er in diesem Report den Teil las, und er las immer nur den, der sich mit seiner Erscheinung beschäftigte:

> In jenem Augenblicke aber war mir das nicht die banale Hülle eines Zivilisationsmenschen; Goethe erschien mir da, indem er eine Sekunde lang bei der Türe anhielt und mich ins Auge fasste, wirklich wie ein Standbild des Zeus aus parischem Marmor. Dieses Haupt! Diese Gestalt! Diese Haltung! Schönheit, Adel, Hoheit! Bereits ein Greis von dreiundsiebzig Jahren, das wellenförmig um den starken Nacken fallende Haar weiß wie frischgefallener Schnee, die edlen Züge noch fest, die Muskeln noch stramm, die hochgewölbte Stirne glatt und rein wie von Alabaster, die Lippen mit dem unverkümmerten Ausdruck von Selbstgefühl, Würde und Milde zugleich, das kraftkündende Kinn noch ungesenkt, und endlich diese Augen, diese herrlichen himmelspiegelnden reinen blauen Miniatur-

Bergseen! Von allen seinen Abbildungen, die mir bis dahin zu Gesicht gekommen, entsprach auch nicht eine dieser bewundernswerten Gesamtheit von Größe, Schönheit und Kraft; man konnte, im höchsten Aufwande der Kunst, solchen Verein wohl, wie es auch geschehen, plastisch gestalten, aber nie in einem Farbenbilde wiedergeben; dies ebenso wenig, als man den Monte Rosa oder Mont Blanc, verklärt von den Strahlen der untergehenden Sonne, zu malen vermag. So erschien Goethe, und mein Geist huldigte ihm. Wie pries ich mich glücklich, ein noch nicht bedeutender, ein angehender Mensch zu sein; wusste ich ja doch, dass er vielsagenden Männern, ganz fertigen Menschen bisweilen den Zutritt verweigerte, und sah ich ja an seinem Negligé, dass er bei mir entweder eine Ausnahme oder mit mir wenig Umstände machte. Er fasste mich ins Auge wie die königliche Boa Constrictor ein Reh. Nur zermalmte er mich nicht, sondern schritt langsam dem Diwan zu, dem «westöstlichen», mich mit sanfter Handbewegung einladend, ihm zu folgen und dann – o Wonne – an seiner Seite mich niederzulassen. Er begann mildernst das Gespräch, und dabei empfand ich durch alle Glieder einen wohltätig erschütternden elektrischen Schlag, der davon herrührte, dass der herrliche Dichtergreis meine Hand, meine vor Entzücken und Verehrung zitternde Hand, sanft erfasste und mit seinen beiden Händen weich umrahmte, wobei er, den Blick auf mir ruhen lassend, also sprach …

Er legte die Zeitschrift mit einander widerstreitenden Empfindungen in die Schublade zurück, ging wieder hinüber vor den Spiegel, lächelte ein wenig und sah die Lücke, in der einer seiner Vorderzähne fehlte. Seit dreizehn Jahren. Er hatte sich noch nicht daran gewöhnt. Allerdings hatte er seine Mundpartie so diszipliniert, dass die Lücke in Gegenwart von Leuten nie erschien. Hoffte er. Die Schwiegertochter Ottilie hatte er beauftragt, darauf immer zu achten und ihm, wenn die Lücke durch irgendwelchen Stimmungsübermut zu sehen gewesen war, Meldung zu erstatten. Er fand, Ottilie habe diese Meldungen immer mit etwas zu greller Lust exekutiert. Sich selber verbarg er die Lücke nicht. Wenn er allein war. Also jetzt. Es war Ulrike, die sie erscheinen ließ. Als hätte er, was jetzt passierte, vorausgewusst oder befürchtet, hatte er in seinem gerade herausgekommenen Mann von fünfzig Jahren geschrieben, mit so einer Lücke um eine junge Geliebte zu werben sei ganz erniedrigend.

Er ging ins Schlafzimmer, legte sich, wie er war, aufs Bett und suchte bei den Figuren seiner Bücher nach einem Satz, der ausdrückte, was ihn jetzt beherrschte. Es gab diesen Satz. Er hatte ihn aus dem Gedächtnis ziemlich schnell heraufgeholt. Sein Wilhelm hatte, schon als er noch jung war, gedacht: So ist denn alles nichts.

2

Wenn er, 74, sie, 19, heiraten würde, wäre sie, 19, die Stiefmutter seines Sohns August, 34, und seiner Schwiegertochter Ottilie, 27. Mit solchen Rechnungen fand er sich beschäftigt, als er vor dem Frühstückstisch saß, für den Stadelmann jeden Morgen alles, was man sich wünschen darf, aus dem Traiteur-Haus holte.

Stadelmann, den er schon im vergangenen und vorvergangenen Jahr zu einem Stein-Kenner ausgebildet hatte, schickte er heute auf den Wolfsberg, um Augite herauszuklopfen. Auch ein Feldspat-Zwillingskristall wäre hochwillkommen, gab er ihm noch mit. Dem Schreiber John sagte er, dass heute erst um elf diktiert werde. Es hatte sich nämlich Dr. Rehbein angesagt, sein Dr. Rehbein, Hof-Medikus in Weimar, aber auch Arzt Goethes. Und hatte viele Stunden an Christianes Sterbebett verbracht! Noch nicht ein Jahr her, dass Dr. Rehbein die dritte Frau gestorben war. Dr. Rehbein war vielleicht der beliebteste Mann in Weimar.

Als Goethe in dem Zimmer, in dem er Gäste empfing, erschien, kam ihm Dr. Rehbein, der dort gewartet hatte, stürmisch entgegen. Gerade dass er Goethe noch Gelegenheit gab zu rühmen, wie gesund er sich hier fühle, von den Atemwegsmiseren des vergangenen Winters ganz und gar befreit, da sprudelte er los. Er will sich verloben. Er muss. Wenn er sich nicht sofort verlobe, verliere er Catharina, ja, die dreißig

Jahre jüngere Catty von Gravenegg. Da er ohnehin dem Herzog habe vorausreisen müssen, bleibe nichts anderes übrig, als die Verlobung hier in Marienbad zu feiern. Das aber ohne Teilnahme des Herrn Geheimrat zu denken sei ihm nicht möglich. Für die unschöne Eile entschuldige er sich. Aber Catty. Sie verstehen. Er kann doch nicht hier der Durchlaucht den Badearzt spielen, was übrigens nicht erlaubt ist, die hiesigen Badeärzte haben das Monopol, gut, ist er eben ein Badegast im Gefolge Seiner Durchlaucht und so weiter, aber hier wochenlang spazierenschauen, und Catty braust durch München, das ist ungesund, also kommt sie, also gibt's eine Verlobung. Gestehen müsse er aber doch noch, wie es ihn geschmerzt habe, jetzt im Mann von fünfzig Jahren zu lesen, der Chirurg sei der verehrungswürdigste Mann auf dem ganzen Erdboden.

Goethe ergänzte: Er befreit dich von einem wirklichen Übel. Dann umarmte er Dr. Rehbein sanft und sagte ihm fast ins Ohr, die Chirurgen-Rühmung sei doch nötig für die Handlung des Wanderjahre-Romans, zu dessen Bestand Der Mann von fünfzig Jahren gehöre. Und dieser Roman sei, obwohl vor zwei Jahren erschienen, alles andere als fertig. Täglich werde er von Sätzen und Figuren bedrängt, die dazugehören wollen. Und Wilhelm, der Held der Wanderjahre, soll doch, wenn er alle Angebote der Welt studiert und erprobt habe, Wundarzt werden, also Chirurg. Und warum? Weil der Autor seinem ein Leben lang beschriebenen Wilhelm den Beruf auf den Leib und in die Seele schreiben wolle, durch den er den Menschen am meisten helfen könne. Nützen, Herr Doktor. Vom Nützlichen durchs Wahre zum Schönen. Da wollen wir doch alle hin, Herr Doktor. Und hatte ihm gleich noch glaubhaft sagen können, dafür sei er, Dr. Rehbein, selber ein Beispiel. Wer, wie er, ein Arzt, mit fünfzig so wohl, so wirklich schön dastehe, der habe nichts versäumt, nichts falsch gemacht. Es folgte ein langer Händedruck.

Der Doktor war gegangen mit des Geheimrats herzlicher Zusage, dass er an der Verlobung gern teilnehme. Goethe saß und dachte: Dreißig Jahre jünger. Das war nicht Neid, was er empfand. Er fühlte sich durch diesen Besuch bestätigt. Ach ja, Neid auch. Was ist denn Neid anderes als eine zum Unglück verurteilte Form der Bewunderung. Es können sich jetzt gar nicht genug Fünfzigjährige mit Zwanzigjährigen verloben! Es soll eine Verlobungsepidemie ausbrechen. Einfach, dass er mit seiner ungeheuerlichen Zahl – 74 minus 19 ist gleich 55 – nicht ganz so absurd dasteht.

Wie belebend Dr. Rehbeins Besuch wirkte, sah er daran, dass er den Doktor, der ja jetzt über die Straße hinüber ins Palais Klebelsberg gehen würde, unter der Tür noch so beiläufig wie möglich gebeten hatte, drüben alle Levetzows zu grüßen, speziell Ulrike, und ihr auszurichten, ihr gestern geäußerter Wunsch sei noch heute Vormittag erfüllbar. Jederzeit. Er bemerkte, dass Dr. Rehbein als Bote nicht wusste, wie er das verstehen, also drüben sagen sollte, darum fügte er im Ton äußerster Unwichtigkeit hinzu: Man muss Kinder bilden, wenn sie danach verlangen. Dann beobachtete er, sich am Vorhang haltend, wie Dr. Rehbein über die Straße ging und drüben im Palais Klebelsberg verschwand.

Schreiber John wurde informiert, dass er nachher die Post erst ins Arbeitszimmer zu bringen habe, wenn das Fräulein von Levetzow da sei und Platz genommen habe. Vielleicht hatte Ulrike vergessen, dass sie gestern gesagt hatte: Aber wer ist er! Wenn sie das vergessen hatte, war es eine Floskel gewesen, dann war alles, ist alles eine Floskel, und er ist nichts als ein Illusionist. Kein Vulkanist, kein Neptunist, sondern ein Illusionist. Vielleicht gibt es ihren Blick gar nicht, vielleicht ist sie mit ihren neunzehn Jahren die Ruhigste, Bestimmteste, Unbewegbarste in dieser Familie.

Er musste kurz einen Schrei ausstoßen. Eine Verneinung dessen, was ihm gerade als Selbstgespräch passiert war. Gleich noch einmal diesen kurzen Schrei. Und weil es seine Gewohnheit war, alles, was ihm passierte, nicht nur passieren zu lassen, sondern sich bewusst zu machen, dass es ihm passierte, ließ er sein Selbstgespräch sich fortsetzen: Wenn ich Schreie ausstoße, kurze, nicht zu laute Schreie, dann immer so, dass nur ich meine Schreie höre. Ich will wirklich nicht, dass jemand außer mir hört, dass ich schreie. Überhaupt: Noch musste er nicht schreien. Nur sitzen und warten. Wenn sie nicht kommt, wird er hier sitzen und sich nie mehr rühren. Ein Mensch, beim Warten erstarrt. Er wunderte sich, dass der Schmerz, den das Warten ihm bereitete, ihn nicht zu irgendeiner Bewegung, einem auflösenden Hin- und Hergehen fähig machte. Das wollte er sich demonstrieren. Das war sein Zustand: Ulrike oder nichts. Er, bitte, er hier jetzt, der nicht mehr weiß, wie er ohne Ulrikes Zuspruch Atem holen soll, er hat im vergangenen Jahr im Kreis dieser Familie getönt, wie sehr er sich wünsche, noch einen Sohn zu haben, der müsste dann Ulrikes Mann werden, er selber möchte Ulrike so ausbilden, dass sie ganz zu seinem Sohn passe. Den, der so getönt hatte, so väterlich verlogen, kannte er nicht. Denn das war schon damals verlogen gewesen. Aber nicht moralisch verlogen, sondern ein Schwächeausbruch, eine Lebensfeigheit. Nie mehr könnte er so etwas sagen. Aber Ulrike war damals auch noch nicht Ulrike gewesen. Eine mädchenhafte Eingeschlafenheit war sie, aber jetzt … aber immer noch schmucklos. Nackt der Hals, die Ohrläppchen. Hatte sie im letzten und im vorletzten Sommer auch keinen Schmuck getragen? Vielleicht weil das Wetter zu schlecht gewesen war.

Aber jetzt, in diesem gewaltigen Sommer! Wollte sie sich unterscheiden von all den mit Schmuck behangenen Frauen?

Da kam sie. Ein fast farblos grünes Kleid, das ihre Figur mit vielen kleinen Knöpfen genau nachzeichnet. Den runden Ausschnitt mit Spitzen besetzt. Ihre Haare immer ein bisschen loser als alle anderen Frauen. Er konnte mühelos aufstehen. Sie grüßte. Fast munter. Das war nicht seine Stimmung. Auf jeden Fall konnte er diesen Ton nicht mithalten. Aber als sie auf dem Sofa saß, in einer Sofa-Ecke, einen Arm auf dem großen gelben Kissen, da konnte er hin und her gehen und reden wie zu mehreren. Gleich kam auch der Schreiber John, reichte das Tablett, auf dem die Post sich häufte.

Ach die Post, sagte er. Ach nein, lieber John, wenn man solchen Besuch hat, liest man keine langweiligen Briefe. Ach, bleiben Sie, ich will meinem Besuch doch noch zeigen, wie es hier zugeht. Oh, Moment, da ist sogar etwas Eiliges. Sehen Sie, sagte er zu Ulrike, so genau sind wir eingestellt auf einander, dass mein guter John die einzige Post, die keinen Aufschub duldet, oben drauf legt. Dringend ist das, weil die Königliche Hoheit in sieben Tagen Weimar verlässt, also muss heute noch dieses Schreiben hinaus. Bitte, John. Darf ich, fragte er noch zu Ulrike hin.

Sie müssen, sagte sie.

Diktierend ging er vor Ulrike auf und ab: Unsers gnädigsten Herrn Königliche Hoheit haben Unterzeichnetem zu eröffnen geruht, dass Höchst Dieselben den guten Bergrat Lenz bei seinem bevorstehenden Jubiläum mit einigen fürstlichen Geschenken zu erfreuen die Absicht hätten, wozu nachstehende Gaben vorläufig bestimmt seien. Die Festlichkeit werde in einem Gastmahl bestehen. Nun wären meine unvorgreiflichen Vorschläge: Als Hauptstück stellt man den Vesuv dar, eine starke Lava ausgießend; unter diesem könnte die Medaille Platz finden, die der Gefeierte erhalten soll. Er unterbrach und fragte Ulrike: Verstehen Sie?

Ulrike wollte wissen, was unvorgreifliche Vorschläge seien.

Das sei eine höfliche Umschreibung für ein nicht eigenmächtiges Vorwegnehmenwollen.

Und was heißt das, fragte Ulrike.

Mein Vorschlag soll nur ein Vorschlag sein, entscheiden soll der Großherzog. Verstehen Sie, Bergrat Lenz ist leidenschaftlicher Neptunist, und zu seinem Jubiläum wird ihm zum Dessert eine Vulkantorte serviert, auf deren Grund er die Medaille findet, die ihm verliehen wird. Allerdings soll der Großherzog bei seiner Entscheidung meinen Vorschlag schon mitwirken lassen.

Ulrike: Aber eben unvorgreiflich.

Goethe: Genau.

Ulrike: Ein wunderbares Wort. Ich werde die Mutter heute bitten, nicht schon wieder das grelle Blaue anzuziehen, mein unvorgreiflicher Vorschlag wäre: das Hellbeige.

Goethe: Und sie wird gehorchen.

Ulrike: Also ist unvorgreiflich eine Art Befehl.

Goethe: Die höflichste Art, etwas dringend zu wünschen.

Ulrike: Und noch wichtiger, es ist ein Kompliment, der andere fühlt sich inbegriffen. Ich traue ihm zu, dass er mich ganz und gar versteht. Das schmeichelt ihm. Der Herr Geheimrat ist raffiniert.

John, wir hören für heute auf.

John ging. Goethe setzte sich neben Ulrike aufs Sofa und sagte, er möchte alles, was er je zu ihr sage, unvorgreiflich nennen. Das werde ihm den Mut geben, mehr zu sagen, als er dürfe. Darf ich Sie unvorgreiflich einen Augenblick zur Königlichen Hoheit machen?

Ich bin in einem nachrevolutionären Internat erzogen worden, sagte Ulrike, Königliche Hoheit sind gespannt.

Goethe sprang auf, ging vortragend hin und her: Eine geziemend treue Bitte wäre noch übrig. Möchten Höchst Dieselben mich mit fortdauernder Huld beglücken, meiner wohlwollendst gedenken und mir bei nächster Zukunft Gelegenheit zu mannigfaltigster Mitteilung gnädigst gewähren.

Er stand vor ihr, wäre gern auf die Knie gesunken, wusste aber, dass das Aufstehen misslingen konnte. Sie reichte ihm ihre Hand zum Handkuss. Er hielt ihre Hand ungebührlich lange, berührte aber den Handrücken mit seinen Lippen nur ganz wenig. Fast nicht.

Ulrike sprang auf. Ach, Exzellenz, sagte sie, was so eine Revolution alles kaputt macht.

Und er zurück im Umgangston: Ganz unvorgreiflich möchte ich jetzt sagen, dass ich meine Zeit nur noch mit Ihnen verbringen möchte.

Noch wüsste ich nicht, sagte sie, was ich dagegen haben sollte.

Ihre Art, mit mir zu reden, sagte er, weckt in mir etwas. Ich kann es, will es, kaum dass es sich rührt und regt, nicht gleich benennen. Aber es fühlt sich belebend an.

Sie müsse hinüber, sagte sie, um der Mutter den unvorgreiflichen Vorschlag zu machen.

Gehen Sie. Jede Sekunde Ihrer Gegenwart ist … eine … Revolution. Ich habe Angst.

Sie sah ihn an, sagte nichts.

Jetzt sind Ihre Augen grün, sagte er. Rein grün.

Ich finde Angst nicht schlimm, sagte sie in einem lauten, harmlosen, nichtsnutzigen Umgangston.

Und er: Es wäre schön, einen Menschen zu haben, der genau die Angst empfindet, die man selber hat. Das wäre Nähe. Das wäre die Nähe selbst.

Oh, sagte sie, das ist wieder so ein Satz von Ihnen. Einen Menschen haben, der genau die Angst empfindet, die man selbst hat. Exzellenz, darf ich sagen, was ich denke?

Wer mir nicht sagt, was er denkt, beleidigt mich, sagte er.

Schon wieder so ein Satz. Von Ihnen. Ihre Sätze wirken auf mich immer so endgültig. Kein Nachdenken mehr möglich oder nötig. Es ist, wie es ist beziehungsweise wie Sie es gesagt haben. Ich finde den Physik- und Chemieunterricht immer am spannendsten, weil da etwas passiert. Es kommt etwas heraus. Durch eine Versuchsanordnung. Wenn wir, natürlich nur Sie und ich, mit Ihren Sätzen oder überhaupt mit Sätzen, die diesen Geltungston haben, experimentieren würden, wäre das unerlaubt oder interessant?

Und er: Je unerlaubter, um so interessanter.

Schon wieder so eine Satzhoheit, sagte Ulrike, lachte aber ganz fröhlich. Also, sagte sie dann, bevor Sie weitere Erlasse erlassen, vielleicht waren Sie zu lange Staatsminister, komme ich jetzt und sage: Alle diese Sätze sind, wenn man sie umdreht, genau so wahr.

Goethe konnte nicht weniger fröhlich sagen, dass Ulrikes Satz an Gesetzhaftigkeitsdrang seine Sätze bei weitem übertreffe.

Aber, sagte Ulrike, ich trete sofort den Beweis an, dass das Gegenteil genau so wahr klingt. Ich sage nicht, ist, sondern klingt.

Ich bitte darum, sagte er.

Sie: Es wäre schön, einen Menschen zu haben, der genau die Angst nicht hat, unter der man selber leidet.

Er: Weiter!

Sie: Wer mir sagt, was er denkt, beleidigt mich. Bitte, Exzellenz, nicht jetzt prüfen, ob das mit Ihrer Erfahrung sich decke, nur, ob es genau so wahr klinge wie das Gegenteil.

Ulrike, sagte er, Sie werden mir auf die erwünschteste Weise gefährlich. Bitte, drehen Sie diesen Satz nicht um. Für heute reicht es.

Grollen Sie jetzt, Exzellenz?

Ulrike, sagte er, im Augenblick wäre ich imstand, mein Leben für verpfuscht zu halten, weil ich Sie nicht hatte.

Ulrike sagte, das klinge, ohne dass es wahr sein müsse, herzerwärmend.

Goethe dachte daran, dass er vor zwei Jahren Ulrike den gerade erschienenen Wanderjahre-Roman nach Marienbad mitgebracht und hineingeschrieben hatte: ihr zu freundlichem Andenken des Augusts 1821. Und man hatte sich letztes Jahr hier getroffen, traf sich in diesem Jahr wieder, sie hat das Buch nie auch nur erwähnt. Er weiß, was das heißt, aber er will es nicht buchstabieren. Aber es buchstabiert sich in ihm. Die Wanderjahre sind für Ulrike nicht lesbar. Und wenn sie für Ulrike nicht lesbar sind, sind sie überhaupt nicht lesbar. Das muss er denken können.

Ulrike sagte, sie habe noch etwas Unaufschiebbares. Als seine Leserin wisse sie, dass er Situationen nicht passieren lasse, ohne sie pädagogisch ausgebeutet zu haben, deshalb wolle sie ihn imitieren und ihm zum Spaß etwas Belehrendes anbieten.

Er machte eine einladende Handbewegung.

Gestern, sagte sie, habe ihre immer lebhafte Schwester Amalie den Fehler gemacht, ihn zu fragen, wie ihm ihr Kleid gefalle.

Ja, sagte Goethe, und ich habe gesagt: Sehr hübsch.

Und Ulrike: Aber Ulrikes ist hübscher, haben Sie noch dazugesagt.

Und Goethe: Darauf sagte die Schwester, das hätte ich gar nicht erst fragen müssen, an Ulrike ist ja immer alles hübscher.

Das war nicht nötig, sagte Ulrike.

Aber wahr, sagte Goethe.

Wahr, das ist keine Entschuldigung für eine Peinlichkeit.

Schon wieder eine Satzhoheit! Rief er.

Ich habe vorausgeschickt, dass ich Sie imitiere. Wenn Sie mich jetzt kritisieren, kritisieren Sie sich selbst.

Ich kapituliere, sagte er.

Bitte, sagte sie, bedenken Sie, Amalie ist sechzehn.

Erst oder schon, fragte Goethe.

Erst und schon, sagte Ulrike.

Und er: Ulrike, ich muss Sie bewundern.

Was man nicht alles muss, sagte sie, aber es freut mich. Natürlich. Sehr. Adieu. Und ging.

Er sah ihr, an den Vorhang geschmiegt, nach, wie sie hinüberging. Wie sie ging. Sie schien bei jedem Schritt abheben zu wollen. Sie ging, als gehe sie aufwärts. Aber völlig mühelos. Sie war ungeheuer leicht. Weil er ihr nicht nachrufen konnte, was er empfand, holte er das Gedicht heraus, das er ihr vor ein paar Tagen geschrieben hatte, weil sie einander auf der Promenade verpasst hatten. Als er es ihr hatte geben wollen, sagte sie, sie möchte es zuerst von ihm vorgelesen hören. Das tat er.

Am heißen Quell verbringst du deine Tage,
Das regt mich auf zu innerm Zwist;
Denn wie ich dich so ganz im Herzen trage,
Begreif' ich nicht wie du wo anders bist.

Schön, hatte sie gesagt.

Und er: Ja?

Und sie: So angeredet zu werden ist schön.

Er war mit ihr per Du in dem Gedicht.

Dann hatte sie gesagt: Wir müssen uns öfter verpassen.

Jetzt setzte er sich an den Schreibtisch und schrieb hin: Die lieblichste der lieblichsten Gestalten. Und hatte das wohltuende Gefühl, sich wieder einmal übertroffen zu haben.

3

Jetzt sah man ihn nie mehr ohne sie. Und sie nie mehr ohne ihn. Das sahen alle. Und Goethe sah es, dass ihn alle sahen. Mit Ulrike am Arm. Er genoss die Blicke, die zum Getuschel geneigten Köpfe, und er sorgte immer dafür, dass Ulrike und er mit einander sprachen. Er führte sich und Ulrike als ein diskutierendes Paar vor, als ein immer von irgend etwas schwärmendes Paar, als ein Paar, das sich mehr zu sagen hatte als alle anderen Paare der Welt. Dass dieses Paar, das so im Gespräch in einander verhakt war, nicht gestört werden durfte, musste jedem klar sein, der, sein Glas in der Hand, auf der Promenade jemanden suchte, mit dem er schwätzen könnte. Goethe musste aber nicht nur ihre Unstörbarkeit demonstrieren, sondern auch aufpassen, ob unter den Spazierenden jemand auftauche, den er Ulriken servieren konnte, einfach weil der so bedeutend, so berühmt war, dass es für Goethe spräche, Ulrike eine solche Berühmtheit zu servieren. Im vergangenen Sommer hatte er das mit der Gräfin Strachwitz praktiziert, als Spiel, hatte ihr gesagt, sie und er würden sich jetzt promenierend so voneinander hingerissen unterhalten, dass kein gelangweilter Promenierer sie zu stören traue. Das war ein Spiel. Jetzt war es ernst.

Da sie, die Straßburger Internatsschülerin, an allem Französischen interessiert war, öffnete er ihre Situation, wenn er den Grafen Saint-Leu kommen sah. Das war Napoleons Bruder Louis Bonaparte, zuerst noch König von Holland, dann mit dem Bruder zerstritten, dann Graf Saint-Leu und Goethe seit Jahren zugetan, weil er Gedichte machte und jeden Sommer darauf wartete, wie Goethe die neuesten Gedichte finde. Goethe fand sie gar nicht so schlecht, also ließ er den Grafen jetzt zu und sagte ihm etwas Freundliches über die Gedichte und bat um die Erlaubnis, sie auch bald dem Fräulein von Levetzow zeigen zu dürfen, die als Internats-Straßburgerin mit der französischen Literatur mehr sympathisiere als mit der deutschen. Aber Goethe sorgte auch dafür, dass solche zugelassenen Eindringlinge nicht bleiben durften. Als sie sich vom Grafen Saint-Leu verabschiedet hatten, sagte er zu Ulrike, sein Schreiber John sei gerade damit beschäftigt, für den Grafen eine Liste aller Goethe-Schriften seit 1769 zu produzieren, die er dann ins Französische übersetzen lasse. Wozu ihr Urteil ihm sehr willkommen wäre. Natürlich wollte Ulrike über Napoleon selbst mehr wissen als über den Gedichte schreibenden ehemaligen König von Holland. Da konnte Goethe dienen. Am Tag der Völkerschlacht von Leipzig fiel in seinem Arbeitszimmer in Weimar das Napoleonbild, ein Gipsrelief, vom Nagel, einfach so. Und Napoleons Augen, das wollte er erwähnen, Napoleons Blick, vor dem jeder sich fürchtete. Durchdringend scharf, stechend sei dieser Blick, hieß es. Goethe fand das bei seinen drei Begegnungen mit dem Korsen überhaupt nicht. Er hatte einen steten Blick, sagte Goethe und schaute Ulrike an. Er zwinkerte nicht, nie. Als wären die Augenlider aus Stein. Das ist bei Ihnen sicher nicht so, Ulrike, aber diesen steten Blick haben Sie auch. Sie zwinkern nie. Und es gibt aus dem Altertum eine Meldung, dass man daran Götter und Menschen unterscheiden kann. Menschen zwinkern, Götter nicht. Und sah sie an, und sie sah ihn an. Das auf der Promenade, hundert Schritte vom Kreuzbrunnen.

Sie brach den Bann. Sie sagte: Aber zu Ihnen war er eben immer freundlich.

Ja, sagte Goethe. Angeblich habe er den Werther siebenmal gelesen. Natürlich hatte er eine Stelle gefunden, die er kritisieren musste.

Jetzt bin ich aber gespannt, sagte Ulrike.

Dass ich die Motive, sagte Goethe, damit eins das andere steigere, vermischt habe. Werther liebt nicht nur unglücklich, er wird auch noch in seinem Karriere-Ehrgeiz gekränkt. Da steigert ein Unglück das andere. Das, fand Napoleon, sei ein Fehler. Das fand er nicht naturgemäß. Das schwäche die Figur des Werther, der ja doch als Liebender unglücklich werden müsse. Die Liebe, die unglückliche Liebe hätte der einzige Grund für seinen Untergang bleiben müssen.

Stimmt, sagte Ulrike.

Er habe auch Napoleon nicht nur widersprochen, habe aber doch sagen müssen, dass es dem Künstler um den Effekt gehen müsse, und da sei eben Steigerung, Übertreibung geboten.

Aber Napoleon hat doch recht, sagte Ulrike. Dass Werther auch durch den Beruf unglücklich wird, heißt doch, nur als unglücklich Liebender war er nicht so unglücklich, dass er sich deswegen hätte töten müssen. Das macht ihn kleiner, alltäglicher, uninteressanter.

Aber glaubhafter, sagte Goethe. Man kann sich mehr identifizieren mit ihm.

Und das ist schade, sagte Ulrike. Ein krasses Unglückswunder sollte er sein durch nichts als Liebe.

Das hat, sagte er, in ganz Europa in fünfzig Jahren niemand gesehen außer Ulrike von Levetzow und Napoleon I.

Napoleon war eben eine unbedingte Natur, sagte sie. Lieber kein Effekt als ein berechenbarer.

Goethe sagte, um seine Bedeutung für Napoleon aufzuwerten, der habe immerhin bei ihm eine Brutus-Tragödie bestellt. Wahrscheinlich versprach er sich von ihm eine gründliche Verhässlichung des Königsmörders.

Er selber, sagte sie, ist auf Sankt Helena ohne Brutus hinausgekommen.

Goethe musste noch anbringen, dass Napoleon ihn zum Officier de la Légion d'Honneur ernannt habe, das sei ihm damals von den braven Deutschen übel genommen worden.

Ulrike wollte wissen, warum er seine Orden nie trage.

Soll ich, fragte er zurück.

Nein, sagte sie.

Solche Übereinstimmungen wurden immer durch den Blicktausch wortlos besiegelt. Er fühlte es, mit keinem zweiten Menschen in dieser Welt konnte er eine solche Übereinstimmung erleben. Weil gerade ein Graubart vorüberkam und grüßte, sagte Goethe, der sei Quartiermeister in der Champagne gewesen, und fügte, weil Ulrike ihren Blick samt Stirn fragend machte, dazu: Feldzug 1792. Als er merkte, dass das für sie keine empfindbare Mitteilung war, sagte er noch dazu, den ganzen Frankreichfeldzug über habe es geregnet. Das war auch noch nichts. Also: Er selber habe sich hauptsächlich mit seinem Tagebuch beschäftigt. Manchmal gelingt einem einfach nichts. Nachdem er sich in zwei weiteren Sätzen als einen Günstling des Schicksals bezeichnet hatte, das aber auch übertrieben fand, hörte er sich übergangslos sagen, er habe niemals Gegner gehabt, Widersacher viele. Sämtliche zeitgenössischen Physiker lehnten seine Farbenlehre ab, seien Nachbeter Newtons. Und musste ihr gleich vortragen, dass seine Widersacher Licht und Auge zergliedern, obwohl in Wirklichkeit das doch nicht zergliedert vorkommt. Er habe Licht und Auge als Voraussetzung seiner Farbenlehre bestehen lassen. Da er am ersten Tag auf der Promenade Ulrikes Augen gefeiert hatte, dachte er, sie könne noch gewonnen werden für seine Ansichten. Andererseits wusste er, wenn er sich über seine Farbenlehre-Misere klagen hörte, dass er sich keinen größeren Schaden zufügen konnte als durch diese querulierenden Redensarten über die Ungerechtigkeit der Welt.

Zum Glück ging dann ein Gewitter nieder, also erfuhr sie von ihm, dass bei Seneca stehe, die vom Blitz Getroffenen lägen immer mit dem Gesicht nach oben auf der Erde. Als Ulrike staunte, weil er so viel wisse, sagte er, das über die Blitztoten habe er vom Kriminalrat Grüner in Eger, den er jedes Jahr auf der Fahrt von Weimar nach Böhmen und auf der Rückfahrt besuche. Mit ihm habe er so gut wie alle Kuppen, Hügel und Berge hier herum bestiegen und nach merkwürdigen Steinen abgeklopft. Von wem, wenn nicht von diesem Kriminalrat, hätte er erfahren können, dass unter Ludwig XIV. die Schalmei verboten war, weil die Schweizer vor Heimweh daran starben. Und wenn er eintritt bei Grüner, ist immer der erste Satz: Jetzt, mein Guter, was sind Ihre neuesten Akquisitionen! Dann Grüner: Für Eure Exzellenz steht alles zu Diensten, ich habe Ihnen ja alles zu verdanken. Ach ja, Ulrike, wenn man doch nur noch mit Menschen zu tun hätte, die einem alles zu verdanken haben.

Und Ulrike: Was hätte man davon?

Man könnte sagen, sagte Goethe, wer mir dankbar ist, dem bin ich dafür, dass er mir dankbar ist, so dankbar, wie er mir gar nicht sein kann.

Sie wollen immer alle übertreffen, sagte Ulrike.

Nur, weil ich nicht übertroffen werden will, sagte er.

Nur, weil Sie wissen, dass Sie immer alle übertreffen.

Ulrike, sagte er, wie ich mit Ihnen hier reden kann und Sie mit mir, erinnern Sie sich noch, letztes Jahr und das vorletzte im steil eingeschnittenen Karlsbad, haben wir da je so reden können mit einander?

Marienbad hat etwas Amerikanisches, sagte sie.

Er begriff nicht gleich.

Sehen Sie doch, um die weite Wiesenwanne, ganz am höchsten Rand der Wanne, da, wo dann der Urwald beginnt, ein Hotel neben dem anderen. Drei, vier gewaltige Hotels, mitten in die grüne Wildnis gesetzt. Denn vor vier Jahren war hier noch grüne Wildnis. Das komme ihr amerikanisch vor.

Das Klebelsberg-Palais, sagte er, ist schon eine Provokation. Hundert Zimmer auf drei Stockwerken, eine Prachtsfassade, fünfzig Meter breit. Kann das gutgehen?

Exzellenz, wenn etwas gutgehen muss, geht es gut, sagte sie streng belehrend. Eigentlich in seinem Ton.

Goethe staunte. Und fragte, wenn sie so rede, wen er da reden höre.

Mich, sagte sie. Aber so wie er über Gewittertote und Seneca alles von einem Kriminalrat in Eger habe, so habe sie alles, was Marienbad angehe, von ihrem zukünftigen Stiefvater, dem Grafen Klebelsberg, und ihrem Großvater, dem Baron Broesigke. Die beiden sollte der Geheimrat abends einmal reden hören. Marienbad, die grünste Einöde Europas, an der Europas Reichste immer vorbeigefahren sind, nach Karlsbad. Die werden jetzt Halt machen in Marienbad. Klebelsberg, im Hauptberuf immerhin österreichischer Finanzminister, und ihr Großvater Broesigke seien Rechner. Der Großvater habe hier mitgebaut. Der sei übrigens, und das sage sie nur, dass Goethe wisse, auch in ihrer Familie komme

Höheres als Älteres vor, der Vater ihrer Mutter sei ein Patenkind des großen Preußenkönigs Friedrich.

Ach, sagte Goethe, das ist eine schöne Brücke: vom großen Friedrich ins amerikanische Marienbad.

Der Großvater, sagte sie, würde sich freuen, wenn Goethe den Patenbrief einmal sehen wolle, das wisse sie.

Und Goethe: Den will ich wirklich sehen. Übrigens habe er einmal am Ende eines Romans seinen Romanhelden, als der wählen kann, wo er, um Geld anzulegen, hin wolle, nach Russland oder nach Amerika, den wählen lassen: nach Amerika.

Exzellenz, rief sie, Themenwechsel!

Und er: Warum jetzt das?

Sie: Da wolle sie ein bisschen großtun mit Amerika und er, für ihn nichts Neues, hat er längst erledigt!

Aber leider nur im Roman, sagte Goethe, und das im melancholischsten Ton.

Ulrike kriegte natürlich mit, dass Goethe stolz darauf war, mit ihr zu promenieren. Sie begriff auch, dass es darauf ankam, durch lebendigstes Gespräch mit allen dazugehörigen Gesten dem Marienbader Publikum zu demonstrieren, dass man einfach nicht gestört werden dürfe. Dass Ulrike jeden Tag in einem anderen Kleid auftrat, genoss Goethe, als habe er diese Kleidungen für Ulrike erfunden. Wahrscheinlich kamen alle ihre Kleider direkt aus Wien, vom Freund der Mutter, dem Grafen Klebelsberg. Alle Levetzow-Frauen waren lebendiger, ja eigentlich gedankenreicher ausstaffiert als die anderen Frauen. Nie ein Kleidungsstück, das die, die es trug, zur Vorführerin des Kleidungsstücks machte. Da könnte sein Schwiegertöchterchen Ottilie etwas lernen. Aber er wusste jetzt schon: Wenn er Samt und Seide, Wolle und Leder der Levetzow-Frauen in Weimar schilderte, reagierte Ottilie mit voller Nervenwucht, das heißt, sie würde krank oder böse. Oder beides. Gerade war von Ottilies Schwester, Ulrike von Pogwisch, ein Brief eingetroffen, der ihm meldete, wie es in Weimar stand. Sie habe gehört, schrieb sie, dass Goethe eine Namensschwester von ihr besonders auszeichne. Dass die Ulrike heiße, sei ihr gar nicht recht. Wenn er dann, zurück in Weimar, diesen Namen höre, werde er immer an die Ferne, Hübsche, Liebenswürdige denken. Er hatte in seiner Post an den Sohn die Familie Levetzow freundlich erwähnt. Ottilie musste er ohnehin behandeln, als wäre sie seine Frau und nicht die des Sohnes August. Dass er und die hiesige Ulrike als Paar zwischen Zürich und Hamburg bekannt waren, als Gerücht, als Briefgeplauder und Tagebuchprosa, wusste er, weil er die Gesellschaft lange genug kannte. Ein solcher Badeort ist ein Kessel, in dem das Gerücht gekocht und dann in alle Welt versendet wird. Er konnte sich vorstellen, welche Damen der Promenade-Welt welchen Damen da und dort über ihn und Ulrike schrieben. Draußen in der Welt werden dann die Gerüchte von den Empfängerinnen verschärft. Bettina von Arnim wird dafür sorgen, dass in Berlin keine nennenswerte Adresse unversorgt bleibt. Goethe, 74, eine von Levetzow, 19, deren Mutter, zweimal Witwe, jetzt hinter einem reichen Wiener Politik-Karrieristen her, der sich auch noch selber am Klavier begleitet. Und eine Spur feiner, aber wirklich nur eine Spur, Caroline von Wolzogen, Schwester der Schillerwitwe von Lengefeld, Autorin durchaus reizender Romane. Sie wird an Freundin Auch-Caroline von Humboldt, des bedeutenden Wilhelm Frau, in ihrer prinzipiell mehrdeutigen Stilistik melden, dass einerseits Goethe nicht mehr ganz richtig im Kopfe sei, andererseits könne es einem auch imponieren, dass er noch so viel intus habe, das zum Sichverlieben reicht. Auf die Frauen sei es bei ihm ja nie angekommen, er habe immer eine gefunden, die er mit seinen Phantasien auftakeln konnte. Von diesen Levetzows wird es in diesen Klatschbriefen heißen, dass sie den Dreh raus haben, sich gewinnbringend in Szene zu setzen. Dann wird diese oder jene sittlich prominent bilanzieren: Jetzt, wo alle im Universalklatsch über Goethe herfallen, sei es origineller, ihn zu schonen. Eine Gewohnheit daraus machen: Goethe schonen. In Frankfurt sieht ihn vielleicht eine als Naturerscheinung, die keinen Charakter hat. Und diese oder jene Caroline wird etwas feiner, aber nicht ganz anders zurückschreiben.

Er konnte keinem Menschen sagen, wie wohl er sich fühlte, wenn er die vermutbaren Stimmungen seiner Kreise durchmusterte. Egal, ob in den Kulturquartieren Deutschlands oder hier in der Hitze des böhmischen Zauberkessels, seinetwegen mussten sie sich nicht beherrschen. Laut sollten sie rufen: Skandal! Geschmacklosigkeit! Verruchter Lustgreis! Trauriges Ende einer großen Figur! Alles, was mit Ulrike zusammenhing, beschwingte ihn. Er erlebte sie als Lebenszufuhr. Schon von mehr als einem unbestechlichen Zeugen war ihm jetzt einfach hingesagt worden, er sehe zur Zeit so gut aus, so strahlend, so kräftig, ja wirklich schön. Sollte er bei solchen Wirkungen die Ursache all dieser Wirkungen nicht anbeten! Ja, anbeten! Es gab doch auch genug schlichte Zustimmung, die Ulrike und er ebenso schlicht in sich aufnahmen. Das waren die Wirkungen, die zwischen ihnen besprochen wurden. Haben Sie gesehen, Exzellenz, die behäbige Frau, wie sie ihre drei Kinder auf uns hingewiesen hat und uns selber so lange zugewinkt hat, bis auch ihre Kinder winkten! Es gab sogar Beifall. Fast theatralisch. Allerdings fanden dann andere, das gehe denn doch zu weit, und wandten sich deutlich ab von den Beifallspendenden. So lebendig war die Promenade in Marienbad noch nicht gewesen.

Wenn er Ulrike heimbrachte, nahmen sie oft beide noch Platz auf der erhabenen und blumenumstandenen Palais-Terrasse. Ulrike, die sich für Steine nicht interessieren konnte, wurde von Blumen angezogen wie von einer verlorengegangenen Heimat. An den die Terrasse säumenden Blumen musste sie immer wieder entlanglaufen, den Duft einziehen und dann mit geschlossenen Augen sagen, welcher Duft welche Blume sei. Das sind doch auch Majestäten, sagte sie, als sie sich wieder zu ihm setzte.

Meine Lieblingsmajestäten sind die Lupinen, sagte er.

Meine die Arnikas, sagte sie.

Und weil er ihr genau gegenübersaß, von ihrem Blick gehalten, sagte er, wegen Amerika in Marienbad brauche er jetzt als Gegenmittel eine weitere Runde ihres Hofzeremonien-Spiels. Sie nickte, schien ihm, erfreut.

Er also: Zuvörderst statte schuldigen Dank ab, dass Höchstdieselben mir Zeugnisse angenehmster Bemerktheit seit mehreren Tagen auf mancherlei erfreuliche Weise haben zukommen lassen, so dass ungesäumt Hoffnung aufkommen will, jene von mir mit Neigung aus dem geheimen Kern erzogene und noch ganz im Kinderzustand befindliche Blume möge von Höchstdieselben weiter günstig beachtet werden, was einem frohen Wachstum allein förderlich zu sein verspricht.

Und Ulrike: Ein frohes Wachstum wünscht die alles Blühen Liebende und geruht, mit unschätzbarem Maßstab zu messen, was einmal ins Leben berufen ist, so dass einer liebevollen Teilnahme der Trefflichste im echten Sinn sich erfreuen können soll.

Jetzt setzte die Kirche ein mit ihrem Sechsuhrläuten. Diese Kirche stand auf halber Höhe zwischen der Kreuzbrunnen-Promenade drunten und dem beginnenden Kranz der Hotelpaläste. Sie wirkte noch zu groß in dieser grünen Einsamkeit. Solange sie ihre Glocken läuten ließ, sprach auf der Terrasse niemand mehr.

Er jetzt, irgendwie hingerissen, auf jeden Fall weniger beherrscht, als es Zeit und Ort ihrer Unterhaltung empfahlen: Mit Ihnen nach Eger, Ulrike, das wär's. Ohne Publikum. Mit Ihnen von Eger nach Westen, nach Haslau, hinter Haslau an der Berglehne entlang. Dann empfinge uns der Wald, der Himmelreich heißt, und da, an der Chaussee, der gewaltige Quarzfels, auf dem ich mich immer platziere zu nichts als zum Schauen. Und das mit Ihnen, Ulrike! Verzeihen Sie, wenn meine Wünsche einmal ins Maßlose tendieren. Und stand plötzlich auf, ging, drehte sich aber noch einmal um und sagte: Bis abends, meine Verehrte. Dazu jene sanfte, mehr angedeutete als wirkliche Verbeugung. Und ging hinüber in seine Goldene Traube. Er ging, so gut er konnte. Gehschwierigkeiten kannte er nur vom Hörensagen. Aber dass Ulrike ihm jetzt vielleicht nachschaute, machte seinen Gang unsicher. Also betonte er die Sicherheit eines jeden Schritts. Das allerdings konnte komisch aussehen. Als er drüben durch die Tür ging, schaute er sozusagen heimlich zurück. Die Terrasse war leer. Ulrike hatte ihm nicht nachgeschaut. Das war ihm auch nicht recht.

Er wusste, er musste jetzt schreiben. Und weil er sich stark genug fühlte, Ulrike in diesem Augenblick auch der abgeneigtesten Welt zu präsentieren, schrieb er an Ottilie. Ulrike konnte da nicht vorkommen, aber alle Sätze, aus denen seine Stärke strömte, waren Sätze voller Ulrike. Ihm war bei aller empfundenen Stärke nach Friedensstiftung zumute. Frieden mit Ottilie! Ein Brief zur Einlullung aller durch Nachricht und Gerücht erzeugten Kriegsstimmungen.

Alles ist mir über Wissen und Wollen hinaus gut gelungen,

befriedigend für Herz, Geist und Sinn, wie man sonst zu sagen pflegt …

Es war nicht sein Stil, aber Ottilie, wie er sie kannte, wird ohnehin nicht das lesen, was da steht, sondern das, was er verschweigt. Sie hatte seine Gefühle für Ulrike von Levetzow gewittert, bevor er sie selber richtig erlebte. Als er vor zwei Jahren aus dem böhmischen Sommer in den Weimarer Herbst zurücksuchte, war Ottilie schon mit Gerüchten gerüstet, die damals wirklich nichts als Gerüchte waren. Den Mut, ihm ins Gesicht zu sagen, was Caroline von X und Caroline von Y ihr berichtet hatten, hatte sie nicht, aber auf einem Papier, auf dem sie ihn über aktuell Geschäftliches informierte, fügte sie, ganz im Geschäftston bleibend, hinzu, dass er sich bitte nicht mehr in diese Art von Verbindung einlasse, deren gewissenhafte Erfüllung ihm sein hohes Alter verbiete. Er hatte Ottilie ausgelacht. Damals.

4

Dr. Rehbein stellte sich in die Mitte des Saals im gerade noch fertig gewordenen Traiteur-Haus und eröffnete die Feier seiner Verlobung mit Catty von Gravenegg mit Begrüßungen. Der erste Begrüßte war der Großherzog Carl August, der zweite war Goethe. Seine Exzellenz, Geheimrat und Staatsminister Freiherr von Goethe. Darauf lauterer Beifall als bei der Begrüßung des Großherzogs. Goethe, der natürlich mit den Levetzows an einem Tisch saß, Ulrike direkt gegenüber, schaute, als er begrüßt wurde, Ulrike an. Sie applaudierte erst, als sie gemerkt hatte, dass Goethe stärker applaudiert wurde als dem Großherzog. Sie applaudierte dem Applaus. Sah dann auch herüber. Da es im Saal nicht besonders hell war, waren ihre Augen grün.

Dr. Rehbein zerfloss ein bisschen vor Herzlichkeit, Dankbarkeit und Glück, weil er begrüßen durfte Napoleons Stiefsohn Eugène de Beauharnais, einmal Italiens Vizekönig, heute Herzog von Leuchtenberg und Fürst zu Eichstädt; Napoleons Bruder, Louis Bonaparte, einmal König von Holland, heute Graf Saint-Leu. Und wie glücklich bin ich, unter uns zu wissen Julie von Hohenzollern. Was draußen in der Welt einander verständnislos begegnet, in Marienbad findet die Geschichte zu sich selbst. Allergrößter Applaus. Dr. Rehbein bat Catty von Gravenegg zu sich. Sie kam. Goethe sah sie zum ersten Mal. Ein gewaltiges Mädchen. Hellblonde Haare bis auf die bloßen Schultern. Haare, die noch nie unter Lockenwicklern und Brennschere zu leiden gehabt hatten. Der mit Spitzen besetzte Ausschnitt ihres schwarzen Kleides lud ein, sich ihre erheblichen Brüste zur Gänze vorzustellen. Goethe tat's und merkte gleich, wie wirkungslos diese Vorstellung blieb. Spürbar wurde nur, wie er ganz Ulrike gehörte. Wenn er's ihr doch deutlicher zeigen könnte.

Dr. Rehbein redete, wie nur ein Glücklicher reden kann. Wie hatte er's geschafft, dieses Mädchen zu gewinnen! Schauen Sie sie an, und schauen Sie mich an. Er gehöre in Goethes Meister-Novelle Der Mann von fünfzig Jahren. Aber Catty ist nicht Hilarie, die zuerst dem Fünfzigjährigen um den Hals fällt, dann aber doch dem wilden Jüngling Flavio verfällt. Catty sagte schnell dazwischen: Ich verfall bloß einmal in mei'm Leben. Das war auch noch bayerisch gefärbt. Großer Beifall. Sie machte keinen Knicks, sondern verbeugte sich wie eine Schauspielerin. Sie standen Hand in Hand. Sie waren ein Prachtspaar. Lockiges Schwarzhaar er, sie eine Woge in Blond. Die beiden strahlten ihr Glück aus.

Goethe beobachtete Ulrike. Er sah sie, weil sie sich zur Saalmitte gedreht hatte, nur von der Seite. Sie wirkte immer sehr aufrecht. Immer so, als könne sie leichter nach oben schauen als geradeaus. Was in ihr vorging? Er hatte nicht daran gedacht, dass der Altersunterschied des Paars zum Thema der Verlobungsfeier werden würde. Er schaute wieder zu dem Paar hin, gebannt, berührt von dieser Vorführung des reinen Glücks. Er fürchtete nicht, beobachtet zu werden. Wäre doch verständlich, wenn plötzlich der ganze Saal sich zu ihm und Ulrike hindrehen würde. Bitte, sollen sie. Was ihn jetzt erfüllte, durfte er höhere Sorglosigkeit nennen. Saß Ulrike ein bisschen zu aufrecht? Ach, wenn sie sich doch schnell einmal ganz herdrehte, dass er sie seine unangreifbare Sorglosigkeit sehen lassen könnte. Sie animieren könnte, genau so sorglos zu sein wie er. Solange sie fast in Reichweite, auf jeden Fall überaus sichtbar vor ihm saß, war er unverwundbar. Ja, die Welt ist immer bereit, dich zu verwunden. Aber hier doch nicht. Marienbad, das war nicht die Welt. Die von Tannen bewachten Höhen, die es umgaben, schützten es vor Weimar, also vor der Welt. Dreh dich doch schnell einmal her, Ulrike, dass ich seh', wie du teilnimmst, was es heißt für dich, das himmlische Verlobungstheater. Werden wir hier gespielt? Er hoffte, sie verfolge, was in der Saalmitte geschah, mit dem minimalen Lächeln, das immer ihr Ausdruck war dafür, dass sie nichts dagegen hatte. Nicht wahr, Ulrike, wir werden nachher, wenn das Fest droben im Klebelsberg'schen Haus bis in jede Nachtstunde hinein fortgesetzt wird, über jede Sekunde, die wir hier gemeinsam erleben, ausführlich sprechen. Einander fragen: Wie haben Sie das gefunden? Und Sie, wie fanden Sie's. Er war durch und durch froh, dass er hier einen öffentlichen und seine Bedeutung schön betonenden Vorgang gemeinsam mit Ulrike erlebte. Wunderbar, die stimmungsreichen Sitzungen mit der Familie. Aufs Schönste fesselnd die Dialoge vor der zuschauenden Öffentlichkeit auf der Promenade. Aber endlich musste auch ein gemeinsam zu erlebendes Ereignis passieren! Und dann auch noch eins, das wie für sie oder von ihnen bestellt wirken durfte. Verrechne jetzt nicht die hier maßgebenden Zahlen mit deinen Zahlen. Wenn Ulrike diesen Vorgang genießen kann, kann sie … kann sie … Ach, Ulrike, dreh dich zu mir, nur eine Sekunde.

Als Dr. Rehbein seine lockere und glaubwürdige, weil ganz aus der augenblicklichen Empfindung entspringende Rede beendet hatte, wurde noch einmal heftig geklatscht, und bevor er, Catty an sich pressend, wieder auf seinem Platz ankam, trugen zwei als Zimmerleute kostümierte Diener eine Wiege herein, die bunt überfüllt war mit wahrscheinlich anspielungsreichen Geschenken, und der Großherzog war zur Stelle und gratulierte dem Paar und wies auf die bunt überfüllte Wiege als auf sein Geschenk hin. Dann legte er die Hände des Paars in einander, hob diese vier in einander gelegten Hände hoch wie eine Trophäe – Goethe musste daran denken, dass des Großherzogs Lieblingsjagdziel Enten waren – und rief in den Saal, er sei daran interessiert, dass sein Leibarzt in guten Händen sei. Beifall. Goethe klatschte heftig mit und verlangte seinem Gesicht ein allwissendes Schmunzeln ab. Ulrike drehte sich zum Tisch zurück, Goethe nickte, um ihr zu zeigen, dass hier alles zu seiner vollkommenen Zufriedenheit stattfinde. Dann wurde serviert. Dr. Rehbein bat noch einmal um Aufmerksamkeit. Da seine Verlobte Vegetarierin sei, werde fleischlos gespeist, aber, das könne er versprechen, unser Traiteur Monsieur Charcot habe aus ganz Europa das Allerköstlichste versammelt und zubereitet, wie nur er das könne, selbst Fleischgeschmack komme vor, aber eben ohne Fleisch. Ein paar mutige Bravo-Rufe. Ulrike gehörte zu den Bravo-Rufern.

Für Goethe war Catty von Gravenegg jetzt zweifach ausgezeichnet beziehungsweise attraktiv: durch den bayerischen Ton und durch die Fleischlosigkeit. Für Ausdruckswirkungen durfte er sich als Experte fühlen. Dieses den eigenen Körper in jeder Bewegung feiernde Mädchen, und dann Vegetarierin. Zu Ulrike hin sagte er, er habe nicht gewusst, dass sie vegetarisch tendiere. Sie zog die Augenbrauen in die Stirn, warf beide Hände hoch in die Luft und sagte: Ich tendiere überhaupt, Exzellenz. Sie nannte ihn von diesem Augenblick an nur noch Exzellenz. Tatsächlich wurden sie dann Zeugen einer Vielfalt von Geschmäckern, die von keinem um Fleisch herumgelegten Menu erreicht werden kann. Frau von Levetzow freute sich darüber, dass Dr. Rehbein den Mann von fünfzig Jahren so launig in seine Rede hineingenommen hatte. Und forderte auf, jetzt mit dem von der Loire kommenden Weißwein auf den Mann von fünfzig Jahren zu trinken. Alle, die so nah saßen, dass sie das gehört hatten, tranken dem Dichter herzlich zu. Ulrike aber nicht. Goethe sah's, sie schüttelte den Kopf und formulierte mit den Lippen ohne Ton: Kein Wein. Überhaupt kein Alkohol. Da setzte er sein Glas ab und sagte, er danke allen, die ihm beziehungsweise seinem Mann von fünfzig Jahren zugetrunken hätten, er selber hätte zu gern mitgetrunken, aber da er zur Zeit nichts tun könne, was Ulrike von Levetzow nicht auch tue, sie aber dem Wein sich noch nicht öffnen wolle, verschließe auch er sich für heute dem Wein. Und morgen, fragte ein junger Mann, der dem Aussehen nach von weit her kam. Goethe sah ihn an. Dann sah er Ulrike an. Dann sagte er: Was morgen ist, kann nur die Edle von Levetzow entscheiden, mein Herr. Darauf würde ich gern trinken, wenn ich darf, Ulrike. Sie warf die Hände in die Luft, in seine Richtung, und rief: Ja, ja, ja, Exzellenz. Goethe nahm einen großen Schluck.

Dann ging's hinauf ins Palais Klebelsberg. Empfangen wurden sie unter den Rundungen und rötlichen Farben des Vestibüls vom Hausherrn, der mittags, aus Wien kommend, eingetroffen war. Ein noch schönerer Mann als Dr. Rehbein, Franz Graf von Klebelsberg, der Goethe mit weit geöffneten Armen willkommen hieß und mit einer Stimme, wie sie nur Sänger haben, sagte: Obwohl es der Geheimrat sicher nicht mehr hören könne, er sei im Augenblick genau neunundvierzig, also im Jänner fünfzig, und was ihm dann bevorstehe, habe er in diesem von schönsten Genauigkeiten strotzenden Buch fürchterlich zur Kenntnis genommen. Ohne seine

Amalie von Levetzow möchte er vor diesem Datum sowieso an den Nordpol fliehen, in der Hoffnung, dort erfrören alle Daten. Er hatte die Arme, sobald er Goethe in Reichweite nahegekommen war, sinken lassen, hatte sich tief verneigt und nur noch gesagt: Allerhöchste Verehrung, Exzellenz. Franz, sagte die alles beobachtende Ulrike-Mutter, mäßige dich. So kam man in den quer zum Vestibül liegenden Großen Saal.

Der Saal, erst vor einem Jahr vollendet, war ein radikal romantisches Bauwerk mit allen dazu nötigen dekorativen Entgleisungen. Gewaltige Fenster, in die böhmische Glasschleifervirtuosen Blumenmuster von unterschiedlicher Durchsichtigkeit hineingeschliffen hatten. In jeder Ecke und immer zwischen zwei Fenstern Säulenpaare aus rotem Marmor, die nichts zu tragen hatten als Akanthuskapitelle. Ein Saal aus lauter Spielerei und übermütig verträumter Stimmung. Wer zum ersten Mal Gast war, gratulierte dem Grafen. Als die Kurkapelle einsetzte, war man sofort in Wien. Seit dem Kongress tanzte in Europa, wer modern sein, jung sein, schön sein, glücklich sein wollte, Walzer. Frau von Levetzow sah, wie diese Musik auf Goethe wirkte. Herr Geheimrat, sagte sie, für den Mann von fünfzig Jahren kein Problem. Dass Goethe den Körper nie zugunsten der Seele zweitrangig habe werden lassen, habe sie in seinen Schriften immer erlebt. Aber jetzt, im Fünfzigjährigen Mann, die Krönung, der Gipfel, einen Verjüngungsdiener kriegt der Held verpasst, einen kosmetischen Berater, so steht es im Buch, das klingt so sachlich, so hoffnungssicher, kosmetischer Berater, dann auch noch Verjüngungsdiener, Herr Geheimrat, für diese Wortschöpfung möchte ich Sie küssen. Und küsste ihn von der Seite. Er sah nur, dass Ulrike ihre Mutter streng beobachtete. Ihre hohe, runde Stirn zog sie in Falten. Aber die Mutter hatte noch mehr Temperament abzuladen. Die schönste Wortschöpfung, sagte sie, sei der Schönheits-Erhaltungs-Lehrer. Ein geradezu umarmend schöner Wörterstrauß! Da möchte unsereins direkt nach dem autobiographischen Anteil fragen …

Mama, sagte Ulrike jetzt heftig. Und das genügte. Kommen Sie, Exzellenz, sagte sie und stand auf. Es war klar, sie wollte mit Goethe tanzen. Auf Ulrike zeigend, entschuldigte er sich bei der Mutter für seinen jähen Aufbruch, der ihm sehr gelegen kam. Auf dem Weg zur Tanzfläche ging sie eng neben ihm, hängte sich ein, hing an seinem Arm, wie sie es tat, wo auch immer sie mit ihm in Marienbad erschien. Er zog sie fast heftig an sich. Sie sah herüber zu ihm, ihre Augen waren grün, sie sagte: Verzeihen Sie. Frau Amalie von Levetzow, parfois elle est un peu volubile.

In den letzten Jahren hatte Goethe Tanztees und Bälle gemieden. Seit dem Kongress wurde der Dreiviertel-Takt zum Bekenntnis. Ihn interessierte es natürlich, was sich da ausdrückte und wie. Er hatte sich schon vor Jahren die Schritte zeigen lassen. In seinem Quartier. Von einem Tanzlehrer. Für alle Fälle. Dieser Fall war nun eingetreten. Eine Lizenz von früher hatte sich erhalten. Das Abklatschen. Frauen und Männer durften Paare durch Abklatschen auseinanderreißen. Er war immer ein Tänzer gewesen. Irgendwann früher hatte er, wenn die Nächte nachgiebig geworden waren, sich oft von jeder Partnerin gelöst und hatte als Solist verrückt gespielt und war es wohl auch. Jetzt mit Ulrike. Sie war sofort ein Teil von ihm. Sie war so leicht, lag ihm in den Händen und Armen, sie wurde durch die Drehungen hinausgebogen, sie waren ein Körper, er hatte kein bisschen Angst, dass etwas passieren könnte. Ihre Blicke waren so fest ineinander, weder ihr noch ihm wurde es schwindlig. Aber er wurde abgeklatscht. Und zwar von dem jungen Mann, der drunten im Traiteur-Haus gefragt hatte: Und morgen. Goethe hätte sich jetzt bei einem anderen Paar eine Tänzerin erklatschen sollen. Aber er konnte nur mit Ulrike tanzen. Das sollte die ganze Welt verstehen. Zurück am Tisch wurde seine Tanzkunst und -kondition bestaunt. Das fand er beleidigend. Und sagte es auch.

Er fragte Frau von Levetzow, wer der sei, der ihn da abgeklatscht hatte.

Herr de Ror sei das. Vielleicht ein Grieche, sicher kein Türke. Im Orienthandel reich geworden. Sagenhaft reich. Und handelt nur mit den feinsten Sachen. Keine Gewürze, sondern Schmuck. Keine Königin, Fürstin, Gräfin in Europa, der er nicht etwas umgehängt oder aufgesetzt hat. Die Damen in Paris kennen ihn genau so wie die in London und Wien. Daneben übersetzt er noch. Gedichte. Aus vielen Sprachen, vorzüglich des Orients. Er spreche, heißt es, siebzehn Sprachen.

Woher sie das alles wisse, fragte er.

Von Franz. Der hat ihn überhaupt eingeladen heute. Er wohnt hier im Haus. In der zweitgrößten Suite. Womit sie sagen wollte, dass in der größten der Großherzog wohne. Bemerkenswert ist, dass er ein Mensch ohne Vornamen ist. Darüber wird spekuliert.

Auf Ulrikes frei gewordenen Platz setzte sich mit dem Satz: Ich gestatte mir, einen Augenblick bei Ihnen Platz zu nehmen, Graf Leuchtenberg. Wir sind verabredet, begann er.

Ich weiß, sagte Goethe.

Dann ist es ja gut, sagte der, dann bin ich doch nicht umsonst von Rom nach Marienbad gekutscht. Dass Sie sich erinnern, Herr Geheimrat, lässt mich hoffen. Unser Gespräch, ziemlich genau vor einem Jahr, in diesem Haus, wir haben uns noch übers Handwerkerhämmern beschwert, und jetzt, alles fertig, ein Märchenquartier. Der Klebelsberg ist schon ein Bursch. Gnä' Frau, ich gratulier … also dass Sie sich erinnern, Herr Geheimrat, sagt mir, wir machen weiter, der Rhein-Donau-Kanal wird gebaut! Ich bin Österreicher, bitte, ein angeheirateter Bayer, Sie und ich, Herr von Goethe, gebären die Idee, bauen sollen's andere …

Goethe unterbrach den Redefreudigen. So unhöflich es sei, aber ihm bleibe nichts anderes übrig, er müsse in diesem Augenblick zuschauen, wie hier auf Wiener Kommando getanzt werde. In Weimar wird nämlich noch dem Ancien Régime nachgetanzt. Er fühle sich als Weimarer Staatsminister a.D. verpflichtet, hier als Kundschafter tätig zu sein. Während er das sagte, hatte er Ulrike und Herrn de Ror keine Sekunde lang aus den Augen gelassen. Graf Leuchtenberg blieb nichts anderes übrig, als sich jetzt auch für die Tanzenden zu interessieren. Goethe spielte weiter den Pädagogen. Er halte es für töricht, eine angebotene Gelegenheit, etwas zu lernen, aus nicht anerkennenswerten Gründen nicht zu nutzen. Da, schauen Sie doch.

Jetzt sahen alle hin. De Ror schleuderte Ulrike förmlich herum. Er hatte sie manchmal nur noch an einer Hand. Ihr freier Arm flog dann frei durch die Luft. Wieder wurde sichtbar die fabelhafte Unabhängigkeit aller ihrer Gelenke. Selbst ihr Kopf schien an ihrem langen, schlanken Hals auf einer Extra-Umlaufbahn mitzufliegen. Und Herr de Ror war der Herr, der sie fliegen ließ und dabei selber verhältnismäßig ruhig blieb. Inzwischen schauten immer mehr diesem Paar zu. Auch Paare, die noch tanzten, gaben auf, blieben stehen und schauten zu. Dann stellte sich ein junger, eher untersetzter Mann in die Quere und klatschte. Aber Herr de Ror reagierte nicht. Da stellte der Untersetzte dem Herrn de Ror ein Bein, der sprang drüber, nahm dabei wunderbarerweise Ulrike mit und verhinderte so, dass beide stürzten. Er hielt Ulrike weiter an der linken Hand, schlug aber mit der rechten Faust dem Störer so unters Kinn, dass der nach rückwärts fiel und auf dem Boden liegen blieb. Die Kapelle intonierte einen flotten kaiserlichen Marsch, die Paare gingen im spielerischen Marschtritt zu ihren Plätzen, vier Kellner hatten den Ohnmächtigen schon aus dem Saal getragen, Dr. Rehbein rannte hinter ihnen her.

Der Arme, sagte die Ulrike-Mutter.

Kennt man ihn, fragte Goethe.

Der Graf hat ihn heute in seinem Wagen aus Wien mitgenommen. Ein junger Dichter, den er protegiert.

Dichter, sagte Goethe.

Braun von Braunthal, sagte sie.

Goethe sprang auf, sah zur Tür, zu der der junge Dichter gerade hinausgetragen worden war. Braun von Braunthal, der Schwärmer, dessen Beschreibungshymnus er gerade wieder gelesen hatte. Der wollte Ulrike zurückerobern. Für uns. Goethe setzte sich und warf es sich vor, dass er nichts für den Niedergeschlagenen tat.

Herr de Ror kam mit Ulrike zurück. Da der Stiefsohn Napoleons nicht bemerkte, auf welchem Platz er saß, setzte sich Ulrike jetzt auf einen Stuhl neben Herrn de Ror.

Ulrike sagte: Das tut mir so arg leid.

Und de Ror: Immer noch gilt, den, den man abklatschen will, lässt man zuerst das Stück, das gerade dran ist, zu Ende tanzen. Oder gilt das nicht mehr.

Alle bestätigten ihm, dass das immer noch gelte.

Ulrike sagte noch einmal, wie arg ihr das sei.

Zum Glück hatte sich Graf Klebelsberg ans Klavier gesetzt, hatte durch ein paar virtuose Glissandi die Aufmerksamkeit aller auf sich und das Klavier gelenkt und gab nun mit seiner schönen Stimme bekannt, er wolle die neueste Vertonung eines der allerschönsten Gedichte unseres Meisters hier vortragen, weil er annehme, ja eigentlich sicher wisse, dass das, was Franz Schubert mit Goethes Sehnsucht komponiert habe, hier noch nicht gehört worden sei. Ja, vielleicht ist sogar dem Meister selbst noch nicht bekannt, was in Wien einem Genie zu Goethe eingefallen ist. Und sang:

Nur wer die Sehnsucht kennt,
Weiß, was ich leide!
Allein und abgetrennt
Von aller Freude,
Seh' ich an's Firmament
Nach jener Seite.
Ach! der mich liebt und kennt
Ist in der Weite!
Es schwindelt mir, es brennt
Mein Eingeweide.
Nur wer die Sehnsucht kennt,
Weiß, was ich leide!

Zuerst war es vollkommen still, dann brachen, als habe ein Dirigent den Einsatz gegeben, alle auf einmal in einen gewaltigen Beifall aus. Zum Grafen Klebelsberg hin. Zuerst. Dann aber zu Goethe. Der stand auf, verbeugte sich, hob beide ineinander verschränkte Hände und dankte so dem Sänger. Gegen diese Stimme konnte er sich nicht wehren. Er sah, dass Ulrike Tränen in den Augen hatte, ihre Mutter auch. Er dachte an Zelters Vertonung dieses Gedichts. Schubert, der Name wurde jetzt öfter genannt von Besuchern, die aus Wien kamen oder in Wien gewesen waren. Er war mit Zelters Vertonungen durchaus zufrieden. Seinetwegen hätten seine Gedichte nicht vertont werden müssen. Jetzt war er doch irritiert. Das ging sehr weit, was da mit ihm veranstaltet wurde.

Graf Klebelsberg gab bekannt, dass er noch den Erlkönig singe. Wen dieses Lied nicht mitreiße, der dürfe sich getrost im Museum in die Abteilung Pyramidenschrott legen lassen.

Gelächter. Er begann, er sang, Goethe merkte, dass er sich nicht wehren konnte. Ihm war es nicht recht, dass diese Musik sich des Textes so bemächtigte, dass der Text nur noch ein Anlass war für ungeheure, eigentlich dämonische Gesten. Tongesten. Schmerzraserei. Wieder dachte er an Zelters einfache Dienlichkeit. Zelter wollte den Text vortragen. Dieser Schubert wollte einem die Seele aus dem Leib reißen, und dazu war ihm der Text nichts als ein Anlass. Der kam ihm gerade recht.

Noch einmal, rief Klebelsberg, auf innigen Wunsch einiger Zuhörerinnen, die so etwas noch nie gehört haben, die Sehnsucht.

Das fand Goethe raffiniert. Die Wirkung war zehnmal so stark wie nach der ersten Darbietung. Manche Frauen fielen einander um den Hals und weinten laut heraus. Goethe hob wieder seine in einander verschränkten Hände und bewegte sie herzlich zu Graf Klebelsberg hin. Der Beifall wollte nicht aufhören.

Und jetzt, Exzellenz? Sagte Amalie von Levetzow.

Goethe nickte. Deutete auf Ulrike hinüber, die jetzt weiter von ihm weg saß als vorher, aber dass sie Tränen in den Augen hatte, war deutlich genug. Er hat aber auch eine Stimme wie sieben paradiesische Bienenschwärme, sagte Goethe dann, um die schwere Stimmung zu verscheuchen.

Sie machen mich glücklich, sagte sie. Sie werde es dem Grafen ausrichten, er werde wahrscheinlich umkommen vor Stolz und Freude.

Da stand die Hohenzollern-Prinzessin am Tisch und sagte an dem goldgleißenden japanischen Fächer, für den sie bekannt war, vorbei, falls noch ein Tanz folge, bitte sie um das Vergnügen, mit ihm walzen zu dürfen.

Er stimmte mit Gesten zu, die er konnte. Es waren Gesten aus dem vergangenen Jahrhundert.

Napoleons Stiefsohn hatte sich mit der Bemerkung entfernt, er werde dem Herrn Geheimrat auf den Fersen bleiben. Goethe hatte nicht reagieren können, wie es sich gehört hätte. Er hätte gern gewusst, worüber am anderen Tischende gesprochen wurde. Ulrike benutzte den frei gewordenen Stuhl nicht, sich wieder Goethe gegenüber zu setzen. Sie blieb Herrn de Ror und den mit ihm Debattierenden zugewendet. Sogar Amalie von Levetzow, die doch direkt neben Goethe saß, zeigte, dass sie jetzt auf de Ror und die, die mit ihm sprachen, gerichtet war. Und Ulrike! Wie bei einer Sonnenblume hat sich jetzt bei ihr nicht nur der Kopf, sondern der ganze Oberkörper, ja einfach ihre Existenz auf die neueste Sonne zugedreht. Er sieht sie gerade noch halb von hinten. Denen ging es um Literatur, das hörte er. Ob in Wien oder Marienbad, nur noch zwei Namen: Byron und Scott. Da waren alle einer Meinung. Byron und Scott waren die einzigen Autoren, die man noch las.

Frau von Levetzow rief in die Debatte hinein: Und was hat Byron gesagt, meine Herren, und zwar über unseren Goethe: Er sei der undisputed sovereign of European literature.

Herr de Ror fand, das sei ein zweischneidiges Kompliment. Sovereigns, das seien doch die, die auf ihren Thronen einschlafen, während ein Byron nach Griechenland zieht, in den Befreiungskampf gegen die Türken, obwohl, nein, weil seine minderwertige Regierung auf dem Kongress in Verona per Veto verhindert hat, dass die europäischen Nationen den

Befreiungskampf der Griechen gegen die osmanische Herrschaft unterstützen.

Byron hat Goethe gerade noch seinen Sardanapal gewidmet, sagte Frau von Levetzow mutig.

Das ist doch überhaupt keine Frage, Exzellenz, Sie sind das lebendigste Denkmal, das je eine Zeit beherrschte. Dieser Satz de Rors wurde von allen beklatscht.

Goethe fand es nötig, noch einen Satz zur Scott-Verehrung zu sagen. Dessen Zauber stammt, meine Herren, aus der Herrlichkeit der drei britischen Königreiche, aus dem Reichtum ihrer Geschichte. Und was haben wir vom Thüringer Wald bis zu den Sandwüsten Mecklenburgs, nichts. In Deutschland wird ein guter Roman immer die Ausnahme bleiben. Er habe für seinen Meister-Roman nur den allerelendesten Stoff gehabt, eine Vagantentruppe, die bei Provinzadeligen herumtingelt.

Dem wurde nicht widersprochen, aber daran weitermachen wollte auch keiner. Goethe ärgerte sich sofort darüber, dass er den Ruhm und Glanz der Scott-Romane auf Verhältnisse zurückführte, die nicht Scotts Verdienst waren. Und dann auch noch der lächerliche Versuch, seinen eigenen Roman groß zu machen: Schaut her, das habe ich geschafft mit dem miesen deutschen Stoffangebot. Auch hatte er überhaupt nicht den Ton getroffen, der wie ein Ball weitergespielt werden kann.

Herr de Ror erzählte gleich ohne jede Überleitung, er sei vorgestern in Wien im Theater gewesen, da kommt der Held auf die Bühne, nimmt langsam seinen Prachtshelm ab, legt ihn auf den Tisch, der Schauspieler, der den Helden gibt, ist mehr als betagt, man sieht, die Hände, die den Helm loslassen, zittern, aber dann hebt er die beiden Hände auch noch in die Höhe, und die zittern natürlich immer noch, und links und rechts von ihm, das Liebespaar, beide strecken ihre Hände auch in die Höhe, und was tun die, die zittern, Moment, der Clou kommt erst, der Vertraute des Helden schleicht von hinten nach vorne, stellt sich neben die drei, hebt die Hände in die Höhe, und die zittern natürlich, also zittern jetzt acht in die Höhe gestreckte Hände.

Jetzt lachten alle am Tisch. Herr de Ror tat so, als könne er nichts für das Gelächter, das er gerade produziert hatte. Seinem Kopf sah man den Orient an, ohne dass man den Mann hätte für einen Orientalen halten können. Ein gerade noch junges Gesicht, vor allem männlich, beträchtliche Nase, kaum vorhandener Mund, kurze Haare eng am Kopf, die Augen dunkel, ein Distanz schaffender Blick, insgesamt eher simpel, wenn eben doch Kraft verbürgend. Dieser gerade noch junge Mann wird sich nie an andere verlieren. Der bleibt bei sich. So schoss es polemisch durch Goethe durch. Er konnte sich nicht wehren. Er verlor sich sofort an diese Anempfindung. Er musste gehen. Am meisten sagte der Blick, mit dem musste er sich noch beschäftigen. Aber nicht hier. Jetzt geh doch endlich!!!

Goethe flüsterte der Ulrike-Mutter ins Ohr: Bis morgen. Es war sehr schön. Ich danke Ihnen. Und drückte sie, dass sie sitzen bleibe und kein Aufhebens mache, sanft auf ihren Stuhl. Und war draußen, ehe die über die acht hoch in der Luft zitternden Hände ausgelacht hatten. Ulrike hat auch gelacht, mitgelacht, in aller Unschuld sozusagen. Wollte er denn vorschreiben, worüber sie noch lachen durfte? Ja, sagte es automatisch in ihm. Das suchte er zurückzunehmen. Und kam sich heuchlerisch vor. Die letzte Wahrnehmung: Herr de Ror hatte inzwischen seinen Arm auf die Lehne von Ulrikes Stuhl gelegt. Ob bloß auf die Lehne oder doch schon um ihren Rücken oder um ihre Taille, das hatte er in der Eile, die er jetzt für nötig hielt, nicht mehr wahrnehmen können. Aber das hörte er noch, dass der zu ihr hin sagte, so ungeniert laut sagte, als wären sie ganz allein: Il y a quelque chose dans l'air entre nous. Und hatte ihr sein Gesicht hingehalten, als sei sie der Arzt, der prüfen müsse, ob die Entzündung schlimm sei. Und sie schaute tatsächlich hin, als sei sie sein Arzt. So bezwingend war seine Hinhalte-Pantomime. Der letzte Satz, den er dann noch gehört hatte, war wieder ein Satz des Herrn de Ror, der nichts auf das Theater kommen lassen wollte. Das schlechteste Theaterstück sei immer noch besser als die beste Langeweile. Das war jetzt wieder Wien. Dann war Goethe draußen, auch gleich drüben und droben, in seinem Zimmer.

Was jetzt? Wie jetzt? Wohin? Hier bleiben wohl nicht. Stadelmann schlief. John schlief. Selber packen?

So genau zu wissen, was zu tun ist, und es nicht tun, das ist die Katastrophe.

Er hat es doch in jeder Sekunde gewusst, aber in keiner Sekunde sich eingestanden, dass nichts sein konnte. Nichts. Nichts. Nichts. Verloren war er schon nach dem ersten Jahr. Das Etwas, das nichts ist und nichts wird, das, je länger es nichts ist, immer, immer wichtiger wird, bis es zum Wichtigsten, Allerwichtigsten, bis es zum Einzigen wird, dich ausfüllt, bestimmt, beseligt, hinaufwirft in jede Höhe, nur dass der Sturz dann um so gemeiner ist. Sein Herz klopfte. Schlug gegen die Brustwand. Schlug im Hals hoch. Er musste ein Fenster aufreißen, frische Luft einziehen, die Arme bewegen, er spürte, es gibt Gedanken, an denen man ersticken kann. Er durfte nicht so viel Luft holen, wie er bräuchte. Nur anatmen durfte er, obenhin atmen. Die längst geprüfte Lebensregel, wenn sich eine Abschüssigkeit, Unbeherrschbarkeit, eine Gravitation ins Unmögliche spürbar macht – wo bleibt dein Halt, die eingeübte Angst vor dem Sturz in die grelle Armut. Nichts macht so arm wie eine Liebe, die nicht glückt. Schreib's auf. Dir gab doch ein Gott zu sagen, wie du leidest. Was für ein elender Vorteil: Sich erschießen muss man können. Die Folter ist, sagen zu müssen, wie du leidest. Für deinen Werther hat Lotte die Pistole von der Wand geholt, hat sie sorgfältig gereinigt und hat sie ihrem Albert gereicht, dass der sie Werther reiche, dass der mit einer von Lotte geputzten Pistole seinem schmutzigen Zustand ein Ende bereite. Leiden ist schmutzig. Macht schmutzig. Es gibt, wenn es aussichtslos geworden ist, keine andere Reinigung mehr als den Tod. Du flüchtest ins Schreiben ... Du hast noch nie, nie, nie gelitten. Bis jetzt waren es immer die anderen, die gelitten haben. Frau Berlepsch. Die zwanzigseitigen Briefe, die sie dir schreibt. Seit zwanzig Jahren. Du kannst sie schon lange nicht mehr lesen. Briefe einer armen, lästigen, vom Leiden beschmutzten Frau, die geboren sein will, dich zu lieben, und darauf wartet, dass du sie – und sei es für eine Sekunde, sagt sie – erhörst. Mitleid ist dem Ekel benachbart. Du kannst jetzt einen zwanzigseitigen Brief an Ulrike von Levetzow schreiben und ihr drohen, dass sie mit weiteren zwanzigseitigen Briefen zu rechnen habe, da du, statt zu schießen, schreiben müssest. Siebzehn Sprachen spricht der Vornamenlose. Er muss dich in jeder Hinsicht von oben anschauen. Gardemaß. Schätzungsweise einsneunzig. Schlank, aber kein bisschen dürr. Und ein Gesicht weder breit noch schmal, aber von Knochen, nicht vom Fleisch beherrscht. Ein massives Kinn, das auf der eher schlichten Oberlippe durch ein schwungvolles Bärtchen ausgewogen wird. Eine fast zu kräftige, von keinem Schwung belebte Nase. Höhnisch hohe Brauen. Am violetten Schal ein grüner Edelstein. Wahrscheinlich Smaragd. Ihre Augenfarbe. Das fügt sich, das werden sie beide, sobald sie allein sind, bemerken, feiern, bejubeln. Sie sehen schön aus heute, hat sie vorgestern gesagt, als er sie zum Promenadengang abholte. Sie hat nicht gesagt: Sie sind schön. Er hat sich gehalten. Sieht gut aus. Steht in hundert Zeitungen, dass er gut aussieht. Allerdings, wie die sich begeistert wundern über sein gutes Aussehen, das ist auch krass beleidigend. Noch lauter als die Hymne auf sein Immer-noch-Aussehen wird da immer: Dafür, dass du so ein alter Schleicher bist, siehst du noch ganz gut aus. In deinem Alter gibt es, wenn es ums Aussehen geht, nur noch die Beleidigung. Und nicht nur, wenn es ums Aussehen geht. Siehe Byron, Scott, die die Szene beherrschen. Du bist vieux jeu. Aber das ist weder neu noch schlimm. Schlimm vielleicht, aber nicht tödlich. Daran, dass man alt ist, stirbt man nicht. Schreib's auf. Schlimm ist, nicht mehr lieben zu dürfen. Lieben darfst du doch, du musst dich nur daran gewöhnen, nicht mehr, nie mehr geliebt zu werden. Schreib Frau Berlepsch, Isolde heißt sie, schreib ihr, jetzt verstündest du sie, jetzt wüsstest du, wie du sie gequält habest durch Nichtachtung und in Ekel übergehendes Mitleid. Lieben, ohne geliebt zu werden, das dürfte es nicht geben. Diesen gemeinsten Schicksalspfusch hatte er noch nicht erfahren gehabt, dafür wurde Ulrike von Levetzow geboren und gebildet. Das ist nicht ihr einziger Lebenssinn. Sie wird als Frau de Ror in Europa glänzen. Und vorher hat sie eben noch beiläufig diese Funktion gehabt, dich erfahren zu lassen, was viele durch dich erfahren haben, wie das tut, lieben, ohne geliebt zu werden. Notiert hast du einmal naseweis und unerfahren: Niemand ist zur Zeit in mich verliebt, ich bin in niemanden verliebt, nur der Tod steht in der Ecke. Dass niemand in dich verliebt ist, ist nur eine Gemeinheit, wenn du in jemanden verliebt bist und deine Liebe wird nicht erwidert, ja zurückgestoßen. Wenn die Schöpfung je daran interessiert gewesen sein sollte, die Erde, das Menschenleben auf dieser Erde erträglich zu machen, dann fehlte in den Anweisungen, die der Herr durch Moses den Menschen gegeben hat, die wichtigste. Du sollst nicht lieben. Das ist das Gebot Nummer 1. Wahrscheinlich war Moses, als er den 2244 Meter hohen Gesetzgebungsberg erstiegen hatte, zu erschöpft und kriegte das erste Gebot, das der Herr erließ, gar nicht mit. Ein tragisches Versäumnis und nicht wiedergutzumachen. Wenn Moses dieses Gebot mitgebracht hätte vom Sinai, hätte der Menschheit nichts gefehlt außer der Tragödie. Der Ursprung jeder Tragödie ist immer die Liebe gewesen. Und so leicht wäre es gewesen, auszukommen ohne Liebe! Zur Fortpflanzung war sie noch nie nötig. Wozu also Liebe? Dass wir merken, wir leben nicht mehr im Paradies. Dass kein menschliches Leben ohne Leiden bleibe. Keins. Der Herr war klug genug. Ich bin ein eifersüchtiger Gott, hat er dazu gesagt.

Goethe musste seine Kleider loswerden, warf sie weit von sich. Er musste alle Kleider, in denen er je vor Ulrike erschienen war, verbrennen. Sie sehen schön aus heute. In drei Jahren diesen einzigen Satz. Er hat es jedes Mal gesehen und ihr begeistert gestanden, wie schön sie sei in diesem und in diesem und in diesem Kleid. Er hatte sich schon in den Jahren 1821 und 22 mit so viel Überlegung angezogen wie vorher noch nie in seinem Leben. Mit liebender Gründlichkeit hatte er die Westen, die Schals, Fräcke und Röcke zusammengestellt. Sie hat es nie gesehen. Und jetzt noch dieser Erzsatz: Sie sehen schön aus heute. Ja, ja, ja, sie hat nicht nur gesagt: Sie sehen schön aus, sondern: Sie sehen schön aus heute. Dass er ja nicht glauben konnte, er sehe überhaupt schön aus. Und schon gar nicht, er sei schön. Aber ein Vierundsiebzigjähriger ist unter keinen Umständen schön. Und wenn er, ohne schön zu sein oder wenigstens schön gefunden zu werden, nicht leben kann, dann soll er sich nicht ins Schreiben, sprich Jammern flüchten, sondern sich, wie es sich gehört, erschießen.

Er stand im Ankleidezimmer vor dem raumhohen Spiegel. Die sechs Lampen links und rechts spendeten wieder das günstigste Licht. Er konnte den nackten Mann in diesem Spiegel nicht abstoßend oder nur im mindesten ekelerregend finden. Er konnte sich nicht wehren gegen eine Art Zärtlichkeitsempfindung, die er diesem Nackten gegenüber empfand. Und die Empfindung galt kein bisschen der Person, sondern allein der Nacktheit. Allerdings erhob sich dann ein Sturm, eine Nervosität, eine ihn fast schüttelnde, auf jeden Fall eine ihn vom Spiegel wegtreibende Ungeduld. Er sehnte Ulrike herbei. Nichts konnte grotesker sein, als sich neben diesen Nackten, den jemand – er wusste nicht mehr, wer – als jugendlichen Greis bezeichnet hatte, als sich neben den die in ihren Gliedern herrlich dahinschwingende Ulrike zu wünschen. Wenn sie mit ihm gegangen war, hatte sie manchmal gesummt, und dieses Fastschonsingen hatte dann ihre Bewegungen dirigiert. Eigentlich tanzte sie immer. Jetzt lag sie in ihrem Bett, und der vornamenlose Gardemaßmann lag neben ihr oder auf ihr. Dass sie gleich in der ersten Nacht ihre Jungfernschaft opfern würde, bezweifelte er. Obwohl, wer weiß. Dieser Orientale musste keine hiesigen Bräuche befolgen. Und ihr könnte er einzureden versuchen, dass sie beide ohnehin dafür geboren seien, in den Wonnen des Orients zu schwelgen beziehungsweise darin unterzugehen. Da er in seinem Gepäck immer Schmuck jeder Art mit sich führte, würde er, wenn sie in seiner Suite die Tür hinter sich zugemacht hätten, zuerst probieren, welcher Schmuck für sie der richtige wäre. Dass Ulrike keinen Schmuck trug, nackt der beträchtliche Hals, nackt die mindestens ebenso beträchtlichen Ohrläppchen, das muss eine Herausforderung sein für den orientalischen Nichtorientalen. Sie brauchen Farben, gnädiges Fräulein. Oder eben Feuer, also Brillanten. Dass er nicht mit Ulrike auf ihr Zimmer gehen wird, sondern sie mitnimmt in seine Suite, die zweitgrößte im Palais Klebelsberg, ist klar. Das Küssen haben sie inzwischen hinter sich. Sie großer Mann, hat sie einmal, als sie unter den Kolonnaden standen, zu ihm gesagt. Aber wahrscheinlich hatte sie nur den Dichter gemeint. Jetzt konnte sie das mit mehr Beteiligung sagen. Du großer Kerl. Falls der erste Kuss vorbei war. Die Saalfenster drüben waren dunkel. Darüber noch da und dort ein Fenster mit Licht. Kein wirklich erleuchteter Raum mehr. Nur eine alle Handlungen fördernde Andeutung von Beleuchtung. Il y a quelque chose dans l'air entre nous.

Als er wieder von selber atmete, ging er hinüber, ging noch einmal vor den Spiegel im Ankleidezimmer. Komisch genug, dass er sich diesem Nackten nahe fühlte. Am liebsten hätte er ihn gestreichelt. Aber das dann doch nicht. Aber da, zwischen den weich und nachgiebig werden wollenden Lenden, sein Geschlechtsteil, das ein Leben lang den Ehrgeiz hatte, das Ganze zu sein. Er hatte den machtlüsternen Ehrgeiz dieses Teils ein Leben lang zähmen müssen. Das war nicht immer gleich gut gelungen. Es gab Zeiten, da beherrschte dieser Ehrgeiz ihn mehr, als er zuzugeben wagte. Natürlich geweckt durch Frauen. Er sollte nur noch wünschen und tun, was dieses Teil wollte. Das war so bis auf den heutigen Tag. Dass das Teil in der Sprache, in der das Leben doch erst zu sich selbst kommt, nicht erscheinen darf, es sei denn lateinisch oder verballhornt, ist eine Schande. Sag ruhig: eine Kulturschande. Zu deren Überwindung hast du nichts getan. Entschuldige dich nur, rühme dich dieser und jener Sprachbefreiungstat. Dass das Geschlechtsteil seinen Ausdrucksanspruch, und das ist sein Lebensanspruch, immer noch außerhalb fortfrettete, in einem blöden Feigheitsverlies, das war mangelhaft. Er entschuldigte sich wieder einmal bei seinem Teil. Löschte die Lichter. Saß im Halbdunkel. Nicht ins Bett, das war spürbar. Überallhin jetzt, aber nicht ins Bett. Hinüber ins Arbeitszimmer? Nein, in den Salon. Er setzte sich aufs Sofa, auf dem er saß, wenn Besucher kamen. Ulrike war einmal, ohne zu warten, wo er sie gern hingehabt hätte, auf das Sofa zugegangen und hatte sich hingesetzt. Sie war so unbekümmert. So freimütig. Er drückte jetzt sein Gesicht in das goldgelbe Kissen mit den blassroten Vogelfiguren. Vögel, wie sie nur in Märchen fliegen. Auf dieses Kissen hatte sie ihren Arm gelegt. Aber wie sie ihn hingelegt hatte. Mit einer weit ausgreifenden und dann doch ganz sanft auf dem Kissen landenden Bewegung. Er dachte an seinen Lucidor im Mann von fünfzig Jahren. Der hatte sein Gesicht ins Kissen gedrückt, als er seiner Lucinde nachtrauerte. Ganz in seinen Schmerz versunken. Aber dann stand Lucinde vor ihm. Er glaubte, sie verloren zu haben. Nur mit Ihnen wollt ich leben, sagt er. Und sie: Lucidor, Sie sind mein, ich die Ihre. Und hatte ihn umarmt und gebeten, dass er sie auch umarme. Literaturliteraturliteratur!

Er nahm das Kissen und warf es in die entfernteste Ecke. Nur noch Bücher lesen und schreiben, in denen es so böse zugeht wie im Leben. Er sehnte sich nach einem Roman, in dem die Aussichtslosigkeit herrscht. Werther! Nein, der konnte sich umbringen und war erlöst. Er kann nicht einmal einschlafen, eine Stunde lang schlafen, für eine Stunde erlöst sein! Wachsein, das ist die Folter. Wachsein heißt, an sie denken. Goethe ist Rokoko. Wer hat das gesagt? Vielleicht das Söhnchen August. Sein missglückter Samen. Goethe ist Rokoko, er 19. Jahrhundert. Hat das Söhnchen gesagt. Ach, wär er nur Rokoko. Ach, hätte das doch nie aufgehört, dieses tändelnde Gelände, dieser Kordon aus Laune und Scherz, gegen den die Welt nichts vermag. Darum musste sie ihn ja zerstören. Da durfte passieren nur das Erträgliche. Dann diese törichte Revolution mit ihren Beglückungsphrasen, die nur die Phrasenmacher selbst beglückten, die Menschen aber auf Hoffnungswege schickte, die ins Unglück führten …

Er musste die Augenblicke durchgehen, die ihm aus den Jahren 21 und 22 in Erinnerung geblieben waren. Dann die Unterschiede zu den Augenblicken des gegenwärtigen Sommers. Das Ergebnis: Wenn die Ulrike heute noch die Ulrike von damals wäre, säße er jetzt nicht hier im Dunkeln und sortierte Augenblicke wie Funde aus der Vorzeit. Die Ulrike vom letzten und vorletzten Sommer hatte ihn gewonnen durch ihre ungenierte Lebhaftigkeit, durch ihr bedenkenloses Temperament, durch die Ironie, mit der sie ihren zwei Schwestern gegenüber die Mutter spielte. Und oft, wenn sie wieder etwas gesagt hatte, was ihr selber gelungen vorkam, hatte sie sich fast parodistisch zu ihm hingedreht, weil sie von ihm hören wolle, ob er, was sie gerade gesagt hatte, gut finde. Das war eine reizende Gewohnheit geworden, ihre Wendung zu ihm mit der rein pantomimischen Frage: Und – wie finden Sie das? Manchmal sprach sie es auch direkt aus: Und der Herr Geheimrat, wie denkt der darüber. Selbst kleine Provokationen gestattete sie sich: Falls der Herr Geheimrat überhaupt zugehört hat. Was wir schlichten Mädchen überhaupt nicht verdienen. Worüber auch immer gesprochen wurde, sie produzierte Gelegenheiten zu zeigen, dass er ihr der Wichtigste sei in der Runde. Das passierte ihm auch sonst, aber nirgends war es ein Mädchen, das nicht nur ihn ehren wollte, sondern so lieb wie lustig andauernd das Bedürfnis hatte, mit ihm in einen immer ein bisschen riskanten Kontakt zu kommen. Aber es war ein Mädchen. Sie glaubte offenbar, dafür sorgen zu müssen, dass es ihm in ihrer Familie keine Sekunde langweilig werde. Als ihre Mutter ihr gesagt hatte, Goethe wünsche, einen Sohn zu haben, dass er selber dann Ulrike zur idealen Frau für seinen Sohn ausbilden könne, hatte sie beim nächsten Treffen gesagt, sie denke darüber nach, warum der Herr Geheimrat nicht seinen Wunschsohn für sie ausbilden wolle anstatt sie für den Sohn. Und, hatte er gefragt, Ihre Erklärung? Zwei Möglichkeiten, hatte sie gesagt, entweder glaubt der Herr Geheimrat, sein Sohn sei sowieso der ideale Wunschmann für jede Frau und jede Familie, oder … Sie hatte Goethe angesehen, hatte die Arme ausgebreitet und hatte im muntersten Ton gesagt: Oder dem Herrn Geheimrat würde es einfach Spaß machen, an so einem unruhigen Mädchen, wie ich es bin, herumzuerziehen. Statt zu antworten, schaute er zuerst zur Mutter hin, als habe er nicht damit gerechnet, dass sie diesen hinempfundenen Wunsch gleich der Tochter weitersage. Die Pause nutzte Ulrike: Dass Sie ein leidenschaftlicher Erzieher sind, hat sich herumgesprochen. Und wer würde sich nicht danach sehnen, von Ihnen erzogen zu werden. Die dritte Möglichkeit: Der Herr Geheimrat glaube, eine Levetzow müsse, dass sie einen Goethe wert sei, noch extra dressiert werden! Alle lachten. Goethe hatte dann ziemlich leise angefangen, ein Geständnis zu machen, das er auch selber so nannte. Warum soll ich's nicht gestehen, hatte er gesagt, die ganze Sohngeschichte kann mir nur eingefallen sein, weil ich etwas sagen wollte, was mich in einer Situation zeigt, in der ich andauernd mit Ihnen zu tun hätte. Sein Geständnis wurde, glaubte er, von der Mutter und Ulrike mit einer Art Rührung aufgenommen. Die immer quicke Schwester Amalie musste natürlich gleich dazu sagen: Und wenn Rike erzogen ist, komm ich dran. Und Bertha: Und ich? Am Saisonende verabschiedete man sich. On s'est promis de s'écrire.

Alle diese Stunden hatten die Wirkung gehabt, dass er diesem Sommer entgegengewartet hatte. Ein bisschen. Dann aber dieser Blitz. Die neue Ulrike. Ihr Blick. Ihre Haltung. Und in allem, was sie tat und sagte, glaubte er zu spüren, sie setze fort, was im vergangenen Jahr angefangen hatte. Sie zeigte, dass sie's tat. Nur jetzt als eine andere Ulrike. Wie im vergangenen Jahr wendete sie sich wieder aus Gesprächen heraus an ihn, forderte sein Urteil, seine Reaktion. Aber sie tat es, als zitiere sie sich aus dem vergangenen Jahr. Was hatte er seitdem übersehen, falsch gesehen? Woher sein Eindruck, Ulrike und er bewegten sich auf einander zu? Woher seine Sorglosigkeit die Zahlen betreffend? Und dass ihm das möglicherweise Skandalöse seiner Auftritte mit Ulrike kein Nachdenken wert gewesen war. Gab es Einschränkungen, Abweisungen, die er nicht bemerkt hatte? Er musste nicht nur diese oder jene Einzelheit, sondern alles falsch empfunden haben. Sie hatten an einander vorbeigelebt. Wahrscheinlich wäre sie entsetzt, wäre auch ihre Mutter entsetzt, wenn beide wüssten, in welche Illusion er sich hineingelebt hatte. Wie er aus dieser Illusion herausfinden sollte, wusste er nicht. Seit Jahrzehnten geht es ihm mit seiner Farbenlehre so, mit seinem Anti-Newtonismus. So gut wie alle Physiker dieser Zeit machen sich über ihn lustig oder zeigen sich besorgt über seinen Starrsinn. Aber er kommt nicht mehr heraus aus seiner eher empfundenen als errechneten Farbenlehre. Aber lieber würde er heute noch zu Newton desertieren und zugeben, dass seine Lehre eine starrsinnige Illusion sei, als für möglich halten, er könne Ulrike je anders empfinden, als er sie empfand. Wenn sie nicht so ist, wie er sich das einbildet, dann lebt er in einer Illusion, gegen die er nichts vermag. Er nennt es Liebe. Er spürt das doch wie eine Brandwunde. Oder wie ein einziges Geschrei. Oder überhaupt eine Katastrophe. Man weiß noch nicht, was gestürzt, explodiert, zu Grunde gegangen ist, der Himmel ein Untergang, kein Mensch sieht mehr den anderen. Er stand und ballte die Fäuste und presste sie in seine Augen. Und weinte. Eine Zeit lang. Ziemlich lang. Und hörte sich singen. Und sang. Sang das Schubert-Lied mit seinem Text:

Nur wer die Sehnsucht kennt,
Weiß, was ich leide!
Allein und abgetrennt
Von aller Freude,
Seh' ich an's Firmament
Nach jener Seite.
Ach! der mich liebt und kennt
Ist in der Weite!
Es schwindelt mir, es brennt
Mein Eingeweide.
Nur wer die Sehnsucht kennt,
Weiß, was ich leide!

Die Stelle Es brennt mein Eingeweide sang er zweimal. Und Weiß was ich leide zog er genau so furchtbar in die Höhe, ins Nichtmehrendenkönnen, wie der Graf Klebelsberg. Er merkte, dass er den imitierte, und das mit innerster Beteiligung.

Er ging hinüber, zog den weißen Flanell-Schlafrock an. Ins Bett konnte er immer noch nicht, obwohl der Schlaf ihn von dem Gedankenzwang befreit hätte. Aber sich jetzt hinlegen und darauf warten, in den Schlaf hineinzufinden, es war nicht vorstellbar. Liegend wäre er den schlimmsten Vorstellungen schutzlos ausgesetzt. Er musste sitzen. Noch besser, stehen, gehen, hin und her, die Hände auf dem Rücken, seine Präsentierhaltung, in der er bis jetzt alles überstanden hatte. Er ging heftig hin und her. Für sein Hin- und Hergehen waren diese Räume viel zu klein. In Weimar hatte er sechs Räume nach einander, wenn es nötig war, türlos, eine Bahn. Hier dieses gefangene Hin und Her! Wann, bitte, war er so ohnmächtig gewesen? Er musste sich seine Gedanken gefallen lassen. Je strikter er sich gegen diese Gedanken wehren wollte, desto krasser beherrschten sie ihn. Also, wehr dich doch nicht so. Elend, das alles naseweis vorweg romanmäßig geschrieben zu haben, zum Beispiel dass jede Bedingung, die unseren aufkeimenden Leidenschaften in den Weg tritt, sie schärft, anstatt sie zu dämpfen, und dann, wenn es dir in Wirklichkeit passiert, bist du nichts als ein Fetzen Jammer und Ohnmacht.

Er musste mit seiner ganzen Gedanken- und Willenskraft den Entschluss durchsetzen, nicht mehr hinüberzuschauen. Aber plötzlich stand er wieder am Fenster, öffnete es und lehnte sich fast hinaus, um noch genauer zu sehen, dass er nicht sah, was drüben vorging. Zurück, weg vom Fenster, sag dir, dass du dir diese auf dich wartende Enttäuschung nicht noch einmal zuziehen darfst. Und fand sich wieder am Fenster, hinüberschauend. Er sah ein, dass es töricht sei, von sich etwas Unmögliches zu verlangen. Er übte, den zeitlichen Abstand zwischen den Fenstergängen zu vergrößern. So hoffte er, irgendwann gar nicht mehr ans Fenster zu müssen. Das lag ihm, von sich etwas zu verlangen, was er als verlangbar empfinden konnte. Der Vorsatz, NIE MEHR zum Fenster zu gehen, war falsch, war künstlich gewesen, schon als Vorsatz eine Lüge. Das NIE MEHR macht dich zum Lügner.

Aber jedes Mal ein bisschen länger sitzen zu bleiben war ein Programm, das mit Aussicht auf Erfolg praktiziert werden konnte. Bitte, bisher warst du doch immer daran interessiert zu erkennen, was dir passiert. Vielleicht hat Sohn August recht. Er war Rokoko. Jetzt, mit einem Mal, gibt es den Ernst. Sich löschen wie das Licht. Das wär's gewesen. Die elenden Veranstaltungen, die da verlangt werden. Pistole, Gift, Strick. Sich löschen wie das Licht. Aus. Das Hohngeheul hörst du nicht mehr. Hat er es endlich geschafft, seinen Werther zu imitieren. Des Hohns derer, die es nicht erlebt haben, konntest du immer sicher sein. Entkommensein, zu Büschen, Fischen, himmlischen Unerreichbarkeiten. Das wird sie am meisten ärgern, dass du die Unerreichbarkeit erreicht hast. Lass regnen, Herr, und sei's Feuer. Auf mich.

Stadelmann klopfte. Dann war es fünf. Stadelmann hatte das Wasser vom Brunnen geholt. Er war gewohnt, es seinem Herrn ans Bett zu bringen. Goethe rief, dass er das Glas draußen hinstellen solle.

Wenn sie jetzt eine Frau ist, was heißt das? Es meldete sich ziemlich eifrig ein Misstrauen gegen Frauen, das aus Erfahrungen stammen wollte. Was du falsch gemacht hast, siehst du an dem Vornamenlosen. Du weißt es doch auch, die Frauen, dass man sie erobern muss. Dass sie besessen sein wollen. Dass man mit ihnen macht, was man will. Diese Auslieferung der Frau ist nicht eine Unterwerfung, ein Dienst dir zuliebe, das ist ihr der Genuss selbst. Diese Rückhaltlosigkeit hast du ein einziges Mal erlebt. Durch Christiane. Sie hat ihre Rückhaltlosigkeit auf dich übertragen. Du wurdest ein Mann, wie es andere vielleicht von selbst sind. Du brauchtest eine Christiane, neinneinnein, nicht eine Christiane, die Christiane brauchtest du, die einzige. Aber als sie mit den Franzosen tanzte und mehr als tanzte, da war es kein Schmerz, sondern eine Mobilisierung der Melancholie, die ohnehin darauf wartete, geweckt zu werden.

Als er wieder einmal hatte ans Fenster gehen müssen – und er ging jetzt schon, ohne es sich noch übelzunehmen –, meldete von draußen Stadelmann, das Frühstück sei serviert. Er hatte es aus dem Traiteur-Haus geholt. Fast gereizt, auf jeden Fall lauter als nötig, rief er hinaus, Stadelmann solle alles wieder abräumen. Essen, trinken, den Tag gelten lassen – nein, er musste sitzen und versuchen, nicht zu denken, nichts zu denken. Er stand jetzt nur noch am Fenster. Er konnte sich nicht mehr wehren. Also wollte er sich nicht mehr wehren. Dass er in Gefahr war, spürte er, aber er wusste nicht, wie er ihr entgehen sollte. Er würde am offenen Fenster stehen und das Klebelsberg-Palais anstarren, bis sie ihn abtransportieren würden, wohin sie wollten.

Dann dieser Ruf von unten herauf. Er erschrak. Er schaute hinunter. Es war Julie, die Hohenzollern-Prinzessin, der er gestern einen Tanz schuldig geblieben war. Da sie eine bittende Geste machte, antwortete er mit einer eleganten Routine-Geste, die bedeutete: Bitte, kommen Sie herauf, ich freue mich auf Ihren Besuch. Dass ihm diese Geste wie von selbst gelang, wunderte ihn. Sie kam herauf, und mit ihr kam eine, die Lili genannt wurde.

Die Prinzessin beschwerte sich zuerst lustig, er habe ihr in der letzten Woche einmal gutes Wetter prophezeit, und da er als Wolken- und Wetterfachmann gelte, habe sie vertraut, und was ist geschehen, nass geworden ist sie.

Goethe sagte: Letzte Woche, da war ich noch jung und folglich grausam.

Hier bringe ich eine junge Dame aus Berlin, die bringt Ihnen Grüße von … Sie sah die hübsche Junge, die noch keine fünfundzwanzig war, fragend an.

Von Zelter, sagte die, der mein Gesangslehrer ist.

Richtig, Zelter, sagte die Prinzessin.

Vielleicht der einzige Freund, den ich je hatte, sagte Goethe.

Er liebt Sie sehr, sagte die Lili Genannte.

Ich ihn noch mehr, sagte Goethe.

Zelter, Schubert, bald wird man Sie nur noch singen, sagte die Prinzessin. Aber gegen den Schubert wehren Sie sich, plauderte sie weiter, und ich weiß auch, warum.

Goethe führte pantomimisch auf, dass er jetzt sehr neugierig sei.

Weil er eine Brille hat, der arme Franz, und was für eine.

Goethe sagte: Werte Prinzessin, Sie könnten zehn Brillen tragen, es würde mich kein bisschen stören.

Danke, rief sie, die immer lieber rief als sprach.

Goethe bat, Platz zu nehmen. Auf dem Sofa oder auf den Stühlen um den runden Tisch. Die Lili Genannte setzte sich sofort aufs Sofa. Genau dahin, wo vor ein paar Tagen Ulrike Platz genommen hatte. Aber auf das gelbe Kissen mit den blassroten Märchenvögeln konnte sie die Hand nicht legen, das hatte er in die Ecke gefeuert. Er wollte sich auf einen Stuhl setzen. Die Lili Genannte sagte ungeniert, er müsse neben ihr Platz nehmen. Und er in alter Routine: Nichts anderes habe er vorgehabt.

Und sie, offenbar um zu betonen, dass sie hierher nicht als Gesangsschülerin komme, sondern als Verehrerin: Ich heiße nur Lili, einen Park habe ich nicht.

Das kommt noch, sagte Goethe, wie in einem Schäferstündchen-Stück. Ihm tat es immer gut, wenn jemand auf etwas anspielte, was er vor langer Zeit gemacht hatte. Lilis Park also.

Was soll mir ein Verehrer-Park, sagte sie, wenn unter dem

Liebesvolk kein Goethe ist. Kennen Sie noch die letzte Zeile Ihres Lilis Park-Gedichts.

Und er: Manchmal glaube ich, Welt und Zeit haben mehr ausgelöscht, als da war.

Und Lili führte die Zeile auf, wie sie nur eine enthusiastische Verehrerin, die Gesang studiert, aufführen kann: Ich fühl's! Ich schwör's! Noch hab ich Kraft!

Und er: Herrlich, Lili. Wenn ich Ihnen zuhöre, könnte ich glauben, um mein Nachleben müsse ich nicht bangen.

Sie leben noch, Herr Geheimrat, rief sie, ich spür's durch und durch.

Zelter schreibe ihm immer, sagte er, von seinen schönen Schülerinnen, jetzt wisse er, was das heiße.

Lili drehte sich voll zu ihm hin und sagte: Sie sind viel schöner, als man nach der Büste, die Rauch geschaffen hat, vermuten darf.

Goethe sagte: Ach ja, ach ja. Das klang gequält.

Ist doch besser als umgekehrt, sagte Lili.

Wenn Sie das sagen, stimmt es, wenn es auch überhaupt nicht wahr sein sollte, sagte er.

Ich finde es superbe, dass Sie sprechen, wie Sie schreiben, sagte sie.

Er habe doch noch gar nichts gesagt, sagte er.

Doch, sagte sie, Sie haben gesagt: Letzte Woche war ich noch jung und folglich grausam. So ein Satz, und wie Sie ihn sagen, das geht mir durch und durch.

Es war eine Konversation. Goethe hörte sich reden und hörte und sah, dass seine Besucherinnen entzückt waren. Als sich herausstellte, dass er lange nicht in Berlin gewesen war, sollte er versprechen, bald nach Berlin zu kommen. Er sagte, dass sein Sohn August und dessen Ottilie inzwischen die Wintermonate über nur noch in Berlin sein wollten und jedes Mal mit noch mehr Begeisterung erzählten, wie es sei, durchs Brandenburger Tor zu fahren.

Aber er?

Nun gut, er verspreche, sobald ihm im nächsten Winter nach Reisen zumute sei ... Und als er jetzt doch zögerte, drehte sich Lili wieder voll zu ihm hin, fasste sogar nach seinen Händen und rief:

Verzeihen Sie, aber Sie müssen kommen, Zelter zuliebe, Berlin zuliebe. Mir zuliebe. Sie hatte Tränen in den Augen, ließ seine Hände jäh los. Sie erschrak jetzt. Was hatte sie da gewagt! Sie sagte nur noch – und schluchzte dabei: Verzeihen Sie, bitte, bitte, bitte. Und sprang auf, nahm sängerische Haltung an und sang: Nur wer die Sehnsucht kennt, weiß was ich leide. In Zelters Vertonung. Und sie sang es so, dass Zelters einfachere Tonart mehr Empfindung ausdrückte als Schuberts anmaßende Musik.

Er konnte nicht sitzen bleiben. Auch Julie von Hohenzollern stand auf. Stehend hörten sie zu. Dann umarmten sie beide die Sängerin. Er küsste ihr die Hand. Als er sich wieder aufrichtete, riss sie ihn an sich, küsste ihn auf den Mund, lachte fast schrill und sagte:

Zelter hat's befohlen. Einen Gruß, hat er gesagt, und was sich darauf reimt. Da kann er doch nur Kuss gemeint haben. Sie sah fragend zwischen der Fürstin und Goethe hin und her.

Beide nickten. Goethe stellte sich dicht vor Lili hin und sagte so leichtfertig wie möglich:

Wenn ich, liebe Lili, dich nicht liebte,
Welche Wonne gäb' mir dieser Blick!
Und doch, wenn ich, Lili, dich nicht liebte,
Wär', was wär' mein Glück?

Lili drehte sich einmal in einer Art Pirouette um sich selbst und rief: Tausend Dank, Exzellenz.

Goethe, im hellsten Ton: Das war siebzehnhundertfünfundsiebzig.

Das war's überhaupt, rief die Fürstin.

Lili rannte zur Tür, drehte sich noch einmal her und sagte: Bevor ich alles falsch mache, adieu! Und sehr leise, fast beschwörend: Bis Berlin. Und sagte sogar noch: Grüßen Sie Ulrike von mir. Und war draußen.

Die Fürstin nickte und sagte: Das war Lili Parthey. Und buchstabierte den Namen. Dann sagte sie: Das Leben ist keine Kleinigkeit.

Goethe ergänzte: Ach ja.

Sie haben's geschafft, sagte die Fürstin, Sie müssen nur noch Ach ja sagen.

Und Goethe im Ton, als sei er überrascht: Ach ja!?

Und sie: Womit die universale Brauchbarkeit von Ach ja bewiesen ist.

Ach ja, sagte er fast seufzend.

Die Fürstin ging, er ging zum Fenster und winkte den beiden, die heraufwinkten, zu. Dann waren sie verschwunden. Er sah nur noch das Klebelsberg'sche Palais. So ein schönes Gewitter, diese Lili, und …? Und nichts. Konversation. Routine. Er hatte, auch als sie das Lied gesungen hatte, nur an Ulrike gedacht. War er verloren? Wenn er nicht loskäme von ihr, wäre er verloren. Weil er sie verloren hatte. An einen Vornamenlosen. Jetzt bei Tageslicht war der Verlust viel schärfer spürbar als die Nacht hindurch. Die Nacht war gnädig gewesen mit ihm. Aber jetzt, die Fülle des Lichts, dort die umstehenden Höhen, dort hinunter die Allee, die zum Kreuzbrunnen führt, jeder Baum dieser Allee war Zeuge, wie er mit Ulrike gegangen war, jeder Baum würde, wenn er jetzt hinunterging, fragen: Was ist los? Wo ist sie? Er würde nie mehr durch die Allee gehen. Nie mehr zum Kreuzbrunnen. Die humorvollen Blicke und das teilnehmende oder schadenfrohe Getuschel der Promenierenden wollte er nicht ertragen müssen. Was schlimm ist, wird erst durch die Umwelt so schlimm, wie es ist. Und stand immer noch am Fenster.

Tatsächlich erschien drüben auf der Klebelsberg-Terrasse sie. Ulrike. Er rührte sich nicht. Sie hatte ihn ohnehin schon gesehen. Sie sah herüber, herauf. Dann hob sie langsam die Arme. Hob sie so hoch, wie nur sie Arme mühelos hochheben konnte. Das sah bei ihr dank der Unabhängigkeit ihrer Glieder aus, als seien menschliche Arme nicht dazu da, links und rechts hinunterzuhängen, als seien sie erst, wenn sie steil hochgehoben waren, in ihrer von der Natur gewollten Stellung. Die Schwerkraft galt nicht für diese Arme, das war's. Das war es überhaupt. Wie ja auch das ganze Geschöpf so leicht war, dass man es keinem stärkeren Wind ausgesetzt sehen wollte. Und jetzt ließ sie ganz oben die Hände winken. Das sah auch aus wie nicht von ihr gewollt. Die winkten von selbst. Vielleicht ein Luftzug. Er hob jetzt seine Arme, seine Hände, so langsam, so schwer, als sei es noch nicht sicher, ob ihm Arme und Hände gleich wieder niederfielen, dann aber für immer. Sie deutete mit einer Hand auf sich, mit der anderen zu ihm, er verstand und antwortete mit Gesten: Bitte, dann kommen Sie halt. Und sie kam. Sie rannte fast. Auch die Treppe herauf hörte er sie rennen. Trat ein und sagte:

Sie sind einfach verschwunden, Exzellenz. Da schaut man einmal nicht hin, und weg sind Sie.

Ach ja, sagte er. Ich wollte dann doch nicht länger stören.

Wen, sagte sie.

Sie, sagte er.

Ach ja? Sagte sie fragend.

Ja, sagte er.

Stören, sagte sie. Exzellenz, stören, das haben Sie doch gar nicht gelernt.

Eben, darum sei er doch gegangen. Wäre er nicht gegangen, hätte er gestört. Und sprach gleich den Namen aus. Das musste sie jetzt schon ertragen.

De Ror, wiederholte sie. Ein schneller Mensch, dieser Herr de Ror, sagte sie. Und erklärte, der Vornamenlose sei immer nur bis Mitternacht vornamenlos. Um Mitternacht verrate er, wo immer er sei, seinen Vornamen.

Interessant, sagte Goethe.

Denken wir doch nicht mehr an diesen veloziferischen Kerl, sagte sie. Veloziferisch betonte sie so, dass er hören sollte, sie benutze ein Wort, das sie bei ihm gelernt hatte. Und sagte noch dazu, dass sie dieses Wort liebe, sehr liebe, veloziferisch. Bitte, nicht den liebe sie, den sie so nenne, sondern das Wort. Sie liebe Wörter, die so lauten, dass man sie schon dem Laut nach verstehen könne. Wörter, die der Vorstellung noch etwas zutrauen.

Er bat sie, Platz zu nehmen. Sie setzte sich auf einen der Stühle an den runden Tisch. Jetzt konnte er tatsächlich fragen, wo der Vornamenlose, der er ja bei Tageslicht wieder sein müsse, wo der sei.

Fort, sagte sie, da gehört er hin.

Goethe schaute, dass sie wusste, sie müsse es ihm erklären.

Herr de Ror habe sie mitnehmen wollen. In seine Suite. Zuerst sage er ihr, sagte er, jetzt seinen Vornamen. Dann sagte er ihr seinen Vornamen. Dann sagte er, dass er ihr seinen Vornamen gesagt habe, gebe ihn ganz in ihre Hände. Er wisse nicht, wie er jetzt diese Nacht ohne sie überleben könne. Jetzt nur weg, wusste sie, riss sich los, war los, aber er, sicher ohne nachzudenken, er rief: So nicht! Fing sie, hatte sie gefangen, riss sie zu sich, an sich, hatte schon ihren Kopf in seinen Händen, presste sich auf sie, sein Gesicht auf ihr Gesicht, die Münder, das hat ihr die Kraft gegeben, die ihr beim ersten Losreißen gefehlt hat, sie war weg, war in ihrem Zimmer, schloss zu, zitterte, sie weiß nicht, wie lang, sie stand noch an der Tür, horchte, ob er ihr gefolgt sei, sie weiß nicht, wie sie ins Bett gekommen ist. Und konnte nicht einschlafen. Sie würde den Herrn Geheimrat gern etwas fragen.

Bitte.

Sie hat alles falsch gemacht. Sie hat de Ror behandelt wie einen Irren oder wie einen Wilden. Das hat ihn erst irre und wild gemacht. Hätte sie nicht zuerst mitspielen müssen? Rokoko, Exzellenz! Rokoko! Anstatt gleich Beethoven.

Goethe sagte nichts. Er probierte mehrere Arten von Gesichtsausdruck. Fand keinen.

Exzell-e-enz, rief sie. Sie sei noch da.

In ihm führte sich die Szene noch einmal auf, Wort für Wort, Betonung für Betonung, genau so, wie sie sie dargestellt hatte. Sie hatte auch durch Bewegungen ausgedrückt, in welcher Lage sie sich befunden hatte. Er musste jetzt aber doch wissen, ob es ihm erlaubt sei, nach dem Vornamen des bis Mitternacht Vornamenlosen zu fragen.

Das ist es ja eben, sagte sie. Er hat mich versprechen lassen, dass ich seinen Vornamen nicht weitersage. Erst wenn ich seine Frau sei, vor aller Welt, erst dann dürfe ich seinen Vornamen aller Welt verkünden. Und sie könne doch jetzt nicht das Vertrauen, das er ihr so stürmisch geschenkt hat, missbrauchen. Sie hat das Gefühl, wenn sie sein Vertrauen breche, verletze sie ihn persönlich. Das hat er sie spüren lassen, ein Vertrauensbruch bedeute eine persönliche bis ins Körperliche gehende Verletzung. Sie hätte es sofort ablehnen müssen, mit diesem Vertrauen belastet zu werden. Dazu war sie angesichts seines außerordentlichen Zustands nicht fähig. Wie jetzt diesen Albtraum loswerden, Exzellenz? Ich habe das Gefühl, ich brauche Sie, Exzellenz.

Er stand auf. Ging, die Hände auf dem Rücken, hin und her. Die Rechte hatte das Handgelenk der Linken fest im Griff. So ging er immer, wenn ihm daran lag, kein bisschen gebeugt zu wirken. So ging er, wenn er die aufrechte Haltung brauchte, für die er berühmt war. Musste sie begreifen, konnte sie begreifen, dass er jetzt nicht anders reagieren konnte? Er sah hin zu ihr. Und staunte. Sie war in einer ganz anderen Stimmung als er.

Sie rief noch einmal: Exell-e-enz! Sie parodierte jemanden, der einem Schwerhörigen ruft. Sie war auch aufgestanden, trat ihm in den Weg. Sie standen vor einander, Goethe sagte:

Ach ja.

Sie sagte: Heute morgen ein Billet, er sei auf dem Weg nach Paris. Und er wünsche ein glückendes Leben und ein ebensolches Wiedersehen. Et il y a quelque chose dans l'air. Entre nous. De Ror. Zum Glück ohne den Vornamen.

Goethe sagte, und ihm war plötzlich kämpferisch zumute: Ulrike, Sie sind willkommen.

Also gerettet, sagte sie rein fröhlich, geradezu übermütig. Hinreißend übermütig.

Sie griff nach seinen Händen. Sie hob seine Hände. Dass ihn das näher zu ihr hinbrachte, war vielleicht nicht beabsichtigt. Wenn er sie jetzt küsste, imitierte er den, konkurrierte er. Wurde vergleichbar. Mit dem. Er zog sie ein wenig, wenn sie wollte, musste sie das gar nicht gespürt haben, aber sie zog ihn auch wieder ein bisschen, dann waren sie so nahe bei einander, dass sie, ohne seine Hände loszulassen, ihn mit ihrem Mund erreichte. Ihre Münder blieben einen Augenblick an einander wie zwei Wesen, die noch nicht wissen, in welcher Sprache sie mit einander sprechen sollen.

Sie hatte noch seine Hände in ihren Händen, als sie sagte: Ach, Exzellenz.

Da konnte er noch sagen: Ich soll Sie von Lili Parthey grüßen.

Oh, sagte sie, das ist aber lieb.

Dann war sie draußen, drunten, drüben. Er war rechtzeitig am Fenster und winkte, als sie winkte, zurück. Das wird er nie vergessen, dass er, als sie an diesem Vormittag ging, rechtzeitig am Fenster war, dass er winkte, dass sie zurückwinkte. Was sind dagegen ägyptische Pyramiden! Dann saß er länger und dachte. Das Schönste war, dass sie, als ihre Münder sich einander näherten und dann einander berührten, dass sie da ihre Augen geschlossen hatte. Er hatte nie eine innigere Intimität erlebt als diese geschlossenen Augen.

Etwas anderes als diese geschlossenen Augen konnte er jetzt nicht zulassen. Und musste doch zulassen einen geradezu aufschreienden Gedankenandrang: Er als Küssender, nie zurückgestoßen. Er hatte nie eine Frau, ein Mädchen an sich gerissen, nie seinen Mund auf ihren Mund, in ihren Mund gedrückt. Küssen nie ohne Anfangsscheu, ja, Andacht, egal, wie davor geredet worden war. Sein Mund und ihr Mund wuchsen auf einander zu, ohne Willensbeteiligung, kein Hauch Theater. Herr Vornamenlos spielt den Leidenschaftlichen. Wie hat Ulrike das erlebt? Wie kommt es ihr jetzt vor? Wie kommt er ihr jetzt vor? Fragen kann er sie nicht. Nur beobachten. Ist sie noch die Ulrike, die sie vor dieser Szene war? Frau von Stein hatte, als er sie zum ersten Mal geküsst hatte, gesagt: Sie küssen geistreich, mein Herr. Wie Ulrike, als ihr Mund und sein Mund sich einander geistreich genähert hatten, wie sie die Augen geschlossen hatte, das war die innig schönste Antwort auf das Leidenschaftstheater des Vornamenlosen. Vielleicht wären Ulrike und er einander ohne dessen Brachialtheater gar nicht so nahe gekommen. Er wird mit Ulrike die Szene nachspielen, sie werden, wenn ihre Münder hart auf einander treffen wie in der de Ror-Szene, aus einander fahren, einander anschauen und lachen. Iffland-Komödie. Nachmache des Boulevards in Paris. Da hat der das her. Lachen werden sie. Gemeinsam. Diese Vorstellung machte ihn froh. Er würde von jetzt anstatt Ach ja nur noch Ach, Ulrike sagen. Und zwar so, dass es die ganze Welt hören musste. Hoch und hell und heiter, ein nicht enden könnendes Seligkeitssignal! Ach, Ulrike! Das -i- in ihrem Namen hoch hinausgeschrien.

5

Das ging so hin. Er war wieder unzertrennlich von Ulrike, Ulrike unzertrennlich von ihm. Als er ihr an dem Tag des ersten Kusses nachgeschaut und sie gewinkt und er zurückgewinkt hatte, setzte er sich an den Schreibtisch, wissend, dass dieser Stimmungsandrang nur schreibend zu beantworten war. Zuerst ließ er einfach die Routine herrschen, das heißt, es musste sich reimen. Da stand dann auf dem Blatt:

Du hattest längst mir's angethan,
Doch jetzt gewahr' ich neues Leben:
Ein süßer Mund blickt uns gar freundlich an
Wenn er uns einen Kuß gegeben.

Diesen Routine-Auslass schickte er gleich dreimal aus dem Haus: An Lili, noch am Ort. An die Schwiegertochter Ottilie in Weimar. Und an Ulrike vis-à-vis. Sich selber erklärte er den Dreifachversand damit, dass es sich um nichts als eines der hundert oder tausend Gelegenheitsgedichte handle, die einfach anfallen, die aber sein müssen, die dazugehören. Allerdings, das Gedicht bekommen nur Personen, die wissen, warum sie es bekommen. Auch zwischen ihm und Ottilie hatte es einen Kuss gegeben. Bei der Jungfernfahrt mit seiner neuen Kutsche, diesem Wunderwerk der Leichtigkeit. Daran sollte sie gerade jetzt denken. Ja, dachte er, Metternich könnte es nicht klüger knüpfen.

Ottilie schrieb er dazu, dass hier alles freundlich sei wie immer, Stadelmann klopfe im Gebirge herum. Noch ein Ball beim König von Württemberg, dann werden die Ballkleider eingepackt, für die Hüte wird eine sie unversehrt lassende Beförderungsmöglichkeit gesucht, das hiesige Märchen wird ausgespielt sein, er bleibt noch bis zum 20., die Einsamkeit wird ihm helfen, manches, was er durch zu viel Geselligkeit versäumt hat, nachzuholen. Auch dem Sohn August schrieb er einen harmlos bleibenden Allerweltsbrief. Dass er es genießt, aus seinem Fenster alles zu sehen, was drüben auf der Terrasse passiert, dass der Großherzog von der Entenjagd zurückkehrt, dass das Wetter ganz freundlich ist, dass Graf Sternberg für ein paar Tage nach Ungarn gereist ist, aber bald wiederkommt, dass John die atmosphärischen Erscheinungen aufschreibt, dass er mit den sechs Schüsselchen aus dem Traiteur-Haus immer prächtig bedient wird, die Diät funktioniert, vor zu viel öffentlicher Erscheinung hat er sich zu hüten gewusst, man sei ja sonst gleich nicht mehr sein eigener Herr. So hoffte er, was an alarmierenden Berichten und Gerüchten hinausgedrungen war, einzuschläfern.

Dass sein Mund und Ulrikes Mund einander so nahe gekommen waren, blieb seine Sensation. Aber sein Kuss-Gedicht gefiel ihm nicht. In ihm lief die Szene ab, sie reißt sich los, er fängt sie, reißt sie an sich, stürzt seinen Mund auf ihren, in ihren Mund, jetzt erst reißt sie sich wirklich los. Lili und Ottilie hatte er sein Kuss-Gedicht schicken können, aber doch nicht Ulrike. Mit dieser reimfreudigen Harmlosigkeit stieß er sie doch förmlich hinein in die Nachtszene mit dem Leidenschaftsdarsteller.

Er musste dem Grafen Leuchtenberg und Fürsten zu Eichstädt schreiben. Das war Pflicht. Er entwarf: Sein Benehmen dem hochwerten Grafen gegenüber bei Rehbeins Verlobung darf nicht ohne Entschuldigung bleiben. Es ist kein Mensch denkbar, der an mehr Geschichte beteiligt gewesen sein kann als Graf Leuchtenberg. Der Vater guillotiniert, die Mutter Gemahlin Napoleons, mit dem in jeden Krieg, dann Vizekönig von Italien, heiratet die Tochter des Bayernkönigs Max I., dann adoptiert ihn der Kaiser Napoleon, schenkt ihm Italien, und was hat er nicht alles getan für dieses Geschenk, und was alles hat er dem Stiefvater gerettet mitten in der Russland-Katastrophe und nicht zuletzt in Wien auf dem Kongress. Und einen Mann von solcher Geschichtsmächtigkeit und Charakterfülle hat er im Ballgetümmel so sehr vernachlässigt, dass er seitdem schamrot wird, wenn er wieder daran denkt. Und er denkt allzu oft daran. Deshalb der seriöse Antrag, einander baldigst zu sehen, um des Grafen aufregende Friedensvision, den Rhein-Donau-Kanal, bis zur Entschlussreife zu bereden.

Es war alles der Versuch, nicht andauernd nur an Ulrike zu denken. Er spürte in allem, was nicht mit ihr zu tun hatte, eine böse Sinnlosigkeit und Langeweile. Es tat immer weh, sich von ihr abzulenken. Aber dass, bis er sie wieder sah, höchstens Stunden vergehen mussten, machte alle Entbehrungen leicht. Sie waren Gewürze für das Mahl des nächsten Zusammenkommens.

Die Briefe, die aus Weimar eintrafen, waren Briefe aus einer Welt, in die er nie mehr zurück wollte. In die er zurück musste. So unvorstellbar es war, so gewiss würde es passieren. Er weigerte sich, das für möglich zu halten. Selbst wenn er zurückkehrte, er wird nicht sein, wo er dann ist. Er erfand zweideutige Stimmungen, in denen die, die darin nach ihm forschten, ihn nicht finden durften. Entkommensein, seine

Vision. Tonarten, die ihn unauffindbar machen sollten. Er durfte nichts zugeben und nichts abstreiten. Beides wäre tödlich. Abgesehen davon, Ulrikes Gegenwart würde alle Vorwerfbarkeit beenden. Er musste einziehen in Weimar mit Ulrike und mit einem Roman, den er sofort schreiben, wenigstens anfangen musste. Ein Roman, den ihm keiner und keine streitig machen konnte. Ein Roman, der Ulrike und ihn legitimierte. Nicht nur in Weimar. In der Welt. Der Titel stand sofort auf dem Blatt:

Ein liebender Mann.

Diktieren konnte er diesen Roman so wenig, wie er hätte den Werther diktieren können. Aber dieser Roman wird glücklich enden. Er hatte lange genug die schwierigen Verneinungen des Lebens in eine genießbare Sprache gebracht. Endlich ein Ton ohne die billige Spannung, die nach Auflösung drängt. Ein Ton ohne Disharmonie und Harmonie. Ein Ton aus nichts als aus sich selbst. Keine Anleihe bei einer von List und Leid verbogenen Chromatik. Kein Programm. Ein Ton. Auf dem Blatt stand nach dem ersten Auslass:

Ein liebender Mann.

Er kann dem Sommer wieder glauben, was der ihm sagt. Er darf sich wieder unter die Schmetterlinge mischen und verwechselt werden mit den glühenden Lupinen. Zum Glück wird dieser Tag nie enden. Die Zeit, in der etwas wichtiger war als etwas anderes, ist vorbei. Endlich sind die Fragen geflohen auf ihren negativen Kontinent. Die Abhängigkeit von Ulrike macht ihn reich. Was ihm noch vorgesagt wird, hört er, aber er versteht es nicht. Sein Eigensinn ist aus reinem Gold. Ulrike und ihm gelingt, was immer schon gelingen wollte. Sobald Ulrike sein ist, wird er den Weltfrieden stiften. Feindseligkeit, eine ausgestorbene Sprache. Alles Ungute in dieser Welt kommt nur daher, dass er Ulrike noch nicht hat. Ein

Leben lang war es ihm keine Sekunde lang langweilig. Jetzt könnte er rasend werden vor Langeweile, wenn er sie nicht wenigstens sieht. Wer die Welt retten will, muss ihm Ulrike geben. Wenn er etwas berührt, blüht es. Und hört nicht auf zu blühen. Die Tage sind aus Seide, die Welt ein warmer Wind. Mit ihrem tönenden Geschmeide brüsten die Vögel sich, sie singen nur noch ihren Namen. Ich wollte nicht mehr so fromm sein, wie ich jetzt bin. Plato hat, weil er das Schöne verloren hat, die Erinnerung erfunden. Ich werde die Erinnerung verlieren, weil ich das Schöne gefunden habe. Wenn du bei mir bist, haben Zukunft und Vergangenheit keinen Wert. Bitte, Armut, brich nicht aus. Bewahre mich, Traum. Ihr gegenüber zu sitzen macht dich so leicht, wie sie ist. Ihr Blick hält dich. Es gibt nichts Zuverlässigeres als ihren Blick. Ich werde keine Schreie mehr ausstoßen. Weinen nur noch vor Glück. Deinen Mund werde ich sorgfältig überraschen. Deine Brüste entdeck ich mit frommen Händen. Deine Leichtigkeit feiert Triumphe. Wenn du mir, bevor wir zu essen anfangen, beide Hände über den Tisch reichst, werden meine Hände dich empfangen, das Tischgebet einer neuen Religion. Es wird nichts geben, was wir nicht von einander wissen wollen. Wenn ich dich lieben darf, bin ich unsterblich. Erst dann. Jetzt weiß ich, warum ich nie jemanden hassen konnte. In mir war eine Liebe daheim, ein Leben lang, die schlief, die träumte, die schweifte ein paarmal aus, nannte sich so, nannte sich anders, floh wieder zurück, eigentlich wartete sie. Das hat mir die Kraft gegeben für alles. Jetzt weiß ich: Meine Liebe hat auf dich gewartet. Wenn du sie nicht willst, vernichtet sie mich. Und ich wehre mich nicht. Meine Liebe weiß nicht, dass ich über siebzig bin. Ich weiß es auch nicht.

Er merkte, wie er sich in den erwünschten Ton hineingeschrieben hatte.

Der Kostümball, zu dem der König von Württemberg geladen hat, wird für den liebenden Mann die öffentliche Generalprobe sein. Kostüme von dunkler Vorzeit bis in die helle Gegenwart, stand auf der Einladung. Er hatte, schon bevor er die Einladung zu Ende gelesen hatte, gewusst, was sein Kostüm sein werde: hellblauer Frack, gelbe Weste und gestiefelt. Das musste aber sein Geheimnis bleiben für gar alle. Nur Stadelmann und der Schneider Blastimir durften es wissen.

Stadelmann war glücklich, wieder einmal an einem Abenteuer mitwirken zu dürfen. Der Blastimir, der bisher nur für Änderungen bestellt worden war, rief, als man ihm das Kostüm beschrieben hatte: Werther. Das war der richtige Mann. Blauer Frack, gelbe Weste, ganz helle Stiefel.

Als Ulrike fragte, als wer er zum Ball komme, sagte er, dass er das nicht sagen werde.

Schön, sagte sie, dieser Geheimtuerei schließe ich mich gerne an. Ihre Mutter wird als Madame Pompadour erscheinen, der Graf Klebelsberg als Louis XIV, Dr. Rehbein und Catty von Gravenegg als Romeo und Julia, Graf Leuchtenberg als Prometheus, der der Menschheit nicht das Feuer bringt, sondern die Dampfmaschine … Die Hohenzollern-Prinzessin und der Graf Saint-Leu wollten, wie Ulrike und Goethe, nicht preisgeben, wer sie sein werden. Der Ball wird drüben im Palais stattfinden.

Sooft sie bis zum Ballabend noch promenierten – da er nicht sagte, wer er sein werde, gab sie sich auch nicht preis.

Ob er raten dürfe?

Dürfe er, aber sagen werde sie nichts.

Jungfrau von Orléans, sagte er. Weil sie ihn fast jäh überrascht ansah, sagte er, da er glaubte, ihre Figur auf Anhieb getroffen zu haben, das sei nicht schwer gewesen. Schiller sei doch ihr Dichter, und Frauenfiguren, deren man sich einen Ballabend lang annehmen möchte, seien beim Kollegen Schiller eher selten. Elisabeth und Maria Stuart fallen weg, wegen zu viel Politik. Kein Mensch will Amalie in den Räubern sein. Also, also, also: die Jungfrau. Das ist eine Figur, mit der kann man einen Saal beherrschen. In der natürlichen Kühnheit, die Ulrike eigen sei in allen ihren Gesten, sei die Jungfrau von Orléans immer schon enthalten. Sie lächelt, dachte er, wie noch nie. Er hatte es getroffen.

Und Sie, sagte sie dann.

Kein Schillerheld, sagte er. Dass sie nicht Gretchen am Spinnrad gebe, mache ihn glücklich. Zur Jungfrau fehle ihr nichts.

Gut, dass der Tag des Balls ein Regentag war. So stiegen sie in Mänteln und von Tüchern überworfen aus den am Klebelsberg-Portal vorgefahrenen Kutschen. Da Goethe nur über die Straße musste, ging er im Mantel und mit Hut. Der dunkle Sommermantel hatte einen steil stehenden Kragen, der innen mit rotem Samt gefüttert war. Oben wurde der Kragen einen Fingerbreit umgeschlagen, dass der rote Samt leuchten konnte. Goethe besah sich, fühlte sich wohl. Er war froh, dass das Wetter ihm ermöglichte, seine Werther-Kleidung noch unter dem leichten Sommermantel zu verbergen. Er verbeugte sich zu Stadelmann hin, als übe er eine Ancien-Régime-Verbeugung, da rief Stadelmann:

Exzellenz, s'il vous plaît! Rannte nach der Puderquaste und dämpfte das Weiß seiner Haare mit einem Hauch ockerfarbenen Puders. Das war zu hart, murmelte er, viel zu hart.

Goethe sagte: Ach, Stadelmann. Vielen Dank. Und verbeugte sich noch einmal, jetzt lebhafter, und ging.

Im Palais sollten Männer und Frauen getrennt auf das vom

Orchester gegebene Signal warten, dann durch viele verschiedene Türen, aber gleichzeitig, im Saal erscheinen. Da standen dann an der einen Wand die Herren, drüben, vor den riesigen Scheiben mit den hineingeschliffenen Blumen, die Damen. Er sah Ulrike. Es war mehr als ein Blitz. Im simplen weißen Kleid stand sie da, blassrote Schleifchen an den Ärmeln und am eher dürftigen Ausschnitt. Dürftig, verglichen mit den Ausschnittgelagen, die da links und rechts von Lotte-Ulrike serviert wurden.

Schon hob der Maître den goldenen Stab, stieß ihn dreimal auf den Boden, die Kapelle setzte ein, die Paare gingen auf einander zu, ein Verneigen, Umfassen, Umschlingen, Ergreifen, je nach der Rolle, die gespielt und getanzt werden wollte. Ulrike-Lotte, die reine Natur. Weiße Söckchen, flache schwarze Schühchen mit einer Schnalle aus früheren Zeiten. Dass sie ihre sonst frei fallenden Haare heute in strenge Röllchen hatte legen lassen, war Kostüm. Und sie, die täglich neue Kleiderbotschaften aus Wien trug, heute, am Fest, das simpelste weiße Kleidchen. Das war Kostüm beziehungsweise Lotte. Er konnte sich vorstellen, wie Amalie und Bertha gelacht hatten, als Ulrike als Lotte vor sie getreten war mit der Frage: Und wie findet ihr mich? Einen krasseren Unterschied als zwischen dieser Mutter, die als Prachtsfrau kostümiert war, und dieser Tochter als unendliches Mädchen konnte es nicht geben.

Dann hörte die Kapelle mit einem Schlag auf. Der Maître gab bekannt, dass jetzt jedes Paar seinen Tanz habe zur Vorführung dessen, was es heute Abend darstellen wolle. Die Jury unter dem Vorsitz seiner Durchlaucht der Königlichen Hoheit Großherzog Carl August werde das beste Paar mit dem Goldenen Lorbeer der Terpsichore auszeichnen. Zuerst wirbelte Julie von Hohenzollern in die Saalmitte, der

Graf Saint-Leu hatte als Marat keine Chance. Seine Charlotte Corday griff jäh nach dem rotgleißenden Dolch, der zwischen ihren Brüsten baumelte, und stieß ihn durchs aufklaffende Hemd auf die schon blutig geschminkte Stelle. Das Prometheus getaufte Dampfschiff des Grafen Leuchtenberg war in zwei Hälften auf ihn und auf seine Frau verteilt. Als sie tanzten, fügte sich das Schiff zusammen. Der Maître half mit lustigen Kommentaren.

Dann also Werther und Lotte. Da war nicht viel zu sagen. Alle hatten die beiden als das erkannt, was sie waren. Allerdings ging aus dem Kommentar des Maître hervor, dass er diese Paarung für eine Goethe-Idee hielt. Dass Ulrike und er unabhängig von einander diese Rollen gewählt hatten, wussten nur Ulrike und er. Das wurde ihr Erlebnis, dass sie einander ohne Verabredung gewählt hatten. Dass sie von sich aus Lotte und er von sich aus Werther gewählt hatte, machte aus ihnen jetzt mitten im Ballglanz und Musikgetobe ein glückliches Paar. Ulrike ging ganz heraus aus sich. Sie spielte Lotte. Spielte die Lotte, die sofort begeistert war, als sie auf dem langweiligen Provinzball von diesem leidenschaftlichen Schlacks namens Werther herumgeschwenkt wurde und dabei alles Erdengewicht verlor. Ulrike sagte ihm, ihre Rolle ganz genießend, so laut, dass es im Ballsaal hörbar war, sie schrie es ihm schwelgerisch ins Gesicht: Wie ich jünger war, liebte ich nichts so sehr als die Romane. Und er rief werkgetreu zurück: Nie ist mir's so leicht vom Flecke gegangen. Und das war so. Und noch nie, seit sie sich kannten, waren sie gleich alt gewesen. Jetzt waren sie's. Er spürte es, sie legte sich zurück, er hielt sie, sie flogen. Sie führten vor, dass die ganze Welt nicht imstande ist, zwei Liebende zu stören. Sie gingen deutlich aus ihren Persönlichkeiten heraus, wurden Rolle, wurden Kostüm, wurden Lotte und Werther. Das war, weil sich auch die Musik sofort dieser Stimmung annahm, ergreifend. Und wie sie dann einander für das dankten, was sie gerade zusammen vollbracht hatten!

Es folgten Romeo und Julia. Auch eine Innigkeitsschau, aber auf das tragische Ende hin stilisiert: Dr. Rehbein und Catty von Gravenegg. Eine Gesichtshälfte blühend geschminkt, die andere totenblass. Er war rechts blühend, sie links, also die von einander abgewendeten Seiten waren totenblass. Zuerst eine melancholische Darbietung, aber es siegte das Blühende. Dann Amalie von Levetzow: als Madame Pompadour in einem Kleid, das eine grüngoldene Seidenwoge war, von der man nicht wusste, wie sie an ihr hielt. Und Ohrringe bis auf die nackten Schultern. In goldenen Sandalen, die mit zur Unsichtbarkeit dünnen Riemchen an den bloßen Füßen hielten. Die aufbegehrende schwarze Haarfülle wurde oben gehalten durch einen goldenen Schmetterling. Amalie von Levetzow! Sicher die schönste Frau des Abends. Da wirkte der Graf als ihr Ludwig trotz aller schwarzen Kleiderpracht fast schlicht. Allenfalls die aus seinen Ärmeln quellenden weißen Spitzen und die Perücke ließen ihn ein bisschen bestehen neben der gloriosen Fleischlichkeit seiner Lebensfreundin. Seine Gestik, seine Haltung waren allerdings doch herrscherlich. Ein bisschen eingeübt. Man sah die Tanzlehrer-Arbeit. Warum auch nicht. Er hatte darzustellen, dass er seine Lust zu verbergen hatte, bis die Madame Pompadour ihn so weit hatte, dass er zugeben musste, wie angenehm es ihm sei, von ihr erobert zu werden.

Die Paare ruhten, die Jury tagte. Amalie von Levetzow sagte zu Ulrike und zu Goethe hin:

Das war ja eine richtige Verschwörung. Lotte und Werther!

Madame Pompadour war schon besetzt, sagte Ulrike.

Und die Mutter: Aber die Jungfrau von Orléans war noch frei.

Ja, rief Goethe, das war all die Tage auch meine Vermutung.

Ulrike: Ich wollte keine Waffe anrühren.

Die Mutter wollte immer noch nicht glauben, dass die beiden ohne Verabredung gehandelt haben sollten.

Ulrike sagte: Nichts ist so schwer verständlich wie die Wahrheit.

Die Mutter: Wenn das die Wahrheit ist, dann ... Und sprach nicht weiter.

Goethe sah sich von ihr angeschaut, wie sie ihn noch nie angeschaut hatte. Er wischte mit der Hand quer durch die Luft, um ihren Blick zu zerstreuen. Es gelang. Sie löste die schnell ganz schwer gewordenen Gesichtszüge in ein Kopfschütteln und Lachen auf. Graf Klebelsberg hatte, schon bevor Goethe mit der Hand ihren Blick zu stören suchte, gerufen: Amalie, wo sind wir denn! Das wienerisch intoniert.

Irgendwann fragte Goethe Ulrike, ob sie sich nicht im Buffet-Saal eine kleine Traiteur-Delikatesse holen sollten. Er sah sie dabei an, dass sie sehen musste, es war nur ein Vorwand. Sie ging mit. Im Buffet-Saal gab es Sitz- und Stehgelegenheiten für die, die sich am Traiteur-Buffet bedienen wollten. Ulrike nahm sich ihre Lieblingspralinen, die mit Cognac gefüllten, er nahm sich eine Waffel. Aber kaum hatten sie an einem Tischchen Platz gefunden, setzten sich andere dazu. Als auch noch Romeo und Julia näher kamen, aber alle Sitzplätze um dieses Tischchen schon besetzt waren, sagte Goethe: Bitte, nehmen Sie Platz. Das sagte er zur großblonden Catty, der zur Hälfte totenblassen, zur anderen Hälfte wild blühenden. Catty, die in den Händen mehrere Schälchen mit Köstlichkeiten trug, nahm dankbar Platz, rief, das sei eben noch alte Schule. Goethe sah Ulrike an, ruckte mit dem Kopf und zeigte auch noch mit dem Daumen in die selbe Richtung, Ulrike verstand, sie gingen, ohne noch gestört zu werden, ins Freie. Auf der Bergseite des Palais war eine ansteigende Wiese. Der Weg war von Sturmlichtern ein bisschen erleuchtet. Goethe ging zuerst voraus, dann ließ er sich von Ulrike einholen. Dann standen sie vor einander im Halbdunkel. Er wusste, dass er nichts tun durfte, was sie einander näherbringen konnte. Es war alles so schön, wie es nicht war. Ein rasch steiler werdender Weg führte zu einem Hain mit alten Bäumen.

In der ersten Fassung seiner Werther-Novelle habe Lotte statt der blassroten Schleifen eine einzige fleischfarbene Schleife gehabt, sagte er.

Fleischfarben statt blassrot, sagte Ulrike, das hätte mir gefallen.

Ihm nicht, sagte er. Blassrot sei kein einschmeichelndes Wort, aber fleischfarben noch weniger. Immerhin habe sie gerade als Vegetarierin geklatscht.

Sie sei keine, sagte sie, werde nie eine sein, ach, sie weiß doch nicht, was sie sein und was sie nicht sein werde.

Ulrike, sagte er, kommen Sie, zurück zur Menschheit.

Er erwartete, sie werde sagen: Noch nicht, bleiben wir noch eine Minute in der vom Regen frischen Luft. Weil sie nichts sagte, musste er gehen, und er ging schneller, als er wollte, und stolperte über einen Ast. Er ruderte noch, das verlorene Gleichgewicht suchend, mit Händen und Armen heftig durch die Luft. Es gelang nicht. Er stürzte. Die vorausgeworfene rechte Hand, das vorgestreckte rechte Knie, beides zu spät. In letzter Sekunde noch wollte er das Gesicht zur Seite drehen. Das gelang nur halb. Er schlug auf mit Stirn und Nase. Zwischen Stirnmitte und rechter Schläfe und mit der rechten Nasenhälfte traf er auf. Ulrike schrie. Dann stand sie, schaute herab zu ihm. In einem fort sagte sie: Nein, nein, nein, nein. Weinend. Er wurde sofort von einer Angst überfallen, die immer bereit war, auszubrechen. Nur nicht stürzen. Oft genug musste er im Weimarer Winter Nachrichten anhören von Leuten, die berichteten, wer wieder und wie gestürzt sei, der Oberschenkel gebrochen, die Hüfte ausgerenkt. Das war ein eingebläuter Vorsatz: Du wirst nie stürzen. Jetzt war er gestürzt. Und er war gestürzt, weil er mit Ulrike im Halbdunkel nicht auf den Weg geachtet hatte. Er hatte einer durch das Gespräch notwendig gewordenen Emotion nachgegeben. Er drehte sich auf den Rücken. Ulrike musste er vorkommen wie ein Fisch auf dem Land. Er spürte die Stellen an Stirn und Nase, auf die er gestürzt war. Er spürte, wie ihm das Blut über das Gesicht lief. Das Aufstehen war schwierig. Ulrike wollte Hilfe holen. Bitte, bitte nicht, sagte er und brachte sich mühsam auf die Knie und dann noch mühsamer wieder auf die Beine. Jetzt bat er Ulrike doch, ins Palais zu gehen, Dr. Rehbein, ohne Aufsehen zu erregen, herauszubitten. Mit Verbandszeug, rief er ihr nach. Dr. Rehbein kam und erschrak, wollte Goethe als Gehstütze dienen, zurück zum Palais, wo es heller war, aber Goethe ließ das nicht zu, ihm sei nichts passiert, nur an zwei Stellen, die, bitte, soll Dr. Rehbein behandeln, das Bluten stillen. Der Doktor reinigte, betupfte, bestrich, beobachtete die Wirkung, dann sagte er: Wir haben Glück gehabt, es blutet nicht mehr. Den Verband, den er anlegen wollte, lehnte Goethe ab. Der Doktor gab nach. Herr Geheimrat, dass Sie mich haben brauchen können, tut mir so leid und macht mich genau so glücklich. Morgen werde er die Wunde noch einmal prüfen. Jetzt aber zurück in den Saal zur Preisverleihung. Und weg war er. Goethe und Ulrike standen vor einander. Ulrike sah immer wieder zur Wunde hinauf. Aus dem Paradies vertrieben, dachte er. Aus dem Paradies gestürzt. Ulrike war fassungslos. Sie wusste offenbar nicht, was sie tun, was sie sagen sollte. Wahrscheinlich war es ein furchtbarer Anblick gewesen, als er sich aufzurichten versuchte. Das würde sie nie mehr vergessen, sein Gerudere mit Armen und Händen vor dem Sturz.

Er sagte, er gehe nicht mehr zurück in den Saal.

Und der Lorbeer der Terpsichore, sagte sie plötzlich in einem ganz anderen Ton, der Goldene Lorbeer der Terpsichore. Kommen Sie. Ein dummer Ast, ein nasser Weg, halbdunkel, das kann jedem passieren. Jetzt log sie. Sie wusste genau, dass das nur ihm passieren konnte, und ihm nur, weil er vierundsiebzig war.

Also sagte er jetzt entschlossen: Ich bin vierundsiebzig.

Sie heftig: Sie übertreiben schon wieder, Exzellenz, dreiundsiebzig.

Nein, sagte er, ich bin immer am 1. Januar eines Jahres so alt, wie ich am 28. August dann werde.

Und Ulrike: Für mich aber dreiundsiebzig. Ob Sie's glauben oder nicht, dreiundsiebzig ist eine wunderbare Zahl. Es gibt auch bei Zahlen schöne und weniger schöne. Dreiundsiebzig ist eine zum Küssen schöne Zahl. Und legte ihre Hände auf seine Schultern, näherte ihren Mund seinem Mund bis zur Berührung und noch ein wenig weiter. So ließ sie ihren Mund. Er legte seine Hände auf ihre Schultern, zog sie ein bisschen her zu sich, aber wirklich nur ein bisschen. So standen sie eine unmessbare Zeit lang.

Komm, Exzellenz, sagte sie.

Drinnen war der Maître gerade dabei, die Verleihung des Goldenen Lorbeers der Terpsichore anzukündigen. Und bat die Königliche Hoheit zu amtieren. Der Großherzog, von dem Ulrike gesagt hatte, er sehe mit der ungeheuer breiten weißen Weste, die sich immer durch seine offenen Jacken vordränge, aus wie ein Bäckermeister, der gab vorne auf dem Podium bekannt, die fünfköpfige Jury habe einstimmig votiert, dass der Goldene Lorbeer der Terpsichore dem Paar Lotte und Werther zu verleihen sei. Der Beifall bewies, dass das nicht nur die Meinung der Jury war, sondern auch die des Publikums. Goethe ging mit Ulrike nach vorne. Ulrike hängte sich bei ihm ein. Die Schmerzen waren in Kauf zu nehmen. Sie bestiegen das Podium, der Herzog legte zuerst Ulrike den Goldenen Lorbeer aufs Haar, dann wollte er Goethe ebenso krönen, aber da hielten seine Hände mit dem Lorbeer in halber Höhe inne, und er rief: Werteste Freunde, hochwohlgeborene Festversammlung, Euer Jury-Präsident war drauf und dran zu übersehen, was dieses Paar so auszeichnungswürdig macht. Als das Paar mit seinem innigen Tanz uns alle tief rührte, ist mir in dem so willkommen schummrigen Festlicht entgangen die Krönung der Werther-Kostüm-Idee durch den Werther-Dichter. Jetzt, in letzter Sekunde, aus nächster Nähe sehe ich – und vielleicht ist es dem einen und dem anderen unserer Ballgesellschaft ähnlich ergangen –, jetzt erst sehe ich, was Werther erst zu Werther macht: genau, wo die Stirn zur Schläfe wird, die Schusswunde! Bravo, lieber Freund, hochwerter Dichter, bravissimo. Alle klatschten. Dann sagte der Herzog, als er Goethe den Lorbeer vollends aufsetzte: Was, wenn nicht unsere Wunden, sollen wir denn feiern! Ich gratuliere dir, und dir gratuliere ich auch, du begeisternd Schöne, ohne die es nun einmal keinen Werther geben kann. Der Beifall brauste auf. Ulrike schmiegte sich heftiger als je zuvor an ihren Freund. Die Musik begleitete festlich. Ulrike und Goethe verneigten sich und kehrten zurück an ihren Tisch. Ulrike informierte die Mutter und den Grafen Klebelsberg über den Sturz, beide erschraken, aber

Goethe sagte nahezu übermütig: Nichts als ein Kuss der Mutter Erde.

Der Ball ging weiter. Julie von Hohenzollern wollte Goethe zum Contretanz holen, er deutete auf die Schusswunde. Sie sagte, ihm sei offenbar jedes Mittel recht, um nicht mit ihr tanzen zu müssen.

Es wurde eine unruhige Nacht. Stirn und Nase schmerzten. Stadelmann freute sich, dass er so wichtig war wie noch nie. Er musste seinem Herrn kalte Kompressen um den Kopf legen. Goethe konnte nicht schlafen. Er bat Stadelmann, den Schreiber John zu wecken. John kam dienstfertig, aber nicht vorwurfslos. Dass der Geheimrat nächtliche Einfälle diktieren musste, war nichts Neues.

Eure Durchlaucht, Königliche Hoheit, begann er und diktierte ohne jedes Zögern, dass er seinen Freund, den Gnädigsten Herrn, wie noch nie um den Erweis einer Freundschaftlichkeit zu ersuchen sich erkühne. Nämlich: als sein Werber die Frau von Levetzow um die Hand ihrer Tochter Ulrike zu bitten. Das sei viel erbeten, aber falls es Dero Einstellungen nicht konveniere, könne es gänzlich unterlassen werden. Dadurch, dass er es ganz ins Belieben des Gnädigsten Herrn stelle, ob er seinem Diener, den er oft seinen Freund zu nennen die Güte habe, diesen nicht im Reglement vorgesehenen Dienst erweise, dadurch gebe der Unterzeichnete zu, dass er es nur von dem Einsehen des Gnädigsten Herrn abhängig mache, ob, um was er gebeten habe, tunlich sei oder nicht. Mit dem Ausdruck tiefster Verbundenheit, Euer Goethe.

Dann sagte er: Am Vormittag baldigst ins Reine, lieber John, dass es mittags drüben sein kann.

Wenn der Kuss Mitleid war, hat er sich mit diesem Brief blamiert. Als ob es darauf ankäme. Der Lorbeer der Terpsichore, Ulrike-Lotte, der Kuss, der gelinde Nachdruck, den sie dem Kuss mitgegeben hat! Der Sturz will das alles vernichten. Dunkel, Regen, ein Ast, aus. Dreiundsiebzig, eine schöne Zahl. Aber sie hat teilgenommen. Keinesfalls war das Mitleid. Ihr Schreck, ihre Fassungslosigkeit und wie sie sich allmählich erholt hat, dann – und das war das, was ihn jetzt leben ließ –, dann hat sie ihm die Flucht verboten. Sie wollte mit ihm in den Saal. Sie wusste, er wusste, der Terpsichore-Lorbeer konnte nur auf ihrer und seiner Stirn landen. Und als sie den Tanz tanzten, den Lotte-Werther-Tanz, da waren sie gleich alt, da hat sich alles entschieden.

Unter dieser Suada lief andauernd mit eine Vernichtung dessen, was da in ihm ablief. Er hatte dafür zu sorgen, dass die Vernichtung keine Chance hatte. Das war nicht neu. Er hatte ein Leben lang den mitlaufenden Vernichtungstext dahin geschickt, von wo er kam, in das Quartier der Vereitelung.

Der von Stirn und Nase ausstrahlende Schmerz wurde zu einem Schmerzhelm, der fest auf seinem Kopf saß und die ganze Nacht garantierte, dass das Pathos ihn nicht verließ.

Zwei

1

Er musste sich einreden, er tue seine Arbeit wie immer. Aber er fragte sich, warum er sich einreden müsse, er tue seine Arbeit wie immer, wenn er doch wusste, dass das nicht so war. Warum konnte er das nicht zugeben? Er sprang doch fünfmal in der Stunde vom Schreibtisch auf, rannte ans Fenster, immer in der Hoffnung, Ulrike tauche gleich auf drüben auf der Terrasse und winke, dass er zurückwinken könnte, ihr bedeutend, falls sie Lust habe, könne sie doch schnell herüberkommen. Das sich einzugestehen fand er gefährlich. Schwächen haben es an sich, dass sie in dir um so mehr Herr werden, je mehr du dich mit ihnen beschäftigst, zugibst, dass es sie gibt.

Zwei Tage nach dem Kostümball hatte er Ulrike immer noch nicht gesehen. Dr. Rehbein hatte die Wunden gut versorgt.

Der Großherzog hatte gleich geantwortet. Er wird, noch bevor er zu den Manövern nach Berlin aufbricht, für seinen Freund werben. Er sei, schrieb er, guter Dinge. Und weil er eben ein Mensch der Tat war, legte er gleich bei, wie er die Werbung auszustatten gedenkt: Ein Haus in Weimar für die Mutter. Ulrike, die erste Dame am Hof. Für alle Fälle eine Witwenpension für Ulrike. Jährlich 10 000 Taler. Das war Goethe peinlich, aber wenn Carl August das so sah, dann konnte es nicht ganz falsch sein. Er habe sich, schrieb er, bei

Levetzows anmelden lassen. Er wohnte ja im Palais drüben nur einen Stock unter ihnen.

Dann die alles ändernde Nachricht, Levetzows packen schon, sie verlassen Marienbad, reisen nach Karlsbad, schon übermorgen. Goethe las das lavendelblaue Briefchen, das Ulrike Stadelmann zugesteckt hatte, mehr als einmal. Wie schon öfter, schrieb Ulrike, eigentlich wie immer wolle die Mutter auch diesen Sommer in Karlsbad beschließen. Das stimmte doch. Im vergangenen Jahr hatte auch er den Sommer in Karlsbad enden lassen. Zusammen mit Levetzows. Im viel älteren, viel würdigeren Karlsbad, wo er schon zwölfmal fröhlich und sommerlich der Gesundheit und der Gesellschaft gehuldigt hatte. Und spürte, das wird es nie mehr geben. Er sah wieder vor sich, was in Frau von Levetzows Gesicht vorging, als sie gehört hatte – und das Gehörte nicht mehr bezweifeln konnte –, dass ihre Tochter und Goethe sich ohne Verabredung als Lotte und Werther kostümiert hatten. Goethe hatte in dem, was in ihrem Gesicht vorging, gelesen, dass sie erstens in dieser unverabredeten Gemeinsamkeit ein Zeichen sah für eine Gleichgestimmtheit der beiden, mit der sie nicht gerechnet hatte, und dass sie zweitens glaubte, die beiden so schnell wie möglich von einander trennen zu müssen.

Dann kam Ulrike selbst. Ihr erster Blick galt der Stirn. Sie wollte ihn berühren. Das sah man. Sie war ganz und gar eine gehemmte Bewegung. Ob es noch wehtue, fragte sie und zeigte hinauf.

Er schüttelte den Kopf. War der Werbebrief des Großherzogs bei Levetzows eingetroffen? Oder hatte der Allergnädigste Herr den Antrag sogar persönlich vorgetragen? Wie er das exekutieren werde, hatte er nicht mitgeteilt. Aber wenn Ulrike von dem Antrag wüsste, wäre sie anders eingetreten. Aber wie?

Sie wiederholte jetzt, was sie ihm schon geschrieben hatte: Levetzows reisen ab nach Karlsbad. Noch vor dem Zwanzigsten. Sie sagte das so hin, dass es harmlos klingen sollte. Dieser Verharmlosungsaufwand fiel ihm auf. Und die, der er als Vorleserin, wie er jetzt wieder gehört hatte, mehr Energie und Darstellungslebhaftigkeit empfohlen hatte, machte jetzt durch die Wiedergabe dessen, was ihr aufgetragen war, ganz und gar deutlich, dass das, was sie sage, nicht ihre Entscheidung sei, sondern die ihrer Mutter. Sie trug vor, dass sie hier selber nichts sage, nur wiederhole, was ihr gesagt worden war.

Das riss ihn hin. Er legte ihr beide Hände auf die Schultern, vermied es aber auch nur im mindesten, sie an sich zu ziehen. Dass bei Levetzows dieser enorme Antrag eintreffen würde, ohne dass der, der diesen Heiratsantrag stellte, auch nur ein Wort davon gesagt hatte! Er musste hoffen, die Levetzows wüssten noch nichts. Ulrike hätte, wäre der Antrag bis zu ihr gekommen, nicht so hier eintreten können. Das war klar genug.

Also, Ulrike, er muss es Ihnen sagen, es ist höchste Zeit, vielleicht lässt sich schon in diesem Augenblick Seine Durchlaucht bei Ihrer Mutter melden, vielleicht ist er schon vorgelassen worden und spricht in diesem Augenblick aus, dass er für Herrn von Goethe um Ihre Hand anhält.

Das brachte er immerhin vor. Und zwar im besten, festesten, von keinem Zweifel angekränkelten Ton. Gut, sein Herz wollte, dass er bemerke, ein wie gewaltiger Augenblick dies sei. Jetzt Ulrikes Augenkraft. Diese nichts verbergen könnenden Augen. Vielleicht würde das nicht jeder, den sie anschaute, sagen. Für ihn waren es erzählerische Augen. Ihr Blick sagte ihm jetzt überdeutlich: Überrascht bin ich schon. Sie sehen, ich staune. Ich will überhaupt nicht verbergen, dass mir, was Sie sagen, in die Seele fährt als eine frohe Botschaft. Was die Botschaft ist, weiß ich nicht. Ich staune viel zu sehr. Ich bin glücklich und weiß überhaupt nicht, warum. Vielleicht träum ich auch. Man muss doch nicht immer wissen, was man tut, wenn man etwas tut. Jetzt weiß ich, dass ich träume. Aber ein hübscher Traum, Exzellenz.

Weil sie nichts sagte, aber so erzählerisch schaute, sagte er: Zum Glück sind wir beide Menschen ohne tragische Neigungen.

Das stimmt, sagte sie. Das klang erleichtert. Ihr Gesicht, das könnte ihre Art Fröhlichkeit sein. Auch kühn sah sie aus. Sie sah ja immer gern nach oben. Jetzt passte das.

Er musste plötzlich sagen, der Allergnädigste, der ihn in Briefen oft genug als Freund anrede, habe darauf bestanden, diesen Antrag bei der Frau Mutter mit Wirklichkeiten auszustatten, die er, der Antragsteller, niemals so schreiend nüchtern hätte benennen können. Und überhaupt, das bitte er jetzt als seinen Zustand zu nehmen, dieser ganze Antrag ist ein Ausflug ins Nichthierhergehörige, zu ihr genau so wenig passend wie zu ihm. Die Ehe, das weiß er, ist eine Form, etwas Unmögliches möglich zu machen, ist aller Ehren wert, aber wer es ernst meint, bedarf ihrer nicht. Wenn beide es ernst meinen, ist nichts so überflüssig wie die Ehe. Sie sehen, er kann nicht einmal in diesem höchst prekären Augenblick, der aber durch Ihrer Augen Blick vollkommen untragisch wird, er kann auch jetzt nicht ganz auf den sinnierenden Nebenton verzichten. Die Ehe ist nur da notwendig, wo einer der beiden es weniger ernst meint als der andere. Das war's, liebe Ulrike. Wie Sie jetzt schauen, so kann vielleicht, vor einiger Zeit, geschaut haben der erste Mensch, dem gerade bewiesen worden war, die Erde sei keine Scheibe, sondern eine Kugel.

Er nahm seine Hände von ihren Schultern. Sie sah herauf zu ihm. Ich bin keine einssiebenundachtzig, dachte er. Sie schickte ihren Mund voraus, näherte ihr Gesicht seinem Gesicht und sorgte dafür, dass die zwei Münder einander wieder berührten. Eine unmessbare Zeit lang. Aber ihre Augen waren, als er ihren Mund an seinem Mund spürte, geschlossen.

Dann war sie draußen. Dass er das nicht verhindert hatte! Bitte, sie war jetzt nicht mehr da! Solange sie da ist, vor ihm steht, sichtbar, erreichbar, da lässt sich doch überhaupt nicht sagen, nicht empfinden, wie es sein wird, wenn sie gegangen sein wird, draußen sein wird, nicht mehr zu sehen, nicht mehr erreichbar. Wenn man diesen Zustand vorausempfinden könnte, würde man sie doch nicht gehen lassen, man würde sie, ach was würde man denn …

Aber sie ist ja noch in der Nähe. Du siehst sie gleich wieder … Er ging herum und überlegte. Dieser lächerliche Antrag. Die hilfloseste Art, seinen Ernst auszudrücken. Aber vielleicht braucht eine Mutter solches Hilfszeug. Sie ist nur fünfzehn oder sechzehn Jahre jünger als der Graf Klebelsberg. Und Heirat scheint zwischen ihnen kein Thema zu sein. Gut, der Antrag war eine Art Rückfall ins Unnötige, Unpassende, Unzeitgemäße …

Noch am selben Abend kam der Brief des Herrn und Freundes: Allerfreundlichste Aufnahme des Antrags durch die Familie von Levetzow, Frau von Levetzow, selber heiratsgeschädigt, wird nie eine Tochter zu einer Ehe nötigen, langes Gespräch der Mutter mit Ulrike, ihm mitgeteiltes Ergebnis: Wenn Ulrike Herrn von Goethe nützlich sein kann, ist sie sofort einverstanden. Bedenken: Seine Familie in Weimar, Sohn, Schwiegertochter, zwei Enkel. Dass die sich eingeschränkt fühlen könnten, macht alles fragwürdig.

Goethe las das mehr als einmal. Natürlich, auf eine solche formale Annäherung konnte nur eine solche formale Antwort erfolgen. Das einzige Wort, das in ihm Anklang fand, war das Wort nützlich. Wenn Leserinnen des Manns von fünfzig Jahren dieses Wort in einer so schicksalhaft zugespitzten Situation gebrauchten, wussten sie, dass da stand: Vom Nützlichen durchs Wahre zum Schönen. Nichts anderes wollte er. Und dass er inzwischen den ganzen Eheformalismus hinausgeredet hatte aus Ulrikes und aus seinem Lebensentwurf, hatte sie inzwischen sicher drüben mitgeteilt. Überhaupt war diese Antwort der Stil der Mutter, wenn sie die Mutter darzustellen hatte. Das war nicht Amalie von Levetzow, die Prachtsfrau, die jeden Raum, in den sie trat, beherrschte. Und Ulrikes Stil war es noch viel weniger. So restaurierte er sorgfältig sein Empfinden, seine Perspektiven, seine Situation.

Am 18. August 1823 am frühesten Nachmittag sollte der Abschied stattfinden. Der Wagen wartete schon. Die Mutter und die Töchter waren schon als Reisende gekleidet. Man wird einander wiedersehen, das ist sicher, das ist abgemacht, das ist unwiderruflich. Es war die sprühende Herzlichkeit der Mutter, die die Szene befeuerte. Die Umarmungen waren mehr als Routine. Die Umarmung mit Ulrike missbrauchte er nicht zu irgendwelchem leidenschaftlichen Ansichpressen. Amalie war die Einzige, die die kleiner gewordenen Pflaster an Stirn und Nase erwähnte. Wenn Sie mit mir zum Hain hinaufgewandelt wären, wär Ihnen das nicht passiert. Ulrike geht ja selber immer, als flögen ihre Glieder davon. Da musste Bertha noch sagen: Alles Gute, Herr Geheimrat, bis bald einmal.

Da das alles auf der Terrasse, also im Freien stattfand, war ein Handkuss nicht möglich. Sie waren schon fast am Wagen, da drehte sich Ulrike noch einmal um, kam noch einmal bis an den Terrassenrand und sagte:

K V d O o M.

Irgendeine Ahnung sagte ihm, dass er das verstehen müsse. Aber so schnell kam er einfach nicht mit. Ulrike hatte offenbar damit gerechnet, dass er wisse, was K V d O o M heiße oder bedeute. Als sie sah, dass er nichts verstand, sagte sie, als erinnere sie ihn an etwas, was er kenne:

Unsere Kürzelsprache. Und rief zur Familie hin: Bitte, dem Herrn Geheimrat übersetzen: K V d O o M.

Und Amalie und Bertha sofort: Keine Veränderung des Ortes ohne Mitteilung.

Sie sagte zu ihm, sagte es leise, fast innig: Verstanden, Exzellenz.

Und er: Verstanden. In dieses eine Wort legte er sein ganzes Glücksgefühl hinein.

Sie, Routine parodierend: Au revoir.

Aus den Wagenfenstern winkende Hände. Zuletzt noch für länger Ulrikes Hand. Als er in seinem Zimmer zurück war und hinüberschaute auf die Terrasse, kam sie ihm verwüstet vor. Er würde die Tage, die er hier noch zuzubringen hatte, hinter zugezogenen Vorhängen verbringen. So befahl er sich das. Es antwortete sein Herz. Er musste sich am Fensterkreuz halten. Sein Herz. Gegen die Brustwand. In den Hals hoch. Sein Herz führte sich auf wie ein Gefangener, der an die Zellentür schlägt, um befreit zu werden, weil dieses Eingesperrtsein ein Unrecht ist. Er versuchte, das Herz durch Bewegungen und vorsichtiges Atmen zu versöhnen. Umsonst. Wenn das so zunahm, musste es gleich zu Ende sein. Das Atmen. Alles. Und rief Stadelmann. Der kam. Dr. Heidler, sagte er, Stadelmann sah, verstand, rannte hinaus und hinunter. Er stand immer noch am Fenster. Zwei

Schritte zum Sofa. Dann saß er. Liegen ging nicht. Und atmete kurz und oberflächlich. Sein Badearzt kam, Goethe musste nichts erklären, musste aber mit hinüber, sich aufs Bett legen, Dr. Heidler hörte ihn ab und sagte: Ein Aufruhr. Ein Aderlass werde helfen. Und nahm den gleich vor. Goethe schlief ein. Als er aufwachte, saß Stadelmann auf dem Stuhl neben dem Bett. Er dankte Stadelmann. Der konnte gehen.

Zurück zur Abschiedsszene. Lächerlich zu glauben, man könne sich etwas vorstellen. Wenn etwas dann da ist, spürt man, du hast es dir kein bisschen vorstellen können. Sie ist weg. Erst jetzt. Und jetzt war auch diese Szene wieder da, die Kürzelsprache der Levetzow-Töchter, die hatte er doch oft genug erlebt, mein Gott. Gleich bei der ersten Scott-Lesung vor zwei Jahren. Bertha hatte zu weit vorne angefangen, Amalie hatte sofort gerufen: S w s w n n. Dann hatten sie ihm übersetzt: S w s w n n heißt: So weit sind wir noch nicht. Das sei ihre Kürzelsprache. Ja. Sie seien Kinder des 19. Jahrhunderts. Bald werde man sich nur noch in der Kürzelsprache unterhalten. Amalie und Bertha hatten das herausgesprudelt, aber die offenbar ernsthaft gemeinte Begründung kam ohne missionarischen Eifer ganz ruhig von Ulrike. Sie war offenbar die Schöpferin dieser Sprache.

Am Zwanzigsten würde er fahren. Am Zwanzigsten fuhr er. Er konnte hier nichts mehr tun. Und ohne Tätigkeit war er Gedanken ausgeliefert, gegen die er sich nicht wehren konnte. Es stellte sich ganz von selbst in ihm eine Art Entschluss her. Er konnte sich nicht vorstellen, morgen hier abzureisen, wissend, dass er nach Weimar fahre. Dass er morgen nur nach Eger fahren würde, war also klar. Er hatte auf dem Weg von Weimar ins Böhmische und auf dem Weg zurück immer in Eger Halt gemacht und den Kriminalrat Grüner in Eger besucht. Das würde er auch morgen tun. Der Kriminalrat war ein Entdecker und ein Sammler von Gewesenem. Und ein Verehrer. Aber nicht auf die anbeterische Art, die einen an sich selbst zweifeln lassen könnte. Beide hatten Leidenschaften gemeinsam. Grüner hatte mit ihm immer Ausflüge in die Gegend gemacht, Ausflüge in die Landschaftsgeschichte. Grüner konnte die Landschaft lesen. Die Steine, die Bäume, die Bäche, die Mauern. Er studierte alles Vorkommende. Sprachen, Leute, Möbel, Wind und Wetter. Und wenn es nötig war, machte er Gedichte, und Goethe sollte sie lesen. Dass es nur Augenblicksfesthalte-Gedichte oder gereimte Dokumentationen eines außersprachlichen Vorkommens waren, wusste er. Der Kriminalrat strahlte eine Bescheidenheit aus, die für Goethe, der sonst eher von Ichsüchtigen umgeben war, eine Wirkung hatte wie Wasser frisch von der Quelle. Goethe hatte in seinen von dem Abschied auf der Terrasse noch attackierten Gedanken festgestellt, dass er im Augenblick überhaupt nicht über Eger hinausschauen könne. Nach Eger zu fahren, den von seinem Besuch verständigten Grüner besuchen. Mehr Richtung war nicht zu ertragen.

Aber am Tag vor der Abreise fand er noch eine Tätigkeit, beziehungsweise die Tätigkeit fand ihn. Er schrieb. Abends stand auf dem feinsten Papier, das Stadelmann hatte auftreiben können, sein Tagwerk. Er las es nicht nur, er betrachtete es. Und das war es, was er betrachtete:

Für innige Theilnahme
an meinen Gesängen
dankbar zu freundlichem Erinnern
genußreicher Stunden.

Liebeschmerzlicher Zwie Gesang
unmittelbar nach dem Scheiden

Er.
Ich dacht' ich habe keinen Schmerz
Und doch war mir so bang um's Herz,
Mir war's gebunden vor der Stirn
Und hohl im innersten Gehirn –
Bis endlich Thrän' auf Thräne fließt,
Verhaltnes Lebewohl ergießt. –
Ihr Lebewohl war heitre Ruh,
Sie weint wohl jetzund auch wie du.

Sie.
Ja, er ist fort, das muß nun sein!
Ihr Lieben, laßt mich nur allein,
Sollt' ich euch seltsam scheinen,
Es wird nicht ewig währen!
Jetzt kann ich ihn nicht entbehren.
Und da muß ich weinen.

Er war glücklich. Das war ein Tag nach seinem Sinn. Hingegeben einem Gefühl, das noch keine Wörter kannte, ihn aber beim Wörterfinden unmissverständlich leitete. Alles, was diesem Gefühl nicht entsprach, blieb nicht auf dem Papier. Das war das Schönste beim Schreiben, besonders beim Gedichteschreiben: die vollkommene Sicherheit des Zustandekommens. Egal, was dann irgend jemand zu dem Ergebnis sagen würde, für ihn war glücksentscheidend, dass das, was nachher da stand, ganz dem Gefühl entsprach, das ihn beim Schreiben geleitet hatte. Dieser unirritierbare Stimmungsverlauf: als gäbe es den Text schon, bevor er ihn fasste, und er musste nur ihn finden. Und wenn er ihn fand, dieses Erlebnis der Vollkommenheit. Kein Wort konnte anders heißen oder an einer anderen Stelle stehen. Gut, Erfahrung sagte, morgen oder in einer Woche kannst du das anders sehen oder empfinden, aber heute, heute bist du eins mit dem vollkommenen Gedicht, das da steht. Die Vollkommenheit des Textes erfährt eine Steigerung durch das, was da auszudrücken war. Das Gefühl, das ihn leitete, war zuerst ein Schmerz, ein haltloses Weh, eine scheußliche Zumutung, ein elendes Verlassensein, eine grelle Lebensunmöglichkeit. Dass diese entwürdigende Niedergeworfenheit in ein Gefühl fand, das dich von Wort zu Wort leiten konnte bis zum Schluss, das ist das Glückswunder des Schreibens. Ulrike, hören Sie mich! Hörst du mich? Wenn du mich jetzt hörtest, wärst du mir sehr nahe. Eine Einverstandenheit verbände uns, die auf den Namen Untrennbarkeit getauft ist. Ulrike.

Er las und las sich vor, was er geschrieben hatte, und war glücklicher als glücklich, weil er aus vielen Begegnungen wusste, Kriminalrat Grüner würde, wenn er sich diesen Text lesend erschloss, an dem sich so ausdrückenden Gefühl teilnehmen. Unvorstellbar, diese Zeilen jetzt geschrieben zu haben und keinen zu wissen, der sie gleich lesen und miterleben würde. Am liebsten sofort nach Eger. Das kannte er von sich, dass er für Gedichte rascher Gesellschaft brauchte als für andere Arten von Geschriebenem. Gedichte, das war Eilpost. Eilpost der Seele. Das war ein glücklicher Tag, mit einer Verzweiflung so umgegangen zu sein, dass sie zugeben musste, sie sei als ausgedrückte schöner als im rohen Naturzustand. Und er würde dafür sorgen, wie, wusste er noch nicht, dass Ulrike das heute Geschriebene genau so zu lesen bekomme wie der Kriminalrat. Er sieht voraus, dass er keinen Tag, an dem er Ulrike nicht sieht, überleben kann, ohne das, was ihm da zugemutet wird, im Gedicht zu fassen.

Heute war es geglückt. Heute war er, ja, für heute war er gerettet.

Und als wäre das nicht schon genug, traf am mittleren Nachmittag die Nachricht ein: Graf Sternberg ist zurück und würde sich freuen, seinen großen Freund wenigstens sehen zu dürfen. Ist denn ein Glück nicht genug? Offenbar nicht. Ach, in den Empfindungsstürmen dieser Wochen war untergegangen, dass der Graf, als er nach Ungarn aufbrach, noch gerufen hatte: Bis bald, ich hoffe, bis sehr bald. Der trat dann lachend ein. Goethe wollte diesen Menschen so umarmen, dass der nachdenklich würde. Ja, gerührt sollte der sein. Du kannst an einer Hand abzählen, wie viele Menschen in der ganzen Welt dir so einschränkungslos wohlgesonnen sind wie der. Diese durch dich durchwirkende Empfindung: Du darfst dich gehenlassen, du musst nicht mit angehaltenem Atem bereit sein auf alles, was da kommen mag. Und dann: Du merkst, der andere empfindet es genau so. Ihr habt euch selten gesehen, Briefe gewechselt mit dem Gefühl der Übereinstimmung im sozusagen Wissenschaftlichen, aber viel mehr Übereinstimmung war doch im Ton als in der Sache. Am 11. Juli, auf der Promenade, die Levetzows, du hast ihre Gruppen-Silhouette erkannt, hast dich und den Grafen, das Gespräch über die geliebten Steine nicht stören wollend, auf die Formation Levetzow hingelenkt, die Begrüßung, das Essen, und dann der Graf, der Einzige, der das erspürt hat, wie viele andere waren an den Abenden im letzten und im vorletzten Jahr sitzen geblieben, dumm und taub, hatten nicht gemerkt, wie sie die Stimmung durch ihr Dazwischensitzen zermürbten, aber der Graf hat sich auf das Feinste empfohlen, weil er erspürt hatte, dass du jetzt die Levetzows ganz für dich brauchtest. Dem Grafen konnte er das Pflaster – es war nur noch das an der Stirn übrig – ohne Scheu erklären, auch zur Belustigung hinzufügen, mit wie viel Phantasie Carl August auf die zerschlagene Stirn reagiert hatte. Er konnte sich nichts denken, worüber er mit Sternberg nicht gern geredet hätte. Schon dass es gleichgültig ist, worüber man redet, zeigt eine Lebensübereinstimmung, die einen ohne weiteren Anlass fröhlich stimmen darf. Und dann noch die Mitteilung: Der Graf fährt auch nach Eger. Er, der Mäzen, der in Prag dafür sorgt, dass Böhmen in den Museen und Fakultäten mit allen seinen Schätzen weiterlebt, kennt natürlich den Kriminalrat Grüner. Darin, dass sie den beide gleichermaßen lieben, sehen sie wieder, wie nahe sie einander sind.

Als sie abfuhren, regnete es, nein, es goss. Auf dem Weg die großen mit Wasser gefüllten Löcher, deren Tiefe man, weil sie voller Wasser waren, nicht schätzen konnte. Goethe bemerkte, wie sein Freund besorgt nach vorne zu Stadelmann schaute. Der Graf war ein Förderer nicht nur der Museen und der dem Bewahren gewidmeten Vereine, er sorgte auch dafür, dass an den Hochschulen und in den Gymnasien das Ingenieurwesen einem europäischen Wettbewerb gewachsen war. Deshalb fing Goethe an, seinen Wagen zu rühmen, den er für den am besten konstruierten und gebauten Wagen, zumindest in Sachsen und Thüringen, halten durfte. In seinem Land hat kein Wagen eine vergleichbare Federung bei voller Stabilität. Kein Wagen ist so leicht, so schnell, so sicher wie sein Wagen. Goethe hat jede erdenkliche Mühe auf seine Beweglichkeit verwendet, weil es sonst in Weimar nicht auszuhalten wäre. Er ist, wenn er will, ganz schnell in Frankfurt, Dresden und sonst wo. Er gibt allerdings zu, dass er meistens gar nicht weit fort will. Wohl aber schnell herum sein will im kleinen Land.

Der Graf sagte, das sei eine neue Seite Goethes, die er da kennenlerne.

Da musste Goethe fast übermütig die Jungfernfahrt erwähnen. Er mit Ottilie, sie hatte verlangt, sie allein wolle neben ihm sitzen bei dieser Jungfernfahrt. Ihr Mann, sein Sohn August, hatte zu Hause zu bleiben. Tatsächlich habe diese brausende, schwingende, manchmal auch sich riskant anfühlende Fahrt ihn und seine Schwiegertochter fast zu nahe zusammengebracht. Als sie zurück waren in Weimar, die Einfahrt am Frauenplan passiert hatten, er Ottilie im Hof herunterhalf, da habe er gesagt: Das war veloziferisch. So sei dieses Wort, das seitdem als eines seiner Wörter kursiere, in die Welt gekommen. Dem Grafen müsse er's ja nicht übersetzen, Ottilie aber schon. Velocitas und Luzifer. Das verstand sie.

Ein schönes Wort, sagte der Graf, und es drückt doch auch schon aus, was auf uns zukommt. Zukommen muss. Solange er in diesem Wagen sitze, wolle er ihn, sagte er, nicht verteufeln.

Goethe sagte, ohne einen Fahrer wie Stadelmann möchte er mit dieser vierräderigen Leichtigkeit nicht unterwegs sein. Sehen Sie, wie er auf jede Wassermulde zu- und immer mitten hineinfährt in die größten Löcher, so kann er nie umwerfen. Er habe zu Stadelmann einmal gesagt, wenn er Napoleon hätte einen Gefallen tun wollen, hätte er ihm ihn als Leibkutscher geschenkt. Und er, habe Stadelmann gesagt, hätte sich lieber am nächsten Ast erhängt, als sich von Goethe zu trennen.

So kamen sie nach Eger, das Wetter wurde besser, die Zimmer im Gasthof Sonne waren bestellt, Kriminalrat Grüner kam, es folgte ein Abend ohne Harm. Als Grüner ging, gab ihm Goethe im Kuvert den Schmerzlichen Zwiegesang mit und sagte dazu, der Herr Kriminalrat sei so sehr von seiner, Goethes, Zunft, dass er, wenn er das lese, nicht vom

Mitleid überwältigt werde, sondern, das hoffe er, von der Kunst.

Am nächsten Morgen drückte der Kriminalrat in einer eher spröden Umarmung aus, wie sehr er dafür danke, dass Goethe ihn hineingenommen habe in sein Inneres. Und dass er das so einfach sagen konnte, meldete Goethe, dass seine Sommerblüte auch in Eger aufgegangen war.

Drei Tage lang waren sie dann unterwegs im Gelände. Goethe war wach und dabei, als gebe es nichts anderes als Kalksteinbrüche, Mergel, Gneus und Granit, Idokras, der hier Egran heißt, Rauchtopas, Bleispat mit deutlichen Kristallen, Amethyste, alles aus der Nachbarschaft. Und Goethe bestellte vorsorglich von Grüners Duplikaten Stücke für seine Sammlung in Weimar. Versprach ihm dafür einen großen Granulat aus Sibirien, den er dreimal hatte. Waren sie unterwegs, konnte er plötzlich halten lassen, stieg ab, ging hin zu denen, die das Korn mähten und gerade ihre Sensen wetzten, und fragte sie, woher sie die Wetzsteine hätten. Die Männer wussten nur, dass die Wetzsteine auf dem Egerer Markt zu kaufen seien. Weil nun Goethe sagte, die könnten um Weimar herum nützlich sein, versprach der Kriminalrat die Besorgung.

Goethe übertrieb sein Interesse an gar allem. Er musste sich beweisen, dass er stundenlang von Ulrike wegdenken konnte. Wenn nicht stundenlang, dann doch minutenlang.

Als sie am dritten Abend wieder saßen, das Egerer Bier lobten und einander mit Mitteilungen aus jeder Art von Geschichte übertrafen, auf das freundlichste übertrafen, gab der Kriminalrat bekannt, er pfropfe unersättlich, wie er nun einmal sei – allerdings erst geworden sei, als er gemerkt habe, dass die Welt, wo du sie anrührst, vor Geschichte strotzt, die Welt ist eine Erzählerin, rief er, auch vom Bier bewegt –, er pfropfe also unersättlich gerade einen neuen Forschungszweig auf seinen grünen Lebensbaum, Volkslieder. Er bitte zur Zeit jeden in Frage Kommenden, ihm zu helfen. Allein schafft das keiner. Beispiel: Da gibt es ein Volkslied, er hat sogar eine Melodie dazu im Kopf, aber vom Text hat er nur noch den Anfang.

Heraus mit dem Anfang, sagte Goethe, den Rest besorgen Graf Sternberg und meine Wenigkeit.

Der Kriminalrat summte halb, halb sprach er: Zu Straßburg auf der Schanz, da ging mein Trauern an ...

Goethe presste sofort seine rechte Hand auf sein linkes Auge, als müsse er es schützen. Als er merkte, dass Grüner ihn anschaute, drehte er den Kopf zum Grafen hin, ohne sein linkes Auge freizugeben.

Der Graf: Ist bekannt, natürlich. Und summte auch die Melodie. Ja, rief er, das muss das Lied eines Schweizers sein, eines in der Fremde als Soldat Dienst tuenden Schweizers. Und sang weiter: Das Alphorn hört' ich drüben wohl anstimmen ...

Jetzt suchten beide nach weiteren Wörtern.

Da heute das Wetter wieder rau genug war, der Ostwind sie gelegentlich richtig angefaucht hatte, konnte Goethe jetzt melden, sein linkes Auge nehme sich, jeder Symmetrie trotzend, heraus, empfindlicher zu sein als das rechte; dieses Auge habe sich wohl entzündet, er müsse sich eher formlos empfehlen. Und ging, die Rechte vor dem Auge behaltend.

Er kannte sich einigermaßen aus in sich und wusste, dass er sich in dieser Nacht nichts abverlangen konnte. Vor allem keine Himmelsrichtung. Nur nicht nach Weimar. Er wusste nicht weiter. Er wusste die ganze Nacht nicht weiter. Eine Nacht, in der man nicht weiterweiß, zieht sich hin. Sein Kopf lag so schwer auf dem Kissen, als presse er ihn mit aller Kraft in das Kissen hinein. Aber der Kopf war von selber so schwer. Zu Straßburg auf der Schanz, da ging mein Trauern an …

Zum Frühstück erschien er gefasst. Graf Sternberg sagte, er reise heute auch weiter. Dabei hatte Goethe noch nicht gesagt, er werde abreisen. Aber Sternberg konnte im Gesicht des Freundes lesen. Grüner erschien, händigte Goethe ein Kuvert aus und sagte, darin sei die Abschrift des Zwiegesangs, im Fall Seine Exzellenz davon Gebrauch machen wolle. Grüner verabschiedete sich. Er sagte am Schluss: Auf ein freudiges Wiedersehen. Als der Graf fragte, wann der nächste Wagen nach Karlsbad gehe, sagte Goethe, ohne überlegen zu können: In einer Stunde. Stadelmann und ich erwarten Sie.

Im Wagen schützte Goethe sein linkes Auge anfangs noch mit einem Tuch. Das Auge war entzündet. Ein wenig. Er hatte es im Spiegel geprüft. Um ein Uhr in Eger abgefahren, noch nicht ganz vier in Karlsbad. Als sie vor dem Goldenen Strauß hielten, gab es kein entzündetes Auge mehr. Goethe gratulierte Stadelmann. Stadelmann lachte.

Während der Fahrt hatte der Graf Goethe wissen lassen, ohne es ihm direkt zu sagen, dass die Levetzows von seiner, des Grafen Ankunft informiert seien. Das hatte er im Gespräch so untergebracht, als wisse er, dass Goethes Ankunft dort nicht bekannt sei. Goethe war nicht aufgelegt, sich selber so feinfühlig zu behandeln, wie der Graf ihn behandelte. Er sagte einfach, wie es war. Er sagte das nicht so, dass der Graf sich zu Mitgefühl und Trost verpflichtet fühlen sollte. Gerade dem versuchte er durch eine kühle Berichterstattung zuvorzukommen. Er kam sich selber kein bisschen bemitleidenswert vor. Dass sein Graf Sternberg jetzt mit ihm nach Karlsbad fuhr, war ein Weltwunder schönster Fügung, ein Beweis, dass er, Goethe, ein Günstling des Schicksals war.

Unvorstellbar, wie es wäre, wenn er heute hätte allein von Eger nach Karlsbad fahren müssen. Es hätte stattgefunden. Er wäre hingefahren. Allein. Er musste Ulrike befreien aus dem Familiengefängnis. Sein und Ulrikes Leben darf nicht geopfert werden einer wie auch immer edlen mütterlichen Beschränktheit. Ulrike erwartet das von ihm.

Da er mit dem Grafen zusammen dort ankam, war die Ankunft etwas Gesellschaftliches. Überraschend, bitte. Aber in diesen Kreisen und beim launenreichen Goethe doch durchaus denkbar. Ihn entlastete es. Fast mehr als nötig. Allein dort anzukommen, das wäre der Blitzschlag der Leidenschaft an einem Sommertag, an dem kein Gewitter angesagt war. Das hätte er denen gern zugemutet. Wem denen? Allen. Der Welt, der immer neugierigen.

Im Goldenen Strauß in der Alten Wiesenstraße kannte man beide, für beide war Platz, beide wurden behandelt, als hätten sie die Zimmer bestellt gehabt. Goethe erfuhr, ohne zu fragen, seine Zimmer seien, wie im vergangenen Jahr, ein Stockwerk über den Zimmern der Familie von Levetzow. Und das soll einen nicht rühren! Ein Hotelier geht mit dir um, dass die ganze Welt von ihm lernen könnte, wie man mit einem Reisenden umgehen muss. Ein Reisender ist immer verwundet. Der Hotelier weiß es. Der Hotelier ist der Notarzt der Seele. Schrecklich, wenn du ihm etwa erzählen müsstest: Es steht so und so, bringen Sie mich bitte da und da unter. Nicht im Goldenen Strauß, der richtiger gar nicht heißen konnte. Und wurden bei Levetzows angemeldet und durften eintreten und blieben beide an der Tür stehen, jeder dem anderen den Vortritt lassend. Der Graf erspürte, dass sein Erscheinen hier harmloser sei als das Goethes, und ging auf die Familie zu, die sich jetzt vor Sessel und Tischen aufgestellt hatte und begrüßt werden durfte. Der Graf tat's in vollkommener Form. Er konnte von seiner Ungarn-Reise Grüße überbringen aus dem und dem Schloss, von dem und dem Vetter. Die Grüße wurden mit hohen Tönen entgegengenommen. Dann stand der Graf so bei der Familie, als gehörte er für Goethe auch zu denen, die begrüßt werden sollten.

Goethe begann, weil die auch so standen, bei der Kleinsten. Zuerst, als er schon zwei Schritte auf die Gruppe zugegangen und noch einmal stehen geblieben war, sagte er: Ich habe mich gesehnt nach euch.

Und Amalie sofort: Nach uns oder nach Ulrike.

Nach allen Levetzows, sagte er ganz ernsthaft. Er hatte das Gefühl, dass das zu ernsthaft geklungen hatte, also sagte er deutlich lustiger und nur zu Amalie hin: Nach allen.

Amalie gab nicht nach. Und wie nach mir, sagte sie.

Goethe sah nur sie an und sagte: Wie ein seltener Stein sich sehnt, von dem Mädchen in die Hand genommen und angeschaut zu werden, weil er weiß, nur dieses Mädchen versteht ihn, versteht die Sprache des Steins.

Amalie schien für den Augenblick gesättigt zu sein. Aber Bertha musste jetzt natürlich auch fragen: Und wie nach mir?

Wie der Hirsch, sagte er, der am Verdursten ist, sich nach der Quelle sehnt, die ihn vor dem Verdursten retten kann.

Bertha war vor Staunen sprachlos. In der Reihe folgte jetzt die Mutter. Sie sagte: Wie der Geheimrat sich nach mir gesehnt hat, wollen wir ihm nicht auch noch abverlangen.

Schade, sagte Goethe.

Also bitte, sagte sie.

Und Goethe: Ich habe mich danach gesehnt, Sie um Entschuldigung bitten zu dürfen für eine aus Panik geborene Handlung, deren Peinlichkeit nur noch durch ihre Komik überboten worden ist.

Bravo, sagte die Baronin, ging auf Goethe zu und rief: Napoleon hatte recht: Voilà un homme.

Jetzt waren alle bei ihm, ein Händeschütteln und Umarmen fand statt, aber Ulrike hatte sich nicht gerührt. Als alle das bemerkt hatten und sich jetzt zu ihr hindrehten, ging Goethe auf sie zu, sie drehte sich weg und sagte: Ich muss auch hören, warum Exzellenz sich nach mir gesehnt hat.

Jetzt rührte sich nichts mehr.

Goethe sagte: Aus Liebe.

Sie reichte ihm die Hand, bevor er seine Hand ihr reichen konnte. Vielleicht hätte er so nicht sprechen können, wenn Graf Sternberg nicht dabei gewesen wäre. Was er in Gegenwart dieses Mannes sagte, fühlte sich an wie eine Tat. Der Graf drückte ihm die Hand.

Goethe sagte: Danke. Und ging. So wie man geht, wenn man weiß, alle schauen einem nach.

2

Er konnte nicht missverstehen, wie Frau von Levetzow seine Anwesenheit organisieren wollte. Zum Frühstück mit der Familie war er willkommen. Das begann um sieben und durfte sich hinziehen bis neun. Er war dann immer schon um sechs am Sprudel gewesen, hatte dort das Wasser getrunken, hatte sich ansprechen lassen von der polnischen Dichterin, die seit Jahren in Karlsbad im September immer darauf wartete, ihm ihre neuesten Gedichte in die Hand zu drücken. Drei Tage später sprach sie ihn wieder an, um zu erfahren, ob sie Fortschritte gemacht habe. Oder sie lauerte schon am zweiten Tag, ob er vielleicht darauf brenne, ihr etwas über ihre Gedichte zu sagen. Es ging ihm immer noch nicht anders. Er hatte vor vielen Jahren nicht ablehnen können, ihre Gedichte zu lesen, und wenn man von jemandem die Gedichte liest, kann man nachher nicht so tun, als habe man sie nicht gelesen. Zum Glück war am Sprudel schon um sechs Uhr viel Publikum. Er musste sich also nie ganz ungestört über die Gedichte äußern. Und bei jeder Zeile, zu der er etwas sagte, sagte sie, wie die Zeile auf Polnisch klinge, die Übersetzung sei nur ein Schatten des polnischen Originals.

Graf Sternberg war immer schon um halb sechs am Sprudel. Wenn Goethe gar nicht loskam aus einem Gespräch, konnte er dem Grafen einen Wink geben, der Graf kam und befreite ihn auf das höflichste aus den Wörterschlingen des gerade auf ihn Einredenden. Auch Julie von Hohenzollern, die die Saison immer in Karlsbad beschloss, schien nur darauf zu warten, dass er ihr winkte. In Karlsbad, dem steil eingeschnittenen Tal, gab es kein weites Wiesenwannenoval, man musste enger an einander vorbei, war also leichter ansprechbar. Aber wenn Julie von Hohenzollern ihm zu Hilfe eilte, konnte ihm nichts Gesprächliches mehr passieren.

Der Graf nahm an dem, was Frau von Levetzow an Gemeinsamkeit zuließ, erst abends und erst nach dem Essen teil.

Goethe sagte, die Töchter müssten endlich erfahren, dass sie im Grafen einen europaweit berühmten Paläo-Botaniker bei sich hätten. Pal-ä-o-Botaniker, Amalie und Bertha schnappten nach dem Wort wie der Fisch nach dem Köder. Das hatte er gewusst.

Der Graf machte nur zu gerne mit. Gerade, sagte er, seien die Arbeiter in seinem Kohlebergwerk auf einen aufrecht stehenden, verkohlten Stamm gestoßen. Seine Arbeiter seien so geschult, dass sie ihn von einem solchen Fund sofort verständigten. Den Stamm hat er jetzt vorsichtig ringsum aufgraben lassen, er wird ihn demnächst untersuchen. Warum ist dieser Stamm nicht zu Kohle geworden, und wie lange ist das her. Das interessiert ihn. Ein Paläo-Botaniker ist ein Historiker, der sich nicht für Könige und Schlachtfelder interessiert, sondern dafür, wie es den Pflanzen die ganze Zeit ergangen ist.

Goethe setzte sich immer so, dass er neben der Mutter saß und Ulrike ihm gegenüber. Er musste Ulrike sehen können, ohne hinschauen zu müssen. Er musste ihren Blick suchen. Sobald sie einander anschauten, hörte er nur noch von fern, was gesprochen wurde. Ulrike sorgte dafür, dass ihre Augen und seine Augen einander rechtzeitig wieder verließen. Auffälliges Interesse zeigte sie, wenn der Graf über den Fortschritt der Ingenieurwissenschaften sprach.

Da zu seinen Besitzungen auch diese und jene Fabrik gehöre, tue er, was er könne, diese Wissenschaften zu fördern.

Ulrike fragte, ob sie so eine Fabrik besuchen könne, am liebsten eine, in der Spinnerei oder Weberei betrieben werde, wo Frauen und Mädchen arbeiteten, vielleicht sogar an Maschinen.

Der Graf war begeistert von der Aussicht, sie durch seine Betriebe führen zu dürfen.

Ulrike verwies auf den Rock, den sie gerade trug, rot und durch massive, einander schneidende grüne Linien so gemustert, dass Karos entstanden. Schottisch, sagte sie, fühlen Sie dieses Tuch, das ist doch paradiesisch. Die Schafe können wir auch haben, der Rest ist erlernbar.

Zu Goethe gewendet, sagte der Graf: Ich sehe, Sie staunen. Es ist immer mehr möglich, als wir glauben. Vielleicht interessiert es in diesem Kreis, dass mir aus London berichtet wird, Ada Byron, die Dichter-Tochter, wird in London herumgereicht als Wunderkind. Nicht nur in Mathematik, sondern auch in Physik. Sie spricht von programmierbaren Maschinen. Maschinen, denen man Zahlen beibringen kann, nach denen sie dann arbeiten. Das sei ihr Traum.

Ulrike war förmlich elektrisiert von dieser Nachricht.

Der Graf versprach ihr, sie über alles zu informieren, was er erfahre über Ada Byron, die übrigens ganz ohne ihren Vater aufgewachsen sei.

Goethe hatte das Gefühl, er versinke. Ins Bodenlose. Auf so vielen Seiten hat er in seinem Wanderjahre-Buch das Handwerk gefeiert, das Spinnen, das Weben, mit allen Arbeitswörtern, wie es vor ihm noch keiner getan hat. Dass es nach ihm keiner mehr tun wird, weiß er jetzt. Diesen Trieb zum Maschinellen hat er nicht unterschlagen, aber seinen Roman-Menschen machen die anrückenden Maschinen Angst. Sie sehen die Ödnis, die sich ausbreiten wird, wenn die Menschen aus den Tälern fliehen, weil ihnen die Maschinen die Arbeit abgenommen haben. Seine Arbeitswelt war ein Museum. Die Zukunft heißt Ada Byron! Ulrike und der Graf, die beiden liebsten Menschen, die er kannte, waren die Zukunft. Er spürte nicht die geringste Lust, was er geschrieben hatte, jetzt zu verteidigen. Er liebte Ulrike, er liebte den Grafen. Zu ihnen wollte er gehören. Zu jedem Verrat bereit. Das Leben. Die zwei waren das Leben. So saß er dabei. So fühlte er. So war es ihm möglich, was er geschrieben hatte, nicht zu verteidigen.

Als er mit dem Grafen allein war, holte der aus seinem Zimmer das Lötrohr, das ihm der schwedische Chemiker Berzelius geschenkt hatte. Er wollte Goethe zeigen, wie leicht es sei, mit diesem Gerät in Steinen Titanspuren nachzuweisen. Er wusste, Titanspuren waren in diesem Sommer Goethes Lieblingsthema. Um so erstaunter war der Graf, dass Goethe dann bat, diese Untersuchungsmethode doch lieber Ulrike vorzuführen. Der Graf stutzte. Das war doch ein recht merkwürdiger Vorschlag. Goethe schüttelte einfach den Kopf.

Am nächsten Tag konnte er dem Grafen ohne Verklausulierung sagen, dass das Fräulein von Levetzow jetzt alles in ihm besetzt halte, keines seiner ehedem so vielfältig gepflegten Interessen habe überlebt. Übrig geblieben sei das Interesse für Ulrike von Levetzow. Dem Grafen könne er es sagen, weil der es ohnehin wisse.

Der Graf drückte ihm die Hand und sagte: Was uns interessiert, belebt uns. Und je mehr es uns interessiert, desto mehr belebt es uns. Gleichgültig, wofür jemand sich interessiere, wichtig sei doch allein, wie sehr.

Sie reden mit mir über mich, sagte Goethe, wie ich sonst mit anderen über andere.

Jetzt sage ich gleich, sagte der Graf lachend, Dero dichterfürstliche Hoheit meinen es zu gut mit einem fleißigen Ingenieur, der in seinem Leben noch kein einziges Wort dazu gebracht hat, sich auf ein anderes zu reimen.

Das war geradezu eine Aufforderung, dem Grafen zu sagen, dass sich das jederzeit ändern könne. Und er erzählte ungehemmt, was geschehen war, als er Ulrike den Schmerzlichen Zwiegesang gegeben hatte. Die Abschrift. Nachdem er geprüft hatte, dass sie dem Original vollkommen gleich war. Und sagte den Zwiegesang ganz auf. Wie aber hatte die von Maschinen schwärmende Ulrike reagiert. In ihrem muntersten Ton hatte sie gesagt: Obwohl Sie zwei Zeilen weniger bekommen hat als Er, fühlt Sie sich sehr ausgedrückt. Aber die Ihr vorenthaltenen zwei Zeilen müsse sie beanspruchen. Zum ersten Mal in ihrem Leben habe sie gedichtet. Und hatte die zwei Zeilen gesagt:

Die Tränen schick ich ihm in einer Arnikablüte,
Daß er sie, an uns denkend, hüte.

Der Graf sagte: Sie machen aus uns allen Dichter.

Goethe sagte: Weil alle Dichter sind.

Frau von Levetzow war glücklich. Der Graf war ein Unterhalter, der alles erfüllte, was eine Mutter sich nur wünschen kann. Abend für Abend hatte sie den vollkommenen Überblick. Selbst wenn man noch draußen mit Tee vor der Tür saß und der abnehmende Mond über dem Dreikreuzberg aufging, kam keine Stimmung auf, die der Mutter hätte nicht recht sein können, weil der Graf allen Anwesenden den abnehmenden, aber aufgehenden Mond nicht als Stimmungslicht für Verliebte, sondern als spannendes physikalisches Weltraumtheater erklärte.

Goethe spürte deutlich und schmerzlich genug, wie er Teil einer Inszenierung war, gegen die er sich nicht wehren konnte. Mit Ulrike auf der anderen Straßenseite bei hellem Tageslicht ein wenig an der Tepl entlang in der Wiese spazieren gehen zu dürfen erbat er sich, als handle es sich um die Aufschiebung eines Hinrichtungstermins. Und Frau von Levetzow, die in Marienbad bis zu einem bestimmten Augenblick diese Prachtsfrau und Madame Pompadour gewesen war, ließ ihn für den gewährten Spaziergang in der Wiese mit der Zusage bezahlen, dass er abends den Grafen Wallenski anhöre, der ihm Schreckliches über die Leiden des polnischen Volkes berichten müsse, und das in der Hoffnung, dass der weltberühmte Dichter sofort seine international gehörte Stimme erheben werde, damit die Leiden des polnischen Volkes durch internationale Hilfe gelindert oder gar beendet werden könnten. Diese Rolle hatte die Ulrike-Mutter schon in Marienbad oft und gern gespielt: Leuten aus ihren Kreisen ein Treffen mit Goethe vermittelt. Und er hatte wegen Ulrike kein einziges Mal nein gesagt.

Bei diesem voll kontrollierbaren Wiesenspaziergang nun hatte er Ulrike sagen müssen, dass der Tag bevorstehe, an dem er die schöne Zahl 73 gegen die verletzend eckige Zahl 74 tauschen müsse. Da müsse nun leider er den Spielplan entwerfen. Wenn er morgen den ganzen Tag ununterbrochen in ihrer Nähe verbringen könnte, wäre dieses Sargnageldatum vielleicht sogar einen Tag lang erträglich. Aber sie müsste andauernd sichtbar bleiben. Sein Vorschlag: Morgens um sieben Abfahrt nach Elnbogen. Stadelmann und John sind dann schon dort, die Familie und er treffen ein um neun, im Weißen Ross wartet das Frühstück, großer Spaziergang am rechten Ufer der Eger durch die neu herausgehauenen Felsengänge, die allerdings eng und eckig und kurvenreich sind, so dass nicht einmal Frau von Levetzow in jeder Sekunde alle im Sklavenzustand der Kontrollierbarkeit halten kann, aber länger als neunzehn Sekunden könnten sie ihr keinesfalls unsichtbar werden. Dann Besichtigung des Verwunschenen Prinzen, ein aus dem Himmel oder, wie der Graf sagen würde, aus dem Weltall direkt in den Elnbogener Burgbrunnen gefallener Meteorstein, dann wird gegessen und zurückgefahren, vorausgesetzt: Die Levetzows sind an diesem Tag seine Gäste, Ulrike verspricht, ihm immer sichtbar zu bleiben, und drittens, das Wort Geburtstag und gar damit gemeint sein könnende Zahlen kommen nicht vor.

Ach ja, sagte Ulrike, deutlich ihn imitierend, parodierend.

Versprochen, sagte er und hielt die Hand hin.

Versprochen, sagte sie.

Als er die Hand wieder freigab, sagte er: Ihrer uns sicher beobachtenden Frau Mutter müssen Sie nachher sofort erklären, dass dieses Händedrücken lediglich zur Bekräftigung eines den morgigen Tag nicht überlebenden Versprechens diente.

Der Tag lief ab wie programmiert. Allerdings stand auf dem Mittagstisch droben in Elnbogen ein Kristallglas. Das wurde Goethe von Bertha überreicht. Die drei Töchternamen wanden sich um das Glas in einem Efeukranz. Goethe las die Namen, schaute jede, wenn er ihren Namen las, an. Zuerst Bertha. Dann Amalie. Dann Ulrike. Dann las er das Datum: 28. August 1823. Und den Ort: Elnbogen. Dann sah er die Mutter an und sagte so lustig wie möglich:

Jetzt müsste es sich bloß noch reimen.

Bitte, rief Bertha, auf Elnbogen.

Und er: Bleibt mir immerfort gewogen.

Bravo, rief Bertha.

Amalie sagte: Ich hätte freie Rhythmen vorgezogen.

Und Ulrike: Mit Reimen glättet man allzu stürmische Wogen.

Und die Mutter: Ich bin sprachlos.

Und Ulrike: Endlich ein Grund zum Feiern.

Singend fuhren sie über den Hammer zurück in die Stadt. Schon bevor sie ausstiegen, sahen sie die Menschenmenge vor dem Goldenen Strauß. Eine Blaskapelle setzte ein. Hochrufe, nicht aufhören wollende Hochrufe. Frau von Levetzow verschwand schnell mit den Töchtern in dieser Menge. Goethe hatte noch gewissermaßen instinktiv nach Ulrike greifen wollen, hatte noch ihre linke Hand erreicht, in seiner Hand blieb ein lavendelblauer Seidenhandschuh zurück. Den steckte er sofort ein. Er konnte denen nicht nachrennen. Er durfte überhaupt nicht merken lassen, dass er denen nachrennen wollte. Er musste bleiben. Und plötzlich, er spürte es richtig, plötzlich blieb er gern. Es hob ihm die Arme, die Hände, er rief, da er einfach nicht stumm sein konnte, Wörter, Sätze in den freundlichen Lärm aus antreibender Blasmusik und Hochrufen. Er fühlte sich getragen, mitgerissen, er rief jetzt selber: Hoch, hoch, hoch. Das wiederum feuerte die Leute an. Die Kapelle intonierte eine Melodie, die alle kannten. Sie riss die Melodie nur an, dann übernahmen fünf Waldhörner, geblasen von braungebrannten zwanzigjährigen Engeln, und was sie so seidenweich wie innig bliesen, war Sah ein Knab' ein Röslein steh'n. Die Leute verstummten. Die fünf Waldhörner feierten das Lied, die Abendsonne tat ein Übriges. Alle weinten. Auch Goethe. Er verbarg es nicht. Mit seinem spitzenbesetzten Taschentuch wischte er sich die Tränen aus den Augen. Mehr als einmal. Und die Leute weinten mit ihm. Auch Männer weinten. Weil ihm zu allem Wörter einfielen, fiel ihm auch jetzt ein Wort ein: Leutseligkeit. Er fühlte sich leutselig. Zum ersten Mal in seinem Leben. Leutselig. Und dieses Gefühl füllte ihn aus bis zur Unverwundbarkeit. In diesem Augenblick wusste er: Alles wird gutgehen. Bertha, Amalie, Ulrike, sagte er, rief er. Aber die Blaskapelle sorgte jetzt dafür, dass außer ihr nichts Hörbares mehr nötig war. Der Dirigent hatte den Einsatz gegeben, mit dem neuesten Marsch aus Wien zog die Kapelle ab Richtung Sprudel. Die Leute machten Platz. Was für ein großer Mann, dachte Goethe, dieser Dirigent, der mit einem fröhlichen Marsch von dem Platz zieht, den er gerade noch zum Weinen gebracht hatte. Immer die Musik, dachte er. Den Kopf zu schütteln vermied er.

Goethe wurde von zwei Kellnern des Hauses noch die paar Schritte zur Treppe geleitet, drehte sich oben unter der Tür noch einmal um, nahm eine letzte herzliche Hoch-Serie herzlich dankend entgegen und war drinnen.

In seinem Zimmer fragte er sich: Könnte man denn davon nicht auch leben? Das war inzwischen seine Selbstgesprächsroutine, alles, was geschah, daraufhin zu prüfen, ob es ihm die Sehnsucht nach Ulrike erträglicher machen könne oder nicht. Was da auf dem Platz vor dem Goldenen Strauß geschehen war, wollte er, musste er zusammen mit Ulrike erleben. Erst dann könnte er ganz aufgehen in so einem freundlichen Sturm. Ohne Ulrike war es ein Stück ohne Hauptdarstellerin.

Er zog den seidenen lavendelfarbenen Handschuh, der ihm in den Händen geblieben war, heraus. Den würde er nicht mehr hergeben. Um das zu bekräftigen, schrieb er, malte er auf den Handrücken:

Karlsbad, am 28. August 1823.

Dann sah er erst das Eingewickelte auf seinem Tisch. Wickelte es aus. Eine blassrote Schleife von ihrem simplen weißen Lotte-Kleid. Und ein Billet, auf dem stand:

Wie die geliebte Vorgängerin möchte die Nachfolgerin am Geburtstag mit der blassroten Schleife zur Stelle sein. Ulrike.

Stimmt, Lotte hatte Werther an seinem Geburtstag die Schleife geschenkt, die blassrote. Ach, Ulrike! Wie das jetzt ausdrücken, dass es Lotte nicht gegeben hat. Dass er Lotte war, wie er Werther war. Dass es eine Liebesgeschichte mit sich selbst war. Eine Krankengeschichte. Ulrike, du bist so über allem, was je war und gewesen hat sein können. Ulrike. Er küsste die Schleife. Dann räumte er eine mit schwarzem Samt ausgeschlagene Schachtel von Spangen, Broschen und Vorstecknadeln frei und bettete den Handschuh und die Schleife hinein. Dieses Behältnis ließ sich mit einem winzigen Schlüssel schließen. Das tat er. Aber wohin mit dem Schlüssel, dass er ihn nicht verliere und, wenn er ihn brauchte, sofort wisse, wo er ihn zu suchen habe? Das war neuerdings ein Kummer, dass er Dinge, die er besonders sorgfältig aufbewahren wollte, so sorgfältig aufbewahrte, dass er sie nicht mehr oder lange nicht mehr fand. Er rief Stadelmann, beauftragte ihn, sofort vorne in der Stadt, im Laden des Grafen Taufkirchen, das dünnste goldene Kettchen zu holen. Es müsse ihm zweimal um den Hals reichen und dann noch hinab auf die Brust. Das war ein Auftrag nach Stadelmanns Geschmack. Zwei Stunden später hing das goldene Schlüsselchen am dünnsten goldenen Kettchen um Goethes Hals.

Am nächsten Morgen stand das Kristallglas mit den Namen im Efeuoval, mit Datum und Ort, auf dem Frühstückstisch. Ach ja, sagte er zu Frau von Levetzow, ich danke Ihnen dafür, dass Sie mich den peinlichen Tag mit Ihnen verbringen ließen, ohne ihn zu nennen. Nennen wir ihn also den Tag des öffentlichen Geheimnisses. Danke. Danke auch für dieses Glas.

Es soll Ihnen beweisen, sagte Frau von Levetzow, dass wir bei Ihnen waren, Sie bei uns. Efeu ist Erinnerung. Wir wollen nicht vergessen sein.

Goethe sagte eher leise: Ich auch nicht. Dabei schaute er sie, wie er hoffte, kampflustig an. Und hätte sie noch länger angeschaut, wenn nicht Ulrike gesagt hätte:

Ich auch nicht.

Also schaute er Ulrike an.

Frau von Levetzow hatte schon wieder Programm gemacht. Ein junger englischer Adliger muss Goethe sprechen wegen Verona, wo England doch durchgesetzt hat, dass Europa den griechischen Kampf gegen die türkische Besatzung nicht unterstützt. Goethe und Scott sollen eine Adresse richten an den König.

Weil er wahrnahm, wie Ulrike ihn ansah, sagte er zu. Heute Abend, nach dem Essen. Obwohl ich weiß, Ulrike, wie sinnlos solche Gesten sind.

Ulrike sagte: Die Engländer sind die modernste Nation und haben die altmodischste Regierung.

Das hat sie sicher vom Grafen Sternberg, sagte Amalie.

Pech gehabt, Petze, sagte Ulrike ganz liebenswürdig, der Herr Geheimrat war dabei, als der Graf das sagte.

Die Mutter verbot weiteren Streit. Wir sehen uns um fünf zum Abschiedskonzert im Sächsischen Saal.

Anna Paulina Milder. Vom Freund Zelter gepriesene große Stimme. Berlin liegt ihr zu Füßen, wie ihr zuerst Wien zu Füßen lag. Und weil eins immer das andere gibt, hat die quirlige Lili Parthey, deren Vorbild Frau Milder ist, Frau Milders Wunsch, einmal Goethe vorsingen zu dürfen, mit nach Böhmen gebracht und auch an die richtige Adresse: Graf Klebelsberg. Er kommt mit ihr herüber nach Karlsbad. Nichts Öffentliches. Also die reine Kostbarkeit. Gewidmet Goethe als Abschiedskonzert.

Der Sächsische Saal war mit Paravents abgeteilt, so dass ein Separée für vierzig oder fünfzig Gäste entstanden war. Man saß im Halbkreis um die Künstlerin und ihren Begleiter herum. Ulrike saß in diesem Halbkreis weit außen. Als hätte sie gewusst, dass Goethe, der in der Mitte hatte Platz nehmen müssen, sie dann, fast noch ohne hinzuschauen, anschauen konnte. Das gab der Veranstaltung ihren Sinn.

Er wusste, dass von ihm nach dem Konzert eine kleine Rede erwartet wurde. Wenn ihm etwas gewidmet wurde, war eine kleine Rede fällig. Dass es eine vor nichts Halt machende Stimme war, hörte er, ohne dass er gleich zuhören konnte. Er wollte zuerst ein Stichwort für die kleine Rede entdecken. Dann sah er die aufrecht sitzende, fast ein wenig vorgeneigte Ulrike, sah sie im Bann dieser Stimme. Ihre Haare hatte sie so frei gelassen wie noch nie. In einem tiefblauen Kleid mit gleißend schwarzen Streifen. Hals und Kopf hoben sich aus einem großen schwarzen Schalkragen. Er musste immer wieder wegschauen von ihr, musste hinaufschauen zu der durchdringend singenden Künstlerin, aber er spürte, wenn er Ulrike anschaute, hörte er mehr, als wenn er der Sängerin beim Singen zusah.

Er begann seine kleine Rede mit den klugen Sätzen, die bei solchen Gelegenheiten von ihm erwartet werden konnten. Graf Klebelsberg habe ihm gesagt, wie sehr diese Künstlerin, wenn man sie selber sehe und höre, alles übertreffe, was man erwartet habe. So Graf Klebelsberg, so jetzt er, Goethe. In diesem Saal saß er vor elf Jahren, hörte zu, wie Beethoven seine erste große Klaviersonate spielte. Das war absolute Musik. Heute das zweite Mal in diesem Saal absolute Musik. Dass Anna Milder von Beethoven dankbar bewundert wurde, weil sie für ihn und für die Welt das Urbild seiner Leonore im Fidelio geworden ist, macht uns Zaungäste der absoluten Kunst zu einer erlauchten Gesellschaft. Als Anna Milder in Schönbrunn Napoleon vorsang, blieb dem nichts anderes übrig, als zu sagen: Voilà une voix.

Als mehrere kennerhaft lachten, sagte er zu denen hin: Als Kaiser kann man sich kurz fassen, unsereinem bleibt Ausführlichkeit nicht erspart.

Warum werden unsere Vorstellungen immer übertroffen von der Wirklichkeit! Darüber dachte er redend nach. Dann spürte er plötzlich, dass er redete, ohne dabei zu sein. Und löste sich übergangslos aus dieser Routine. Er gestand, dass er wisse, diese Art von Reflexion werde von ihm bei solchen Gelegenheiten erwartet. Einfach weil man nicht jedes Mal überwältigt, aber doch jedes zweite Mal klug sein könne. Und erlebte mit einem Mal, was er gerade erlebt hatte, als er Ulrike als Zuhörerin erlebt hatte. Von diesem Erlebnis ließ er sich jetzt soufflieren. Er verließ sich darauf, dass das Wirkliche, auch wenn es fast anstößig zu sein schien, dann doch als Einziges der Rede wert war. Also, sein Blick sei während dieses Konzerts eine Zeit lang bei Fräulein von Levetzow geblieben. Er habe zwar, wie es sich gehöre, wieder weggeschaut von ihr und hinauf zu dieser so schönen wie begnadeten Künstlerin. Dann die Überraschung: Wenn er wieder zu Ulrike von Levetzow hinschaute, hörte er die Musik sozusagen reiner, als wenn er beobachtete, wie sie entstand. Fräulein von Levetzow wirkte nämlich als Zuhörerin so, als habe sie, falls die Augen anderer oder gar aller Zuhörer auf sie gerichtet wären, so zuzuhören, wie überhaupt zugehört werden müsse. Sicher ohne Absicht ist sie die beispielhafte Zuhörerin geworden. Kein bisschen lenkte sie ab von unserer großen Künstlerin, sondern hin zu ihr und ihrer Kunst. Er konnte und wollte die Wirkung dieser Stimme und das beispielhafte Zuhören Ulrikes nicht von einander trennen. Dass sie so zugehört hatte, war die Wirkung dieser Musik, die für ihn eben durch ihr Zuhören die wirkliche Wirkung wurde. Direkter kann nichts sein als das, was durch Kraft und Glanz und Kühnheit einer solchen Stimme durch eine solche Zuhörerin sichtbar wird. Er war immer dagegen gewesen, durch Eindruck und Erlebnis außer sich zu geraten. Schubert, gesungen von Klebelsberg, das hatte er empfunden als eine Wirkung, die durch ihre Ursache nicht gerechtfertigt war. Diesmal nahm die Stimme einen in Besitz, ohne dass man dahinschwand, den Tönen ausgeliefert in der musikbedingten Seinsschwäche. Sich verlor. Und das kam von dieser Zuhörerin, die kein bisschen verloren war, sondern beispielhaft gesammelt. Sogar neugierig. Frau Milder hat in einer Neunzehnjährigen den Kontinent eines Gefühls erweckt, einen von ihr unbetretenen Kontinent. Und er wagte eine Prophezeiung. Wenn diese Zuhörerin die hier besungene Sehnsucht in der Nichtmusikwelt kennenlernt, da, wo die Sehnsucht ihre wirkliche Gewalt ausübt mit dem Text: Da, wo du bist, kannst du nicht leben, und dahin, wo du dich hinsehnst, wirst du nicht kommen, dann wird sie auf diesen Kontinent der Musik fliehen, um die sogenannte Wirklichkeit ihren Untergang in der Schönheit wissen zu lassen. Das hat er jetzt erlebt: Solange die Sehnsucht in dieser Musik ist, zerstört sie uns nicht. Wir halten sie nicht nur aus, wir feiern sie. Für ein paar Augenblicke sind wir unzerstörbar. Wirklichkeit hat gegen die Schönheit keine Chance.

Und ging hin zur Künstlerin und reichte ihr die Hand hinauf. Und dem Grafen auch. Zu Ulrike hin verbeugte er sich sanft. Die Leute applaudierten. Er wies den Applaus den beiden Künstlern zu. Dann winkte er Julie von Hohenzollern mit der Geste, die er immer produzierte, wenn er ihre Hilfe brauchte. Sie war auch sofort bei ihm und führte ihn, der sich jetzt hilfsbedürftiger gab, als er war, hinaus. Als er sich zu Ulrike hin verbeugt hatte, war ihm unwillkürlich eine Art Achselzucken und eine von beiden Händen produzierte Geste der Hilflosigkeit oder gar der Bitte um Entschuldigung passiert. Ulrike hatte sofort verstanden und ihren vom Schalkragen präsentierten Kopf ein wenig, aber wirklich nur ein wenig hin und her bewegt. Eine Geste der vollkommenen Übereinstimmung. Zur Entschuldigung seinerseits nicht der geringste Anlass, hieß das. Alles übermenschlich schön. Innig. Ausgeruht. Eine Harmoniesekunde, von der die Welt tausend Jahre lang zehren wird. So gestimmt ging er dann hinaus.

Während Julie von Hohenzollern sagte: Wie ich ihn kenne, will der Geheimrat jetzt ein Egerer Lagerbier. Und lenkte ihren Schützling so temperamentvoll, wie sie unter allen Umständen war, in die Fürsten-Stube.

Erst als er den ersten tiefen Schluck getan hatte, sagte er: Prinzessin, wie oft werden Sie mich noch retten.

Und sie: Goethe retten, das wäre meine Lieblingsbeschäftigung.

Und er: Ich fürchte, Sie werden zu tun haben. Zum Wohl. Und trank das Glas aus.

Abends nach dem Essen wollte Amalie wissen, warum der Herr Geheimrat nicht sie angeschaut habe.

Und Bertha: Oder mich.

Jetzt aber Frau von Levetzow: Oder mich.

Ulrike sagte, bevor Goethe antworten konnte: Ihr seid ja direkt neben ihm gesessen, ich ganz außen in diesem Halbkreis. Stellt euch vor, er muss, um euch anzuschauen, den Kopf herumreißen, unmöglich. Also blieb eben nur ich. Und ganz im Ernst, meine Damen, ich bin nicht sicher, ob ihm zu euch eingefallen wäre, was ihm zu mir eingefallen ist. Tatsächlich habe ich mir durch seine Beschreibung vorstellen können, wie ich zugehört habe.

Ach ja, sagte Amalie, jetzt tu nicht so, als hättest du nicht gemerkt, dass er andauernd zu dir hinschaut. Dann hast du ihm eben das Gesicht geliefert, das er brauchte.

Der Graf Sternberg meldete Widerspruch an. Tatsächlich habe man, egal, wo man saß, merken müssen, dass für den Geheimrat Ulrike so wichtig war wie Frau Milder. Er, zum Beispiel, sei den Blicken des Geheimrats gefolgt, habe dann und wann schnell hinübergeschaut zu der ganz links außen Sitzenden, da habe er begriffen, warum der Geheimrat immer wieder hinüberschaute. Wenn er es ausdrücken dürfte, würde er sagen: Ulrikes Sachlichkeit beim Zuhören war das Bezwingende.

Aber ein bisschen peinlich war es schon, sagte Amalie, dieses Ulrike-Anstarren.

Mir nicht, sagte Ulrike fröhlich. Angestarrt zu werden habe ich gelernt in diesem Sommer.

Und genossen, sagte Amalie.

D s d g, rief Bertha.

Und Ulrike schnell und leise zu ihm: Das sieht dir gleich.

Es reicht, rief Frau von Levetzow. Und sagte, ohne auch nur den Versuch einer Überleitung zu machen, sie halte immer noch diese Einteilung für die plausibelste: Harte Männer wie Napoleon liebten wehmütig-weiche Musik. Weiche Männer wie vielleicht unser aller Goethe sind mehr für lebhaft-heitere Töne.

Wenn das gestimmt hat, sagte der Graf, dann stimmt es seit heute nicht mehr.

Stimmt, sagte Ulrike.

Am liebsten waren Goethe die Unterhaltungen, die ohne ihn auskamen. In seinem Zimmer setzte er sich an den Schreibtisch und schrieb:

Ein liebender Mann

Die Frauen sind das Geschlecht der Sachlichkeit. Ein Mann erlebt alles nur als Stimmung. Als seine Stimmung. Die Frau erlebt immer die Sache. Die Sache selbst. Sie geht dann mit der Sache um, über die sie ein Urteil hat. Das Urteil ist mehr von der Sache bestimmt als von ihr. Das macht ihre Sachlichkeit aus. Der Mann urteilt, wie ihm gerade zumute ist. Sein Urteil hat weniger mit der Sache zu tun als mit ihm selbst. Wenn die Welt weltgerechter verwaltet werden soll, muss sie von Frauen verwaltet werden. Wann wird das sein? Die Männer gehören in den Sandkasten und an den grünen Tisch. Die Frauen ans Ruder.

Da er ein Mann ist, sagt diese Aussage mehr über ihn aus als über den Gegenstand, dem sie gilt. Das muss er, um ein wenig Zurechnungsfähigkeit bemüht, noch dazusetzen.

Eine Frau ist erkennbarer als ein Mann. Ulrike hat es bald gesagt: Je mehr sie von ihm lese, desto weniger wisse sie, wer er sei. So kann nur jemand sprechen, der seiner selbst sicher ist. Allerhöchstes Geflunker, hat sie sein Schreiben genannt. Aber wer ist er? Hat sie gefragt. In aller Sachlichkeit. Er wird Ulrike noch vor dem Abschied, also morgen noch wird er sie fragen, ob er ihr immer noch so vieldeutig

vorkomme, wie er ihr als Autor vorgekommen sei. Ob er immer noch nur der sei, der er jeweils ist.
Man ist für sich selbst nicht zuständig. Erkenne dich selbst: eine liebenswürdige Illusion. Oder eine Aufforderung, sich selbst zu erfinden. Das bist dann nicht du, sondern deine Erfindung. Nur andere können dich kennen. Je mehr sie dich lieben, um so genauer kennen sie dich.
Er ist sich jetzt so deutlich wie noch nie. Durch Ulrike. An ihr hört alles Ungefähre auf. Wie sie auf ihn reagiert, zeigt ihm, wie er ist, wer er ist, was er ist. Er wird ihr gegenüber freier werden. Unwillkürlicher. Als den, der er durch sie ist, wird sie ihn kennen. Der wird er sein. Durch seine Liebe zu ihr.
Jetzt schon, schon im Voraus, spürt er die Welt, wie sie dann sein wird. Friedlich, weil die einander haben, die einander brauchen. Dann brauchen sie nichts sonst. Die Welt ist kein Globus mehr mit Nerven. Sie ist eine Veranstaltung der Gunst, wenn die, die einander lieben, bei einander sind. Wenn das ein einziges Mal gelingt, Ulrike, wird die Welt verändert sein für immer. Kein Blatt und keine Blüte, kein Gefängniswärter und kein Präsident bleiben davon unberührt. Alle Übel der Welt sind entstanden durch Liebesmangel. Ulrike und er werden, weil sie einander genügen, die Welt von allen Übeln erlösen.
Seine Vollmundigkeit fällt auch ihm selber auf, Ulrike. Die Tonart klingt wie Übertreibung, weil die Menschheit dressiert ist auf Unterdrückung, auf Niedermachen und Verschweigen. Auf Kleinmachen.
Das Ausbruchartige seiner Äußerung kommt daher, dass ein Leben lang, sein Leben lang immer etwas fehlte. Die Liebe. Jetzt ist sie da. Es gibt sie also. Sie ist nicht bloß ein Sprachspiel. Sie ist die äußerst mögliche Bestimmtheit.

Sie ist das Vorhandenste überhaupt. Das Ausfüllendste. Die größte Sicherheit.
Ulrikes Sachlichkeit liefert er sich aus. Ist er ausgeliefert. Der Befund ist: Er kann auf alles in der Welt verzichten, auf sie aber nicht. Er ist definiert durch seine Liebe zu ihr. Er ist seine Liebe zu ihr. Eine Liebes-Erklärung: Wenn Hüte vorkommen. Wenn er Frauen mit ehrgeizigen Hüten sieht, probiert er Ulrike in Gedanken diese Hüte an. Jeder dieser Hüte, auch der verrückteste, ist erst schön, wenn Ulrike ihn trägt.

Damit schloss er, saß dann und erlebte, dass er, wenn sie nicht selber da war, schreiben musste. Solang er schrieb, war sie da. Sobald er nicht schrieb, fehlte sie. Aber dass sie nur bis zum Frühstück fehlte, machte ihre Abwesenheit erträglich. Wenn er immer wissen wird, wann er sie wiedersieht, hatte er nichts zu leiden. Das war den Sommer lang geprobt worden. In den Pausen wuchs alles, was sich dann beim Wiedersehen in einer Gefühlsfülle entlud.

3

Von Karlsbad zur Diana-Hütte.

Ulrike hatte ihn schon beim Frühstück so angeschaut, dass er wusste, die Mutter habe zugestimmt: Sie durften am allerletzten Nachmittag ohne die Familie zu Fuß zur Diana-Hütte hinaufgehen.

Frau von Levetzow konnte es nicht unterlassen, in die Formulierung, mit der sie die beiden dann entließ, hineinzubringen, dass sie es sei, die diesen Spaziergang genehmige, und dass dieses Vertrauen von beiden, bitte, gewürdigt werde. Das war der biedere Inhalt. Aber wie sie ihre moralischen Mahnungen und Maßregeln ausdrückte, mit welchen Sprech- und Sprachfiguren, das stammte aus der besten französischen Komödie. Das heißt, es durfte nichts gesagt werden, was nicht lustig gesagt werden konnte. Madame Pompadour. Das Prachtsweib im Mutterdienst.

Die Mahnerin und die Ermahnten konnten immer so tun, als sei alles ein Spiel. Den unmissverständlichen Ernst würden sie zu spüren bekommen, wenn sie die spielerischen Tonarten bloß für spielerische Tonarten hielten. Goethe machte diese Spielerei gern mit. Er gab sich als Rokoko-Virtuose, übertraf Madame Pompadour im Halbtheatralischen, es war ihm angenehm, dass die Familie seinen fürchterlichen Ernst als Komödie gelten lassen wollte. Also war der Abschied für vier Stunden – länger sollte, musste, durfte der Ausflug zur

Diana-Hütte nicht dauern – eine perfekte Schluss-Szene für den dritten Akt der fünfaktigen Komödie mit dem Titel: Der Onkel als Neffe.

Sobald sie wirklich allein waren, bedankte sich Goethe für die blassrote Schleife, mit der Ulrike ihn an seinem Geburtstag an Werthers Geburtstag erinnert hatte. Und entschuldigte sich dafür, dass er ihr halb aus Versehen, halb absichtlich ihren lavendelblauen Seidenhandschuh entrissen hatte. Bevor er sagen konnte, dass er den gern behielte, sagte sie:

Er gehört doch Ihnen. Und das in einem ernsten Ton, der bei ihr selten war.

Und Goethe: Wenn man sich für etwas zu sehr bedankt, weist man darauf hin, dass man das, wofür man sich bedankt, nicht verdiene.

Soll ich diesen Spruch umdrehen, sagte sie.

Sie dürfen doch alles, sagte er.

Dann wolle sie vier Stunden lang Du sagen zu ihm. Exzellenz beibehalten, aber per Du. Das würde ihr gefallen, mit einer Exzellenz per Du zu sein.

Ihm würde es gefallen, sagte er, mit der Contresse Levetzow per Du zu sein.

Und sie: Für wie lange?

Für … Er tat, als denke er nach, rechne nach, und sagte dann im einfachsten Ton der Welt, als sei nichts so sinnvoll, so erwartbar, so unsensationell wie das, was er jetzt ganz und gar sorglos sage: Für immer.

Und sie: S w s w n n.

Und er, um ihr zu beweisen, dass er ihre Abkürzungssprache gelernt habe: So weit sind wir noch nicht. Und fügte hinzu: A b.

Sie: Was heißt denn das?

Er: Aber bald.

Ach, Exzellenz, sagte sie und ging unwillkürlich schneller.

Sie würde, wenn sie nicht mit ihm ginge, immer schneller gehen. Er hatte ihr auf der Promenade in Marienbad zuerst einmal beibringen müssen, wie langsam man auf einer Promenade zwischen so vielen namhaften Persönlichkeiten zu gehen habe. Sie hing dann zwar einigermaßen an seinem Arm, aber auch da übte sie immer wieder einen Vorwärtsdruck aus. Ihm tat es gut, ihren Beschleunigungswillen mit ebenso viel Energie zu bremsen, wie er ihn zu spüren bekam. Auf dem Weg von der Promenade zurück zum Palais Klebelsberg verfiel sie dann aber in ihren Schritt. Und er musste Schritt halten. Das ging ja ziemlich aufwärts. Er legte in Weimar, wenn er mit seinem Wagen hinausgefahren war, immer gern lange Strecken zurück. Und im Haus ging er stundenlang die Sechszimmerstrecke hin und her, schrieb stehend, Sessel und Sofa kamen in Frage nur beim Empfang von Besuchern. Ulrike war, wenn sie gehen durfte, wie es ihre Natur war, ein anderer Mensch. Ihr Gehen hatte nichts mit Eile zu tun. Sie war so leicht, ihre Glieder flogen ihr wie von selbst voraus, es war eine Pracht, sie gehen zu sehen, aber Schritt zu halten mit ihr fiel ihm schwer. Er war ein schwererer Mensch als sie.

Jetzt, auf dem steilen Weg zur Diana-Hütte, als sie, ohne es zu wollen und ohne es zu merken, trotz des steilen Wegs losstürmte, tat er, als sei das auch für ihn das richtige Tempo. Sollte sie so schnell, so leicht gehen, wie sie wollte, er würde kein bisschen zurückbleiben hinter ihr. Es war nicht vorstellbar, zurückzubleiben oder ihr nachzurufen, dass sie doch bitte ihr Tempo mäßige. Im Gegenteil, er holte sie nicht nur ein, er ging ihr in ihrem Tempo einen halben Schritt voraus. Sie erlebte das. Sie sah herüber und, weil er doch einen Kopf größer war, herauf. Sie waren so einig, so gleichgestimmt wie beim Tanz in Marienbad. Sie waren, wie sie da bergauf stürmten, gleich alt. Wenn sie jetzt gesungen hätte, hätte es ihn nicht gewundert. Aber sie sang nicht, sondern fing an, einen Text aufzusagen, den er kannte. Auswendig sagte sie eine Partie Text aus seinem Werther-Roman auf. Ohne Stocken oder Zögern oder sonstige Zeichen von Unsicherheit sagte sie eine ganze Werther-Episode auf. Mäßigte kein bisschen ihren Aufwärtsschritt, im Gegenteil, der Text schien sie nur noch leichter zu machen. Jetzt konnte er schon gar nicht mehr zurückbleiben oder um eine gemächlichere Schrittart bitten. Und das war es, was sie sagte:

Am 15. September
Man möchte rasend werden, Wilhelm, daß es Menschen geben soll ohne Sinn und Gefühl an dem Wenigen, was auf Erden noch einen Werth hat. Du kennst die Nußbäume, unter denen ich bei dem ehrlichen Pfarrer … mit Lotten gesessen, die herrlichen Nußbäume! die mich, Gott weiß, immer mit dem größten Seelenvergnügen füllten! Wie vertraulich sie den Pfarrhof machten, wie kühl! und wie herrlich die Äste waren! und die Erinnerung bis zu den ehrlichen Geistlichen, die sie vor so vielen Jahren pflanzten. Der Schulmeister hat uns den einen Namen oft genannt, den er von seinem Großvater gehört hatte; und so ein braver Mann soll er gewesen sein, und sein Andenken war mir immer heilig unter den Bäumen. Ich sage dir, dem Schulmeister standen die Thränen in den Augen, da wir gestern davon redeten, daß sie abgehauen worden – Abgehauen! Ich möchte toll werden, ich könnte den Hund ermorden, der den ersten Hieb dran that. Ich, der ich mich vertrauern könnte, wenn so ein paar Bäume in meinem Hofe stünden und einer davon stürbe vor Alter ab, ich muß zusehen. Lieber Schatz, eins ist doch dabei! Was

Menschengefühl ist! Das ganze Dorf murrt, und ich hoffe, die Frau Pfarrerin soll es an Butter und Eiern und übrigem Zutrauen spüren, was für eine Wunde sie ihrem Orte gegeben hat. Denn sie ist es, die Frau des neuen Pfarrers (unser alter ist auch gestorben), ein hageres kränkliches Geschöpf, das sehr Ursache hat, an der Welt keinen Antheil zu nehmen, denn niemand nimmt Antheil an ihr. Eine Närrin, die sich abgibt, gelehrt zu sein, sich in die Untersuchung des Canons melirt, gar viel an der neumodischen moralisch-kritischen Reformation des Christenthumes arbeitet und über Lavaters Schwärmereien die Achseln zuckt, eine ganz zerrüttete Gesundheit hat und deswegen auf Gottes Erdboden keine Freude. So einer Creatur war es auch allein möglich, meine Nußbäume abzuhauen. Siehst du, ich komme nicht zu mir! Stelle dir vor, die abfallenden Blätter machen ihr den Hof unrein und dumpfig, die Bäume nehmen ihr das Tageslicht, und wenn die Nüsse reif sind, so werfen die Knaben mit Steinen darnach, und das fällt ihr auf die Nerven, das stört sie in ihren tiefen Überlegungen, wenn sie Kennikot, Semler und Michaelis gegen einander abwiegt. Da ich die Leute im Dorfe, besonders die alten, so unzufrieden sah, sagte ich: Warum habt ihr es gelitten? – Wenn der Schulze will, hier zu Lande, sagten sie, was kann man machen? Aber eins ist recht geschehen. Der Schulze und der Pfarrer, der doch auch von seiner Frauen Grillen, die ihm ohnedieß die Suppen nicht fett machen, was haben wollte, dachten es mit einander zu theilen; da erfuhr es die Kammer und sagte: hier herein! denn sie hatte noch alte Prätensionen an den Theil des Pfarrhofes, wo die Bäume standen, und verkaufte sie an den Meistbietenden. Sie liegen! O wenn ich Fürst wäre! ich wollte die Pfarrerin, den Schulzen und die Kammer –

Fürst! – Ja, wenn ich Fürst wäre, was kümmerten mich die Bäume in meinem Lande?

Als sie aufhörte und damit den Werther-Vortrag für beendet erklärte, blieb sie keinesfalls stehen, etwa um zu erfahren, was der Werther-Autor zu dieser Partie oder gar, was er zu ihrem Vortrag sage. Da hatte man, sobald man sich kennengelernt hatte, einander vorgelesen und von ihm kluge Hilfe zur Verbesserung der Vorlesekunst erbeten und erhalten, und jetzt trug sie Werther auf eine Art vor, die in den abendelangen Gesprächen über das Vorlesen nie erörtert werden konnte, weil so nie vorgelesen worden war, weder von ihm noch von einer der Vorleserinnen aus der Familie. Noch in Marienbad im Juli hatte die forsche Bertha genussvoll wiederholt, dass er vor zwei Jahren von allen Ulrike am meisten kritisiert hatte. Mehr Energie- und Darstellungslebhaftigkeit, habe er gesagt, müsse sie entwickeln. Und Ulrike darauf in eiferloser Sachlichkeit, sie wolle ja auch kein Tieck werden.

Jetzt begriff er, warum Ulrike als Vorleserin von Scott-Romanen weder Energie noch Darstellungslebhaftigkeit entwickelt hatte. Ihre Natur weigerte sich, etwas zu produzieren, was nicht aus ihr selber kam. Sie war gegen alles Künstliche. Und sei es Kunst. Sie war die Sachlichkeit selbst. Die Unverbiegbarkeit. Sie hatte die Sätze anspruchslos entstehen lassen. Wie von selbst waren die Sätze gekommen. Kein Ausdruckswillen ihrerseits. Aber auch kein Verbergen ihres Interesses für diese Sätze. Er hatte durchaus eine Begeisterung gespürt. Aber es war nicht ihre Begeisterung, es war die Begeisterung dieser Sätze. Eine nach innen drängende, nicht nach außen unterstützt sein wollende Begeisterung.

Ohne dass noch gesprochen wurde, kamen sie durch den hohen Wald hinauf zur Hütte. Da erst konnte er sagen:

Ulrike, zum Glück hast du uns für diesen Nachmittag zum Du verholfen, sonst könnte ich dir wahrscheinlich nicht sagen, dass diese Passage noch nie so gelesen worden sein kann. Und dass du diese Passage gewählt hast …

Auswendig gelernt hast, sagte sie, musst du sagen.

… auswendig gelernt hast, macht mich glücklich, ohne dass ich wüsste, warum.

Und sie ganz nachlässig: Wenn man weiß, warum man glücklich ist, ist man doch nicht mehr glücklich.

Dann bin ich jetzt, sagte er, sehr glücklich.

Exzellenz, ich habe dich angesteckt, sagte sie.

Ich dich, sagte er.

Wir uns, sagte sie.

Er flüsterte: Dass du immer das letzte Wort haben musst, macht mich am glücklichsten.

Aber, sagte sie, auch geflüstert, du hast, weil du nichts unkommentiert lassen kannst, das letzte Wort gehabt.

Er deutete pantomimisch an, dass jetzt doch sie das letzte Wort gehabt habe.

Auf dem Rückweg sagte Ulrike, bevor sie zurück seien im Terrain des Sie-Sagens, müsse sie doch noch melden, warum sie die Partie mit den Nussbäumen habe auswendig lernen müssen. In diesen Sätzen sei ihr Goethe deutlicher geworden als in allem, was sie sonst von ihm gelesen habe. Er selber habe einmal angedeutet, er sei Lotte genau so, wie er Werther sei. Das produziere dann eben seine Vieldeutigkeit, die es ihr schwer gemacht habe, ihn zu fassen. Nicht so in dieser Partie. Wenn jemand um einen Menschen trauert, sind wir, weil wir diesen Menschen nicht kennen, nicht so traurig wie dieser Trauernde. Die Nussbäume kennen wir! Ihnen sind wir so nahe, wie Werther ihnen ist. Wir trauern nicht mit ihm, sondern wie er. Wann immer in dieser Welt Nussbäume, überhaupt Bäume abgehauen werden, wird man sich an Werthers Trauer um seine Nussbäume erinnern, und man wird ihn inniger empfinden als jeden anderen literarischen Helden. Und sie empfinde jetzt endlich Goethe ganz und gar. Die Frage Und wer ist er? ist aus der Welt.

Als sie aus dem letzten Waldstück heraustraten, in das von Wolken gerahmte Abendlicht, zuckte über den Westhimmel hin ein Wetterleuchten. Sie mussten stehen bleiben und das aufgeregte und aufregende Wetterleuchten anschauen.

Ulrike trat vor ihn hin, griff nach seinen Händen, hob seine Hände und sagte: K V d O o M.

Und er sagte: S w s w.

Dann näherten sich die Münder einander, kamen einander so nah wie noch nie und blieben so nah bei einander, bis eine Elster mit ihrem schrillen Schrei die Zeitlosigkeit zerriss.

Ach, Exzellenz, sagte sie.

Und er: Ach, Ulrike.

Als sie drunten die eng neben einander flussentlang liegenden Häuser von Karlsbad sahen, sagte sie, solange sie noch in der Du-Zone seien, müsse sie ein Geständnis loswerden.

Und er: Er freue sich auf alles. Es war dann eine trockenere Mitteilung, als er erwartet hatte.

Sie könne das nur sagen, wenn er verspreche, dass auf die Mitteilung keine Strafe oder Disziplinierung folge.

Er versprach's.

Sie nehme an, sagte sie, er wisse, dass sein wunderbarer Stadelmann drunten in der Stadt Haare verkaufe, die er auf dem Kopf der Exzellenz regelmäßig ernte.

Goethe nickte bekümmert. In Weimar habe er das abgestellt. Dass der Handel nach Böhmen verlegt worden sei, habe er nicht gewusst.

Sie hat also bei Stadelmann Haare bestellt, mindestens drei, bekommen hat sie sieben, in einem Schmuckdöschen, sie ist sehr froh, von ihm diese sieben schönen langen Haare zu besitzen. Das hat gesagt werden müssen. Und wie versprochen: Keine Strafe.

Goethe: Versprochen.

Als sie den Sprudel passierten, der Goldene Strauß in Sicht kam, sagte sie: Hier endet die Du-Zone. Ach, Exzellenz.

Und er: Ach, Ulrike.

Aber, rief sie hell und fröhlich, es war der schönste Nachmittag dieses Sommers.

Einverstanden, sagte er.

Ein Blickwechsel, und sie legten die letzten Meter zurück, als seien sie beide gleichermaßen fröhlich.

Und weil er sich in seinem Zimmer immer noch glücklich vorkam, musste er jetzt endlich an Frau Isolde Berlepsch schreiben, natürlich im Vierzeiler:

Doch schäm ich mich der Ruhestunde.
Mit euch zu leiden ist Gewinn,
Denn für den Schmerz, den ihr empfunden,
Seid ihr auch größer als ich bin.

Herr John, bitte, Sie haben die zwanzig Briefe von Frau Berlepsch, schicken Sie ihr diese Antwort.

Dem Schreiber John war nie anzusehen, was er, wenn er einen Auftrag kriegte, dachte.

4

Als er sich dann, nicht ohne Ironie, bei der Frau Oberaufseherin zurückmeldete, übernahmen Amalie und Bertha die Bewertung dieser Rückmeldung. Gewartet hatte man auf das Spaziergeh-Paar. Abgemacht war: Noch vor dem Abendessen in den Laden des Grafen Taufkirchen zu gehen, man hatte doch diesmal überhaupt noch nicht eingekauft. Also in die Stadt zu Graf Taufkirchen, der in seinem Laden alles hatte, was man nicht brauchte, aber um so lieber kaufte. Goethe machte mit. Kaufte Ohrringe mit böhmischem Granat für Amalie, ein Armband aus Emaille-Plättchen für Bertha, ein ganz kleines goldenes Ginkgoblatt an einem dünnen Kettchen für Ulrike. Sie kaufte ihm ein silbernes Efeublatt an einem ebensolchen Kettchen. Die hier ausgestellten Holz- und die Steinbaukästen erinnerten ihn daran, dass er noch nichts für seine Enkelkinder in Weimar eingekauft hatte. Aber er brachte es nicht über sich, jetzt, inmitten der Levetzows und unter den Augen Ulrikes, als Großvater aufzutreten. Die Familie kaufte Gläser, Tassen, Kannen und Kännchen, ein chinesisches Teeservice, schwarze Holztassen, die Innenseite goldlackiert, eine persische Decke mit persischen Buchstaben, Blusen, Schals, Röcke und Söckchen, Sandalen, sogar persische, Goethe schaute zu, gab, wenn er gefragt war, seine Meinung.

Der Graf Taufkirchen brachte alles hinauf in den Goldenen Strauß. Leider blieb er dann den ganzen Abend. Da er hier mit dem Publikum aus aller Welt viel erlebte, hatte er viel zu erzählen. Goethe suchte Ulrikes Blick, aber er merkte, sie machte diesen Abend mit, als schlössen sich noch hundert solcher Abende an. Er schaffte es auch, dass er nicht gefragt werden konnte, ob ihm etwas fehle.

Und heute das letzte Frühstück. Dann der Abschied wirklich. Er hatte Stadelmann mit dem vollbepackten Wagen in die Nähe des Sprudels, vor den Goldenen Löwen bestellt, um neun Uhr sollte er bereitstehen. Goethe wollte nicht als aus dem Wagenfenster winkende Hand in Erinnerung bleiben. Andererseits war es unvorstellbar, dass er allein vom Goldenen Strauß wegginge und die Familie schaute ihm nach. Aber das hätte er gar nicht überlegen müssen. Als das Frühstück dann das letzte Frühstück gewesen war, stand der Graf Sternberg als Erster auf und sagte ganz und gar sachlich: Ich warte unten. Zur Familie hin: Wir sehen uns noch. Adieu.

Jetzt die Schlussumarmungen. Da blieb nur die Komödie. Der Onkel als Neffe. Richtig laut durfte es da zugehen. Die unglaublichsten Phrasen durften aufgesagt werden. Die beiden jüngeren Schwestern machten mit, ohne wahrscheinlich die Zweideutigkeit dieses Komödientextes zu spüren. Frau von Levetzow war der lustige Tumult willkommen. Erst ganz zum Schluss, als Goethe sich nach dem Handkuss aufrichtete und ihr in die Augen sah, wurde sie ernst. Sie imitierte zwar die Kürzelsprache der Töchter, sagte: K V d O o M, aber das klang eher beschwörend als spielerisch. Goethe wiederholte nicht weniger ernst: K V d O o M. Die Jüngeren küsste er. Ulrike reichte er die Hand und sagte: Also. Sie sagte auch: Also, aber ihr Also war kein Echo auf sein Also. Dann dreht man sich um und wundert sich, dass das gelingt. Von der Tür noch einmal ein boulevardhaftes Winken.

Drunten wartete der Graf, der nimmt Goethe, man kann es nicht anders sagen, unter seine Fittiche. Der Graf ist mindestens so groß wie der Vornamenlose. Das konnte Goethe jetzt als ihn heimsuchende Vorstellung nicht abweisen. Beide haben ein Oberlippenbärtchen. Aber was der Graf hat, ist kein höhnischer Zierstrich, sondern ein gut diszipliniertes zärtliches Gebüsch. Schon bei den Promenade-Gängen drüben in Marienbad hatte Goethe immer empfunden, er sei beim Grafen in einer Art Achselhöhlenobhut. Jetzt in Karlsbad, am sonnigen Morgen des 5. September 1823, hätte er den Weg vom Goldenen Strauß vor zum Goldenen Löwen ohne den Grafen nicht gehen können. Er klammerte sich nicht jämmerlich an den großen, schönen Mann, aber er lieh ihm den linken Arm, dass der sich bei ihm einhänge; sie gingen im Gleichgewicht. Das spürte er. Und sie mussten nicht plaudern, um sich vor Passanten zu schützen. Goethe spürte es und wusste, dass der Graf es auch spürte: Sie konnten nicht gestört werden. Goethe spürte sogar, dass die vom Fenster aus nachschauende Familie diesem Abgang kommentarlos zuschauen musste. Bevor er dann in sein elegantes Gefährt stieg, sagte er zum Grafen: Sie sind mir immer willkommen. Und fügte noch hinzu: Bis zuletzt. Ein Kopfnicken beiderseits. Keine winkende Hand.

Das Wetter konnte besser nicht sein, Stadelmann nahm der Straße ab, was sie hergab, vielleicht sogar noch ein bisschen mehr. Und weil es seit Tagen so trocken war, wirbelte der in der Sonne rotbraune Staub hoch und sank hinter ihnen wieder zusammen.

Was sollte er jetzt zulassen in seinen Gedanken, was abhalten? Als könnte man das entscheiden. Aber man muss so tun, als könnte man, sonst ist man ein Gespann, bei dem die Pferde dahinrasen und auf kein Kommando mehr hören. Wie das endet, weiß man.

Sobald sie die Stadt ganz hinter sich hatten, kehrte er zurück zur letzten Szene. Er ließ die Szene mehr als einmal ablaufen, jedes Mal nur, um zu Ulrikes Also zu kommen. Ulrikes Also war heller gewesen als sein Also. Mutiger. Zukunftssicherer. Auffordernder. Hinreißender. Er schämte sich für sein flügellahmes Also. Wie viel Zukunft klang in Ulrikes Also! So oft er zu diesem Also kam, hörte er, dass es ein Also war, das ihn aufforderte, Zukunft zu schaffen. Das hieß Schreiben. Und fing zu schreiben an – in der Kutsche, in seinem fabelhaft federnden und schwingenden Wagen schrieb er mit Bleistift in seinen Reisekalender, dem die kalendarischen Daten immer nur die Hälfte jeder Seite füllten. Dass es eine Elegie sein würde, war schon entschieden, als er die erste Zeile schrieb.

Elegie von Marienbad. So sollte sie heißen.

Als er in Eger vor Grüners Haus ausstieg, standen in seinem Kalender die ersten sechs Zeilen. Die sechs Zeilen zeigte er seinem Freund Grüner nicht. Aus diesen sechs Zeilen entstand von Station zu Station die Marienbader Elegie. Von Eger über Gefell, Schleiz, Pößneck und Kahla nach Jena. Die Elegie, das war keine Eilpost der Seele, das war sein Vergegenwärtigungs-Unternehmen, damit Ulrike, solange er schrieb, weniger oder gar nicht abwesend sei.

Beim Abschied am nächsten Morgen rief Grüner, als Goethe schon im Wagen saß, zu ihm hinauf: Ich wage, aufs nächste Jahr zu hoffen, die Exkursion zu den Menilithen steht uns noch bevor. Hier durfte gewinkt werden. Von beiden. Aber Goethe konnte sich, wenn er winkte, nie des Gefühls erwehren, Winken minimalisiere den Abschied. Aber vielleicht ist das der Sinn des Winkens.

Eine Zeit lang war Grüner noch in seinen Gedanken. Goethe warf es sich vor, dass er am Vortag einmal ungeduldig geworden war, als er in der Mineraliensammlung stehen bleiben sollte vor gerade eingetroffenen Versteinerungen von Abdrücken aus Steinkohlen Englands. Das wird den Grafen Sternberg interessieren, hatte er ein bisschen nervös gesagt. Noch schlimmer. Als Grüner bemerkt hatte, dass sein Freund heute für Mineralien nicht zu haben war, hatte er angefangen, die entsetzliche Hungersnot im Erzgebirge zu schildern. Goethe hatte sich ein teilnahmsvolles Gesicht abverlangt. Was denn, wie denn, die Welt ein Grauen, bitte, ja, aber was nützt es, teilzunehmen.

Und jetzt in Zwotau die Nachricht: Hof brennt, Hof, eine einzige Brandkatastrophe. Er sofort zu Stadelmann: Um Hof herum. Den größtmöglichen Umweg um Hof herum. Schlimm genug, dass die vorausgeschickte Lastfuhre mit fünf Kisten Mineralien und sechs Kisten Kreuzbrunnen gerade in Hof sein musste, vielleicht in Brandpanik gekippt, Mineralien-Kisten und Kreuzbrunnen-Flaschen verloren. Er zog die Vorhänge vor. Er wollte zur Elegie.

Da sie dann in Gefell übernachteten, wo sie noch nie übernachtet hatten, prüfte Stadelmann im Gasthof zuerst die Schlafzimmertüren, ob die Angeln geölt seien. Wenn nicht, hatte er immer das Öl dabei und rief seinen Herrn erst, wenn die Türen lautlos glitten. Am nächsten Tag bis Schleiz. Da kannte man diesen Besucher, samt seinem Kutscher. Goethe erwachte allerdings gegen fünf Uhr morgens an Taubengurren und musste dann zuhören, weil er Tauben noch nie so nah und ausführlich hatte gurren hören. Er zeichnete sich Notenlinien auf und trug ein, was er hörte.

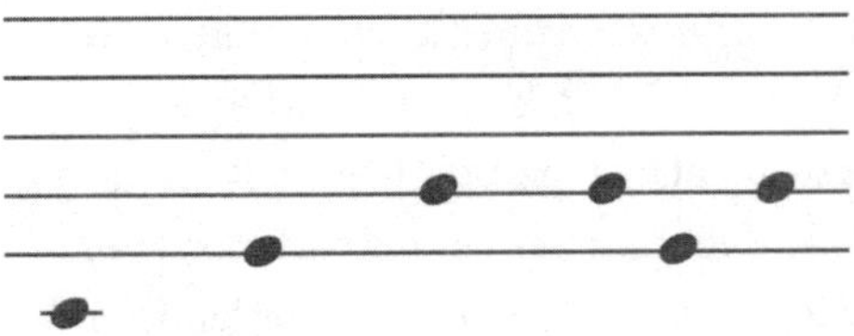

Das war der Mann.

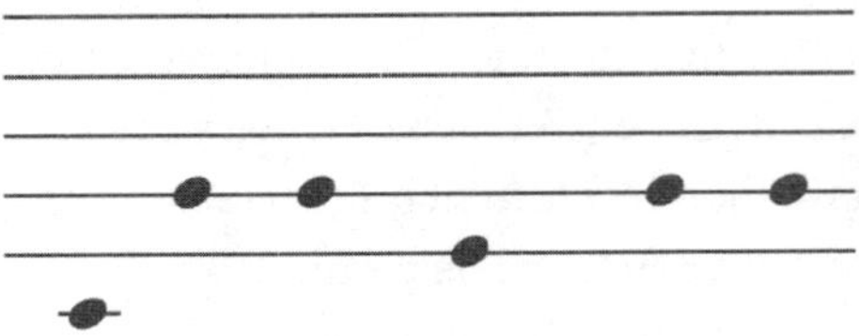

Das war die Frau.

Der Mann war ziemlich dicht in einem der Bäume vor dem Fenster, die Frau in der Ferne. Das ging eine Stunde so weiter. Dann kam die Frau näher. Der Mann kam ihr entgegen. Ein heftiges Flügelschlagen aus wahrscheinlich vier Flügeln. Dann Ruhe. Aber höchstens eine Viertelstunde. Dann begann das Gurren wieder. Er in der Nähe, sie weiter weg. Goethe schloss das Fenster. Das Gurren war jetzt gedämpft, aber es blieb unüberhörbar ein Gurren. Wenn er jetzt Ulrike einen Brief schreiben, ihr erzählen könnte, was hier vor seinem Fenster in den Baumkronen stattfand, dann wäre doch alles gut! Aber so! Zur Elegie.

Durch Pößneck nach Kahla. Schon drohte Jena. Er musste sich der Elegie versichern, als wäre sie eine Bastion, die ihn und Ulrike schützen könnte vor Jena und vor dem, was nach Jena kommen musste. Jena, das war die Gewöhnlichkeit der Geschäfte, die jetzt formiert war gegen ihn, gegen Ulrike und ihn. An diesem letzten Tag vor Jena hatte er, als er in der wie immer schwingenden Kutsche schrieb, das Gefühl, er schreibe kniend. Und sobald er das Schreiben auch nur einen Augenblick aufhörte, hörte er sich wieder die kurzen kleinen Schreie ausstoßen. Sie waren in der Tonlage viel zu hoch. Es waren lächerliche kleine Schreie. Aber er brauchte sie.

Stadelmann rief, sie seien in Kahla. Er zog den Vorhang zurück, stieg aus, ließ sich in sein Zimmer führen, setzte sich an den Tisch und überarbeitete die heutige Strophe. Stadelmann konnte noch melden, die Lastfuhre sei heil durch Hof gekommen, sei schon gestern hier gewesen und heute früh weitergefahren nach Weimar.

Am nächsten Tag war Jena erreicht. Am Botanischen Garten, den er hatte anlegen lassen, im Inspektor-Haus, wo er sich für seine Jena-Aufenthalte hatte eine Wohnung einrichten lassen, erwartete ihn Sohn August. Goethe erschrak. So dick hatte er den Sohn nicht in Erinnerung. Am liebsten hätte er die Unterhaltung mit dem Hinweis auf die Hahnemann'sche Diät, die er befolgte, begonnen. Aber er wusste, sein Sohn war stolz darauf, dass ihm alles schmeckte, Feinschmeckerei verachtete er, und Diät hielt er für eine bösartige Erfindung geldgieriger Ärzte. Einer seiner Lieblingssätze war: Alles Komplizierte ist mir fremd, Napoleon war auch nicht kompliziert. August war ein Napoleon-Verehrer.

Zum Abendessen hatte er den Vater und sich beim Erzfreund Knebel einladen lassen. Das freute den Vater. Knebel war neben Zelter der einzige Mensch, mit dem er per Du war. Fast fünfzig Jahre war es jetzt her, seit Knebel, Prinzenerzieher am Hof, ihn in Frankfurt mit Carl August zusammengebracht hatte, sie waren Freunde geworden und geblieben. Allerdings hatte Goethe den immer mehr zum Alleskritisierer und -verdammer werdenden Freund vor dieser Negationsverfallenheit nicht bewahren können. Also zu Knebel. Einen Abend lang war das immer prächtig. Erst wenn am nächsten

Abend auch nur opponiert wurde, gab Goethe seinen Freund wieder für einige Zeit auf. Aber diesmal sagte Knebel zur Begrüßung: Was haben sie denn mit dir gemacht?

Goethe: Glücklich gemacht haben sie mich.

Knebel: Du warst bei dem Verjüngungskünstler, den du im Mann von fünfzig Jahren beschäftigst.

Goethe: Wer mich liebt, merkt's.

Knebel: Anders herum klingt's besser: Wer's nicht merkt, liebt dich nicht.

Goethe: Einverstanden.

Knebel: Goethe mit mir einverstanden! Das wird ein Abend!

Dann, das Thema an diesem Abend: Die Studenten hatten Protestmärsche gegen Goethe inszeniert, weil sie irgendwoher gehört hatten, Goethe komme für einige Tage nach Jena. Pereat Goethe und Nieder mit Goethe! Abendelang. August meldete, dass Untersuchungen gegen die Rädelsführer schon eingeleitet seien.

Knebel sagte: Das komme von der ewigen Nachgeberei und Liberalität. Alle, die da marschierten, sofort des Landes verweisen.

Goethe fragte nach den Gründen dieser Proteste.

Die hatte August schon herausgebracht. Es sind nationalistische Schwachköpfe, denen Goethe, seit er sich mit Napoleon getroffen hatte, verhasst und verächtlich sei.

Dummheit währt ewig, sagte Knebel.

Dann hätte es doch noch ein freundlicher Abend werden können, da rückte August mit der Nachricht heraus, Dr. Rehbein sei heute früh um fünf Uhr aufgebrochen, nach Eger, wo er ja herstamme, die Braut zu holen, dann werde sofort geheiratet.

Das traf Goethe. Er lobte die Braut in schönsten Tönen, aber die rasche Heirat nannte er einen dummen Streich. Eine extemporierte Verlobung, wunderbar, aber eine Heirat aus dem Stegreif: ein Gräuel. Liebe entsteht immer im Nu. Aber die Ehe ist die Synthese des Unmöglichen. Das will zuerst gedacht sein.

Goethe war wütend. Er drängte zum Aufbruch. Nachher saß er noch mit August im Inspektor-Haus. Es war nicht zu übersehen, dass August mit ihm gern noch weiter das Thema Heirat besprochen hätte. Goethe spürte, dass August jetzt einen Satz über Ulrike von Levetzow erwartete.

Man habe doch so viel gehört den ganzen Sommer, sagte August. Auch habe darunter Ottilie gelitten. Das dürfe den Vater, dank der besonderen Beziehung zwischen ihm und ihr, nicht wundern.

Goethe spürte seinerseits, dass es ihm unmöglich war, dem Sohn jetzt das hinzusagen, was der dann diese Nacht noch mit Stafettenpost nach Weimar senden konnte. Als August merkte, der Vater werde den Namen Levetzow nicht aussprechen, verzichtete er auf weitere Fangfragen.

Dann gab er das Programm für die nächsten drei Tage bekannt. Goethe hatte alles zu visitieren, was er einmal gegründet hatte: Museen, Bibliotheken, die Tierarzneischule, den Botanischen Garten, die Sternwarte, das neue Gebäude der Veterinäranstalt. Dann übergab August weisungsgemäß den Brief, mit dem der Großherzog Goethe eine glückliche Rückkehr wünschte. Der Brief endete mit einem dringenden Wunsch des Herrn. Goethe solle ab sofort der Curator der Universität Jena werden. Er hoffe, Goethe werde seinem Freund diesen Wunsch nicht abschlagen. Wie wichtig es gerade durch die letzten studentischen Unruhen geworden sei, Goethe in Jena als Curator zu haben, verstehe sich von selbst.

Goethe faltete den Brief zusammen, sagte, er sei rechtschaffen müde, bis morgen, lieber August.

Der wollte noch wissen: Ja oder nein.

Goethe sagte nichts, schüttelte aber den Kopf energischer, als es seine Art war.

In seinem keinerlei Bequemlichkeit gestattenden Arbeitsraum setzte er sich an den Schreibtisch. Das Schlafzimmer aufzusuchen war ihm nicht möglich. Vor dem Anblick des Bettes graute ihm. Nicht weil es so schlicht war wie ein Soldatenbett, sondern weil es ein Bett war. Er musste schreiben. Für die Weiterarbeit an der Elegie war es zu spät, war er zu müde. Also schrieb er, wenn er sich nicht im Gedicht direkt an Ulrike wenden konnte, an Frau von Levetzow. Sie hatte die Karlsbader Tage und Nächte so inszeniert, dass er herumgegangen und herumgesessen war wie ein Gefesselter. Aber wenn er ihr schrieb, musste er sich bedanken. Eine andere Tonart war nicht denkbar.

Was auch immer er geschrieben hat, er hat immer mitgeschrieben, dass er schrieb. Der Schreibende soll nicht so tun, als komme, was er schreibe, von selbst auf das Papier. Wenn gar etwas nicht diktiert, sondern eigenhändig geschrieben wurde, musste auch vom Schreiben des Schreibenden die Rede sein. Wenn die Notwendigkeit zu schreiben so unmissverständlich war wie in Jena in der Nacht vom 13. auf den 14. September 1823, dann fühlte sich der Schreibende in dieser Notwendigkeit geborgen. Der Zustand, in dem er war, kann Unschuld heißen oder Bedenkenlosigkeit oder Freiheit.

Gleich gestand er der Ulrike-Mutter ganz offen, wie viel er sagen müsste und wie wenig er sagen könne. Wie sehr er ihr zu danken habe für diesen Sommer und besonders für die letzten Tage, das könne er jetzt nicht aufsagen, sie wird es, das weiß er, wissen. Und schrieb an die Mutter, was er an die Tochter schrieb, aber an sie nicht schreiben durfte. Ihm gehe es mit der Tochter nicht anders als mit der Mutter. Die

Tochter wisse, wie es in ihm aussehe, sie kenne sein Innerstes auswendig, also kann sie sich, wenn er in ihren Gedanken dann und wann vorkommt, alles besser sagen, als er es in seinem jetzigen Zustand könnte.

… in meinem jetzigen Zustand … So schrieb er. Und weil das mehr sagte, als er wollte, lenkte er ins Leichtfertige. Dass es durchaus angenehm sei, geliebt zu werden, werde die Tochter wissen, auch wenn der Freund manchmal aus dem Tritt gerät. Wo er hinkomme, höre er, wie gut und gesund er aussehe, und so heiter sei er. Die Heilmittel seien ihr und ihm bekannt.

Bertha und Amalie wurden so erwähnt, dass sie, wenn der Brief vorgelesen werden sollte, zufrieden sein konnten. Durch das, was Frau von Levetzow ihm aus ihrem Leben erzählt habe, zum Beispiel über ihr Zusammensein mit Madame de Staël in Genf, fühle er sich ihr und der ganzen Familie mehr als je verbunden. Und der Tochter sei gesagt: Je mehr er sie kennengelernt habe, um so lieber habe er sie. Dass er wisse, was ihr gefällt und was ihr missfällt, würde er ihr gern persönlich beweisen. Also hofft er. Am Ende wie am Anfang.

Treu anhänglich, G.

Dann merkte er, er konnte nicht aufhören. An die Mutter Ulrikes zu schreiben war jetzt die einzige Möglichkeit, Ulrike anzusprechen. Also gestand er gleich auf einem neuen Blatt, dass er jetzt sehe, er könne gar nicht aufhören, ihr zu schreiben.

Das Einzige, was ihm sofort einfiel: den Grafen Klebelsberg grüßen zu lassen, ihm zu danken für den bunten, überraschungsreichen Reiseproviant, den er Stadelmann, sorgfältig eingepackt, übergeben hatte. Und hörte auf. Und konnte nicht aufhören. Fing noch einmal an. Bei den Großeltern Broesigke in Marienbad hat er sich nicht verabschiedet. Die soll sie, bitte, grüßen und sagen, falls sein Glück es wolle, wäre er dort im nächsten Jahr gern wieder Gast. Womit er andeutete, dass er dann gern wieder im Palais wohnen würde. Hörte auf. Fing wieder an. Noch einen Hauptpunkt, schrieb er. Inständigst bitte er, ihn wissen zu lassen, falls die Levetzows den Ort verändern und wohin. Diesen Punkt so hervorzuheben war nach dem ganzen K V d O o M-Theater überflüssig. Aber schriftlich hatten sie's noch nicht von ihm.

Jetzt waren es schon vier Nachträge, jedes Mal wieder unterschrieben, als sei es das letzte Mal.

Fing noch einmal an: Er habe vor sich das Glas mit den drei Namen, vom Efeu umrankt. Der schöne Tag des öffentlichen Geheimnisses. Er präzisiert: Der Anblick des Glases erfreut ihn, aber er tröstet ihn nicht.

Das Bett war immer noch nicht möglich. Schreiben konnte er nicht mehr. Das wird die Schwierigkeit überhaupt werden. Solange er schrieb, und sei es der Mutter, war er bei Ulrike. Wenn er zu müde war zum Schreiben, wo war er dann? Jeden Tag hatte er im Wagen die Elegie weitergeschrieben. Immer möglichst früh am Morgen, gleich nach der Abfahrt. Jetzt holte er den Reisekalender heraus und las, was er notiert, aber in der Elegie noch nicht untergebracht hatte.

Und hör ein Wort, das schönste dich zu fassen
Du wirst mich finden wie du mich verlassen.

Und wundert Sich daß nicht um ihretwillen
Die Sonne stille steht.

Selbst nach dem letzten Kuß mich noch ereilte,
Den letztesten mir auf die Lippen drückte –

Was wir hatten, wo ist's hin?
Und was ist's denn was wir haben?

Morgen, dachte er, sobald er in Weimar sein wird, schreibt er die Elegie ab, überarbeitet er die Elegie, dass er sie hat. Zeigen wird er sie keinem Menschen. Ulrike, ja, ihr sofort. Aber da er ihr nichts schicken kann, was die Mutter nicht sieht, kann er ihr, der einzigen Adressatin, die Elegie nicht schicken. Also kommt, was jetzt in ihm beginnt, nicht mehr heraus aus ihm. Um das, was jetzt in ihm geschieht, wird er die Welt betrügen.

Wenn seine Gedanken sich so aufführten in ihm, legte er sie immer vollständig Ulrike vor. Er musste immer wissen, wie Ulrike dachte über das, was er gerade hatte denken müssen. Zum Glück war sie in ihm so gegenwärtig, dass er, wenn er sich ihr anvertraute, nie ohne ihre Antwort blieb.

Drei

1

WEIMAR, 7. OKTOBER 1823

Liebe Ulrike,
Sie haben, als ich fragte, ob ich Ihnen, wenn es gar nicht anders ginge, schreiben dürfe, gesagt:

Aber ja.

Wenn Sie ja sagen, sagen Sie JA. Empfände ich das nicht so genau, könnte ich Ihnen nicht schreiben. Es hilft, dass ich nicht weiß, ob ich, was ich Ihnen schreibe, gleich werde schicken können. Auch weil ich fürchte, Ottilie hat unsere Postmenschen herumgebracht, bezaubert, bestochen oder bedroht, so dass nichts von mir Weimar verlässt, was ihr nicht vorher gezeigt wird. Einen Brief von mir an Sie würde sie sofort konfiszieren. Seit ich aus Böhmen zurück bin, ist sie krank. Offenbar wurde aus Marienbad mehr gemeldet, als wir uns haben vorstellen können. Kaum hatte man einander, wie es schien, anständig begrüßt, wurde sie bettlägerig. Ich dürfe sie, sagte Söhnchen August, nicht besuchen, da ich das Übel sei, an dem sie leide. Mein Dr. Rehbein ergänzte, es gebe neuerdings eine vielleicht zukunftsreiche Therapie, die vorschreibe, ein Übel mit dem Übel zu bekämpfen und so zu heilen. Er brachte es so weit, dass ich sie besuchen durfte. Wie lange war ich nicht mehr im Mansardenstockwerk gewesen, das ihr Reich ist. Auch Sohn August lästert manchmal, er sei droben (im Mansardenstockwerk) nur ein Durchreisender. Grauenhaft lag sie da, den Blick zur Decke, das immer schon zur Angespanntheit tendierende Gesicht wie zum Zerreißen gespannt, die immer schon für dieses eher kleine Gesicht zu prominente Nase dominierte brutal, weil das Gesichtchen praktisch verschwunden war. Die nie beträchtlichen Lippen waren weg. Die Arme lagen kraftlos neben ihr, aber die Hände waren zu Fäustchen verkrampft. Und gönnte mir keinen Blick ihrer schwarzen Augen. Zum Glück. Ich bin andere Augen gewöhnt. Lange blieben wir stumm. Ich konnte nichts sagen. Einmal versuchte ich, eine Hand auf ihre Faust zu legen, da schrie sie auf, ein Schmerzschrei, ein Abwehrschrei, ein Lass-mich-in-Ruh-Schrei. Auf einmal brach dann doch die Suada los. Gerichtet gegen Sie, Ulrike. Was hat sie Sie nicht alles genannt. Sie und alle Levetzows. Eine Ehrgeizbande, die die Bäder besetzt und sich an die fettesten Brocken heranmacht. Eine auf mich nicht zutreffende Bildwahl. Die Sprachbilder, in die sie Sie zerrte, kann ich nicht wiedergeben. Noch nicht. Vielleicht gelingt uns ein Briefwechsel, der mir mehr erlaubt, als erlaubt ist. Dass Sie, Ulrike, eine Ehrgeizhure sind, sei europaweit bekannt. Nur damit Sie wissen, womit ich hier auskommen muss. Ich bin seitdem jeden Tag bei ihr gewesen. Dr. Rehbein sagt, bevor ich sie besucht hätte, habe sie dagelegen, keinen Ton von sich gegeben und nicht gegessen. Letzteres glaube ich nicht. Das wissen zu lassen gehört zu dem Krieg, den sie gegen mich führt. Und kein Krieg ist je von einem verursacht worden. Zu einem Krieg gehören immer mindestens zwei. Meine Kriegsschuld: Ich habe all diese Jahre geduldet, mitgemacht, verschuldet, dass Ottilie sich mit mir wie verheiratet fühlte. Söhnchen August wurde zwischen uns gehandelt als eine Partie, die sie machen musste, um an mich zu kommen.

Natürlich wurde dergleichen immer ins Scherzhafte gehoben, aber die Scherztonarten dienten nur zu der vom Anstand vorgeschriebenen Verkleidung eines unanständigen Gefühls, das seinerseits wuchs, je mehr es verkleidet werden musste. Söhnchen August nahm's nicht krumm, so war doch seine erotische Fremdgängerei bestens legitimiert.

Aus solchen Verhältnissen kam ich immer nach Böhmen. Dann Sie und Ihre Schwestern und Ihre Mutter, eine Familie, die die Welt spielend bestand. Dass ich kein Direktloslachender bin, haben Sie bemerkt. Nirgends habe ich mehr gelacht als in Ihrem Kreis. Ich darf zugeben, dass ich ohne Sie in keiner fröhlichen Familie denkbar bin. Wieland, der Dichter und der Weise, Sie haben gehört von ihm, hatte eine andauernde Stimmungsbereitschaft, die er Humor nannte. Erzgescheit, wie er war, hat er mich stundenlang großartig mit Belehrungen über den Humor unterhalten. Daher weiß ich, dass ich keinen Humor habe. Jeder, der Humor hat – ich glaube ja gar nicht, dass jemand Humor haben kann – jeder, der Humor hätte, hätte ihn erheuchelt. Wer Humor hat, betrügt das Leben um seinen Ernst. Seinen furchtbaren Ernst. Söhnchen August hat gesagt: Goethe ist Rokoko. Was daran stimmt, ist, dass mein ganzes Leben, bevor ich Sie kennenlernen durfte, Rokoko war. Der Ernst, der durch Sie, die Lachende, in mein Leben kam, lässt alles, was davor war, als Rokoko erscheinen. Wenn Wieland jetzt noch lebte – er ist gestorben, weil er, als er im Winter bei mir zu Besuch war, gegen meinen dringenden Rat mit seinen Lackschühchen und Seidenstrümpfen und Samthosen, nur mit einem dürftigen Mäntelchen bekleidet, zu Fuß durch Schnee und Eis von Weimar nach Oßmannstedt gestapft ist, Lungenentzündung, aus –, wenn er noch lebte, könnte ich ihm als Belehrung anbieten, dass der Humor der größere Betrug ist als das, was unter dem Namen Rokoko Geschichte gemacht hat. Rokoko war immer ein Betrug, der wusste, dass er ein Betrug war. Rokoko hat sich nie ernst genommen. Humor nimmt sich ernst, ist aber kein Ernst, also ist er der wirkliche Betrug. Meine pädagogische Ader schwillt wieder an. Verzeihen Sie. Ich will ja nur sagen, dass durch Sie in mein Leben ein Ernst gekommen ist, der davor unbekannt war. Gegen Sie half kein Rokoko.

Das habe ich in Böhmen öffentlich gestanden. Dass meine Liebe zu Ihnen dann so ungemildert weitergemeldet wurde und, durch böswilligste Tonarten noch entstellt, hier übel ankam, machte Ottilie zu der Furie, die sie auch ist. Die ist jeder, wenn die Umstände danach sind. Und die sind hier jetzt danach. Kann sein, es ist ein Weltgesetz: Wenn einer glücklich wird, wird dadurch ein anderer genau so unglücklich, wie der glücklich wird. Zur Erhaltung des Weltgleichgewichts. Ich muss regelmäßig zu ihr ans Bett – Dr. Rehbein verlangt's – und muss mich niederschreien lassen als Lustgreis, Herumscharwenzler, Mädchenbetatscher, Kindermissbraucher und noch Schlimmeres. Auch Unmensch bin ich jetzt. Der Welt wird die Edelfassade präsentiert, in Wirklichkeit grausamer gegen seine Nächsten, als Nero gegen seine Feinde war. Ottilie leidet sehr. Ich könnte sagen: Ich auch. Aber wenn ich bei ihr bin, habe ich nichts zu sagen. Wirklich nichts. Ich kann nicht sagen, und das allein möchte ich, müsste ich sagen, ich kann nicht sagen, dass ich Ulrike liebe und wie ich sie liebe und dass ich nichts, nichts, nichts dagegen tun kann, dass ich sie liebe. Ich muss heucheln. Ich muss sagen: Marienbad, Karlsbad, das ist Sommertheater. Jeder Mensch braucht ein Sommertheater. Diese Sorte Unsinn muss ich versuchen, ihr einzuflößen. Ich muss ja interessiert daran sein, dass sie wieder aufsteht. Ich bin unter anderem auch eine Firma. Ahnen Sie, wie viele Mitarbeiter ich habe? Stadelmann, John, Mayer, Riemer, Kräuter, Eckermann. Fast täglich mein Erzvertrauter, der Kanzler von Müller, der einmal mein Testament verwalten soll. Seiner Liebenswürdigkeit vertrau ich am meisten. Ihn halte ich für treu. Durch meinen Stab hat Weimar, und das ist die Welt, Zutritt zu mir. So kommt hinaus, wie es hier steht und zugeht. Dann die nie abreißende Kette höchst besuchsberechtigter Personen und Persönlichkeiten. Soll es mir gleichgültig sein, liebe Ulrike, dass ich jetzt als Lustgreis – das ist das Beschimpfungswort, das mich am meisten trifft – und Unmensch erscheine? Oder bin ich es gar? Sagen Sie's mir, bitte, bitte, bitte. Mein Vertrauen in Ihre Seh- und Urteilsfähigkeit ist, gestatten Sie mir die Nichtübertreibung, unendlich. Wenn in Ihnen auch nur ein Hauch dafür stimmt, mich so zu nennen, bitte, tun Sie's. Das Entsetzliche: Wenn Sie mich so nennen würden, so nennen müssten, würde mich das überhaupt nicht treffen, nicht beleidigen, ärgern oder auch nur verstimmen. Und verstimmt bin ich schnell. Sie haben es in Böhmen mitgekriegt. Bitte, probieren Sie's, beschimpfen Sie mich so ernsthaft wie möglich.

Sie haben mir erlaubt, Ihnen zu schreiben. Ich habe, sobald ich in Weimar eingetroffen bin, mit dieser Briefschreiberlaubnis gekämpft. Jeden Tag habe ich vierundzwanzig Stunden lang – denn ich habe auch in den Träumen weitergekämpft – alles getan, Ihnen nicht schreiben zu müssen. Mehr als einen jähen Briefschreibanfall habe ich überstanden, bin, wie verwundet auch immer, Herr geblieben, das heißt, ich habe bei mir durchgesetzt, was sein muss: kein Brief. Ein Brief an Sie, was kann er anderes sein als die fortgesetzte Täuschung. Ich erreiche Sie doch gar nicht. Ich verlängere nur das schmerzliche Ausstrecken meiner Hände in

Ihre Richtung. Werde ich den Mut haben, Ihnen zu schicken, was ich Ihnen schreiben muss? Aber wie? Den Postmeister Leser samt Sekretär Steffany im Alexanderhof hat Ottilie sicher längst erobert. Ich könnte Stadelmann beauftragen, den Brief in Kranichfeld oder Blankenhain oder Buttelstedt aufzugeben. Falls Ottilie nicht überhaupt schon alle Postbeamten im weiten Umkreis herumgebracht hat. Verfolgt darf ich mich fühlen, auch wenn die Post noch nicht gegen mich eingenommen ist. Verfolgt von einer aus tausend Quartieren stammenden Oberaufsicht. Jede Art von Sitte, Moral, Gewohnheit, Anstand und Ordentlichkeit hat sich zu einer einzigen Oberaufsicht zusammengefunden, um mir auf jede Art zu sagen, ich sei unmöglich. Weil ich Sie liebe, Ulrike. Ich nenne inzwischen dieses Zusammenwirken aller Hochlegitimen gegen mich Dramaturgie. Das ist eine Veranstaltung, bei der alle sich nicht mit einander verabreden müssen und doch zusammenwirken, auf ein Ziel hin: Das Ziel bin ich beziehungsweise der Nachweis meiner Unmöglichkeit. Die ich besser kenne als meine Dramaturgen. Ein Unterschied, ein alles entscheidender Unterschied zwischen der von mir Dramaturgie genannten Oberaufsicht und mir: Die dort unwillkürlich Vereinigten bekämpfen meine Unmöglichkeit mit allen ihren kulturellen und gesellschaftlichen Mitteln. Ich bekenne mich zu meiner Unmöglichkeit. Sie werden alles tun gegen meine Unmöglichkeit. Ich tue nichts gegen meine Unmöglichkeit, aber für sie tu' ich alles. Alles, was ich kann. Es ist ein Kampf auf Leben und Tod, könnte man, um vollends theatralisch zu werden, sagen.

Liebe Ulrike, und das sag ich Ihnen, nur Ihnen, und auch Ihnen kann ich es nur sagen, weil ich nicht weiß, ob ich das in diesem Brief Gesagte Ihnen je schicken kann. Ich bin krank. Das darf Ottilie nie merken. Ich bin auch krank. Aus Liebe.

Zu Ihnen. Und darf das Ihnen nur sagen in einem Brief, den ich Ihnen nie schicken werde! Was für eine Welt! Nach wie viel Jahrtausenden kultureller Einübung ins eher Menschliche! Aber das ist dann doch eingeübt: Obwohl ich Sie so schnell nicht wiedersehen werde, obwohl ich Ihnen diesen Brief sicher nicht schon morgen schicken kann, obwohl ich Ihnen vielleicht diesen Brief nie schicken werde, es ist doch etwas, Ihnen zu schreiben. Solange ich Ihnen schreibe, spreche ich Sie an. Ich sehe Sie. Sie hören mir zu. Ich bilde mir ein zu wissen, wie Sie auf diesen und wie Sie auf jenen Satz reagieren. Und ich nehme Ihre Reaktionen auf in meinen Brief. Ich lese in Ihrem zuhörenden Gesicht eine herzliche, gut, auch teilnahmsvolle Billigung meines Briefschreibens. Sie erinnern sich: Mein Werther ist ein Briefroman. Ich kann mich nicht umbringen. So sehr überschätze ich immer noch den Wert der Welt, das ist: der Umwelt. Ich gönne denen nicht den Hohn, den sie entfesseln würden in ihren Blättern, wenn sie melden könnten: Jetzt hat er sich leider endlich umgebracht. Überschrift: Die Leiden des alten Werther. Vielleicht nimmt meine Unmöglichkeit so zu, dass mir diese Umwelt bald gleichgültig sein wird. Dann werde ich's tun, Ulrike. Und jetzt muss das Ernsteste gesagt werden. Tun kann ich's nur, wenn Sie einverstanden sind. Sagen Sie nicht vorschnell: Nie. Warten Sie ab, ob ich Ihnen meine Lebensunmöglichkeit so verständlich machen kann, dass Sie, um meinetwillen, um der Leidensbeendigung willen sagen: Ja, tu's. Das wäre ein Moment, um in die Du-Zone zurückzukehren. Vier Stunden lang haben wir sein dürfen in der Du-Zone. Ich zerre Dich schnell in meine innerste Nähe. Haben wir nicht in Marienbad einmal darüber gesprochen, dass es ein Verharren im Barbarischen ist, das Ende jedes Lebens der sogenannten Natur zu überlassen? Der Natur ist es egal, wie wir leiden. Uns nicht. Wir müssen uns im prekären Fall dafür entscheiden dürfen, das Unzumutbare nicht durch kulturellen Firnis zumutbar erscheinen zu lassen. Und Schluss.

Wenn meine Liebe zu Dir sich in mir als Aussichtslosigkeit durchsetzen würde, was ich jetzt Tag und Nacht verhindere, dann müsste ich aufhören zu leben. Und kein Napoleon könnte dann an mir herumkritteln wegen schwächender Motivvermischung. Auch wenn der Herr XY mit seiner Parodie meiner Wanderjahre viel mehr Geld verdient hat als ich mit dem Original, kein Napoleon könnte in meiner Selbsttötung, wenn sie denn geschähe, auch nur eine Spur von beruflicher Kränkung entdecken. Sie würde aus Liebe geschehen und aus nichts sonst. Also gut, damit ist gestanden: Ich hoffe noch. Aber ich weiß, es ist aussichtslos. Aber ich glaube nicht, dass es aussichtslos sei. Zuzugeben ist, dass ich auch am zweiten Faust und an den zweiten Wanderjahren noch pflichtgemäß zu tun habe. Was ist eine Pflicht gegen eine aussichtslose Liebe! Zum Glück ist die Aussichtslosigkeit keine unansprechbare Göttin. Ich handle Tag und Nacht mit ihr. Sie ist listig, ich bin auch nicht einfallslos. Ich denke nicht in jedem Augenblick alles, was ich denken könnte. Diesen Gefallen darf man der Aussichtslosigkeit nicht tun. Liebe Ulrike, ich bin noch am Anfang. Was ich jetzt schon ahne: Nichts verlangen von sich. Vorerst. Alles könnte falsch sein. Wenn ein Satz für wichtiger gehalten werden soll als ein anderer, dann immer der Satz, der am wenigsten sagt. Vorerst: Über Widriges erhebt man sich dadurch, dass man seine Notwendigkeit anerkennt, sonst nichts. Vorerst. Sie haben mit Bewunderung gesagt, Napoleon sei eine unbedingte Natur. Ach, fänden Sie doch, ich sei auch eine!

Ich bin am Anfang. Julie von Egloffstein, die Malerin, ihre Schwester Linchen, die Sängerin, Adele Schopenhauer, so klug wie schön, die Ottilie-Schwester Ulrike von Pogwisch, die vor Lebensgier andauernd Stolpernde, die ich, wenn sie in meine Gedanken eindringt, nur noch die Pogwisch nenne, alle wollen lindernd um mich herum sein. Es ist zu viel geredet worden von einem bestürzend schönen Mädchen, das dem Geheimrat die eifrigste Zuhörerin, die schlagfertigste Antworterin und die alleranhänglichste Begleiterin gewesen sein muss, unzertrennlich seien die gewesen, Tag und Nacht ... Ja, ja jaaa, so schwirrt es immer noch. Am weitesten geht Kanzler von Müller, mein Erzvertrauter, der immer lieber bei mir sitzt, als drüben bei Hof den Kanzler zu spielen. Kanzler von Müller hat sich so hingebeugt zu mir, dass ich ihm Sätze gesagt habe, die als Geständnisse gegen mich verwendet werden könnten. Der Kanzler ist durch nichts von mir abspenstig zu machen. Alle anderen könnten durch Ottilie und das Söhnchen zu Verrätern werden. Nur die Männer natürlich. Nicht alle Männer. Aber alle Männer, die Gedichte machen. Und alle Männer um mich herum machen Gedichte. Jedem, der dichtet, sind seine Gedichte das Höchstheilige, alles andere ist disponibel. Allerdings, auch da bestätigt die Ausnahme die Regel: Kanzler von Müller, der natürlich auch Gedichte macht, wird mich nie und an niemanden verraten. Aber Riemer, John, Stadelmann, Eckermann, Kräuter. Wenn Ottilie sich der Gedichte dieser Männer erbarmt, kann sie mit denen machen, was sie will. Nichts kann sie machen mit Meyer, meinem Johann Heinrich Meyer, einem Nichtgedichtemacher par excellence, also unverführbar schlechthin, ach, Ulrike, der wäre Ihr Freund, wenn Sie kämen, jetzt kommen Sie doch, Hofrat Meyer, der Kunst-Meyer genannt, mit mir in einem Bett in Rom, von mir herübergelockt nach Weimar, ein Maler, Ulrike, der nicht malt, ein Schweizer in Weimar, also ein Verzweifelter. Sie MÜSSEN wissen, ich teile meine Freunde in Hoffer und Verzweifler. Hoffer Nummer 1 ist der Kanzler von Müller, Verzweifler Nummer 1 ist Meyer, ihm muss ich keine Silbe sagen, und er weiß alles, von ihm werde ich zehren.

Die Egloffstein-Gräfinnen und Adele Schopenhauer sind mir so treu wie ich ihnen. Ich habe für alle drei eine General-Einladung erlassen. Sie können jeden Tag ab fünf kommen und bleiben, so lange sie wollen. Und das zarte Wunder: Ich bin ihnen ein großartiger Unterhalter. Ich war nie ganz schlecht als Mädchenunterhalter. Jetzt bin ich unübertrefflich. Da auch die sonstigen Klienten nie fehlen, merke ich, wie gut mein Programm funktioniert. Innen drin sieht das zarte Wunder so aus: Ich habe seit dem 17. September gelernt, die Mitleidsbekundung, egal ob innig oder hämisch, ist fatal. Ich darf nicht zu fassen sein. Ich kann nicht von heute auf morgen ein undurchschaubares Benehmen vorführen. Aber ich habe gelernt. Frauen und Mädchen gegenüber bin ich schon ziemlich gut. Das ist das Innerste des zarten Wunders, nur um das mitzuteilen, musste ich Ihnen diese Hinführung zumuten, das Innerste ist, dass Kraft und Reichtum meines Benehmens allein von Ihnen kommen. Darum gelingt es auch Frauen und Mädchen gegenüber so gut. Selbst diese und jene Caroline würde mich, käme sie mir heute vor die Augen, nach einer halben Stunde für das Muster eines liebenswürdigen Verehrers halten. Und das kann ich, weil ich in jedem Mädchen, in jeder Frau Sie sehe und empfinde und eben verehre. Seit ich Sie in mich aufgenommen habe, weiß ich, dass alles, was ich bis jetzt an Mädchen und Frauen hinempfunden und auch hingeredet habe, Routine war, Rollentext. Jetzt erst bin ich es selber, der fühlt, der spricht.

Darf mir jetzt die Hand wehtun? Seit Werthers Zeiten habe ich nicht mehr so lange mit der Hand geschrieben. Gute Nacht, Ulrike.

WEIMAR, 10. OKTOBER 1823

Liebe Ulrike,
gestern nach dem Freischütz fielen sie bei mir ein. Wurden bewirtet. Ich selber tranchierte den Braten. Ottilie, die wieder auferstanden ist aus ihrer finsteren Starre, stellte sich neben mich und sah mir auf die tranchierenden Hände, als müsse sie prüfen, ob ich alles richtig mache. Tatsächlich lobte sie mich dann laut, viel zu laut. Sie hat einfach kein Maß für das Richtige. Das fiel sogar dem Sohn August auf. Vater ist nicht dein Bedienter, sagte er streng. Wer mich nicht liebt, darf mich auch nicht beurteilen, schloss vieldeutig Adele Schopenhauer, mich zitierend, das Intermezzo. Übrigens, auch das ist eine taktische Errungenschaft meiner Kriegsführung: Wenn ich in die Oper geladen werde, sage ich jetzt immer freudig zu, und in letzter Minute fühle ich mich dann nicht wohl. Würde ich gleich absagen, müsste ich herumreden, verbergen, dass ich ohne Ulrike keine Musik mehr ertrage. Also die Taktik der Absage in Raten. Die jungen Frauen, die ich zur allgemeinen Erheiterung meine Sandhäschen nenne, habe ich inzwischen so weit, dass ihre Augen mich nicht mehr nach Ulrike-Spuren absuchen. Ausgenommen natürlich Ottilie. Nun saß man und aß. Mit am Tisch der junge Nicolovius, ein feiner, förderungswürdiger Kerl. Und siehe da, die jungen Damen drehten sich wie Sonnenblumen dem fabelhaften Jungmann zu. Mir blieben ihre Rückseiten. Und auch da war es Ottilie, die alles tat, dass der junge Nicolovius Mittelpunkt blieb. Ich spürte, dass sie mir demonstrieren wollte, wie uninteressant ich sei, wenn ein junger Mann erscheine. Das, liebe Ulrike, hat mir den Abend verdorben. Darauf, dass das niemand bemerkte, könnte ich einerseits stolz sein, andererseits schaute zu mir einfach

keiner mehr her, weil der prachtvoll junge Nicolovius unter Ottilies Regie alle Aufmerksamkeit wirklich verdiente. Der Hausherr schlich sich also vom Platz und barg sich in seiner Kammer. Stadelmann kam, zündete fünf Wachslichter an, es konnte gelesen werden. Stadelmann weiß, welchem Laster sein Herr, wenn er abhaut, verfällt. Er liest, aber er liest die Elegie. Er liest sie nicht einmal oder zweimal, sondern ganz genau unzählige Male. Liebe Ulrike, bitte, mir zu erlauben, ER zu sagen. ER ist der, den ich nötig habe, um ICH zu sein. Was ich Ihnen schreibe, ist anders, als was ER Ihnen schreibt. Es gibt in mir nie ein Zögern, schreib ich Ihnen das als ICH oder als ER. Seit Werthers Nussbäumen wissen Sie, wer ich bin. ER ist eine Fassade, von der man hofft, sie wachse nach innen. ICH ist das Geständnis, dass keine Fassade gelingt. Vom 17. bis zum 27. September hat er die Elegie ins Reine geschrieben, auf das beste Papier, das John beschaffen konnte, und es war keine Sekunde lang denkbar, dass John die Elegie abschreiben dürfe. Und noch etwas: Immer noch war die Elegie unvorzeigbar. Und ist es bis heute. Natürlich kam er sich jetzt ein bisschen unreif vor, als er in seiner Kammer die Elegie lasterhaft las, wissend, dass er sich dergleichen verbieten sollte. Und fühlte sich zum Glück lebendig genug, sich zu sagen: Warum solltest du dir etwas verbieten, was dir so guttut. Dass er die Elegie dann doch allmählich fast auswendig kannte, führte überhaupt nicht dazu, dass er über den Text hinwegglitt. Er las jede Zeile nicht nur mit den Augen, sondern mit der Seele. Mit Leib und Seele. Und jetzt, Ulrike, komme ich zurück, jetzt mache ich ein Geständnis: Was habe ich nicht alles in die Welt gesetzt über die Gründe des Schreibens. Ganze Schulen suchen ihr Heil in meinen Geständnissen, die besagen, dass man schreibend mit allem fertig wird, was einen, schriebe man nicht, umbringen könnte.

Von Werther an. Und jetzt, liebe Ulrike! Ich habe die Elegie geschrieben. Zum ersten Mal hilft es nicht, geschrieben zu haben. Nur Schreiben hilft. Aber was wäre ich ohne die Elegie! Sie buchstabiert meine Sehnsucht. Sie ist stolz. Stolz auf sich. Ich möchte diesen Stolz von ihr lernen. Ich möchte sein wie die Elegie. So gefasst. Es ist Ihre Elegie. Unsere Elegie. Bevor Sie sie nicht zu lesen bekommen, bekommt sie niemand zu lesen. Es gibt sie nicht, die Elegie. Wie es Sie nicht gibt. Also mich nicht gibt. Hören Sie, wie man mit der Seele wie mit den Zähnen knirschen kann. Jetzt setz ich sie her, die Elegie, und dieser Brief geht hinaus! Und wenn Stadelmann ihn bis nach Kahla und Pößneck transportieren muss. Hier ist sie, Ulrike. Die Marienbader Elegie.

Was soll ich nun vom Wiedersehen hoffen,
Von dieses Tages noch geschloß'ner Blüthe?
Das Paradies, die Hölle steht dir offen;
Wie wankelsinnig regt sich's im Gemüthe! –
Kein Zweifeln mehr! Sie tritt an's Himmelsthor,
Zu ihren Armen hebt sie dich empor.

So warst du denn im Paradies empfangen,
Als wärst du werth des ewig schönen Lebens;
Dir blieb kein Wunsch, kein Hoffen, kein Verlangen,
Hier war das Ziel des innigsten Bestrebens,
Und in dem Anschaun dieses einzig Schönen
Versiegte gleich der Quell sehnsüchtiger Thränen.

Wie regte nicht der Tag die raschen Flügel,
Schien die Minuten vor sich her zu treiben!
Der Abendkuß, ein treu verbindlich Siegel:
So wird es auch der nächsten Sonne bleiben.

Die Stunden glichen sich in zartem Wandern
Wie Schwestern zwar, doch keine ganz den andern.

Der Kuß der letzte, grausam süß, zerschneidend
Ein herrliches Geflecht verschlungner Minnen.
Nun eilt, nun stockt der Fuß die Schwelle meidend,
Als trieb' ein Cherub flammend ihn von hinnen;
Das Auge starrt auf düstrem Pfad verdrossen,
Es blickt zurück, die Pforte steht verschlossen.

Und nun verschlossen in sich selbst, als hätte
Dieß Herz sich nie geöffnet, selige Stunden,
Mit jedem Stern des Himmels um die Wette,
An ihrer Seite leuchtend nicht empfunden;
Und Mißmuth, Reue, Vorwurf, Sorgenschwere
Belasten's nun in schwüler Atmosphäre.

Ist denn die Welt nicht übrig? Felsenwände
Sind sie nicht mehr gekrönt von heiligen Schatten?
Die Ernte reift sie nicht? Ein grün Gelände
Zieht sich's nicht hin am Fluß durch Busch und Matten?
Und wölbt sich nicht das überweltlich Große,
Gestaltenreiche, bald gestaltenlose?

Wie leicht und zierlich, klar und zart gewoben,
Schwebt, Seraph gleich, aus ernster Wolken Chor,
Als glich' es ihr, am blauen Äther droben,
Ein schlank Gebild aus lichtem Duft empor;
So sahst du sie in frohem Tanze walten
Die lieblichste der lieblichsten Gestalten.

Doch nur Momente darfst dich unterwinden
Ein Luftgebild statt ihrer fest zu halten;
In's Herz zurück, dort wirst du's besser finden,
Dort regt sie sich in wechselnden Gestalten;
Zu vielen bildet Eine sich hinüber,
So tausendfach, und immer immer lieber.

Wie zum Empfang sie an den Pforten weilte
Und mich von dannauf stufenweis beglückte;
Selbst nach dem letzten Kuß mich noch ereilte,
Den letztesten mir auf die Lippen drückte:
So klar beweglich bleibt das Bild der Lieben,
Mit Flammenschrift, in's treue Herz geschrieben.

In's Herz, das fest wie zinnenhohe Mauer
Sich ihr bewahrt und sie in sich bewahret,
Für sie sich freut an seiner eignen Dauer,
Nur weiß von sich, wenn sie sich offenbaret,
Sich freier fühlt in so geliebten Schranken
Und nur noch schlägt, für alles ihr zu danken.

War Fähigkeit zu lieben, war Bedürfen
Von Gegenliebe weggelöscht, verschwunden;
Ist Hoffnungslust zu freudigen Entwürfen,
Entschlüssen, rascher That sogleich gefunden!
Wenn Liebe je den Liebenden begeistet,
Ward es an mir auf's lieblichste geleistet;

Und zwar durch sie! – Wie lag ein innres Bangen
Auf Geist und Körper, unwillkommner Schwere:
Von Schauerbildern rings der Blick umfangen
Im wüsten Raum beklommner Herzensleere;

Nun dämmert Hoffnung von bekannter Schwelle,
Sie selbst erscheint in milder Sonnenhelle.

Dem Frieden Gottes, welcher euch hienieden
Mehr als Vernunft beseliget – wir lesen's –
Vergleich' ich wohl der Liebe heitern Frieden
In Gegenwart des allgeliebten Wesens;
Da ruht das Herz, und nichts vermag zu stören
Den tiefsten Sinn, den Sinn ihr zu gehören.

In unsers Busens Reine wogt ein Streben,
Sich einem Höhern, Reinern, Unbekannten
Aus Dankbarkeit freiwillig hinzugeben,
Enträthselnd sich den ewig Ungenannten;
Wir heißen's: fromm sein! – Solcher seligen Höhe
Fühl' ich mich theilhaft wenn ich vor ihr stehe.

Vor ihrem Blick, wie vor der Sonne Walten,
Vor ihrem Athem, wie vor Frühlingslüften,
Zerschmilzt, so längst sich eisig starr gehalten,
Der Selbstsinn tief in winterlichen Grüften;
Kein Eigennutz, kein Eigenwille dauert,
Vor ihrem Kommen sind sie weggeschauert.

Es ist als wenn sie sagte: «Stund' um Stunde
Wird uns das Leben freundlich dargeboten,
Das Gestrige ließ uns geringe Kunde,
Das Morgende, zu wissen ist's verboten;
Und wenn ich je mich vor dem Abend scheute,
Die Sonne sank und sah noch was mich freute.

Drum thu' wie ich und schaue, froh verständig,
Dem Augenblick in's Auge! Kein Verschieben!
Begegn' ihm schnell, wohlwollend wie lebendig,
Im Handeln sei's zur Freude, sei's dem Lieben;
Nur wo du bist sei alles, immer kindlich,
So bist du alles, bist unüberwindlich.»

Du hast gut reden, dacht' ich, zum Geleite
Gab dir ein Gott die Gunst des Augenblickes,
Und jeder fühlt an deiner holden Seite
Sich Augenblicks den Günstling des Geschickes;
Mich schreckt der Wink von dir mich zu entfernen,
Was hilft es mir so hohe Weisheit lernen!

Nun bin ich fern! Der jetzigen Minute
Was ziemt denn der? Ich wüßt' es nicht zu sagen;
Sie bietet mir zum Schönen manches Gute,
Das lastet nur, ich muß mich ihm entschlagen;
Mich treibt umher ein unbezwinglich Sehnen,
Da bleibt kein Rath als gränzenlose Thränen.

So quellt denn fort! und fließet unaufhaltsam;
Doch nie geläng's die innre Glut zu dämpfen!
Schon rast's und reißt in meiner Brust gewaltsam,
Wo Tod und Leben grausend sich bekämpfen,
Wohl Kräuter gäb's, des Körpers Qual zu stillen;
Allein dem Geist fehlt's am Entschluß und Willen,

Fehlt's am Begriff: wie sollt' er sie vermissen?
Er wiederholt ihr Bild zu tausendmalen.
Das zaudert bald, bald wird es weggerissen,
Undeutlich jetzt und jetzt im reinsten Strahlen;

Wie könnte dieß geringstem Troste frommen,
Die Ebb' und Fluth, das Gehen wie das Kommen?

Verlaßt mich hier, getreue Weggenossen!
Laßt mich allein am Fels, in Moor und Moos;
Nur immer zu! euch ist die Welt erschlossen,
Die Erde weit, der Himmel hehr und groß;
Betrachtet, forscht, die Einzelheiten sammelt,
Naturgeheimniß werde nachgestammelt.

Mir ist das All, ich bin mir selbst verloren,
Der ich noch erst den Göttern Liebling war;
Sie prüften mich, verliehen mir Pandoren,
So reich an Gütern, reicher an Gefahr;
Sie drängten mich zum gabeseligen Munde,
Sie trennen mich, und richten mich zu Grunde.

2

WEIMAR, 15. OKTOBER 1823

Liebe Ulrike,
die Elegie ist aus dem Haus. Dreierlei kann man nicht bei sich behalten: Feuer, Liebe, Verse. Ich habe zu lange den Abgeklärten gespielt! Jetzt habe ich Stadelmann bestochen und ihm gesagt, dass es sich um eine Bestechung handelt, die Summe hat ihn sprachlos gemacht, er hat sich verneigt wie ein Akrobat. Er hat Bad Berka vorgeschlagen. Damit ist die Elegie in der Welt. Die Kraft für diesen Kraftakt kam aus dem Schwächeanfall, der mich vorgestern Abend aus dem Blauen Zimmer getrieben hatte. Ach, Ulrike, so sollten Zimmer nicht mehr heißen. So heißt dieser Salon, weil seine Wände blau sind. Und gleich daneben der Gelbe Salon. Arnikagelb, Ulrike. Gemacht hat's der Kunst-Meyer vom Zürichsee, mein Verzweifler Nr. 1, der vor 30 Jahren das Haus umgebaut hat für mich. Wenn Sie je die langsamsten, die hingezogensten Stufen der Welt, nämlich die von mir entworfene Treppe gegangen sind, die ich gezeichnet habe, als ich von Ihnen nichts wusste, die mich aber jetzt nur noch an Ihre Art zu gehen erinnert, so locker, wie Sie gehen, Sie schreiten nämlich, aufwärts auch auf der Ebene – diese Treppe führt nicht ordinär vom Platz draußen ins Haus hinein, sondern erst innen von der Einfahrt zum Hof –, wenn Sie also mit Ihrem aufwärts

gleitenden Schritt auf der obersten Stufe angekommen sind, lesen Sie auf der Schwelle, dunkel eingelassen ins helle Holz, SALVE. Ich sage Ihnen das jetzt schon, weil ich weiß, Sie schauen nie vor sich hin, nie auf den Boden, sondern immer hinauf, dahin, wo Ihre Ziele sind. Dann träten Sie ein, würden sich wundern, würden wahrscheinlich Ihren zu allem fähigen, überlebendigen Mund verziehen, wenn Sie den viel zu großen Junokopf sähen und dann auch noch all die anderen Büsten, Ihren Schiller, Herder, Winckelmann, aber dass ein Zimmer, das schönste, blau ist, lavendelblau, das würde Sie mit der Künstlichkeit dieser Wohnstatt vielleicht versöhnen, und das zweitschönste, liebe Ulrike, ist gelb, wie die Arnika gelb ist.

Also vorgestern Abend. Der Hausherr empfiehlt sich leise. Da konnten sie wieder tuscheln: Marienbad, der Alte Werther … Pfui Teufel! Und jetzt sage ich dem Hausherrn: Das darf nicht mehr passieren. Der soll sich das aufschreiben. Er wird, das verspricht er Ihnen, Listen anlegen. Liste Nr. 1: Regeln zur Vermeidung jeder Vermutbarkeit.

1. Keine Absage auf Raten. Jede Musik mitmachen. Ottilie und August wollten ihn natürlich in der Balkonloge der Öffentlichkeit präsentieren. Schaut her! Er ist wieder da! Wir haben ihn eingefangen! Er hätte erscheinen sollen. Nach links und rechts ausstrahlen die Stimmung: Es ist geschafft. Sogar Musik, die Umwerferin schlechthin, kann dir nichts mehr anhaben.

2. Jede Runde, die einem jungen Mann ergeben ist, in der Ergebenheit übertreffen. Den jungen Mann in Komplimenten ertränken. Die Führung übernehmen im Komplimente-Machen. Dass dir zu gar allem, was der sagen kann, immer noch Brillanteres einfällt als deinen Seidenhäschen, Kanzler von Müller, Professor Riemer, Baudirektor Coudray und

Konsorten, das ist sicher. Dass die drüben sich dann lustig machten über ihn, störte nicht. Der Liebende ist unverwundbar. Außer von der, die er liebt. Er lebt unter einem anderen Himmel. Anwesend nur zum Schein. Wenn die über das Wetter und über Kant reden, herrscht in ihm das heilige Durcheinander der Liebe.

Der junge Nicolovius. Die Spur zu de Ror. Ich glaubte also, ich würde mich wohler fühlen, wenn ich die Notwendigkeit der Gedankenverläufe, die nicht zu vermeiden waren, anerkannte. Ich musste den Vornamenlosen taufen. Ich taufte ihn Velozifer. Liebe Ulrike, Sie haben mir den Vornamen des Vornamenlosen verschwiegen. Der hat Sie ins Vertrauen gezogen. Sie haben sich ziehen lassen. Sie sind jetzt drin. Exzellenz kann schauen, wo sie bleibt. Velozifer eilt also nach Paris, um der französischen Königin einen Diamanten zu *schenken*, den hochkarätigsten Diamanten, den es zur Zeit gibt auf der Welt. Ihre Mutter hat mir ein paar Tage später – Sie waren gerade mit den Schwestern Blumen pflücken gegangen – über den Vornamenlosen erzählt, was sie vom Grafen Klebelsberg erfahren hatte. Das Wort verkaufen gebe es nicht bei ihm. Weil jedes Stück so viel mehr wert sei, als er dafür wolle, nenne er jeden Verkauf mit Recht ein Geschenk.

Sehen Sie seine Augen noch vor sich? Ich schon. Ich sehe nichts so deutlich wie seine Augen. Fast schwarze Pupillen, aber hellgrau umrandet. Das kenne ich sonst nur bei Vögeln. Und Vögel, so viel Liebes und Schönes man ihnen nachsagen kann, der Blick der Vögel gilt als kalt und stechend. Jetzt rede ich von ihm schon, wie die Leute von Napoleon reden. Ich hätte, um die Vögel zu schonen, sagen müssen: Diese Umringung kennt man sonst nur von Saturn. Und das ist der Planet der Drohungen. Einssiebenundachtzig groß sei er, sagte Ihre Mutter, ohne dass ich nach seiner Größe gefragt hätte. Und dass er praktisch ununterbrochen unterwegs sei zwischen Paris und Wien. Also dass er da in Straßburg Station machen muss und das französische Internat zu finden wissen wird, ist doch keine krankhafte Einbildung meinerseits. Seine napoleonisch kurzgeschnittenen, sehr dicht und dunkel sitzenden Haare machen ihn zu einer militärisch schönen Erscheinung. Wäre da nicht sein violetter Frack …

Ach, ich lass es, liebe Ulrike. Er hat sich an Ihnen entzündet, er ist im hohen Grad veloziferisch, ich hätte, müsste ich gegen ihn konkurrieren, nicht die geringste Aussicht zu bestehen. Ich dürfte es nicht einmal wünschen. Ihretwegen. Er hat nicht nur Zukunft, er ist die Zukunft. Dieser meiner Aussichtslosigkeit entziehe ich mich durch einen grausamen Wunsch: Könnte man doch die Seele blenden, wie man die Augen blenden kann. Dass Sie gar nicht mehr denken könnten an ihn. Wenn Sie mir demnächst doch antworten – von dieser Einbildung kann ich nicht lassen –, sagen Sie doch noch einen Satz zu dem letzten Satz, den er, als er sich so anmaßend und besitzergreifend von Ihnen verabschiedete, gesagt hat. Sie haben ihn in Marienbad bei mir in der Goldenen Traube ganz fröhlich, irgendwie nichts ernst nehmend, zitiert. Il y a quelque chose dans l'air. Hat er gesagt: Je sais qu'il y a … oder je pense qu'il y a … oder je sens qu'il y a …? Und er hat, wenn ich mich an Ihre Mitteilung recht erinnere, auf jeden Fall dazugesagt: Entre nous il y a … Oder am Schluss: Il y a quelque chose dans l'air entre nous? Oder war die Formulierung als ganze so: Je sens, qu'entre nous il y a quelque chose dans l'air? Ich wäre Ihnen wirklich dankbar, wenn Sie sich die Mühe machten, mir den Abschiedssatz korrekt mitzuteilen. Ich finde, davon hängt ab, womit Sie, womit wir zu rechnen haben. Wenn ich von Ihnen erfahre, dass Sie die Elegie lesen konnten, werde ich Ihnen, was ich in dieser Nacht habe schreiben müssen, schicken. Ich kann so negativ nicht bleiben. Unser Diktierspiel, mir das liebste, soll mir jetzt helfen.

An die postrevolutionäre Internatsdame.

Und so bliebe mir zuletzt eine geziemende treue Bitte noch übrig: Möchten Höchst Dieselben mich mit fortdauernder Huld und Gnade beglücken, in dem Kreis liebster Angehöriger meiner wohlwollendst gedenken und mir bei nächster Zukunft Vergünstigung und Gelegenheit zu mannigfaltiger Mitteilung gnädigst gewähren.

PS: Ich bin ein Pedant, ich weiß. Aber ich käme mir nachlässig vor, wenn ich Ihnen nicht mitteilte, was mir, wenn ich an unseren Nicht-mehr-Vornamenlosen denke, in den Sinn kommt. Heuer im Juni, gar nicht so lange vor der Abreise ins selige Böhmen, ließ mich der Gnädige Herr rufen, Diamanten sollte ich, der Stein-Experte, anschauen. Monsieur Soret, Prinzen-Erzieher am Hof, Naturwissenschaftler, mir durch Anti-Newton-Überzeugungen vielfach verbunden, hatte aus seiner Vaterstadt Genf einen Chemiker, Physiker, Techniker geladen, der vor uns, dem Herzog, mir, Kanzler von Müller und Baudirektor Coudray, ein Behältnis aus Mahagoni aufschlug, dann lagen vor uns aufgereiht in dunklem Samt die herrlichsten Diamanten in jeder Größe und Form. Wir sollten prüfen und wählen, kaufen würde, wenn wir dazu rieten, unser Allergnädigster Herr. Der eher zurückhaltende Genfer ließ uns Zeit. Jeder von uns riet zu zwei oder drei Stücken, die ihn anzogen. Dann der Genfer: Keiner dieser Diamanten sei echt. Alle produziert von ihm selbst. Und wies uns noch hin auf Unreinheiten, die zu beheben er inzwischen imstande sei. Da die Steine nicht die Hälfte dessen kosteten, was sie, wären sie echt, gekostet hätten, kaufte der Gnädige Herr die ganze Lade. Der Genfer versprach, mit noch besser fabrizierten Stücken bald wieder zu kommen. Muss ich das nicht mitteilen? Es könnte doch die rasante Zukunft unseres Diamanten-Verschenkers touchieren? Auf jeden Fall: mitgeteilt wird es nicht um seinetwillen, sondern um Ihretwillen. Gute Nacht.

Vielleicht werde ich Ihnen diese Briefe NICHT schicken, was im Augenblick unvorstellbar ist – schicken könnte ich sie Ihnen ohnehin nur, solange Sie in Straßburg sind –, ich lebe davon, dass ich weiß, Sie werden lesen, was ich Ihnen schreibe, wenn Sie's aber, um auch das Unmöglichste zu denken, nicht lesen werden oder erst nach meinem Tod, und wenn Sie dann, weil mein Lebenswandel hier von einigen beobachtet und vielleicht mitgeteilt wird, lesen, was ich an dem Tag und Abend in einem Brief geschrieben habe, der aus nichts besteht als aus Einsamkeit oder, wenn Sie's dem Gefühl nach wollen, aus Verlassenheit, dann, bitte, glauben Sie nicht, was Sie *über* mich lesen, sondern meinem Brief. Noch einmal, gute Nacht. Übrigens: Gestern, auf festlichstem Papier: mein Freund Knebel, fünf Jahre älter als ich, heiratet, heiratet wieder, heiratet eine dreiundvierzig Jahre Jüngere, ich gratuliere natürlich, und wie, ich schäume vor Gratulationswut und Neid.

WEIMAR, 16. OKTOBER 1823

Liebe Ulrike,
immer kehren die Augenblicke zurück, in denen ich nicht gut genug war. Ich halte es für ein Glück, dass ich, was ich versäumte, noch nachbessern kann. Erinnern Sie sich: Schön sehen Sie aus. Haben Sie gesagt. Ich stutzte. Und Sie: Heute! Das war also ein Scherz. Mit HEUTE wollten sie gesagt haben: Jetzt tun Sie doch nicht so komisch überrascht, als

wüssten Sie nicht, wie oft Sie gut aussehen, also mach ich's halt kleiner und sage HEUTE, keine Angst, nur heute. Ich aber hörte den schönen Satz falsch. Meine Antwort hätte sein müssen – und nur, um Sie die versäumte Antwort wissen zu lassen, schreib ich Ihnen heute –: Und Sie! hätte ich genau so übermütig rufen müssen, und Sie! und Sie! und Sie! In mir gibt es eine Daueransprache an Sie, hätte ich sagen müssen, wie anstrengend das ist, andauernd unterdrücken zu müssen, was andauernd heraus will. Andauernd könnte ich, ach ja, jubeln. Liebe Ulrike, die Unsachlichkeit, mit der Sie dann und wann sich selber zur Sprache brachten, ist beeindruckend und grotesk. Ich fasse zusammen, was Sie in 49 Sommertagen über Ihr Aussehen bemerkten: Ohren zu groß, Haare zu dünn, Augenfarbe unentschieden, Näschen mit einem Knick, Mund zu klein. Jetzt, was ich in 49 Sommertagen beobachtet und studiert habe: die Ohren, zwei Blütenblätter der kostbarsten Frucht. Der Mund, andauernd im Dienst einer unerschöpflichen Lebhaftigkeit, kann, da er nie zu sich selber kommt, nie zu groß oder zu klein sein, wohl aber ist er die märchenhaft zarteste Verschlingungsgewalt selbst. Für den Einfall Ihrer Nase, kein Lineal sein zu wollen, sollten Sie ihr dankbar sein. Ihre Haare aber, meine Liebe, sind von Ihnen ganz unabhängig, sie bedürfen Ihrer nicht, aber Sie bedürfen dieser Haare, die bedecken nämlich in ihrem sanften Fall den Kopf eines Mädchens, das von Urteilen sprüht, die die Nachhaltigkeit von Sternbildern haben. Ihre Augen, ach, Ulrike, Sie wissen es ja schon von mir, Ihre Augen sind das Bezwingende schlechthin. Ihre Unwiderstehlichkeit, liebe Ulrike, das ist Ihr Blick, mit dem keiner fertig wird. Wie das Meer haben Ihre Augen die Farbe immer vom Himmel, aber was das Meer nicht hat, dazu haben sie eben auch noch die Farbmacht Ihres inneren Himmels. Es reicht, hör ich Sie rufen. Ein wenig weniger hätte der Glaubhaftigkeit nicht geschadet, sagen Sie, weil Sie meiner natürlichen Hemmungsarmut gern Zügel anlegen. Gute Nacht, mein holder Hereinkömmling. Bitte, nehmen Sie Platz, wo Sie wollen. Ach, Sie wollen tanzen. Allein? Ach so, vor mir! Nichts könnte mir erwünschter sein. Sie sind als eine von der Natur vollkommen ausgebildete Tänzerin zur Welt gekommen. Ihnen glückt jede Bewegung. Sie schlendern und schlenkern Ihre Glieder so riskant wie genau, Ihr Hals führt den Kopf spazieren von einer Schulter zur anderen, und schon finden sich Ihre Hände hoch über Ihnen. Da kann die Musik nicht mehr länger zögern. Ein schöner weißer Vogel dirigiert mit seinen Flügeln ein gefiedertes Orchester. Schon gehen Sie, als wateten Sie in einem süßen Sumpf. Schon stelzen Sie, als sei Ihnen kein Stückchen Erde wert, von Ihren klingenden Füßchen berührt zu werden. Sie sind eine seriöse Parodistin aller tierischen und menschlichen Bewegungsmöglichkeiten. Sie fallen und steigen, aber Sie steigen höher, als Sie fallen. Mühelos kommen Sie auf der unsichtbaren Treppe mit den ihrerseits klingenden Stufen hoch oben an. Dann machen Sie aus Ihren Füßchen zarte Trommelschlegel und vibrieren damit auf etwas, was man nicht sieht, was aber durch Ihre Vibrationen anfängt zu klingen. Das Orchester der Vögel, hauptsächlich Streicher, versinkt in hohen, seufzenden, dann in der höchsten Höhe versinkenden Tönen. Die Flügel werden angelegt. Aber der Dirigent und alle Vögel bleiben, wo sie sind. Der Vogel-Dirigent sagt zu Ihnen hin: Wir wollen nur nicht nach Hause. Das wird von einem Publikum, das man bis dahin nicht bemerkt hat, mit Begeisterung beantwortet. Kein Mensch will mehr nach Hause. Ein ungeheurer Chorgesang erhebt sich, um den einzigen Satz hundertfach zu singen: Kein Mensch will mehr nach Hause. Dann löscht der Hausmeister das Licht und schreit lustig in den Saal: Morgen ist auch noch ein Tag. Gute Nacht, liebe Ulrike. Es wäre für mich eher enttäuschend, wenn ich als sicher annehmen müsste, Du würdest, was ich Dir, wirklich nur Dir schreibe, nie lesen.

PS: Über Du und Sie ein anderes Mal mehr. Entschuldige, Ulrike. Ich kann nicht ins Bett. Mir ist, seit ich Dich kenne, nichts so schwer geworden wie das Einschlafen. Immer der irre Wunsch, nie mehr einschlafen zu müssen. Bin ich wieder ein Kind? Warum wollen kleine Kinder nicht einschlafen, Ulrike? Warum müssen sie mit Sang und Klang jeder Art hinausgetäuscht werden aus ihrem unersättlichen, genialen Wachsein? Ich weiß es jetzt. Sie empfangen in jeder Sekunde tausend Daten, für sie ist die Welt eine einzige Attraktion, der sie mit Sinnen folgen, von deren Aufnahmefähigkeit sie dann ein Leben lang zehren. Und dann sollen sie in einen Schlaf, der nichts bringt als Ton- und Farblosigkeit. Nein, brüllen sie und wehren sich wüst gegen das Einschlafenmüssen, unterliegen aber schließlich den Routinelisten der Erwachsenen. Bin ich ein Kind? Bitte, beantworte mir morgen diese Frage. Ich will wenigstens andeuten, warum das Einschlafen und Schlafen jetzt so unannehmbar ist. Jetzt hör ich mich die kurzen Schreie ausstoßen, die mir zum ersten Mal in der Nacht nach dem Auftritt des Vornamenlosen passierten. Allein zu sein in einer Nacht und dann zu hören, wie sich solche kurzen kleinen Schreie aus dir lösen, das hat etwas. Wenn ich das öfter sage: das hat etwas, und dann nicht zu sagen weiß, was es hat, dann will ich vermeiden, eine größere Empfindung an kleinere Wörter zu verraten. Mein Kopf ist ein Schlachtfeld, auf dem ich besiegt werde Tag und Nacht. Dass ich mich überleben lasse unter allen Umständen, ist der Grund für die Niederlage ein für alle Mal. Der Grund für jede

Niederlage ist die unbehebbare Abhängigkeit. Jetzt wird es noch ernster, Ulrike. Und wenn ich nicht vorher husarenhaft Du gesagt hätte, könnte ich Dir gar nichts vortragen, was so ernst ist. Du bist von mir weniger abhängig als ich von Dir. Wenn Du von mir abhängig wärst wie ich von Dir, würdest Du Dir dort von zwei Mitschülerinnen zwei Leintücher leihen, würdest sie mit Deinem Leintuch zusammenknüpfen, würdest die drei Tücher oben am Fensterkreuz festbinden – Du hast mehr als einmal erwähnt, dass Du niemals einen theoretisch tendierenden Beruf haben möchtest, nur etwas Praktisches komme in Frage, die Hände müssen dazugehören, hast Du gesagt –, also würdest Du die Tücher, die Du an den Diagonalecken zusammengebunden haben wirst, zu einer Art Tuchseil oder auch Tuchwurst machen, dann Dich daran hinunterlassen und, von neiderfüllten Wünschen Deiner Kameradinnen begleitet, wärst Du auf und davon. So viel Bares, dass es bis Weimar reicht, hast Du. Und warum steigst Du nicht aus hier am Posthaus und kommst die nicht ganz fünf Minuten herüber zum Frauenplan und wirfst mir Steinchen ans Fenster, dass ich, der ich schlaflos hier sitze und auf nichts als auf diese Steinchen warte, sofort am Fenster wäre, Dich drunten sähe, schon drunten wäre bei Dir, Dich umarmte, küsste, heraufführte zu mir für immer, warum liebe Ulrike, findet genau das nicht statt? Bei mir zieht sich ein unabstellbares Spruchband durch den Kopf: Sie kann jeder Zeit von Straßburg nach Dresden unterwegs sein. Gründe, plötzlich zur Familie zu müssen, gibt es genug. Und von Straßburg nach Dresden kommt man ganz nah an Weimar vorbei und, wenn man nur ein bisschen nicht aufpasst, durch Weimar. Hier kann man sogar die Pferde wechseln. Hat Aufenthalt. Mindestens eine Stunde. Wenn sie hier Weimarer Boden beträte, sich an der Poststation erfrischte, dann weiterführe, ohne mich sehen zu … das ist doch nicht vorstellbar. Das muss ich doch nicht denken. Wenn sie aber in einer dringenden Familienangelegenheit von Straßburg nach Dresden reist, und das vermag? Was jetzt folgt, ist kein Vorwurf, sondern Feststellung einer naturgesetzlichen und gesellschaftlich tausend Jahre lang abgesegneten Ursache: Du bist von mir weniger abhängig als ich von Dir. Wenn Du diesen Brief liest – ich hoffe, schon bald –, dann erinnere Dich, wann und wie oft und wie lange Du vom Abend des 16. Oktober bis, sagen wir, drei Uhr morgens des 17. Oktober an mich gedacht hast. Unwichtig die Qualität Deines An-mich-Denkens. Dir könnte eingefallen sein, dass Du mich leise darauf aufmerksam gemacht hast im Großen Saal während der Dr. Rehbein-Verlobung, dass ich aus Nervosität immer mein Taschentuch zusammenrolle und dann diese Rolle oder Wurst mit der Linken umfasse, und mit der Rechten ziehe ich sie dann nach rechts hinaus, dann zurück nach links hinaus, aber nie so weit, dass sie gar nicht mehr in der Linken wäre. Was will ich damit sagen? Mir würde es helfen, von Dir zu erfahren, wie oft ich Dir einfalle und was sich, wenn ich Dir einfalle, abspielt in Dir. Es ist tatsächlich wieder drei Uhr nachts. Ich lege mich hin, lasse das Pultlicht brennen, schaue zur Decke hinauf und denke an Dich. Morgen werde ich eine Liste anlegen, darauf soll alles stehen, was mir gefährlich werden kann. In mir und um mich herum. Eine Liste dessen, was ich zu meiden habe. Gute Nacht, Liebste.

PS: Es würde genügen, wenn Sie schreiben würden: Meine alles bedenkende Mutter schreibt Ihnen doch dann und wann, Exzellenz. Sie schreibt Ihnen, dass Sie mir nicht schreiben sollen. Sie hat ein Konzept. Dann schreib mir doch heimlich, Mensch.

Die Liste der Vorsicht und des Vermeidens. Welche Situationen sind gefährlich, weil sie Anfälle und Überfälle provozieren.

Jedes Ausdemfensterschauen ruft die Fenster der Goldenen Traube her. Jedes Glasinderhandhalten die Promenade. Jede Erwähnung Napoleons. Jede Erwähnung von Gedichtübersetzung. Jede Erwähnung des Wortes Vornamen. Ebenso die Wörter Palais, Brunnen, Kreuz, Schokolade. Nicht mehr äußern, dass jetzt alle Spazierfahrten langweilig seien, und dadurch merken lassen, dass jemand, mit dem sie nicht langweilig wären, fehlt.

Vorher wissen, wann die Kirchenglocken läuten. Dass der Sehnsuchts-Schreck dich nicht gleich wieder zum Zittern bringt. Immer um sechs von der Promenade zurück, noch auf der Terrasse, dann läuteten plötzlich Kirchenglocken, wir sahen einander an, stumm. Solange die läuteten.

Bei plötzlichen Regenfällen nicht gleich wieder daran denken, dass man in Marienbad auf dem Weg vom Kreuzbrunnen hinauf zum Klebelsberg-Palais zweimal richtig durchnässt worden ist.

Wenn von Tanz gesprochen wird, nicht mit unterdrücktem Grimm alle hier gebotenen Tänze abwerten, weil Ulrike besser getanzt hat als alle hiesigen Tänzerinnen.

Vorsicht bei jeder Stellungnahme zur Farbe BLAU.

Julie v. E. gegenüber nie mehr einen Satz beginnen mit: Wenn du meine Tochter wärst …

Größte Vorsicht, wenn erwähnt wird, wer auf dem Weg von Dresden nach Paris in Weimar Station macht, wie neulich der Komponist Lecerf.

Größte Vorsicht bei Unterhaltungen über Musik: Ob Musik seelische Wunden heile oder verschlimmere. Vorgestern ganz verkehrt, Madame Szymanowska für ihr großartiges Klavierkonzert zu danken als eine Heilung seelischer Wunden. Ottilies Blickwechsel mit August.

Peinlichster Fehler gestern, als beim Abendessen ein Toast auf die Erinnerung ausgebracht wurde, harmlos, absichtslos von der Mutter Egloffstein. Dann mein Zornausbruch gegen dieses Wort, gegen er-innern, als sei das nötig, wo doch alles schon in uns ist, und wie! Ein törichtes Wort: Er-innerung! Mein Ausbruch verriet alles, was ich sorgfältig verberge. Blickwechsel rundum.

Allergrößte Zurückhaltung beim Thema Schmuck. Weder dafür noch dagegen.

Gefährliche Sekunde neulich. Der junge Dichter Platen zitierte eine Stelle aus den Wanderjahren: Der Reisende mit geborgtem Namen. Hat ihm gefallen, obwohl so etwas sicher nie vorkomme. Ich habe den Vornamenlosen, der überhaupt nicht hergehörte, nicht unterdrücken können. Kanzler von Müller, der Einzige, der vielleicht etwas ahnte. Die anderen befremdet.

Sobald jemand von Kupferstichen anfängt, bin ich nicht mehr da, weil Ulrikes Mutter deutlich gesagt hat, am schönsten finde sie es, wenn Ulrike und ich neben einander sitzen und Kupferstiche aus Raffaels Zeiten anschauen.

Riemer gestern: Etwas sicher wissen und sich selber danach richten ist zu viel verlangt. Das ging gegen mich. Ottilie hat auch sofort versucht, mich hineinzuziehen. Ich bin ausgewichen: So simpel sind wir eben nicht verfasst, das Wissen lenkt uns weniger als das Glauben. Ottilie kniff ihren sowieso nicht vorhandenen Mund zusammen.

Gefährlich: Wenn der Nebel über den Wäldern hängt wie in Marienbad nach den Regennächten. Wie soll ich nicht daran denken, dass ich zu Ulrike gesagt habe: Sieht aus, als söffen die Tannenspitzen im Nebelmeer. Söffen hatte Ulrike noch nie gehört. Damit hatte ich gerechnet. Solange nach Regennächten Nebel verhängt ist, muss ich mich hüten.

Aufpassen: Den Ekel vor Paaren nicht beherrschend werden lassen.

Sobald das Wort Kissen vorkommt, mit aller Kraft die sich aufdrängende Erinnerung an den Vormittag verundeutlichen: Wie sie auf dem Sofa Platz nahm und dabei den linken Arm mit einer ganz unnötig weit ausholenden Bewegung auf dem großen gelben Kissen landen ließ.

Aufpassen, der Mund! Jedes Mal wenn ich an einem Spiegel vorbeikomme, seh ich, mein Mund ist verkniffen. Der linke Mundwinkel. Verzerrt. Regelmäßige Lippenbewegungen. Entspannung der ganzen Mundpartie. Nichts passt so wenig zum edel Entsagenden wie dieser nach links abwärts gezerrte Mund.

Aufpassen, sobald eine Nachricht eintrifft, die mit Heirat zu tun hat! Dreimal hinschauen, dass nicht mehr so eine Blamage passiert wie mit Knebel! Nicht der fünf Jahre ältere Knebel hat geheiratet, sondern sein Sohn!!!

WEIMAR, 19. OKTOBER 1823

Liebe Ulrike,
Ein liebender Mann.

Als wir Du sagen durften, habe ich Dir auf der Waldwiese die Lupine gepflückt, die auf uns gewartet hat. Unter blauen und roten Lupinen habe ich diese eine gepflückt, die rote. Das düster glühende Lupinenrot liebe ich. Bevor ich sie Dir habe geben können, bist Du in die Wiese hinausgegangen. Du trittst, wie Du durchs Gras gehst, nichts nieder. Ich habe

Dir zugeschaut, wie Du Dich gebückt hast, wie leicht Du Dich gebückt hast, wie schön Du warst, als Du Dich gebückt und Deine Lieblingsblumen gepflückt hast. Und bist zurückgekommen mit dem Arnikastrauß und hast den dichten gelben Strauß geöffnet für meine Lupine. Die ließ ihr Düsterrot in Deinem Schwall Gelb untergehen. Wir haben dazu gelacht. Nicht laut. Aber Gesichter von Lachenden haben wir gehabt, als wir dann zurückmarschierten in die Welt, die Karlsbad heißt.

Was soll ich noch, als sagen, was war. Weißt Du, Du kannst es nicht wissen, ich muss es sagen, was der Abbé, meine Pädagogikschublade Nr. 1 in Wilhelm Meisters Lehrjahren, sagt: Alles ist relativ. Du wirst es noch erleben, dass nach all den absolutistischen, dogmatistischen, nationalistischen und humanistischen Schwärmereien ein paar Besonnene auf diesen Satz kommen werden. Der Satz ist unfertig. Das macht ihn nicht weniger brauchbar. Wer aber seine Unfertigkeit erfährt, soll es doch sagen. Sonst gilt der Satz mehr, als er gelten soll. Alles ist relativ, ausgenommen die Liebe. Das ist eine Erfahrung. Meine Erfahrung durch Dich. Du musst Dir gefallen lassen, dass ich es Dir sage. Du bist einzigartig. Mit Deiner Einzigartigkeit beherrschst Du mich. Tag und Nacht. Gibt es nicht tausend Mädchen, Frauen, so und so gewachsen, so und so lachend, gehend, tanzend, schauend, ja, auch schauend, gibt es nicht Wunderwerke von Mädchenblicken, Frauenaugen, tiefe Märchenseen, wartend auf den Sturm, der ihren Reichtum zur Welt bringt? Kann sein, kann sein, kann sein. Für mich ist keine einzigartig. Vielleicht bin ich der Einzige, der Deine Einzigartigkeit erlebt. Vorstellbar ist es nicht. Aber denken tu ich das gern. Wenn ich der Einzige bin, der Deine Einzigartigkeit erlebt, dann musst Du doch mein sein. Das ist die schönste, die platonische Märchenvorstellung: Jeder Mensch ist einzigartig, aber nur für einen einzigen Menschen. Und der bist Du für mich. Ich muss mir dafür nicht aufzählen, was Eigenschaft heißt oder Haarfarbe. Wenn ich der Einzige bin, für den Du einzigartig bist, bleibt nur noch zu fragen: Bin ich einzigartig für Dich? Ich bin's nicht. Sonst wärst Du längst hier. Eingebrochen, hereingeklettert bei Regen und Sturm, ohne Rücksicht auf jede Art von entgegenstehender Ordentlichkeit. Du bist trotzdem einzigartig für mich. Diese Asymmetrie ist die Schere, die das Unglück misst. Dafür weiß ich, was Liebe ist. Vorschnell habe ich mir im Divan den Einlass ins Paradies erschrieben. Das Leben hatte mich borniert gemacht. Großgetönt habe ich:

Nein! Du wählst nicht den Geringern!
Gib die Hand, daß Tag für Tag
Ich an Deinen zarten Fingern
Ewigkeiten zählen mag.

Diese tändelnde Gewissheit ist mir jetzt zerschlagen worden. Ich verwünsche die kulturelle Wünscherei. Aber die Utopie, vermag sie nichts? Wenn Sie wieder überdeutlich abwesend sind, lande ich bei der Neuen Héloïse und dergleichen, flüstere vor mich hin: Und zu den Füßen seiner Geliebten sitzend, wird er Hanf brechen, heute, morgen und übermorgen, ja sein ganzes Leben.

Wird er? Sag es ihm. Bald.

Es gibt das Paradies: Zwei für einander. Es gibt die Hölle: Einer fehlt.

Liebe Ulrike, Dir mute ich zu, was ich den armen, von naturlosen Traditionen Betäubten meiner Kreise nicht zumuten kann. In Karlsbad, wo man dichter an einander vorbeiflanierte, hat einer, als er uns eng neben einander gehen sah, herübergewitzelt: Sie probieren wohl Ihre Unsterblichkeit aus. Das ist Kulturgeschwätz. Dir, die denkt und nie nachäfft, kann ich sagen, was ich, weil ich aufgepasst habe, weiß: Einige Naturen erleben eine wiederholte Pubertät, während andere nur einmal jung sind. Das ist kein Künstlerprivileg. Es ist kein Geschenk der Natur. Es will erworben sein durch Arbeit. Diese Arbeit ist moralfrei. Wie Muskulatur, Augenkraft, Gehör, Stimme, Herzklopfen, Hufeland nennt's Lebenskapazität. Das war die Epistel von dem, was wirklich ist.

3

Brief von Ulrike.

Ulrikes Brief glitt ihm aus den Händen. Er hatte ihn nicht zu Ende lesen können. Jetzt lag der Brief vor ihm auf dem Boden. Ein Brief auf blauem, gerändertem Glanzpapier. Er durfte sich nicht bücken. Stadelmann. Der kam sofort. Goethe zeigte auf den Brief. Stadelmann hob den Brief auf und ging deutlich rücksichtsvoll aus dem Zimmer. Er hatte den lavendelblauen Brief mit der heutigen Post gebracht. In Marienbad und Karlsbad hatte er öfter lavendelblaue Briefe zu bestellen gehabt. Goethe sah, seine Hände zitterten. Sein Herz hämmerte. Er musste atmen. Er atmete nicht von selbst. Immer erst, wenn es zu spät war. Dann japste er nach Luft. Dann wieder nichts mehr. Bis es wieder zu spät war. Er versuchte zu atmen, bevor er wieder japsen musste. Nur ganz flach anatmen konnte er. Hin und her gehen. Ja, er ging hin und her. Sogar ziemlich rasch. Er beeilte sich. Es musste entschieden werden, ob er Ulrikes Brief zu Ende lesen konnte. Gelesen hatte er bis zu dem Satz, in dem mitgeteilt wurde, Herr de Ror werde am 31. Oktober in Straßburg erwartet. Im Ulrike-Stil. Kurz, knapp, ohne Verzierung. Dieser Mitteilung ging voraus, wie es zu diesem Besuchstermin kommen konnte. Graf Klebelsberg und die Mutter haben dafür gesorgt, dass der Kontakt mit Herrn de Ror nicht abriss. Jetzt meldete de Ror entweder direkt der Mutter oder auch wieder über den Herrn Finanzminister, dass er eine sensationelle Kollektion aus Brasilien zu zeigen habe. Edelsteine, wie sie Europa noch nicht gesehen hat. In Paris, in Wien, in Dresden oder, warum nicht, in Straßburg. Und die Mutter oder Graf Klebelsberg oder beide, wahrscheinlich beide, sagen: Straßburg. Ulrike wird das als Beschluss mitgeteilt. Sie kann wohl nichts dagegen haben, dass man sich bald einmal wieder sieht. Und wie herzlich Herr de Ror alle grüßen lässt. Besonders natürlich die Schönheit namens Ulrike. Er hoffe immer noch, in Ulrike eine dem Schmuck günstige Empfindung zu wecken. Ihren aphrodisischen Hals und die schwellenden Ohrläppchen so zu vernachlässigen sei eine Sünde …

Dann war ihm der Brief aus den Händen gefallen. Stadelmann hatte den Brief aufgehoben, hatte eine Sekunde lang gewartet, ob er den Brief seinem Herrn in die Hände geben oder ob er ihn auf den Tisch legen sollte, hatte dann schnell entschieden, ihn auf den Tisch zu legen. Da lag er jetzt. Das eilige Hin- und Hergehen hatte genützt. Er atmete wieder richtig. Er mäßigte das Tempo. Trotz dieses Inhalts hatte er, als er den Brief las, noch gedacht: Ganz und gar Ulrike. Wie auf ihren Billets in Marienbad. Eine Sprache ohne Schmuck. Da war er wieder bei ihrem Hals, bei ihren Ohrläppchen. Ihr aphrodisischer Hals. Das fand er noch nichtssagender als die schwellenden Ohrläppchen. Der Blick des Schmuckverkäufers entdeckte natürlich, was da fehlte. Dass Ulrike aber einen Anti-Schmuck-Affekt beherbergte, weil ihre Mutter immer herumlief wie eine Schmuckwarenmesse auf zwei Beinen, das begriff ein Herr Velozifer nicht.

Er musste hin und her gehen. Das Tempo musste er wieder steigern. Er musste so schnell gehen, dass er mit Atemholen beschäftigt war. Und wenn er so hin und her rannte, wusste er auch, warum sein Herz gegen die Brustwand hämmerte und im Hals heraufschlug. Sein Herz, das gefangene Tier. Er, der Gefängniswärter. Mit welcher Uhr soll er die Sekunden von heute bis zum 31. Oktober zählen. Heute, der 24. Oktober. Er würde den Brief heute nicht mehr zu Ende lesen. Er ging zum Schreibtisch, da lag der dritte Band des Adelung'schen Wörterbuchs der Hochdeutschen Mundart. Ganz von selbst griff er nach dem großen dicken Buch und legte es auf den Brief. Konnte er aufatmen? Ja. Er atmete auf. Lächerlich. Aber von solchen Vorstellungen lebt man. Dass der Brief jetzt unter dem großen dicken Buch lag, tat ihm fast gut. Eine Art Racheempfindung. Das einzig Wichtige: Das Lavendelblau war weg, aus dem Zimmer, aus der Welt. Und merkte, wie dumm er dachte. Der große dicke Adelung-Band war ein Denkmal für den darunter liegenden Brief. Deutlicher als mit diesem Riesenbuch konnte die Anwesenheit dieses Briefs in diesem Zimmer nicht demonstriert werden. Mag der Adelung auch an nichts als an den lavendelblauen Brief erinnern, trotzdem ist er nicht dieser lavendelblaue Brief. Egal, was an was erinnert: Wenn er den lavendelblauen Brief nicht sieht, wird es leichter fallen, ihn nicht zu Ende zu lesen. Es gab keinen Grund, diesen Brief zu Ende zu lesen. Wenn er ihn wieder in die Hände nähme und die Stelle fände, bis zu der er gelesen hatte, müsste er mehr als einen dieser schlimmen Sätze noch einmal lesen, zumindest Wörtern würde er beim Überfliegen begegnen, den schwellenden Ohrläppchen, dem aphrodisischen Hals, der Schönheit namens Ulrike.

Bevor er den Brief auch nur berühren konnte, musste er verstehen, wie es Ulrike möglich gewesen war, ihm diesen Brief zu schreiben. Der Brief fängt harmlos an. Der Brief fängt sogar lieb an. Hinreißend fängt er an. Sein Herz hatte sofort schneller geschlagen, als er las, wie Ulrike ihr Elegie-Erlebnis darstellte. Das war der Herzschlag der Belebung, der sofort spürbaren Lebenssteigerung. Ihm war es so leicht geworden wie noch nie, als er las, wie sie die Elegie gelesen hatte! Gelesen, wieder gelesen, gelesen, bis sie sie auswendig konnte. Sie hat die Elegie, schreibt sie, nicht nur mit den Augen gelesen, sondern mit ihrem ganzen Körper. Mit Leib und Seele hat sie sie gelesen. Das lesend, hat er sich so glücklich gefühlt wie noch nie in seinem ganzen Leben. Noch nie war er so leicht, so lebendig, so für jede Höhe bestimmt, zu jeder Höhe fähig. Auf und ab sei sie, schreibt sie, die Elegieverse gegangen. Man darf dieses Gedicht nicht lesen, schreibt sie. Man muss es begehen. Wie man ein Fest begeht. Es könne kein Gedicht, nichts Sprachliches geben, das so zu Herzen gehe, so das ganze Schicksal enthalte. So schwer das sei, was in diesem Gedicht, was durch dieses Gedicht geschehe, das Gedicht macht es schön. Durch dieses Gedicht wird jeder Schmerz schön. Und schön zu werden ist offenbar das Höchste, was einem Schmerz geschehen kann. Sie liebe jede Zeile. Die dunklen und die hellen, alle gleichermaßen. Sie gestehe, sie sei stolz, dass sie sich ein bisschen als Adressatin dieses Gedichts fühlen könne. Und stolz, weil sie wisse, kein Mensch, in tausend Jahren wird kein Mensch dieses Gedicht so innig verstehen wie sie. Es sei ihr Gedicht. Ihr Leben. Ihr Schicksal. Ihr Gedicht.

Ja, wie hätte da sein Herz nicht schneller schlagen sollen! Wie hätten ihn diese Ulrike-Sätze nicht in jede Höhe fliegen lassen müssen! Dann die Wende. Der Sturz. Die Mutter ist schon in Straßburg. Am nächsten Tag soll der Graf kommen. Am 31. Oktober Herr de Ror. Und das wegen der Edelsteine aus Brasilien …

Wenn er die ersten Seiten des Briefes ohne die folgenden lesen könnte. Stadelmann bitten. Geht nicht. Alles, was du jetzt tust, kann falsch sein. Muss falsch sein. Nur hin und her rennen, so schnell, dass du kaum noch kannst, das geht. Oder hinausrennen, anspannen lassen, Stadelmann soll losfahren, so schnell wie noch nie, weg aus diesem Haus, in dem dieser Brief liegt, aus diesem Haus, in dem offenbar erwartet wird, dass er alles hinnehme, was ihm in diesem Haus passieren kann. Rannte zum Tisch, hob das Buch weg, nahm den Brief, rannte in die Schlafkammer, spürte sofort, dass das die richtige Entscheidung war, rief nach Stadelmann, keine Störung! Dann ließ er sich in den von der Gräfin Egloffstein geschenkten Ohrensessel fallen und spürte nicht einmal mehr den kleinen Protest gegen die Bezeichnung Großpapa-Stuhl, den er fast immer, wenn er in diesem Sessel Zuflucht suchte, zuerst noch wegwischen musste. Weil sie den Stuhl zur Geburt des Enkels Walther geschenkt hatte, war die Bezeichnung, die er nicht mochte, geblieben. Wahrscheinlich hatte Ottilie dafür gesorgt, dass sie blieb. Ach ja, und der 31. Oktober, der Tag des Herrn de Ror, ist Ottilies Geburtstag. Achtundzwanzig. Das ist Dramaturgie! Das wird ein Tag, der, solang er unvorstellbar ist, interessant aussieht.

Er nahm den Brief, überflog die schönen und die schrecklichen Seiten. Er fand die Stelle: also am Freitag, dem 31. Oktober. Dann las er den Brief zu Ende, dann legte er den Brief aufs Bett. Das Herz hatte wieder angefangen zu hämmern. Die Seele ist ein Organ. Das wusste er jetzt. Du kannst an der Seele sterben. In seinem Kopf wirbelte Ulrikes Botschaft. Der stürmische Schmuckmann will verkaufen, die Mutter ist schon ganz wild auf die Steine aus Übersee, Ulrike wird ihn diesmal fragen, ob sie ihrem Freund Goethe den Vornamen sagen dürfe, sie kommt doch gar nicht mit in sein Hotelzimmer, Steine interessieren sie einfach nicht, gut, beleidigen will sie den Stürmischen auch nicht, aber eine Kundin wird sie nie, dafür hat die Mutter gesorgt, de Ror hat die Nacht im Sommer vielleicht vergessen, der ist sicher immer so stürmisch, kann er ja, falls sie mit denen hingeht, um neun muss sie zurück sein im Internat, die Mutter will eine Sondererlaubnis, will sie nicht, warum auch, obwohl, wenn sie mitginge, interessant wäre, ob er, wenn man ein zweites Mal mit ihm die Mitternachtsgrenze passierte, wieder den selben Vornamen preisgäbe. Wenn sie Goethe den Vornamen sagen dürfte, würde er sofort verstehen, was sie meint. In der einen Mitternacht so, in der nächsten anders. Das würde ihr überhaupt die Vornamenlosigkeit erklären. Und wenn er dann einmal eine heiratet, bleibt der Vorname, den er sich in der ersten Mitternacht mit ihr gegeben hat. Alles Spielerei. Ein Schmuckhändler eben, bei dem alles zum Geschenk werden soll. Auch der Vorname. Ein Übersetzer von tausend Gedichten, von denen kein einziges auch nur verglichen werden darf mit der Marienbader Elegie. Die Elegie, Exzellenz, hält uns, schützt uns, eint uns. Sie lebt. Und wir mit ihr. Ihre Ulrike.

Also hingehen, bis nach Mitternacht bleiben, den neuen Vornamen studieren, ob es vielleicht der endgültige sei, den sie durch Europa tragen will wie ein Diadem. Er saß und saß. Das Herz klopfte den Hals herauf. Er sollte offenbar nicht mehr atmen. Die Aufgeregtheit seines Herzens ließ es nicht zu, dass er noch an etwas anderes dachte als an die Aufgeregtheit dieses Herzens. Atmen. Mehr war nicht verlangt. Aber das war schwer genug. Die Ermöglichung des Atmens. Hin und her gehen war jetzt unvorstellbar. Das Fenster unerreichbar. Er war ein geschlagenes Stück Fleisch. Der Atem das Unsicherste. Und doch dieses Interesse, den nächsten Atemzug zu ermöglichen. Das Zittern in den Händen zerrinnen lassen. Es rinnt durch alle Adern hindurch. Wird eine Müdigkeit, die wehtut. Diese Müdigkeit verhindert jede

Bewegung. Du musst jetzt für immer sitzen, diese wehtuende Müdigkeit durch deine Adern rinnen lassen. So schwer waren deine Arme noch nie, dein Kopf noch nie, du noch nie.

Als es dunkel geworden war, rief er Stadelmann und sagte mit einer ganz ruhigen Stimme, Stadelmann möge, bitte, für Bier sorgen. Köstritzer. Das hellere oder das dunklere, fragte Stadelmann. Beide. Und viel. Und Semmeln. Die großen. Alles da auf den Tisch. Und keine Störung. Stadelmann nickte.

Er hätte lieber sehr viel gesagt statt viel, aber damit hätte er Emotion verraten, und Stadelmann würde das, vielleicht erst, wenn sie ihn danach fragten, weitermelden, und Ottilie und Sohn August würden sich gestatten, Schlüsse zu ziehen.

Man darf dieses Gedicht nicht lesen. Man muss es begehen. Wie man ein Fest begeht. Aber der aphrodisische Hals! Die schwellenden Ohren! Die Schönheit namens Ulrike.

31. OKTOBER 1823, FREITAG

So ist der Hinrichtungstag angesagt, auch den Sterbetag kann ein hohe Ansprüche stellender Arzt so im Voraus bekanntgeben. Goethe hatte eine Woche Zeit, sich vorzubereiten. Er konnte sitzen und warten. Mit eingefallenen Ohren. Warten, das tat er, seit er zurück war. Dass nichts kommen konnte, von ihr, das wusste er so genau, wie er nichts sonst wusste. Dass Wissen nichts nützt, wusste er längst. Wenn man zum Glauben verurteilt ist. Man könnte sagen: verdammt ist. Glauben, das ist die reine Unruhe. Das andauernde Fürmöglichhalten. Also das andauernde Enttäuschtwerden, Vernichtetwerden. Dasselbe Spiel mit Hoffnung. Er hat seit Wochen gehofft, sie komme. Nach Karlsbad war die Familie in Dresden. K V d O o M. Dann nach Straßburg. Musste sie da etwa nicht durch Weimar kommen? Keine Mitteilung.

Also kam sie nicht durch Weimar. Aber dass sie, wenn sie zurück ins Internat musste, durch Weimar käme, hat er hoffen müssen, bis aus Straßburg das Billet kam, das die Ankunft dort meldete. Also nicht durch Weimar gekommen. Er hatte aber jeden Tag gehofft, sie werde die fünf Schritte von der Poststation zu ihm natürlich nicht scheuen, sie werde unten durch die offene Tür hereinkommen, werde rufen, ihn rufen, er werde sie hören ... Die spinnige Amsel Bettina von Arnim ist mehr als einmal unangemeldet hereingeplatzt und war lästig. Das ist das Gesetz über allen Gesetzen: Die Lästigen kommen unangemeldet. Denn sie sind ein Übel. Die aber ersehnt sind, kommen nicht.

Er hatte sich geübt, ihre Abwesenheit als ihre Form der Anwesenheit zu denken, zu erleben. Er hatte diese Denkweise von allem, was daran als paradox empfunden werden konnte, befreit. Sie war in jeder Sekunde als Abwesende anwesend. Das hatte zur Folge, dass jede Gegenwartssekunde geschwächt war. Alles, was er in den Wochen seit seiner Rückkehr getan oder mitgemacht hatte, hatte er sozusagen zum Schein getan und mitgemacht. Er hatte es immer getan und mitgemacht in dem Bewusstsein, dass Ulrike nicht da sei, dass sie eigentlich da sein müsste, dass erst wenn sie da wäre, das, was er tat und mitmachte, das wäre, was es so nur zu sein schien. Alles war Ersatz, der nur auf das aufmerksam machte, was er ersetzen sollte: Ulrike. Negative Anwesenheit, genau gesagt.

Am 31. Oktober, einem Freitag, erwachte er an den kurzen kleinen Schreien, die er offenbar im Schlaf ausgestoßen hatte. Er lag. Die Augen hatte er, nachdem er aufgewacht war, sofort wieder geschlossen. In Marienbad war er jeden Morgen aufgesprungen, hatte seine Übungen gemacht, sogar gesungen hatte er. Er gestand sich, dass er Marienbad verkläre.

Was sollte er sonst tun? Wer keine Gegenwart hat, muss die Vergangenheit verklären. Wie wär's mit verdammen? Noch nicht. Es tat auf jeden Fall gut, die Augen nicht öffnen zu müssen. Als er die Augen für einen Augenblick geöffnet gehabt hatte, hatte er gespürt, dass es wehtat, etwas sehen zu müssen. Augen zu, und sofort das Wohlgefühl, nichts mehr sehen zu müssen. Sogar seine urvertraute Schlafkammer gehörte nicht zu ihm, sondern zur Welt der Sichtbarkeit. Am schlimmsten: die Vorstellung, Menschen sehen zu müssen. Dass er diese Verführung zum Liegenbleiben zu bekämpfen hatte, wusste er. Er erlebte das nicht zum ersten Mal. Es war so einfach: Wenn er wüsste, wann er Ulrike das nächste Mal sehen würde, gäbe es kein Liegenbleibenmüssen und nicht die Welt als Sichtbarkeitsschmerz. Und stand doch auf. Ohne Aussicht auf Ulrike. Im Gegenteil. Der 31. Oktober. Der wird in seine Geschichte eingehen. Wie, weiß er noch nicht.

Er rief Stadelmann, dass der ihm in den Tag helfe. Wie hatte der im kostbaren Formulieren des Gewöhnlichen unübertreffliche Schiller gesagt? Aus Gemeinem ist der Mensch gemacht, und die Gewohnheit nennt er seine Amme.

Er hatte absichtlich versäumt, diesen Tag von Besuch und Betrieb freizuhalten. Zum Tee war angemeldet Sir Wylmsen, Kapitän des Schottischen Dragoner-Regiments, das bei Waterloo ruhmreich gekämpft hatte; Kanzler von Müller hatte ihn angekündigt als Alcides plus Antinous in einer Person. Dass Ulrikes Vater, Friedrich Wilhelm von Levetzow, in dieser Schlacht getötet worden war, wusste der Kanzler natürlich nicht. An einem schönen Junitag, hatte Frau von Levetzow mit einer umflorten Stimme gesagt. Und das ist gerade mal acht Jährchen her. Das Abendprogramm: ein Quartett des Prinzen Louis Ferdinand. Dabei sein wird Mr. Sterling, schon im Mai zu Besuch, mit Grüßen von seinem Freund

Lord Byron. Und Ottilie war hin. Wurde schon im Mai sofort die Geliebte des Achtzehnjährigen, sagte es andauernd jedem. Ihr zuliebe, sozusagen um sie zu entschuldigen, nannte Goethe Mr. Sterling im Mai den dämonischen Jüngling. Dass die Achtundzwanzigjährige dem Achtzehnjährigen nachrennt, könnte sie doch über Altersunterschiede milder denken lassen. Keine Spur. Jeder versteht immer nur sich.

Als er tagesfertig ins Arbeitszimmer kam, wo John schon wartete, merkte er, dass heute kein Brief beantwortet, keine Silbe diktiert werden konnte. Im Augenblick war es nicht vorstellbar, dass er je wieder in seiner eingeübten Haltung auf und ab gehen und denken und diktieren würde. So unauffällig wie möglich sagte er dem Schreiber, dass heute nichts stattfinde. Das war tatsächlich der Wortlaut. Damit hatte der unauffällig sein wollende Ton seinen Zweck eher verfehlt. John bemühte sich auch gar nicht, sein Überraschtsein zu verbergen. Anstatt sich höflich zu verneigen und seinem Herrn einen angenehmen Tag zu wünschen, blieb er starrsinnig stehen und drückte so, wenn auch nur ganz kurz, seine Meinung über diesen Verlauf aus, und die war kritisch. Goethe spürte die ganze Geschichte, die er mit John hatte. Zuerst Goethes Sekretär, schon sein Vater Goethes Sekretär, aber seit Kräuter da war, wurde John immer mehr zum Schreiber. Das ließ er seinen Herrn spüren, wenn er dafür eine Gelegenheit sah. Die hatte er jetzt gesehen. Goethe winkte ihm, als John sich an der Tür noch einmal zur letzten Verbeugung umdrehte, so freundlich zu wie schon lange nicht mehr. Es war aber allerhöchste Zeit, dass er allein war. Inzwischen war Herr de Ror sicher eingetroffen in Straßburg. Sicher schon am Vorabend. Wahrscheinlich spazierte er mit Ulrike durch die Gassen, die Goethe so gut kannte. Warum sollte Ulrike nicht einen Ausflug nach Sesenheim vorgeschlagen haben?

Goethe hatte mit ihr einmal über das Küssen gesprochen, nur um ihr mit einem Schnell-Überblick über seine wichtigsten Küsse wirklich zu beweisen, dass sie die größte Küsserin aller Küsserinnen sei. Das war kein bisschen übertrieben. Er hatte nicht doziert, weniger doziert als je, er hatte sie mitgenommen in einen Gedankengang, den nur sie in ihm geweckt hatte, dass nämlich, wie das Küssen geschieht, am wenigsten von den Mündern abhängt, sondern ganz und gar von den Personen, die da küssen. Ulrike hatte nicht nur zugestimmt, sie hatte ihn lebhaft überboten: Wenn die Seelen einander nicht küssen, sind die Münder tot. Ach, Ulrike, hatte er gerufen oder geseufzt, auf jeden Fall hatte er wieder einmal den Grad ihrer Übereinstimmung gefeiert. Das war bei so vielen Gesprächen und Situationen immer sein Part: die Übereinstimmung zu feiern, die sie gerade wieder erlebt hatten. Als er das zum ersten Mal getan hatte, hatte Ulrike gesagt: Und das ist mehr als Harmonie. Und er hatte gerufen: Harmonie ist furchtbar, das ist der Friedhof des Gefühls. Während Übereinstimmung, hatte sie gesagt, der Augenblick ist, in dem zwei Menschen, die sich, nur mit dem Instinkt bewaffnet, durch das Labyrinth der Ablenkungen kämpfen, plötzlich erleben, dass sie unablenkbar einander erreicht haben. Ulrike, hatte er gerufen, Ulrike. Und sie: Exzellenz, ich finde es lieb, dass Sie nicht merken, wie ich Sie imitiere. Aber ich gebe zu, es macht mir Spaß.

Und jetzt in Sesenheim, mit Herrn de Ror. Und plötzlich wusste er den Vornamen dieses Herrn. Juan – Juan de Ror. Klar. Don Juan de Ror. Und in der nächsten Mitternacht wird er den Juan opfern und Ulrike seinen endgültigen Vornamen offenbaren. Adam de Ror. Als solcher wird er um ihre Hand anhalten lassen, und zwar durch seinen Protektor, den Hofrat und Finanzminister Österreichs Franz Graf von Klebelsberg-Thumburg, der ohnehin in Kürze Ulrikes Stiefvater sein wird. Klar. Amalie von Levetzow hätte doch längst ja gesagt, wenn sie nicht die drei Töchter vorher versorgt wissen wollte. Ulrike de Ror, das war eine glänzende Versorgung. Dann noch Amalie und Bertha, das heißt, in zwei, drei Jahren kann die erlösende Hochzeit sein, dass Amalie von Levetzow endlich eine Heirat erlebt, die keine preußische Standesplackerei mehr ist, sondern eine österreichisch-ungarische Lebensfarbigkeit und -fülle. Vielleicht ist die tolle Ulrike, das neunzehnjährige Ding, auch eine hochqualifizierte Kalkulationsmaschine für etwas, was man Zukunft nennt. Sie muss, will sie nicht als Internatsjungfer verkümmern, hinaus ins sogenannte Leben. Da kommt nun der orientalische Nichtorientale Señor Velozifer persönlich aus Paris-Wien, Herr des härtesten Glanzes der Welt. Dir hat man dichterische Raserei vorgeworfen, bei Herrn de Ror muss es Liebe sein. Das ist die absolute Fügung: Die Ohrläppchenauffälligkeit wird mit zwei Granatfeuerwerken bedient, nach denen sich alle Ohrläppchen der Welt sehnen. Nehmen Sie sie, Señor de Ror, nehmen Sie, was Ihnen gehört hat, bevor es zur Welt gekommen ist. Es gibt im Kosmos für alles eine Bestimmung. Die ist an den Ohrläppchen sinnfällig geworden, so über alles Subjektive hinaus, dass wir uns keinem Gram und schon gar keinem persönlichen hingeben müssen. Sie hat Vergangenheit gegen Zukunft getauscht. Das darf verstanden werden. Das alles wird heute gesät und gleich darauf geerntet. Er, der keinerlei Zukunft mehr liefern kann, der nur noch Witwenversorgung anbieten kann, er muss Ulrike doch beglückwünschen. Madame de Ror, je vous félicite cordialement.

Wenn er nur nicht so gesund gewesen wäre! Warum war er jetzt so gesund! Warum wälzte er sich nicht auf dem Boden und schrie vor Gallen- und Nierensteinschmerz. Die

Herzogin, seit ihrem Sturz kein Schritt mehr ohne stechenden Schmerz. Einen messerscharfen Schmerz, bitte, wo auch immer, nur dass er sich schreiend wälzen könnte, dass sie in der Nachbarschaft Fenster und Türen schließen und sein Schreien mit Teppichen dämpfen müssten, dass Nachbarn ausziehen müssten, weil sie sein Schreien nicht mehr ertrügen. Dass er dann schreiend allein wäre in der Welt. Nur noch er und sein Schreien. Dieses Schreien, das er jetzt spürt und nicht hinauslassen darf, weil sein Schmerz nicht von Gallen- und Nierensteinen kommt, sondern aus der Seele. Die Seele ist doch auch ein Organ. Sie tut weh. Nichts als weh. Er stand mitten im Zimmer. Plötzlich spürte er, dass der Boden heiß war und immer heißer wurde. Er hob einen Fuß, musste dann gleich den anderen heben und wieder den einen. Der Boden war eine glühende Platte. Immer weniger lang war die Glut an den Sohlen zu ertragen, immer rascher musste er von einem Fuß auf den anderen hüpfen. Wo er auch hinsprang, der Boden glühte im ganzen Zimmer, an jeder Stelle gleich. Er war von dem Hüpfen längst außer Atem. Er war vielleicht in der Panik des ersten Augenblicks zu schnell von einem Fuß auf den anderen gehüpft. Er musste das Tempo mäßigen. Vielleicht hatten sich auch die Füße ein wenig an die Bodenglut gewöhnt. Aber aufhören konnte er keinesfalls. Es war ein Tanz, das fiel ihm doch noch ein. Ein Tanz auf einem glühenden Boden. Entweder der Boden hörte auf zu glühen, oder er würde bald genug hinstürzen und dann auf der Glut verbrennen. Da rannte er einfach hinaus, hinüber, hinunter in die Schlafkammer. Die rettete ihn. Wieder einmal. Er weinte. Das half. Er würde liegen bleiben.

Dass er sich ein Programm gegeben hatte für diesen Tag, fand er, als er es dann absolvieren musste, richtig.

Wenn ihn nichts mehr interessierte, hörte er doch zu,

als interessiere ihn, was man ihm erzählte. Der schottische Kapitän übertraf ihn. Er sei nicht wegen Goethe nach Weimar gekommen, sondern wegen Madame Szymanowska. Er komme aus Petersburg, habe gedacht, die Szymanowska trete dort auf, dann hieß es, die ist zur Zeit in Weimar, also ab nach Weimar, aber in Weimar gewesen zu sein, ohne den Versuch zu machen, Goethe zu sehen, das müsse Exzellenz doch zugeben, das wäre keine Sünde, das wäre ein Fehler. Und konnte es nicht lassen, den seit wie vielen Jahren in diesen Kreisen kursierenden Satz des napoleonischen Polizeiministers Fouché zu zitieren, der da lautete, dass Napoleon den Herzog von Enghien entführen und erschießen ließ, sei kein Verbrechen gewesen, sondern ein Fehler. Goethe zeigte, dass er den Satz kannte und ihn für diesen Augenblick auf das angenehmste passend fand. Und gestand, um auch etwas beizutragen, was der Besucher mit nach Hause nehmen konnte, dass es ihn glücklich mache, zweite Wahl zu sein. Man kann das nicht ernsthaft genug üben, sagte er. Das gehöre zu den Übungen, die um so ehrenwerter seien, je erfolgloser sie bleiben müssten. Der Kapitän nahm's als Altersweisheit mit, bei der Szymanowska werde man sich wiedersehen. Goethe hatte, als er dem schottischen Kapitän nicht zuhörte, sondern an den bei Waterloo getöteten Vater Ulrikes dachte, vermieden, den rechten Daumen um den linken Daumen kreisen zu lassen. In Gedanken an Ulrike hatte er es vermieden. Er hatte, als der Graf Taufkirchen den letzten Abend durch Geschwätz verdarb, offenbar den Daumen kreisen lassen. Ulrike hat es ihm auf dem Weg zur Diana-Hütte gesagt. Ulrike, deren Vater an einem schönen Junitag in der Schlacht bei Waterloo getötet worden war, trug auf dem Weg zur Diana-Hütte Werthers Trauer um die Nussbäume vor. Und das soll nie mehr vorkommen? Nie mehr?

Ach ja. Zu Straßburg auf der Schanz, da ging mein Trauern an, das Alphorn hört' ich drüben wohl anstimmen …

Noch vor der Musik musste Tee mit Ottilie getrunken werden. Sie wollte das zu ihrem Geburtstag: sie und er allein. Sie war aufgedreht, überdreht wie selten. Ihr Geburtstag, ihr Konzert, sie hatte die Gäste eingeladen, August war schon in Berlin. Sich amüsieren. Berlin wurde nie erwähnt ohne den Zusatz, dass man sich dort amüsiere. Aber den Enkel Walther brachte sie mit, Wolfgang war erkältet, und Erkältete konnte Goethe nicht empfangen, auch Enkel nicht. Walther hatte ein Heft mitgebracht, in dem man gezeichnete Bilder anmalen sollte. Die Farbstifte hatte er auch mitgebracht. Goethe liebte seine beiden Enkel, aber es war ihm zuwider, den liebenden Großvater zu spielen. Er hatte das Gefühl, seine Enkel sähen das auch so. Ottilie wollte den großen Friedensschluss. Lange genug sei man jetzt um einander herumgetappt wie fremd oder böse. Goethe nickte. Es interessierte ihn nicht. Er wusste, was er sagen, wie er reden musste. Er ist wieder da. Er gehört hierher! Etwas anderes war nie in seinem Sinn! Für die Gerüchte aller Carolinen ist er nicht verantwortlich! Es tut ihm leid, wenn er die Familie durch diese oder jene Geste beunruhigt haben sollte! Das war nie seine Absicht! Also möge sie ihm, bitte, alles verzeihen, was mit dem Namen dieser Familie, der hier nie mehr genannt werden soll, zusammengebracht werden könnte! Das war's. Er hatte nicht einmal gelogen. Er hatte diesen Text gern gesagt. Weil er ihn gern gesagt hatte, war der Text eine Art Wahrheit. Wer ihn Lüge nennen will, soll es tun. Er sagte einem anderen Menschen immer lieber das, was der hören wollte.

Als er aufstand und auf die Tür zuging, sagte Ottilie, sie müsse, so leid es ihr tue, ihn auf seine Haltung aufmerksam machen, er habe sie ja beauftragt, seine Wirkungen zu beobachten. Sie machte eine Pause.

Er sagte: Und?

Dein erzwungenes Dichaufrichten wirkt nicht angenehm, sagte sie. Man sieht, du willst nicht zugeben, dass dein Oberkörper samt Kopf und Nacken lieber ein bisschen vorgeneigt wäre. Dagegen kämpfst du an. Zu deutlich, finde ich. Verzeih.

Aber nein, ich bedanke mich, sagte er und gab sich einen Ruck, dass er noch viel aufrechter ging als vorher.

Dann also noch das Konzert. Da er die Musik nicht zu hören verstand, schaute er die Zuhörer an. Am liebsten Linchen von Egloffstein. Aber auch sie war keine Zuhörerin wie Ulrike. Nachher beim Essen spielte sich Ottilie auf. Der dämonische Jüngling an ihrer Seite. Seine langen schwarzen Haare hatte er straff am Kopf nach hinten gebunden, und hinten wurden sie von einer riesigen goldenen Seidenschleife gehalten, aber danach zeigten sie, was sie waren, wenn man sie nicht fesselte: eine schwarze Explosion. Was Ottilie sagte und tat, sagte und tat sie für ihn. Um ihn zu feiern. Rühmte sich, dass sie gerade Byrons Don Juan übersetze. Morgen werde sie für alle, die's hören wollen, daraus vorlesen. Da war Charles, der achtzehnjährige Byron-Freund, natürlich der erwünschteste Zuhörer überhaupt. Und der ließ sich alles geistreich gefallen. Er kassierte, was ihm da geboten wurde, im schönsten Unernst. Als Parodie. Das merkte aber Ottilie nicht. Goethe fand Ottilie hohl, leer, ja lieblos. Nur wirkungssüchtig, ohne die Fähigkeit zu wirken. Vor allem aber: Die Liebe, die sie demonstrierte, war Mache, Mache und noch einmal Mache. Wahrscheinlich war ihr Liebe fremd. Er musste weg hier. Sein Herz klopft an und will hinaus. Dem Herzen kann man nichts verbieten. Es ist älter als du. Er bewunderte sich dafür, dass es ihm gelang, seine innere Hast und Eile und Bedürftigkeit in einen gemütlichen Abschied zu verwandeln. Dann saß er und schrieb und schrieb:

Jetzt ist es so weit. Wie lange hast du herumgelitten, so getan, als littest du, gelitten hat immer Frau Berlepsch, dir hat immer ein Gott gesagt, wie oder was du leidest, das war Elegie, wirf sie ins Feuer, Kulturbetrug, eingeübte Fälschung, jetzt ist es so weit, die Mitternacht mit dem neuen oder dem alten, auf jeden Fall mit dem endgültigen Namen, sie trägt ihn dann als Diadem, endlich ein Schmuck, ein Schmuck für immer, jetzt ist es so weit, in diesem Augenblick ist es so weit, sie tun jetzt, in dieser Sekunde tun sie, was du nicht darfst, was dir verboten ist, von der ganzen Welt durch Hohn und Spott verboten, sie tun es, jetzt ist es so weit, du hast dir das nicht vorgestellt, nicht vorstellen können, wie die dümmste Hummel bist du Wochen und Monate lang gegen die undurchsichtige Glaswand geflogen, aufgeprallt, abgestürzt, aber gleich wieder aufgeschwungen und wieder hin gegen die Glaswand Unmöglichkeit, du hast das nicht zugeben können, sie liegen neben einander, auf einander, über einander, unter einander, durch einander, in einander, ja, in einander liegen sie jetzt, in allerhöchster Liebeswut, jetzt ist es so weit, du hast es dir nicht vorstellen können, auf einmal kannst du es dir vorstellen, musst du es dir vorstellen, du kannst dir nichts anderes mehr vorstellen als die in ihrer endlich befreiten Liebeswut, jetzt ist es so weit, jetzt, auf welche Spitze will diese Gemeinheit dich noch treiben, ein Erdbeben, ein Erdbeben den Rhein entlang, Straßburg stürzt zusammen, das Münster, wo alles anfing, alles war nichts, alles war Geplänkel, Spiel, Macherei, Purzelbaum des Übermuts, ohne Angewiesenheit, Zwang, Schicksal, dann das, dann die, die Erste, die Einzige, jetzt ist es so weit, in dieser Sekunde tun sie es immer noch, wer hört zuerst auf, ihr dort oder du hier, du musst mitschreiben, bis du nicht mehr kannst, bis das Erdbeben kommt, Straßburg, da ging mein Trauern an, stürzt ein, der Rhein übernimmt den Rest, ohne Katastrophe ist dir nicht zu helfen, zum Weinen ist es zu spät, es kommt die Zeit des Fluchens, du kannst weinen, fluchen, dem Alleinsein ist es egal, ob du weinst oder fluchst, das Alleinsein hat kein Echo, wirf bloß die Elegie weg, das Pseudo-Alleinsein, ins Feuer mit ihr, dass die Erde befreit ist von der Kulturlüge, vom edlen Schein, von der Vortäuschung der Lebensmöglichkeit auf dem Papier, jetzt ist es so weit, die Elegie ist entlarvt, ein Gesumms, das verlogenste Hinken der Welt, gibt sich als Tanz und ist Hinken, jetzt ist es so weit, die Elegie hat nichts bewirkt als Mitgesumms, das Weinen ohne Tränen, dafür Wörter, jetzt ist es so weit, sie sind bei einander, du bist allein, du hättest alles wissen können, du hast alles gewusst, du bist der große Selbsttäuscher, du verführst andere zur Selbsttäuschung, zur Elendserduldung, dann ist es so weit, dann schreist du nach der Katastrophe, jetzt, Elegie, wo bist du, was machst du, nichts, nichts, nichts, die liegen bei einander ganz ohne Elegie, das Leben braucht keine Elegie, das Leben verachtet die Elegie, jetzt ist es so weit, wie weit sind sie jetzt, gerade jetzt, ja, ich will's wissen, sehen, hören, spüren, riechen, wie weit jetzt, ihr, nur in dieser, in dieser und in dieser Sekunde, fühl dich nicht gemeint von dem, was dort passiert, die lachen nicht über dich, die reden nicht über dich, die wissen nicht, dass es dich gibt, es gibt dich ja auch nicht, jetzt ist es so weit, es gibt nur den, der mit ihr im Bett liegt, mit ihr die zärtlichste Rücksichtslosigkeit der Welt durchtobt, jetzt ist es so weit, es gibt jetzt nur noch den größtmöglichen Schmerz, meine Existenz ist gleich der größtmögliche

Schmerz an sich, ich bin um einen Tag schwächer als gestern, ich könnte eine Lüge aus Straßburg brauchen, wie viel wertvoller wäre jetzt eine Lüge als diese herrschende Wahrheit, die heißt: die in Straßburg weiß nichts von mir, ich kann dich anrufen, wie man Gott angerufen hat, den gibt es auch nicht, es hat vielen geholfen, ihn anzurufen, dich gibt es, wie es Gott nie gegeben hat, ich habe jede Abwehr geprobt, dann, in einer Sekunde, erscheinst du von einer Seite, von der du noch nie erschienen bist, hinterrücks überfällt mich die Vorstellung, ich lasse mich überleben unter allen Umständen, das ist der Grund für die nächste Niederlage, dass du noch mitschreibst, wundere dich nicht, sie wird es nicht zu lesen kriegen, du hast nur noch eine Leserin, des Teufels Großmutter, das ist die zärtlichste Frau der sonst, was Zärtlichkeit angeht, misslungenen Schöpfung, sie ist die Geliebte der Zukunftslosen, der Alleinseienden, der dummen Hummeln, die gegen die undurchsichtige Glaswand Unmöglichkeit prallen und abprallen und stürzen und gleich wieder auffliegen, die Welt ist ein Gesumms, und des Teufels Großmutter ist das einzige Wesen zur sofortigen Übernahme der Weltregierung, Elegien verlacht sie, von Elegien kriegt sie Brechreiz, jetzt ist es so weit, du schreibst endlich, wofür du immer hättest schreiben sollen, für des Teufels Großmutter, die zärtlichste Frau der Welt, des Teufels Großmutter lebt von einem einzigen Satz, mein Leib- und Seelensatz, sagt des Teufels Großmutter, ist der Satz: Nichts bleibt ohne Wirkung! Sie ist meine Gewähr, die Gewähr derer, denen was zu wünschen übrig blieb, derer, die von der Hieb- und Stich-Welt der Moral erledigt worden sind, wenn aber jetzt eine schriebe, ein lavendelblaues Billet aus reiner Mitternacht, mit einem Satz drauf, einem einzigen, ein einziges Wort reichte schon, nichts als ihr Name, von ihrer Hand geschrieben, reichte, wenn sie einen Eilboten drei Pferde zuschanden reiten ließe, dass er noch vor Mittag hier einträfe, das Billet überreichte, dann samt dem vierten Pferd tot zusammenbräche, dann …

Das hoffe ich nicht, dass ich je wieder hoffe, mich je wieder täusche. Wenn du noch einmal wartest, gehörst du erschossen, von dir selbst. Sag es dir, wenn du noch einmal wartest auf sie, etwas erwartest von ihr, bist du des Todes, Hinrichtung ohne Brimborium, allerdings im Wald, da möchte es gleich wieder losgehen, jetzt ist es so weit, nichts mehr wird losgehen, jetzt ist es so weit, endgültig, wozu gab es dieses Wort, jetzt ist es so weit, endlich, endgültig, ich erwarte nichts mehr … Und bin nicht Herr in mir, verspreche alles, um es nicht zu halten. Des Teufels Großmutter nimmt mich in ihre Arme: Kümmere dich nicht ums Geblöke der alles beweisenden Welt, tu, was sich nicht gehört, was keiner versteht, auch du selber nicht. Des Teufels Großmutter hat ein Niveau, da kann ich nur staunen, ein Niveau, das ist nicht von dieser Welt und täte dieser Welt doch gut. Ohne des Teufels Großmutter wäre ich so unmöglich, wie ich bin, ich müsste an mir sterben, wie man an einer Krankheit stirbt, ich bin die Krankheit, die nicht mehr geheilt werden will, des Teufels Großmutter glaubt mir kein Wort, darum kann ich noch schreiben, des Teufels Großmutter kennt keinen Schmerz, nichts bleibt ohne Wirkung, sagt sie, das reicht doch, sie weiß eben nicht, wie das ist, zwei liegen in Straßburg immer und immer noch in einem Bett, ich weiß Bescheid, des Teufels Großmutter weiß nicht Bescheid, sie weiß nur, dass nichts ohne Wirkung bleibt, wenn die Wirkung ein Erdbeben ist, das Straßburg zusammenschlägt, soll es mir recht sein, sonst aber bliebe ich zurück und wüsste nicht, wie …

4

WEIMAR, 17. DEZEMBER 1823

Liebe Ulrike,
es gibt keinen Pakt, keinen Vertrag mit der Erinnerung. Du kannst mit ihr tage-, nächtelang verhandeln, kannst abmachen, dass du aus gewissen Gegenden und Zeiten nur noch verschwommene, undeutliche Bilder und Vorstellungen zulassen wirst, du spürst, ja, so könnte es gehen, mit diesem Grad von Undeutlichkeit und von Verschwommenheit kannst du leben, das fühlt sich an wie Frieden. Und du drehst dich um, eine Tür fällt zu, und du hörst und siehst, wie die Tür in Karlsbad zufällt, als Ulrike nach dem bösesten Satz gegen ihre Mutter aus dem Zimmer gerannt ist und die Türe zugeschlagen hat. Alles wieder scharf gegenwärtig. Alles wieder blutend. Die ganze Vermeidungsstrategie ist Selbstbetrug.

Wenn ich Ihren Brief nicht nur dem Umstand zu verdanken habe, dass ich nicht gestorben bin, freut es mich, dass Sie mir geschrieben haben. Mon mal n'était pas purement physique. Allerdings, wenn dann die Krankheit erst einmal die Herrschaft übernommen hat, ist es ihr egal, wie sie zur Herrschaft gekommen ist. Sie fängt harmlos an, aber man kennt diese Harmlosigkeit. Man hat keine Krankheit zum ersten Mal. Dieser leichte Husten, der so tut, als sei er beherrschbar. Einen Tag später hat er die Macht. Dann hilft nur noch der Lehnstuhl. Aufrecht sitzen. Je aufrechter, desto schwerer fällt es dem Reiz, in dir hochzuklettern. Wie ein Insekt klettert das Reiztier in dir hoch, erst wenn es in der Kehle sitzt und du den Husten ausbrechen lassen musst, gibt es Ruhe. Der Husten schüttelt dich, erschüttert dich durch und durch, wirft dir die Hände hoch, drückt dir den Kopf in den Nacken. Warum zerreißt er dich nicht einfach. Was für eine sinnlose Veranstaltung der Natur, diesen Hustensturm zu entfesseln, der nicht das Geringste befördert. Trocken, spitz, scharf. Sitzen mit angezogenen Beinen. Es ist längst Nacht. Deine Brust, ein Hitzeblock, ein Hitzepanzer. Dagegen muss angeatmet werden. Der Hitzepanzer reagiert nicht. So muss es in Sizilien gewesen sein vor 2000 Jahren, wenn die Tyrannen ihre Feinde in glühenden eisernen Röhren brieten. Du bist besser dran. Irgendwann fängt es an, in den Achselhöhlen, auf der Brust, bald keine Stelle mehr, an der nicht Wasser entspringt, dann bist du ein weites Gelände, in dem tausend winzige Quellen entspringen und in kleinen Bächen an dir abwärtslaufen. Dein Körper weint, denkst du. Zwei, drei Stunden, dann hört das auf. Stadelmann klingeln. Er legt dich trocken. Das reine Wohlgefühl. Kaum ist Stadelmann draußen, hat der Hitzepanzer dich wieder gefangen. Alles noch einmal. Jede Nacht dreimal, viermal. Dem Tag entgegenatmen. Sobald die Helligkeit deine Kammer besetzt, hört das elende Schwitzen auf. Aber, solange geschwitzt wird, wird nicht gehustet. Erst wenn nicht mehr geschwitzt wird, tritt er wieder an, der dich zerreißen wollende und doch nie zerreißen könnende Husten. Nur weil man an jemanden denken kann, hält man das aus. Jede Sekunde ist Ihnen gewidmet. Also bin ich nicht allein. Dr. Rehbein ist Tag und Nacht um mich. Besuche verboten. Aber Herr von

Humboldt nicht. Bitte. Er brachte Humboldt, warnte, kein Gespräch, das Sprechen reizt den Krampfhusten. Ich ließ die Elegie holen, gab sie Humboldt, sagte: Morgen. Humboldt ging. Ich im Lehnstuhl zwischen Halbschlaf und Wachsein. Dann wieder Humboldt. Nur darum schreib ich's, Ulrike. Humboldt sagte, dass er sprechen werde, ich dürfe nicht sprechen. Die Elegie, zweimal hat er sie gelesen in der Nacht, er staune, staune, staune, also dreimal hat er gesagt, er staune. Diese Jugendlichkeit des Gefühls. Diese Geistes- und Phantasiestärke. Diese Lebenskraft. Diese wirklich himmlischen Verse. Diese ergreifende Leidenschaft. Es gibt überhaupt nichts Höheres, sagte er, als ein Gefühl ganz als Poesie vorzutragen. Ich habe gesagt, dass ich die Elegie bis jetzt nur einem einzigen Menschen gezeigt habe. Ich sah, dass er sich vorstellen konnte, wer dieser Mensch sei. Sagen konnte er das nicht. Ich auch nicht. Verflucht sei diese Sittensklaverei. Aber als Humboldt erlebte, wie ich auflebte unter seinen Mitteilungen, sagte er zu dem alles überwachenden Dr. Rehbein: Er braucht einen Umgang, der ihm ganz entspricht. Ihr dürft ihn nicht in der Weimarer Eintönigkeit untergehen lassen. Das klang sehr streng. Dr. Rehbein wollte sich verteidigen. Da war der nächste Hustenanfall dran. Den wartete er ab, Dr. Rehbein bedeutete ihm durch Gesten, dass er jetzt gehen müsse. Er gab mir die Hand und sagte: Ein göttliches Gedicht. Etwas Schöneres haben auch Sie nicht geschrieben. Ich, ganz hustenfrei: Man sollte die Leser raten lassen, in welchem Jahr der Dichter geboren worden ist. Aber, sagte ich noch, es wird nicht gedruckt, vielleicht nie. Da rief er: Herr Dr. Rehbein, mit dieser Auskunft kann ich nicht gehen. Ich gebot dem Doktor, sich nicht einzumischen, drückte das Gedicht, das er mir zurückgegeben hatte, an meine Brust und sagte hustenfrei: Ich gestehe, dass ich es so oft habe lesen müssen, dass ich es jetzt auswendig kann. Humboldt ging, der böse Husten fiel über mich her. Es wurde schlimmer. Täglich einen Humboldt, das wäre die Medizin gewesen. So aber vierzehn Nächte im Sessel, die Füße geschwollen, Fieber, Nichtfieber, Egel, Aderlass, bis ich nicht mehr konnte, bis ich schrie, sie sollten mir Kreuzbrunnen geben. Nur das nicht, riefen sie. Nur das, rief ich. Und keine Medizin mehr mit dem verhassten Anis. Arnika-Tee, sofort. Wenn ich nun doch sterben soll, so will ich auf meine eigene Weise sterben. Das wirkte. Sie gehorchten. Ich trank gleich eine Flasche Kreuzbrunnen in einem Zug aus. Und noch eine Tasse Arnika-Tee. Und habe die erste Nacht wieder geschlafen. Dann Kreuzbrunnen, täglich. Nachher erzählten sie, dass am Sonntag schon mein Ableben gemeldet worden sei. Sogar im Französischen. Le Voltaire d'Allemagne est mort. Ich hoffe, Ulrike, diese entzückende Voreiligkeit hat Sie nicht erreicht. Ich habe mich, hör ich jetzt, überhaupt nicht gut benommen als Kranker. Kein Held. Ein Jammerer. Und den armen Dr. Rehbein böse traktiert. Meinen Freund und Allergnädigsten Herrn Carl August hat er nicht zu mir gelassen. So schlimm sei ich dran gewesen. Da habe ich allerdings ins Schloss hinüber depechiert: Wenn ich die Durchlaucht gewesen wäre, hätte ich jeden Widerstand beiseite gefegt und wäre am Lager des Freundes gestanden. Hätte ja sein können, 's ist das letzte Mal. Und als es anfing, bessergehen zu wollen, ich aber doch noch jeder Zeit hätte kehrtmachen können, da kam mein Zelter aus Berlin, endlich. Benachrichtigt worden. Hergeeilt.

Ach so, du lebst ja noch, rief er. Und beförderte mich durch Aufheiterung, durch Liebe, vollends zurück ins Leben.

Auch er durfte über Nacht die Elegie lesen. Von ihm verlangte ich, dass er sie mir vorlese. Er tat's. Und wie! So vorsichtig und dann gleich wieder kühn und doch wieder vorsichtig, dass es eine Freude war, ihn so von der Elegie dirigiert zu sehen. Als er sie mir zum dritten Mal vorgelesen hatte, das verlangte er, sie mir dreimal vorzulesen, sagte ich: Ihr lest gut, alter Herr.

Und er: Es ist ein Liebesgedicht aus Glut, Blut, Mut und Wut. Und gut hab ich's gelesen, weil ich Zeile für Zeile an meine Liebste dachte. Von ihren hundert Küssen, hat sie gesagt, seien fünfzig für dich. Sie war nämlich bei dir, soll ich dir sagen, in einer Ekstase wie vorher noch nie und nie mehr danach.

Ich fühl's. Ich schwör's. Ich hab die Kraft. Sagte ich. Mir sei jetzt zugetragen worden, sagte ich dann, ich wolle nur noch hören, was mir schmeichle. Alles andere lasse mich kalt.

Stimmt's denn, fragte Zelter.

Ja, sagte ich.

Dann ist doch alles gut, mein Lieber. Wir müssen doch nicht auch noch selber gegen uns sein.

Zelter streichelte mich. Als er ging, hatten Husten, Fieber, Brust- und Nierenweh keine Chance mehr.

Diese Krankheit! Natürlich Marienbad, Karlsbad, die Familie L.! Ich las es in allen Gesichtern. Meine Entsagungsschau war durchgefallen. Er leidet also doch noch unter XYZ. Anders wäre es nicht erklärbar, dass er nach 49 Tagen Nichtsalserholung plötzlich so kippt. Dr. Rehbein, den ich erst so weit gebracht hatte, die Kunst, das menschliche Leben zu verlängern, von Christoph Wilhelm Hufeland zu lesen, kam mir jetzt mit Hufeland-Zitaten. Er will mich munter machen mit Hufeland-Sätzen. Sätze, die meine Maschinenfreundin freuen könnten. Das Denkgeschäft selbst, sagt Dr. Rehbein im Jenenser Zitierton, so wie es in dieser menschlichen Maschine getrieben wird, ist organisch. Mit so einem Satz, ruft er, appelliert er an meine Lebenskapazität. Die sei nämlich groß.

In solchen Sätzen können wir zusammenfinden, Sie und ich, Ulrike. Hufeland, erinnern Sie sich? In dem verregneten Sommer, unser Spiel im Lesesaal: In welchem Jahr ist der Autor dieses Satzes oder Gedichts geboren? Ich brachte den Satz: Süßes Leben! Schöne freundliche Gewohnheit des Daseyns und Wirkens! – von dir soll ich scheiden? Mutter und Schwestern, extrem ratlos, Sie aber leichthin, als wünschten Sie sich etwas Schwereres: 1749. Goethe, rief die Mutter, wirklich!? Ich erklärte euch dann, nicht unstolz, dass der bedeutende Hufeland diesen Satz vorne in sein Buch Die Kunst, das menschliche Leben zu verlängern, als Motto aufgenommen habe. Ach, Ulrike. Ich bin, wenn ich an Sie denke, immer von Schwäche- und Stärkeanfällen durchtobt. Worauf ich lange stolz war, das Gleichgewicht, ist hin. Ich gebe einen scheußlichen Schwächeanfall preis: das Handelnwollen.

Wenn du nicht alles kriegst, mit wie viel bist du dann zufrieden? Du weißt ja nicht, wie viel du allenfalls kriegen könntest. Weniger als alles, klar. Wie viel weniger? Was ist das Wenigste, was du noch annehmen darfst, ohne so lächerlich zu sein, dass sie dir das nicht mehr anzubieten wagt? Du hast nur dich, mit dem du handeln kannst.

Ulrike, ich könnte jetzt Ihre Routine im Umdrehen weiser Sprüche brauchen. Mit Widrigem fertig werden, indem man seine Notwendigkeit anerkennt. Ich erkenne also an, dass Sie nun einmal in Straßburg sein müssen. Dass das notwendig ist. Für Sie. Die Widrigkeit, dass Sie nicht erreichbar sind, ist dadurch, dass ich ihre Notwendigkeit anerkenne, eher schärfer geworden. Bitte, drehen Sie den Satz so, dass für mich etwas Erträgliches herauskommt. Ich spiele hier die Rolle dessen, der über alles hinaus ist. Heroisch, dann und wann sentimental, es funktioniert. Ich spiele den Entsagenden. Muss ich ja. Sie erinnern sich: Die Wanderjahre oder die

Entsagenden. Ich lüge nicht, Komödie lügt nicht, sie ist nur nicht an der Wahrheit interessiert. Andererseits gibt man mir zu verstehen, ich sei von einer krankhaften Reizbarkeit. Meine Frage, ob denn der Herr der Vornamen quelque chose gedacht oder empfunden oder gewusst hat, haben Sie missachtet. Ja, wie soll ich denn da nicht reizbar sein? Ich bin ein Kartenhaus, das behauptet, eine Festung zu sein. Kleine Almanache und Kupferstiche habe ich unter Aufsicht mit Ihnen anschauen dürfen. Und das war's!

Dr. Rehbein fragte, ob wir für nächstes Jahr Böhmen schon vorbereiten sollen. Ich sagte, sie sollen. Aber glaube ich daran? Ich kann mir die Fichtenwälder um unsere selige Wanne nicht ohne Sie denken. 450 Schritte, haben Sie gesagt, seien wir gegangen von den Kolonnaden bis zum Brunnen. Ich dachte, Sie hörten mir ein bisschen zu, wenn ich erzählte, ich könne, wenn Stadelmann mir die nächste Feder bringt, mit der nächsten Feder nur schreiben, wenn sie der gerade abgeschriebenen zum Verwechseln ähnlich sei – da erzähl ich, wie das Schreiben eine praktizierte Treue ist, und Sie zählen dabei unsere Schritte. Und sagen dann auch noch dazu, dass wir im Durchschnitt 450 Schritte brauchten, manchmal seien es 430, manchmal 470. Das hänge, sagten Sie spitz, ganz davon ab, ob Sie mir zustimmten oder ob Sie widersprächen.

Wie denn das, wollte ich wissen, und Sie:

Wenn ich widerspreche, gehe ich schneller, als wenn ich zustimme.

Und ich: Da Sie mir immer widersprechen, brauchen wir nie mehr als 430 Schritte.

Und Sie: Ich hatte nur den Eindruck, Ihnen sei in Ihrem Leben zu wenig widersprochen worden.

Da musste ich Sie an die Feinde meiner Farbenlehre erinnern.

Sie, spitz genug: Entschuldigen Sie, Exzellenz, dass ich einen Augenblick lang nicht an Ihre Farbenlehre gedacht habe.

Das ist überhaupt nicht zu entschuldigen, rief ich dann, von Ihrem Übermut angesteckt.

Dann Sie, nur zum Schein spielhaft befehlerisch: Themenwechsel!

Und ich genau so: Feiglingin!

Sie, jetzt fast stehen bleibend, auf jeden Fall sich ganz mir zudrehend: Wenn Sie mich so unterwerfungssüchtig machen.

Ach, Contresse Levetzow, sagte ich dann.

Ach, ach, ach, ach, sagten Sie, jetzt habe ich es viermal gesagt, jetzt können Sie es heute viermal weglassen.

Wie sollte mich das nicht glücklich machen, Ulrike! Und es wurde die durchgreifendste Erholung meines Lebens. Ins Leben zurückkehrend, schrieb ich Zelter, dem Einzigen, dem ich alles sage. Fast alles. Ich trage nach, zum Thema Farbenlehre: Sie sind der einzige Mensch, Ulrike, der mich je dazu brachte, beim Thema Farbenlehre heiter zu bleiben.

WEIMAR, 18. DEZEMBER 1823

Liebe Ulrike,
gestern wurde ich grob gestört. Gerade dass sie noch anklopfte. Dann rannte sie her und schüttete mir ein paar Fetzen Papier auf den Tisch. Beschriebene Fetzen. Hinter ihr drein der kleine Walther, heulend, weil die Mama ihm sein Spiel weggenommen hatte. Er hatte aus einem Blatt Papier sorgfältig Fetzen gemacht, die etwas darstellen sollten. Man sah es. Ein Schiff, ein Baum, eine Kirche, ein Haus. Die wollte er aufkleben, dann anmalen. Das brachte er heulend,

seine Mutter anklagend, hervor. Ich musste die Fetzen nicht erst noch ordnen, ein Blick, und ich wusste Bescheid. Ein Gedichtchen. Vor ein paar Tagen hingeschrieben. Ich hatte schon danach gesucht, hoffte, es würde mir wieder in die Hände fallen, das Haus verliert ja bekanntlich nichts, und dieses schon gar nicht, und so etwas überhaupt nicht. Das Gedichtchen heißt:

> Erinner' mich doch spät und früh
> Des Lieblichen Gesichts,
> Sie denkt an mich, ich denk' an sie,
> Und beiden hilft es nichts.

Zuerst konnte Ottilie nicht sprechen. Sie zischte. Kerzenblass stand sie. Die Hände vorgestreckt gegen mich, halb Drohung, halb Bettelei, dann endlich gelangen zwei Wörter: Tartuffe. Lügner. Sobald sie das heraus hatte, lief es. Heuchler. Uns wird das große Entsagungstheater vorgespielt, und in Wirklichkeit werden Gedichtchen verfasst, wie es ein Neunzehnjähriger nicht besser könnte. So oder so ähnlich. Wie öfter war ihr letzter Schrei: Du unmöglicher Mensch. Allmählich bilde ich mir noch etwas ein darauf. Ich sagte: Komm, Walther. Er kam her. Ich fragte ihn, was es werden sollte. Weimar im Winter. Das war, weil die Fetzen trotz der Schrift weiß waren, sinnvoll. Leim habe ich immer in der Schublade, also klebte ich mit ihm Weimar im Winter. Die Fetzen so, dass die Schrift sichtbar blieb. Aber so, dass ein anderer Text entstand. Walther kann natürlich schon lesen. Nachher war da die Kirche mit Häusern und einem Schiff. Auf den Fetzen stand: spät und früh ... Und beiden ... hilft es ... Sie denkt ... an mich ... doch ... Des Lieblichen Gesichts ... Erinner' mich.

Ottilie hatte ihr Schlusswort Du unmöglicher Mensch geschrien und war gegangen. Sie sah uns in einer sinnvollen Klebearbeit. Walther war stolz auf sein Werk. Und durfte das sein. Wieder allein, schrieb ich mir das Gedicht, das ich, nachdem Ottilie es Gedichtchen geschimpft hatte, nicht mehr so nennen konnte, hin. Und las es mir halblaut vor:

Erinner' mich doch spät und früh
Des Lieblichen Gesichts,
Sie denkt an mich, ich denk' an sie,
Und beiden hilft es nichts.

Schlimm, dass ich dieses Blatt verlegen, verlieren konnte! Jetzt weiß sie wieder Bescheid. Jetzt kann ich wieder tagelang den sinnreichen Gleichmütigen, den geduldig an allem Teilnehmenden, den Weisen von Weimar spielen, das simple Gedicht hat mich verraten. So etwas muss ich doch hinschreiben dürfen. Ich kann mich nicht zuschandenschlucken. Aber dann … dann muss ich aufpassen. Viel besser aufpassen. Ich lebe in Feindesland. Kanzler von Müller, der Einzige, mit dem ich manchmal spät abends bis in die Nähe meines Zustands plaudern kann – obwohl auch er mich dafür bewundert, dass ich so gut über alles weggekommen bin! –, Kanzler von Müller sagt mir manchmal, was in der Sphäre der Vermutung und des Gerüchts noch herumschwirrt. Die Gerüchte werden blasser, sagt er. Er will sagen: Wir können zufrieden sein. Aber was er zuletzt anbrachte, kann ich Ihnen nicht ersparen, weil es mich fast gerührt hat. Caroline von Wolzogen, Schwester der Witwe Schillers, eine der schlimmeren Carolinen, hat in Umlauf zu setzen versucht, wenn Goethe jene junge Levetzow wirklich zu sich nehmen wolle, das aber gegen Ottilie nicht durchsetzen könne, sie,

Caroline von Wolzogen, nehme die Levetzow herzlich gern bei sich auf. Dass sie damit das Zentrum des Interesses der gebildeten Welt wäre, würde sie offenbar gern in Kauf nehmen.

Wirklich nicht vergessen darf ich, dass ich in Ihrem Brief am längsten auf die letzten vier Wörter hingeschaut habe. Sie haben sich eingebrannt in meine Seele. Sie leuchten Tag und Nacht auf, sobald ich auch nur in Ihre Himmelsrichtung denke: Durch Sie bekommt das Wort Himmelsrichtung wieder Klang: Ihre ergebene Freundin Ulrike.

Das könnte ich mir hundertmal hinschreiben und es hundertmal laut lesen und jedes Mal ganz anders. Kommen Sie, prüfen Sie mich, zählen Sie mit, weil Sie doch im Mitzählen unübertrefflich sind. Aber in was denn nicht! Ihre ergebene Freundin Ulrike. Die Leute, die mich verlachen, weil ich Sie nicht vergessen kann, wissen nichts von Ihnen. Sie glauben, ich habe wegen eines so jungen Menschen den Verstand verloren. Mehr als eine Iffland-Komödie ist es nicht für sie. Weil sie die Contresse Levetzow nicht kennen! Nicht ihren Reichtum im Antworten! Im Widersprechen! Wenn ich an unsere Gespräche denke, weiß ich, dass ich vorher niemals solche Gespräche erlebt habe. Entweder wurde ich angefochten oder angebetet. Sie, Ulrike, Sie, Sie, Sie sind, was mich betrifft, zur Welt gekommen, dass ich mich in einem zweiten Menschen verlieren konnte und erleben, wie er mich mir glücklich zurückgab. Und ich soll Sie nie wiedersehen? Das dürfen wir beide nicht glauben. Herr de Ror hin, Herr de Ror her … ich schließe, sonst … Ach, Ulrike! Könnten Sie mir, bitte, noch das Gegenteil eines meiner Sprüche liefern: Wer nicht verzweifeln könne, müsse nicht leben. Bitte das Gegenteil, Contresse Levetzow. Heißt das: Wer nicht leben müsse, könne verzweifeln? Contresse, ist das so? So weit war ich gestern. Bei der Verzweiflung. Und merkte, das muss gestanden werden, dass meine Hände zitterten. Und gezittert wird nicht, ohne dass der Vornamenlose vier Schauspieler die Hände hochwerfen und zittern lässt. Und aus meinem Mund hörte ich die kleinen kurzen Schreie. Nicht nur meine Hände zitterten, bis in die Schultern zitterte ich, und von den Schultern griff es nach dem Hals, ich hob die Hände, legte sie auf Stadelmanns Schultern, als müsse es ihnen dort bessergehen. Stadelmann war hereingekommen. Vielleicht waren meine kleinen kurzen Schreie zu groß geraten. Aber ich konnte die Hände dort nicht liegen lassen, fiel Stadelmann um den Hals, sank dem großen Menschen, er ist sicher einssiebenundachtzig, an die Brust, ich weinte. Und hoffte, er bemerke es nicht. Er sagte: Exzellenz. Und führte mich in die Kammer und setzte mich dort in den Egloff'schen Lehnstuhl. Ich musste den Schmerz zerrinnen lassen, der mir jetzt von den Schultern in die Arme und in den Armen abwärtszog, bis in die Hände, in die Fingerspitzen. Es war nicht das Fließen einer Flüssigkeit, sondern ein Ziehen von etwas Immateriellem, das aber deutlichste Empfindungen, nämlich schmerzliche, im Körperlichen produzierte. Es blieb noch, ich weiß nicht, wie lang, in Armen und Händen eine heiße Schwere. Ich fühl's. Ich schwör's.

Das zuletzt Gesagte bleibt: Ihre ergebene Freundin Ulrike. Und: Ihr unmöglicher Mensch.

So will ich Ottilie denn glauben, liebste Ulrike, und auch so schließen als Dein unmöglicher Mensch. Wie soll ich denn aufhören, an Dich zu schreiben, Liebste, wenn es außer Dir nichts gibt. Und Dich gibt es nicht. Ecco. Aber einen Neuen Bund gibt es jetzt, den Bund der Elegie. Ihm gehören an Ulrike von Levetzow, Wilhelm von Humboldt, Carl Zelter, Johann Wolfgang Goethe.

5

Seit er einmal einen Brief von Ulrike erhalten hatte, wartete er jeden Tag auf einen Brief von ihr. Das durfte noch weniger bemerkt werden als das übrige Geheimgehaltene. Wenn er Stadelmann oder John mit der Post kommen hörte, nahm er sofort ein Blatt und fing an zu schreiben, dass er den mit der Post Eintretenden nicht beachten musste. Allenfalls deutete er mit einer Handbewegung an, wo die Post hingelegt werden sollte. Das Eismeer zwischen den Menschen. Wir wissen zum Glück nichts von einander. Er sah, als der Brief dann eingetroffen war, sofort das lavendelblaue Kuvert. Er wusste auch, dass er den Brief nicht öffnen sollte. Er wusste, dass sie ihm nicht das schreiben konnte, was allein er lesen wollte. Er wusste aber auch, dass sie immer alles schreiben würde, was überhaupt möglich war. Alles Schöneguteglückverheißende, Glückersetzende. Ulrike ging immer weiter, als sie durfte. Sie war voller Liebe. Das war sie doch. Dass sie nicht schreiben konnte: Morgen komm ich und falle Dir um den Hals und sag Dir etwas Frechböswunderbares ins Ohr! Daran war sie nicht schuld. Also lass, bitte, nichts auf Ulrike kommen! Vergiss nicht: Ihre ergebene Freundin Ulrike. Wenn eine das Maschinenwesen favorisierende junge Frau so etwas schreibt, dann weiß sie, was sie schreibt. Er hatte sich jeden Tag, wenn er auf den nächsten Brief wartete, vorgestellt, was in einem solchen Brief stehen werde. Er hatte sich vorgemacht, er sei auf alles gefasst. Ein 31. Oktober kommt kein zweites Mal. Das ist einfach nicht des Schicksals Art, einen Schlag zweimal zu senden. Also vor einem zweiten 31. Oktober durfte er sich geschützt fühlen. Und was er seither von Ulrike bekommen hat, war lindernd, heilend. Zumindest von ihr so gemeint. Ihre ergebene Freundin Ulrike.

Obwohl er genau genug wusste, dass man nichts vorher wissen kann und dass die Wirklichkeit immer alles übertreffen wird, auch das, was man nur ahnen konnte, war er wieder vollkommen überrascht. Das, was da mitgeteilt wurde, war nicht zu ahnen gewesen. Ulrike trägt jetzt einen Schmuck. An goldener Kette einen Smaragd. Einen tiefgrünen Smaragd, der ihre Augen wiederholt und dunkel macht. Ein Geschenk. Aber keins, das nur in der de Ror'schen Redensart ein Geschenk war, sondern wirklich eins. Eins, das sie nicht ablehnen konnte, weil er es ihr nicht für immer geschenkt hatte, sondern zur Probe. Sie soll den Stein tragen oder eben probieren, ihn zu tragen, und wenn er dann wieder einmal durch Straßburg kommt, erkundigt er sich nach ihrer Erfahrung. Dann wird man sehen. Warten wir's ab, dann sehen wir weiter. Was will sie da machen, wenn sie nicht vorsätzlich grob sein will. Und das will sie doch nicht. Das hat er auch gar nicht verdient, der leidenschaftliche Schmuckverbreiter. Er macht wirklich den Eindruck, als sei es ihm peinlich, eine Frau ohne Schmuck anzusehen. Eigentlich müsse in einem Mädchen, spätestens wenn sie zwölf sei, die Lust auf Schmuck erwachen. Aber keine Norm gilt für alle. Allerdings, wenn man auf zwanzig zugeht und die Lust auf Schmuck schläft immer noch, dann sind die Freunde und Nächsten dieser Frau gefordert, diese Abstinenz auf die Probe zu stellen. So wurde geredet. Eine Zeit lang im Beisein der Mutter und des Grafen. Die Mutter hat er, das sei unvergessen, noch extra bezaubert durch sein Mocca-Geschenk. Ja, das sei der echte, reine Mocca-Kaffee, durch seine Verbindungen entwendet direkt aus dem Harem des Paschas von Ägypten, aber noch nicht gemischt und vermischt, sondern Bohne für Bohne ausgelesen. Die Mutter ist, nachdem sie davon getrunken hat, fast in Ohnmacht gefallen vor Entzücken.

Dann erbat sich der Schmuckverbreiter noch eine Solo-Audienz. Die wurde ihm, mehr von der Mutter als von ihr, gewährt. Wahrscheinlich weil er gesagt hatte, wenn eine junge Frau ein so übermäßiges Vorbild habe, wie es ihre Mutter, nicht nur was den Schmuck betreffe, nun einmal sei, dann sei eine Art Verspätung des von der Natur vorgesehenen Wunsches nach Schmuck recht verständlich. Geredet habe der nicht laut, eigentlich auch nicht aufdringlich, eher nachdenklich, aber ohne Pause. Es war zu erleben, er kann nicht anders. Er muss das sagen. Um ihretwillen. Er habe sie dabei immer beobachterisch angesehen. Oder auch neugierig. Offenbar bereit, etwas zu entdecken. Zum Beispiel die Wirkung seiner von seiner Beobachtung genährten Rede. Also so viel Fürsorge einfach brüsk zurückzuweisen, etwa mit dem auf der Promenade so wunderbar eingeübten Ruf Themenwechsel, das sei leider nicht möglich gewesen. Ihr nicht möglich gewesen. Das müsse sie zugeben. Aber dass sie den Schmuckapostel beleidige, habe der auch nicht verdient. Er sei wirklich eine Freundlichkeitsbegabung und könne einen spüren lassen, dass er es nur gut meine. Da sei jemand doch schon so gut wie eine Frau, und keine Frau in ihren Kreisen zwischen Konstantinopel und London läuft mit nacktem Hals und bloßen Ohren herum. Auf jeden Fall müsse sie, wenn sie demnächst beim Debütantinnen-Ball in Wien auftrete, sich eine Antwort überlegen, da sie hundertmal gefragt werde, warum diese Abstinenz. Und so weiter und so weiter.

Ich habe so an Sie gedacht, Exzellenz. Das heißt, ihm zuhörend war ich bei Ihnen. Er sei doch ihr großer Gesprächsmeister gewesen, 49 Tage lang – ja, sie habe, wenn er gestatte, mitgezählt –, 49 Glückstage hindurch habe sie, wie andere reiten lernen, sprechen gelernt, bei ihm, und es sei ihr bis jetzt noch nichts, was sie gelernt habe, so schön geworden und so wichtig, so erfüllend, sie so ganz und gar ergreifend, sie steigernd. Was das Reiten angeht, zu Hause auf Schloss Trschiblitz wartet mein Brauner auf mich, dass wir über Hecken und Gräben setzen und uns fühlen wie der Herbststurm selbst, also reiten habe ich können, lang ehe ich lesen können wollte. Jetzt könne sie also reiten und sprechen. Sie fühle sich ausgezeichnet. Als man dann die Mitternachtsgrenze passierte, habe Herr de Ror tatsächlich einen zweiten Vornamen angeboten, wieder einen, den sie keinem Menschen weitersagen dürfe, bevor sie nicht bei öffentlichstem Tageslicht seinen ganzen Namen trage. Da habe sie Halt gerufen, habe sich geweigert, einen Vertrag zu erfüllen, den sie nicht geschlossen habe, der ihr auferlegt werde ohne ihre Zustimmung. Da habe er gewirkt, als treffe ihn das. Vertrauen gegen Vertrauen, habe er gerufen. Und so weiter und so weiter. Exzellenz, das ganze Vornamenstheater sei so inhaltsarm und eigentlich bedeutungslos, dass sie davon gar nicht hätte anfangen sollen. Aber der Schmuckapostel, der sich dann zum Lebensapostel aufgeschwungen habe, habe sie, obwohl sie rechtzeitig Einspruch angemeldet habe, durch seinen Vornamen-Zauber in eine Lage gebracht, aus der sie sich befreien möchte. Aber wie? Tatsächlich fühle sie sich jetzt durch das sogenannte Vertrauen, in das er sie, ohne sie vorher zu fragen, gezogen habe, gebunden. Zumal er ziemlich mitgenommen wieder von einer Enttäuschung sprach, die er habe durchleben müssen, die ihn fast das Leben gekostet habe. Ein zweites

Mal könne er so etwas nicht durchmachen. Es sei ein Vertrauensbruch gewesen, der ihn an den Rand seiner Existenz gebracht habe. Und so weiter und so weiter. Jetzt wisse Exzellenz sicher schon mehr als sie, da ja Exzellenz vollkommen klug und von weit her alles viel ruhiger zur Kenntnis nehmen könne als sie, die vom Wirbelsturm Zerzauste. Ja, zerzaust komme sie sich schon vor. Wenn das das sogenannte Leben sei, wisse sie noch nicht, ob sie daran teilnehmen wolle. Obwohl eine Art Abenteuerstimmung auch entstanden sei, und die sei, wenn sie das recht fühle, nicht nur unangenehm. Den Smaragd habe sie noch nicht öffentlich getragen. Probiert schon, aber nur, wenn sie allein war. Sie könne noch nichts sagen. Auf jeden Fall sei der Stein in Farbe, Größe und Fassung diskret. Aber er sei im Stil, so der Schmuckapostel, vergleichbar mit dem Smaragd, den die Herzogin von Devonshire trage. Dass die ganze Schmuckattacke von der Mutter und dem Grafen Klebelsberg geplant worden ist, sei ihr klargeworden. Klebelsberg hat der Mutter gerade eine viermal um den Hals reichende Kette geschenkt, böhmischer Granat, mehr schwarz als rot, dazu zwei genau so schwere, genau so schwarzrote Granatketten als Armbänder und genau so düstere Ohrgehänge, der Graf ist irgendwie beteiligt an diesem Vorkommen in Brux. Er hat gedroht, sie auch unter so einer Schmucklast zu begraben. Zur Verlobung vielleicht. Sie begreift ja, die Mutter will heiraten, aber nicht mit einer erwachsenen Tochter im Gefolge. Also weg mit der. Schmuck drauf und hin auf den Debütantinnen-Ball. Das ist sicher dem Grafen eingefallen. Und Herr de Ror ist beste Qualität. Eine Zukunft mit Goldrand. Jetzt aber Schluss. Und zwar Schluss in der Hoffnung, dass er höre, sie rufe wie schon des öfteren Exzell-e-enz. Dann wieder: Ihre ergebene Freundin Ulrike.

Sofort wusste er, jetzt war der Gruß nichts mehr wert. Mit

dieser Schmuck-Suada hatte sie alles entwertet. Jetzt war nichts mehr. Jetzt war er dahin verwiesen, wo er hingehörte, von wo er sich nie hätte wegbewegen lassen dürfen. Aber wie hätte er das in den tausend Augenblicken wissen sollen, dass das alles immer nichts war. Nichts als … Nichts als was? Hör auf. Es gibt nichts zu erkennen. Nicht noch einmal alles durchhecheln, was war falsch, von wann an … Wegwerfen, alles wegwerfen, auch dich selbst, keine Redensarten, denken nur, was du dann auch tun kannst, alles bloß Wörtliche, weg damit, Geheimhaltung, sonst nichts, du bist in Feindesland, zu produzieren ist eine vollkommene Unvermutbarkeit, du bist der Entsagende wie noch nie, du musst nichts ausstrahlen als das Entsagen! Nicht laut, ganz leise, ganz weise, wie es sich gehört, der große Entsagende, die edelste Kulturfassade Deutschlands, Europas, der ganzen Welt, das Entsagungsbeispiel für kommende Zeiten, alle Unglücklichen sollen aufschauen zu dir wie zu einem Sternbild: so geht man um mit einem großen Schmerz, siehst du, so dass der Schmerz keiner mehr ist, nicht mehr wehtut, ein Lächeln, eine dein Gesicht schöner machende Kulturgrimasse, der Schmerz ein Gelegenheitsgedicht, nicht zu leicht, aber doch viel leichter als die Elegie, die Elegie bleibt im Safe, dass es wehgetan hat, gehört dazu, jetzt, da es vorbei ist, ganz und gar vorbei, kannst du zugeben, dass es wehgetan hat, da es ganz vorbei ist, darf es sogar sehr wehgetan haben, es kommt nur darauf an, dass es vorbei ist, vorbei, vorbei, vorbei. Vor allem: Du musst dafür sorgen, dass sie erreicht wird! Sie muss sehen, dass du kein dich windender Wurm bist. Es soll ihr wohler werden, wenn sie sieht, der Alte hat's geschafft. Ihr wart zusammen ein Sommertheater, ihm hat's wehgetan, ist ja sehr hübsch, dass es ihm wehgetan hat, wäre ja noch schöner, aber er ist drüber weg, er hat entsagt, schreibt sogar seinen Wanderjahre-Roman um, wieder mit dem Untertitel Die Entsagenden, jetzt aber so, dass jeder sieht, wie das geht, das Entsagen, edel sei der Mensch, hilfreich und gut, und wenn es ihm schlechtgeht, gibt ihm ein Gott zu sagen, was er verschweigt, halt, eben das nicht …

Von draußen drang Pferdegetrappel herein. Dieses schöne Geräusch frisch gehärteter Hufe auf dem harten Platz. Acht Hufe im gelassensten Rhythmus der Welt. Und lenkte ihn nach Karlsbad, wo man in der Alten Wiesenstraße keine fünfzig Meter von der Brücke über die Tepl gewohnt hatte. Ulrike hatte, weil die Hufe auf der Holzbrücke dröhnten, gesagt: Die Geisterreiter. Es war ja abends, als sie vor dem Goldenen Strauß saßen und den Mond aufgehen ließen über dem Dreikreuzberg. Und er mit ihr am Sprudel, wortlos zusehend dem hochzuckenden Wasserstrahl, der ja nicht monoton immerfort gleich hochschießt, dann stünde er ja nur wie eine Wassersäule in die Höhe, sondern er zuckt hoch, schießt hinauf, verhält sich eine Viertelsekunde, als hole er wieder Atem und Kraft, dann zuckt er, schießt wieder in die Höhe. Wenn er mit Ulrike und all den anderen Badegästen stand, wusste er nicht, woran die alle dachten, wenn sie sich dem Anschauen dieses hochzuckenden Wasserwunders hingaben. Und er fand, es sei doch alles falsch gelaufen! Warum konnte man, durfte man, was man da deutlich genug empfand, nicht ausdrücken?! Er spürte den Rhythmus in seinem Teil, das so gern das Ganze wäre. Und Ulrike? Und alle anderen? Wenn Ulrike ihn dann auf dem Rückweg ein wenig berührte, fühlte er sich vollkommen glücklich. Nie wieder würde er mit Ulrike den Sprudel zucken sehen. Dieses Nie wieder hatte eine Wucht. Eine vernichtende Wucht. Er spürte, dass er die Starre, die sich in ihm ausbreiten wollte, nicht zulassen durfte. Jetzt war wie noch nie Geheimhaltung verlangt. Verbergen. Wenn das, was ihn jetzt beherrschte, hinauskäme aus ihm, würde ein Orkan der Teilnahme und des Triumphs losbrechen, untergehen würde er in den Wogen der moralisch-ästhetischen Rechthaberei, die anrollen würde als fürchterliches Bedauern. Instinktiv griff er nach der Liste mit dem Programm des Tages. Zusammen werden erscheinen der Kanzler von Müller mit Julie von Egloffstein. Präsentation eines erstaunlichen Bildes, stand da. Das erst um fünf. Um sechs Riemer, will seine satirischen Sonette gegen die Sprachreiniger vortragen. Dann Line mit Soret, Rehbein, Adele Sch., dem Kanzler, Riemer, Ottilie und Meyer und dem Generalsuperintendenten Röhr. Aber vorher um fünf noch ein Herr Zeuner, der in gestelzter Sprache um eine Empfehlung an W. von Humboldt bitten will. Seinerseits sehr empfohlen von Kanzler von Müller.

Sie hat die Vergangenheit gegen die Zukunft eingetauscht. Das würde jeder Mensch, der noch zurechnungsfähig ist, so machen. In Gesellschaft darf dir das Wort Zurechnungsfähigkeit nicht aus dem Mund kommen. Sich löschen können wie das Licht. Geträumt hast du schon alles. Bloß am Tag nicht zugeben, dass der Traum recht hat. Mit ihr in der Kirche in Karlsbad, hast du geträumt, es war die Jakobskirche aus Weimar. Jetzt stand sie in Karlsbad. Hoch über der Stadt am Waldrand, am Weg zur Diana-Hütte, wo er mit ihr die vier Du-Stunden erlebt hatte. Sie waren im Traum den steilen Weg hinaufgegangen, ohne zu sprechen. In Wirklichkeit hatte Ulrike schon während dieses steilen Anstiegs Werthers Trauer über die Nussbäume vorgetragen. Als sie schon fast am Waldrand angekommen waren, entdeckte sie plötzlich diese Kirche, die er als die Jakobskirche erkannte. Dann waren sie drin in der von tausend Kerzen festlich erleuchteten Kirche. Sie war so überfüllt wie an dem

Tag, als Christiane hier beerdigt worden war. Ulrike lachte, sobald sie in der Kirche waren, lachte dem und jenem zu. Die lachten zurück. Ulrike kannte alle, alle kannten Ulrike. Dann küssten sie einander. Er und sie. In Wirklichkeit hatten sie einander auf dem Rückweg am Waldrand zum letzten, zum allerletzten Mal geküsst. Aber während sie einander im Traum küssten, drehte sie ihr Gesicht, ohne das Küssen zu beenden, so, dass sie an ihm vorbeischauen konnte, dass sie einem jungen Mann, deutlich einem Orientalen, nachschauen konnte, der an ihnen vorbei zur Tür ging und sich, bevor er durch die Tür verschwand, noch einmal umdrehte für einen Blickwechsel mit ihr.

Als er aus diesem Traum aufwachte, war er sofort aufgestanden. Er fürchtete, wenn er wieder einschlafe, müsse er wieder einen solchen Traum erleben. Diese Ohnmacht gegen einen Traum. Was sollte er am Tag tun, um vor solchen Träumen geschützt zu sein? Er wusste es ja. Er sollte sich durchsetzen. Gegen sich. Das Einzige, was bisher geholfen hatte: Arbeit. Er konnte schreiben, was er wollte, über was er wollte, solange er schrieb, war er geschützt. Das war geübt. Das hatte er intus. Schreibend war er nicht von dieser Welt, sondern in einer eigenen. Aber wenn er dann ermüdete und aufhören musste, überfiel ihn die Vergangenheit mit gesteigerter Wucht, so als habe sie sich, weil er sich von ihr weggewandt hatte, aufgeladen, gestaut und sei jetzt vielmal so mächtig, wie sie davor gewesen war. Er holte Hufelands Buch und las die Stelle, die er, als er krank war, gelesen und angestrichen hatte. Er las das jetzt noch einmal:

> Boerhave erzählt von sich selbst, daß er, nachdem er einige Tage und Nächte immer über den nämlichen Gegenstand nachgedacht hatte, plötzlich in einen solchen Zustand von

Ermattung und Abspannung verfallen wäre, daß er eine geraume Zeit in einem fühllosen und totenähnlichen Zustand gelegen habe.

Warum verfiel er nicht, da er doch nur an Ulrike dachte, in diesen erwünschten fühllosen und totenähnlichen Zustand? Warum war er nie darauf gekommen, Ulrike aus ihrer Schmuckverweigerung zu befreien? Weil er ihren Zustand achtete. Weil er sie zu sehr verehrte. Weil er sie anbetete, so wie sie war. Am letzten Abend in Karlsbad hatte er ihr dieses goldene Ginkgo-Blättchen geschenkt, absolut lächerlich. Sie hatte es nicht einmal an diesem Abend getragen. Ihm aber hing das goldene Schlüsselchen, das zu ihrem Handschuh führte, Tag und Nacht um den Hals. Sie existierten in einer grausamen Ungleichheit.

Jenem Herrn Zeuner ließ er von John die diktierte Empfehlung an Humboldt überreichen, ohne ihn zu empfangen. Das vermochte er, weil er sich an der gestelzten Sprache rächen wollte. Dann also, fast ersehnt, der Kanzler von Müller und Julie von Egloffstein. Er und der Kanzler wetteiferten, seit die süße Julie, so wurde sie mit Recht genannt, ins Haus kam, um ihre Gunst. Julie genoss es. Heute aber kamen beide mit Verschwörer-Gesichtern. Der Kanzler trug ein in eine Decke gehülltes Bild. Bitte, Platz zu nehmen, Exzellenz, und wegschauen. Er gehorchte. Als er wieder hinschauen durfte, hing das Bild an der Wand, an der immer Bilder zur Präsentation hingen. Es war Ulrike von Levetzow. Beide freuten sich über seine Sprachlosigkeit.

Julie sagte, es sei ein Weihnachtsgeschenk für ihn. Von ihr. Da sie aber nicht sicher gewusst habe, ob es unter dem familiären Weihnachtsbaum willkommen sei, bringe sie es ihm jetzt schon.

Dramaturgie, dachte Goethe. Der allerhöchste Regisseur. Oder Teufels Großmutter. Dass das Wort Zufall nur ein Verlegenheitswort für Ignoranten war, hatte er immer gewusst.

Exzell-e-enz, rief Julie so doppelsilbig wie sonst nur Ulrike.

Das wurde bedrohlich. Aufstehen konnte er nicht. Er musste jetzt eine Haltung zeigen, die die beiden Gutwilligen verstehen und, falls sie gefragt würden, weitersagen konnten. Wie kommt es zu diesem Bild, Julie? Diese Frage klang intensiv, aber nicht fassungslos.

Auf diese Frage hatte Julie gewartet. Und sprudelte los. Julie hat in Dresden ein Fräulein Fölkersam kennengelernt, die in Dresden Kunst studiert. Sobald das Fräulein Fölkersam, eine Kurländerin, hört, dass Julie in Weimar daheim ist, rennt die Kurländerin und holt ihr Goethe-Porträt und will wissen, ob es gut sei, und Julie, Goethe parodierend, sagt: Höchst kongruent! Die ist glücklich, plaudert aus, dass sie von ihrer Freundin Ulrike von Levetzow viel über Goethe und Marienbad gehört habe, auch habe sie Ulrike gezeichnet. Julie erwarb die Zeichnung und führte sie aus zum Bild: halb Gouache, halb Aquarell, halb Kreide, halb Öl. Das Tollste: Ulrikes Gesicht in so vielen Farben! Er erinnerte sich: So sah sie im Traum aus. Ach, Julie! Die sagte, jetzt bitte sie um ein Todes- oder ein Lebensurteil.

Goethe sagte: Höchst kongruent.

Jetzt lachten die zwei.

Dann seriös zu Kanzler von Müller: Er wisse sicher, dass Ottilie samt Familie morgen abreise nach Berlin. Berlin leuchtet, sagt Ottilie. Und seit sie das gesagt hat, sagen es alle. Und alle wollen die Saison in Berlin verbringen, sich amüsieren. Aber nicht alle können. Wir Armen, die den Glücklichen nur trauernd hinterherschauen können, wollen aber für uns sorgen dürfen. Dazu gehört als Erstes: Dieses Bild wird der Künstlerin abgekauft, Herr Kanzler, Sie zahlen dafür jeden Preis, dann kommt es in meine Räume, meine Schränke, verschwindet für immer, wir wissen nichts von einem solchen Bild! Kein Geschwätz, kein Gerücht, wir sind geübte Entsagende, uns ficht nichts mehr an. Herr Kanzler, liebe Julie, ich sehe, ihr seid von Herzen einverstanden. Und ließ das Bild sofort abhängen und zu sich hinüberschaffen. Das besorgte Stadelmann. Der Abend war gerettet.

Als er dann spät in seine Räume kam, sah er einen Zettel vom weisen Stadelmann, der mitteilte, in welchen Schrank er das Bild getan hatte.

Er saß im Stuhl der Mutter Egloffstein und ließ seine Hände zittern. Es gab nicht die geringste Gefahr, dass seine Hände im Beisein anderer Leute zu zittern anfingen, aber wenn er allein war, tat es ihm fast gut, sie zittern zu lassen. Er musste dann gar nichts tun, sie zitterten anstrengungslos, sozusagen von selbst. Er sah zu. Sah seine Hände an. Die Fingernägel. In Marienbad von Stadelmann geputzt, poliert. Wahrscheinlich wird Juan Adam de Ror, wenn die echten Diamanten mit den nachgemachten nicht mehr konkurrieren können, mit seinen Orientbeziehungen im Kaffeehandel der Größte werden. Die Zukunft heißt Mocca.

6

Er musste endlich aufstehen. Kaum stand er, durchfuhr ihn ihre Abwesenheit. So scharf, frisch, schmerzhaft, als treffe die Nachricht, dass er sie nicht mehr habe, gerade in diesem Augenblick ein. Sofort beherrschte ihn dieses nichts aussparende Gefühl der Verlorenheit. Im Liegen hatte er eine unmessbare Zeit lang geübt, sich ohne sie zu sehen; hatte eingeübt, dass es sie für ihn nicht mehr, nie mehr gebe; er konnte das Gefühl haben, eine Art nichts mehr durchlassende Decke über alles geworfen zu haben. Und jetzt, durch nichts als eine Lageveränderung, war seine ganze Abfindungsarbeit weg, als hätte es sie nicht gegeben. Jedes Mal sticht die Erinnerung zu und trifft einen Wehrlosen. Also, fang wieder an. Die Einübung ins Aussichtslose. Jetzt hatte er Ulrikes Bild, jetzt konnte er in jeder Sekunde hin, konnte ihr Gesicht, in Julies fast wilder Farbfreude gemalt, anschauen und anschauen und … Und was?

Er durfte dieses Bild nie anschauen. Und wusste, dass er sich das hundertmal vorsagen und dann hinrennen und es herausziehen und dann anschauen würde. Anschauen und anschauen! Eine Gemeinheit der Dramaturgie! Mit diesem Bild ist sie deutlicher da, als wenn es dieses Bild nicht gäbe. Also erschwert dieses Bild seinen Kampf. Also sollte er es vernichten. Das sollte er, aber … Er musste etwas tun gegen dieses Bild. Und ging, so schnell er konnte, zum Schreibtisch. Und schrieb.

Ein liebender Mann.

Kein Gesicht mehr. Ein Nasenknick, eine Nasenspitze, ein Mündchen, das keine Sekunde zur Ruhe kommt, es zuckt, zappelt, ein trockenes Insekt, will nicht aufgespießt werden von dem spitzen Kinn, das ins Leere ragt. Um diese Teile fludern Haare, die für nichts reichen, am wenigsten für die geschwollenen Ohrläppchen, die glühen wie zwei Laternen an einem Vergnügungslokal. Der magere Hals ist nur durch dicken Schmuck zu retten. Ihre Bewegungen wirken, als gebe es kein Zentrum, von dem aus sie gewollt sind. Ein haltloses Schlenkern. Die Stimme schrill. Ideal für Rechthaberei. Das zappelnde Mündchen entlässt nur Rechthaberei. Nie ein gelöstes Lachen. Immer ein auf i gestimmtes flaches Gekicher. So weit Dein Bild.

Ach, Ulrike, durch Dich wird er zum Zwerg, der den Hochsprung übt. Feindseligkeit. Ohne Feindseligkeit gegen Ulrike kam er nicht los. Die Feindseligkeit einsetzen wie ein Instrument, wie einen Hebel, mit dem man die eigene, nicht ausreichende Kraft vergrößert. Aber wie eine für ihn selbst glaubhafte Feindseligkeit gegen dieses Mädchen entwickeln? Hass? Er war ein Leben lang ohne Hass ausgekommen. Leiden ist die einzige Möglichkeit, ihr, die dich leiden macht, wehzutun. Aber wenn du einsiehst, dass alles, was du leidest, von dir selbst angerichtet wurde? Wenn etwas furchtbar ist, und du musst zugeben, dass dir recht geschieht? Wenn du sagen kannst, dir werde unrecht getan, kannst du dich wehren. Wenn du sagen musst, du bist es selbst, der dir das tut, woran du leidest, wenn du niemandem etwas vorzuwerfen hast, musst du dich gegen dich wenden. Ekel? Ja! Zunehmend. Zunehmend Ekel verursachten ihm alle Kleider, die er in Marienbad und Karlsbad getragen hatte. Er hätte längst tätig werden müssen.

Und rief Stadelmann und trug ihm auf, alles, was er im Sommer in Böhmen getragen hatte, sofort in einer Kiste zu verstauen. Das Werther-Kostüm, den Sommermantel mit dem roten Samtkragen, alle Leinen- und Baumwollhemden, die er dort gekauft hatte. Die schwarz-seidene und die weiß-seidene Weste, den weiß-flanellenen Schlafrock, das weiß-batistene Halstuch samt Vorstecknadel, die Strümpfe, die Socken. Stadelmann, du hast wieder Haare verkauft in Böhmen. Ich hätte dich entlassen müssen. Ich muss dich entlassen, wenn du jetzt versagst. Alles in eine Kiste, dann fährst du hinaus ins Webicht, fährst noch über die Fasanerie hinaus, nimmst Torf mit und Papier. Ein Feuer, das nichts übrig lässt. Stadelmann, haben wir uns verstanden?

Der Riese Stadelmann, der, als der Haarverkauf erwähnt wurde, förmlich schrumpfte, richtete sich wieder auf und sagte feierlich: Jawohl, gnädigster Herr.

Goethe sah, dass er sich jetzt auf Stadelmann verlassen konnte. Wenn ich noch ein einziges Mal einem Schnupftuch oder einem Schal begegne, der im Sommer dabei war, bist du entlassen. Verstanden?!

Ja, gnädigster Herr, sagte Stadelmann und ging.

Ottilie war schon in Berlin. Das Manöver konnte gelingen. Er atmete auf. Und rannte hinüber in das Schrankzimmer, in dem die Papiere verwahrt wurden. Die Reiseabrechnung, geführt und unterschrieben von Johann Wilhelm Stadelmann. Wunderbare Papierformate in Stadelmanns Schrift, die so schwunghaft schön war wie sein Fahrstil. Und las sich noch einmal fest in den Wörtern und Daten dieses Sommers. Das Moorbad, täglich 30 Kreuzer, das tägliche Öl 15, die 4 Semmeln 8, die täglichen Wachslichter 1.40, jeden Gulden, jeden Kreuzer hat Stadelmann notiert, Bier, Wäsche, Logis, Pappier, mit zwei p, Trinkgeld, in die Armenbüchse, Tintenpulver, an der Tafel des Barons von Broesigke 3 Gulden 20, das tat ihm noch gut, dass er immer bezahlt hatte, wenn er drüben im Palais am Tisch von Frau von Levetzows Vater mitdiniert hatte. Das konnte er alles selber verbrennen. Alles. Auch die Rechnung der Brunneninspektion über die ins Haus gelieferten Kisten mit 36 Krügen Kreuzbrunnen samt Korken. Die hatten ihn gerettet. Diese Rechnung musste er noch einmal lesen:

> Nur nach bestbeschaffener im vorgeschriebenen Gewichte und zu bestimmter Zeit geschehenen Überlieferung des Gutes belieben Sie dem Fuhrmann die Fracht zu zahlen.

Nein, diese Rechnung würde er nicht verbrennen. Die sollte übrig bleiben als das Monument einer Rechtschaffenheit, die es einmal nicht mehr geben wird. Und legte die Rechnung zurück in eine der Schubladen für Aufzubewahrendes.

Aber das Bild? Wenn er es ernst meint, muss er es verbrennen. Aber er kann kein Bild verbrennen. Noch nicht. Und die Schatulle mit dem Handschuh vom 28. August 1823 und das Schlüsselchen, das er am Kettchen immer noch um den Hals trägt … Alles, was nicht verbrannt werden konnte, musste vergraben werden. Zuerst einmal weg von ihm, Kettchen und Schlüsselchen, nur weg damit jetzt.

Er atmete leichter. Als hätte dieser Entschluss ihn überhaupt handlungsfähiger gemacht, wurde es ihm plötzlich klar: Seine ganze Entsagung-Schau, sein komisches Verzichttheater, seine kulturelle Kulissenschieberei, das war nichts als eine groteske Überschätzung der Umwelt, der Gesellschaft.

Ottilie hatte recht, wenn sie ihn Tartuffe schimpfte und ihm vorrechnete, wie er in seiner Literatur propagiere, je bitterer der Kelch, desto süßer die Miene, mit der man ihn leere, und in Wirklichkeit sei er haltlos, anstandslos, charakterlos wie der ruinierteste Opiumsüchtige im Londoner Slum. So konnte sie einbrüllen auf ihn, recht hatte sie.

Er spürte eine Entfernung zur Konversationswelt wie noch nie. Musste er seine feinsten Energien darauf verwenden, dass die notorische Fälscherin Bettina von Arnim, dass alle diese Carolinen und Charlotten so über ihn redeten, wie er es gern hätte? Er hätte Ulrike nicht vor denen verheimlichen müssen, sondern vor sich. Er hätte seine Kraft nicht in einem Affentheater der Entsagungs-Schau vergeuden dürfen, sondern im Kampf gegen Ulrikes Gegenwart in ihm selber. Den Kampf hatte er geführt. Aber nicht im Ernst. Nicht so ernst, wie dieser Kampf geführt gehört. Er hatte den Kampf geführt in dem Bewusstsein, ihn nicht gewinnen zu können, ihn nicht gewinnen zu wollen. In seiner aufs Positive versessenen Lebensroutine hatte er sich keine Prüfung auferlegt, von der er wusste, er würde sie nicht bestehen. Sich schlechte Lebensnoten zu verpassen musste vermieden werden. Sobald er glaubte, Ulrike mit dem größtmöglichen Ernst in sich zum Verschwinden zu bringen, sah er sie vor sich im Park, unterm kreuzweise mit gelben Bändern überspannten Strohhut steht sie am Teich und füttert den Schwan. Davor, vor diesen Erinnerungsschlägen musste er sich schützen. Sich! Sich! Sich! Jetzt ist gefragt: eine Mitleidlosigkeit sich selbst gegenüber. Oder du verreckst an einem Mädchen, das von dir einiges weiß, aber nichts ahnt. Was er jetzt spürte, war alles andere als eine Kraft. Er glaubte, er könne sich genieren. Schämen. Nicht vor irgendeiner Welt oder Moral, vor keiner Sitte, keinem Anstand. Vor sich selbst. Er spürte, es bildete sich die Fähigkeit, sich vor sich selbst zu schämen. Dass er so hing, taumelte, stotterte, sich selber belog, wie er noch nie jemanden belogen hatte, wie er einen krassen Feind nicht belügen könnte. Aber sich, sich, sich belügt er mit jedem Gedanken, in dem das Mädchen auftaucht, ihn beherrscht und mit ihm macht, was sie will. Aber es ist nicht sie, er ist's, der den Wahnsinn blühen lässt wie etwas zartschön Liebliches. Aber dieser dein Wahnsinn ist … Sag dir nichts voraus. Gib einfach nach, lass dieses Gefühl wachsen, dass du dich schämst. Verlang nichts von diesem Gefühl. Lass es wachsen. Bis es dich zu etwas bringt, was du jetzt nicht ermessen musst. Nur die Empfindlichkeit, die dazu geführt hat, dass du die Kulissenschieberei nicht mehr erträgst, diese Empfindlichkeit lass wachsen. Mitleidlos. Mal sehen, nicht wahr.

Aber weil alles, was wiegt, sein Gegengewicht weckt, wollte ihm ein Gefühl weismachen, die Zeit, in der er seine Abhängigkeit von Ulrike geheimhalten musste, sei eine selige Zeit gewesen. Draußen die ganze nicht in Frage kommende Welt, und er in der täglich heller leuchtenden Erinnerungshöhle mit ihren unverbrauchbaren Schätzen. Jetzt musste er die Erinnerungen vernichten. Verbergen, vor sich verbergen, das eben ging nicht … Da traf ein, o heilige Dramaturgie, ein lavendelblaues Kuvert, darin ein ebenso blaues Billet, darauf stand: K V d O o M. Wir wollen Silvester in Dresden feiern. Falls Sie das auch wollen, freut sich Ihre ergebene Freundin Ulrike.

Er dachte: Also doch ein Iffland-Stück. Stadelmann meldete von der Tür her die gelungene Verbrennung von allem Böhmischen. Goethe stand auf, ging hin, gab ihm die Hand, drückte ihm die Hand und sagte: Du kannst in Zukunft Haare verkaufen, wo und wann du willst. Stadelmann sagte: Gnädigster Herr, es war doch immer nur, wenn die Leute so betteln. Die Mädchen und so.

Stadelmann war draußen, Goethe saß und kam sich vor

wie ein Feldherr in einer Schlacht. Die Reiter sprengen heran, melden das, melden das, er muss entscheiden, befehlen, was zu tun ist. Er war aber kein Feldherr. Wäre er einer gewesen, dann einer, der glaubt, die Soldaten müssen selber sehen, was geht und was nicht. Er war Alcides und Antinous in einer Person, so sehr, wie es der schottische Kapitän nicht sein kann. Zu lange hatte er gezögert und dann hastig alles falsch gemacht: die Verbrennung der Marienbader Stücke im Webicht!

Er befahl sich Waffenruhe. Seit er das Silvester-Billet hatte, konnte er seine Anwesenheitspflicht ohne Ungeduld und Reizbarkeit erfüllen. Er ließ Kanzler von Müller entscheiden, wer, wie lange und wie empfangen werden sollte. Scherzte so innig herzlich wie noch nie mit Adele Schopenhauer, Julie und Linchen von Egloffstein, nannte Adele seine Lieblingin, was sie weitersagte, also musste er Julie berauschen wie noch nie und war seinen Männern ein geduldiger Kumpan. John, der neben der Sekretärs-Arbeit und der Schreiberei immer auch den Spezialauftrag der Wetterbeobachtung, sogar der schriftlichen Fixierung des Wettergeschehens hatte, wurde beauftragt, aus Thermometer, Barometer und Wolkenbeobachtung alle möglichen Schlüsse zu ziehen. John meldete, dass ein für diese Jahreszeit untypischer Wärmeeinbruch bevorstehe. Von dem bisschen bisher gefallenen Schnee werde nichts übrig bleiben. Er meldete das mit Bedauern, da der Geheimrat als ein Genießer des harten Winterwetters galt. Goethe beherrschte sich. Ließ Stadelmann kommen, zeigte ihm sofort, dass er in der heitersten Stimmung war, weil, lieber Stadelmann, vielleicht eine rasante Fahrt nach Dresden fällig wird. Wozu haben wir die schnellste Chaise des Landes und den besten Kutscher der Welt, Stadelmann. Stadelmann sagte: Ich freue mich, gnädiger Herr. Täglich gab es jetzt kleinere Ausfahrten in die Umgebung. Dresden! Schon Madame de Staël hatte ihn vor Jahren verführerisch dringend eingeladen, sie in Dresden zu besuchen. Die Anziehungskraft hatte nicht ganz ausgereicht. Die Dame war großartig, verehrungswürdig und gescheit genug auch, aber ihm war sie zu ehrgeizig. Hingezogen fühlte er sich, so oft er ihr begegnet war. So wie sie ihn kennt, kann einen nur eine Frau kennen. Sie hatte ihm die Formel geliefert für seine Art Männlichkeit: Il vous faut de la séduction. Er war kein Eroberer, sondern ein Eroberter. Ulrike, die Erste, die sich geweigert hatte, ihn zu erobern. Trotzdem, deswegen würde er fahren. Nach Dresden. S w s w.

Am 28. Dezember ließ er wieder einspannen für eine Spazierfahrt. Arbeiten konnte er in diesen Tagen nicht mehr. Er schämte sich vor sich selbst. Aber es nützte nichts. So vehement wie noch nie schob er alles, was ihn hemmen wollte, beiseite. Für Bedenken war er nicht mehr zu haben. Mochte das heißen, was es wollte! Was ging das ihn an! Diese ewige Benoterei! Das Leben will nicht benotet, es will gelebt werden!

Dann also, am Mittwoch, dem 28. Dezember, geschah Folgendes: Wie immer, wenn sie stadtauswärts fuhren, kamen sie über den Marktplatz, hielten sich auf der rechten Seite des Platzes, um dann durch die Schlossgasse zur Kegelbrücke zu kommen und auf ihr die Ilm zu überqueren. An diesem 28. Dezember sah er drüben vor der Posthalterei neben dem Erbprinzen einen Wagen stehen, der gerade wieder bespannt wurde. Und vor dem Erbprinzen standen vier Personen, offenbar im Gespräch mit dem Posthalter. Die Wagenform zeigte auch ihm, dem Kurzsichtigen, dass es sich da nicht um Ordinairpost-Passagiere handelte. Die vier Personen: unterschiedlich groß. Alle in Pelzmänteln, die sie, weil es nicht besonders kalt war, offen trugen. Statt dicke Pelzmützen Kopftücher. Die Stimmung, in der er seit dem blauen Billet war, wollte es, dass er in den vier Reisenden vier Levetzows sah. So wie man die Namen von Berggipfeln kennt, die unter einem Namen zusammengehören, so glaubte er doch in den Größenverhältnissen die heilige Familie – so hatte er gelegentlich in reinem Spaß die Levetzows genannt – erkannt zu haben. Stadelmann musste sofort nach der nächsten Hausecke in die Kollegiengasse abbiegen und zurück durch die Seifengasse zum Frauenplan und schnell hinein in den Innenhof. Zu Stadelmann sagte er, dies sei der ernsthafteste Auftrag, den er je von ihm bekommen habe: Dort so nah vorbeizufahren, als nötig sei, um die vier Reisenden zu erkennen oder nicht zu erkennen. Er selber dürfe aber nicht erkannt werden.

Dann rannte er seine Sechszimmerbahn hin und her, schneller, als er wollte. Trüge er, wie alle Kurzsichtigen, eine Brille, hätte er gesehen, ob sie's waren oder nicht. Feldherr, du gehörst erschossen. Und gerade noch, ja, keine Woche ist es her, dass er die Brillenstelle in den Wanderjahren voller Wohlgefallen noch einmal überarbeitet hatte. O diese Strafe! Seinen Brillengegner Wilhelm hat er da sagen lassen: Wer durch Brillen sieht, hält sich für klüger, als er ist. Die Brille, keine sittlich günstige Wirkung. Ich sehe mehr, als ich sehen sollte. O Wilhelm, Wilhelm! Goethe trommelte mit den Fäusten gegen seine Brust, nicht heftig, aber schnell. Die Schlacht war noch nicht verloren. Wenn es Levetzows sind, dann werden sie nicht durch Weimar fahren, ohne ihn zu besuchen. Oder ist man schon spät dran? Wartet in Dresden schon jemand? Still! Kein Mucks jetzt. Er schenkte sich ein Glas Portwein ein und trank es in einem Zug aus. Und noch ein Glas. Und noch ein drittes. Sein Atem ging wieder, wie er sollte. Er konnte nur noch herumtappen und Dresden-Silvester-Ulrike-Silvester-Dresden denken. Sein Herz klopfte in der Brust, wie der Gefangene, der sich zu Unrecht eingekerkert sieht, gegen die Zellentür klopft. Das Herz will sich blutig klopfen. Es fühlt sich misshandelt. Er kann ihm nichts anbieten. Dass Ulrike überhaupt dieses Billet geschickt hatte, hatte ihn gewundert. Gut, die abgemachte Formel K V d O o M, aber dann die förmliche Einladung. Das war nicht Ulrikes Stil. Das war die Mutter. Die wollte ihn als Trophäe auf ihrem und Klebelsbergs Ball. Dass er da fürs Renommee sorge. Ihm egal. Hauptsache, er sieht Ulrike …

Stadelmann trat ein, das ganze Gesicht eine einzige Fröhlichkeit. Ja, gnädiger Herr, ja! Sie sind's. Sie haben mich nicht gesehen. Aber sie sind's. Alle vier.

Danke, Stadelmann, sagte der Feldherr, abtreten. Dazu eine Militär-Geste. Stadelmann schlug die Hacken zusammen, Kehrtwendung und raus. Goethe musste noch einen Portwein trinken. Und noch einen. Das war doch gar nicht auszuhalten. Nach zwei Stunden hatte er zwei Flaschen Portwein leer getrunken. Gehen konnte er kaum noch, aber sitzen. Und denken. Jetzt war er froh, dass er der Feldherr war. Feigheit war vorgekommen. Feigheit vor dem Freund. Die Levetzows hatten sich davongestohlen. Sie erwarteten ihn erst am 31. Dezember. Dass er ihr Renommee vergrößere. Aber doch nicht schon heute. Heute hatten sie … egal, was sie heute hatten. Mit ihm hatten sie nichts. Nichts mehr. Nie mehr. Jetzt war er froh, dass er versucht hatte, dem Gefühl nachzugeben, das sich in den letzten Tagen in ihm bilden wollte: Scham. Jetzt war an diesem Gefühl nicht mehr zu zweifeln. Er schämte sich vor sich selbst. Und das in einer Heftigkeit, die sonst nichts mehr übrig ließ in ihm. Erst jetzt, nach dieser neuesten Erfahrung, war er sich dieser Scham ganz gewiss. Die sagte: Du bist weg davon. Das Brillen-

Vorurteil seines Romanhelden, jetzt verdammte er es nicht mehr. Hättest du eine Brille getragen, hättest du die Familie erkannt, sie hätten zu dir kommen müssen, und das haben sie doch gar nicht gewollt. Irgendwo, er wusste nicht mehr, wo, hatte er geschrieben, ein Tier kennt keine Apparate, es nimmt nur wahr, was die Natur uns ermöglicht. Und was ermöglicht sie nicht alles. Jetzt konnte er ergänzen: Und verhindert das Unmögliche. Das Unmögliche war verhindert worden. War das eine Leichtigkeit jetzt? Eine Leichtigkeit, die er noch nicht empfunden hatte. Die hieß Lieblosigkeit. Ja. Nie gekannt. Nie erlebt. Aber anders konnte er dieses Gefühl nicht buchstabieren. Er war frei. Kein Zweifel möglich, er war lieblos. Lieblosigkeit, spürbar, eine Geräumigkeit wie noch nie, bitte, sei's Leere, eine Nichtempfindung, die alle Empfindungen übertraf, er ist erlöst, frei, das ist überhaupt Freiheit, lieblos sein, lieblos, freudlos, leblos, schmerzlos, ihn wird nie mehr jemand quälen können. Auch er selbst nicht. Die Kreatur ist erlöst. Was Moses, vom Aufstieg auf den Gesetzgebungsberg erschöpft, überhört hatte, das allererste Gebot, tragödienträchtiges Versäumnis für alle Zeit, er, auf seinem eigenen Sinai angekommen, erschöpft auch, aber kein bisschen schwerhörig, hellhörig wie noch nie, hat er das Gebot gehört und begriffen: Du sollst nicht lieben.

Er legte sich ins Bett. Keine Gedanken mehr, gegen die er sich erfolglos hätte wehren müssen. Er spürte nur noch sich. Außer ihm nichts. Als fülle er die Welt aus. Die ganze Welt war er. Prall vor Leichtigkeit. Eine göttliche Schwere. Leichtigkeitsschwere. Endlich. Das verlorene Gleichgewicht? War es das? Dachte er. Schlief ein. Schlief ohne Unterbrechung weit in den nächsten Tag hinein.

Als er aufwachte, hatte er sein Teil in der Hand, und das war steif. Da wusste er, von wem er geträumt hatte. S w s w.

Letzte Nachricht

Frau Marie Schäfer, die dem Edelfräulein von Levetzow 16 Jahre als Kammerzofe diente, berichtet über den 12. November 1899:

Als Ulrike von Levetzow sich am Vorabend zu Bette begab, netzte ein kalter Schweiß ihr Antlitz, und im Vorgefühle ihres nahen Endes gebot sie, ein Päckchen Briefe, deren Inhalt niemanden bekannt geworden, auf einer silbernen Platte zu verbrennen. Die Asche wurde in einer silbernen Kapsel verschlossen, mit dem Wunsche, dass nach ihrem Ableben dieses für sie unschätzbare Andenken in den Sarg gelegt werde. Dies ist auch geschehen. Um vier Uhr morgens erwachte sie mit Husten, und um sechs Uhr entschlief sie sanft.

Laut schriftlicher Mitteilung ihrer Großnichte sollen es Briefe Goethes gewesen sein.

Ein sterbender Mann

Der Autor ist Thekla Chabbi für ihre Mitarbeit an diesem Roman zu großem Dank verpflichtet. Ohne ihre schöpferische Mitwirkung wäre der Roman nicht, was er ist.

Martin Walser

1

Sehr geehrter Herr Schriftsteller!
Mehr als schön ist nichts. Diesen Satz sollen Sie gesagt oder geschrieben oder gesagt und geschrieben haben. Es ist der unmenschlichste Satz, den ich je zu lesen bekam. Ich weiß nicht, wer Sie sind, habe nichts von Ihnen gelesen, aber weil Sie so und so zitiert werden, muss ich annehmen, Sie seien jemand. Also jemand, auf den auch gehört wird. Nur deshalb schreibe ich Ihnen. In der verwegenen Hoffnung, es interessiere Sie, wie, was Sie von sich geben, bei Menschen ankommt.

Ich habe nicht den geringsten Grund, mich schön zu finden, noch nie hat ein Mann oder eine Frau gesagt, ich sei schön, aber noch nie hat jemand gesagt, ich sei hässlich. Wahrscheinlich bin ich unscheinbar. Also ein Weder-noch-Mensch. Also gewöhnlich. Aber: Mehr als schön ist nichts. Also ist schön zu sein das Höchstebeste. Sie haben damit ja nur hingeplaudert, was in jeder Illustrierten und in jeder Fernsehsendung ununterbrochen demonstriert wird: Sie haben eine Allerweltsformel nachgeplaudert.

Mein Gesicht läuft auf ein spitziges Kinn zu. Der Schulkamerad, der deutlich dümmer war als ich, gab mir den Namen Spitzmaus. Deshalb nannten mich Buben und Mädchen dann Spitzmaus. Mein Gebiss ist, wenn Sie das verstehen, prognath. Schauen Sie halt nach, was das heißt. Meine zwei Schneidezähne beherrschen meinen Gesichtsausdruck. Immer schon. Sobald ich lache oder auch nur lächle, weiß ich, dass meine Schneidezähne eine Rolle spielen, die ihnen nicht bekommt. Sie machen mich noch mehr zur Spitzmaus als das auf mein Kinn zulaufende Gesicht. Ich bin also nicht schön. Und: Mehr als schön ist nichts. Diese nicht ganz simple Formulierung hat sich bei mir gleich vergewöhnlicht zu: Wer oder was nicht schön ist, ist nichts. Ich bin also nichts.

Ich wäre *nichts* gewesen, wenn ich mir das hätte gefallen lassen können. Ich habe mich wehren müssen. Ich habe mich gewehrt. Mit Erfolg. Gleich dazugesagt: Das war einmal. Ich bin jetzt 72. Und am Ende. Aber nicht weil ich 72, sondern weil ich am Ende bin.

Ich war erfolgreich. Ich konnte mir viel leisten. Dass ich jetzt am Ende bin … Ach, ich glaube nicht, dass ich Ihnen das mitteilen kann.

Ich werde die Geschichte meines Sturzes noch darzustellen versuchen. Es ist ein überdeutlicher gesellschaftlicher Vorgang und als solcher nicht fähig, sich selber zu erklären. Das, was gesellschaftlich geschieht, hat es nicht nötig, jedem verständlich zu sein. Die Gründe, warum so ein Sturz geschieht, sind Wiederholungen von Klischees, und ich will nicht sagen, dass diese Klischees nichts wert seien, aber es ist nicht ihre Funktion, das zu erklären, was sie angeblich erklären. Klischees sind Masken der Wirklichkeit. Masken, die die Wirklichkeit braucht, damit es so weitergehen kann, wie es weitergeht. Sogar Ihr Satz *Mehr als schön ist nichts* ist nur eine Maske. Allerdings eine, in der das wahre Gesicht, das sie verbirgt, schon fast spürbar wird. Ihr Satz tut ja schön. Tut so, als sei alles wunderbar. Schönheit gilt. Und jeder denkt sofort: Das ist doch besser, als wenn Hässlichkeit gälte. Mehr als hässlich ist nichts, in einer solchen Welt möchte niemand leben.

Ich schließe für heute. Ich habe reagiert. Nur reagiert. Nicht nachgedacht. Aber das wiederum rechtfertige ich durch eine Erfahrung: Ich reagiere lieber, als dass ich nachdenke. Ich bin in meinen Reaktionen mehr enthalten als in meinen Nachdenklichkeiten. Dass mir das von den Verwaltern der Klugheit vorgeworfen werden kann, ist mir klar. Damit, dass mir etwas vorgeworfen werden kann, muss ich leben. Habe ich immer gelebt.

Theo Schadt

PS: Bitte, ich bin glücklich über jeden schönen Menschen, den ich sehe. Ich halte jeden Schönen und jede Schöne für gelungen. Grad, als wäre das die Pflicht der Fortpflanzung, dass etwas Schönes dabei herauskomme. Ich habe natürlich auch, wie jeder, einen eigenen Geschmack und brauche in meiner Empfindung häufiger das Wort gelungen statt schön. Einen Nichtschönen und eine Nichtschöne finde ich nicht misslungen. Das Gegenteil von schön ist auch nicht hässlich, sondern unschön, unscheinbar. Jeder Gelungene und jede Gelungene tut mir gut. Auch wenn ich im Vergleich dazu schlecht abschneide. Ich finde mich unschön. Unschön ist auch schon zu viel gesagt. Unscheinbar. Das ist das richtige Wort für mich.

PS 2: Da ich weiß, wie auf einen Jammerbrief, geschrieben von einem Nobody, reagiert wird, gestatte ich mir, noch einen Lebenssteckbrief folgen zu lassen. Mein mich immer noch überwachendes Selbstwertgefühl, mit dem ich im erklärten Dauerkonflikt lebe, zwingt mich dazu.

Also: Ich hatte zuletzt einundvierzig Mitarbeiter. Die musste ich, als ich gestürzt wurde, von heute auf morgen entlassen, um die Firma, wenigstens ihren Namen, vor der

Insolvenz zu bewahren. PATENTE & MEHR, so hieß meine Firma, von der es nur noch den Namen gibt. Ich entwickelte Patente, das heißt, wenn mir ein Patent angeboten wurde, dem ich Erfolg zutraute, gründete ich eine Firma zur Realisierung dieses Patents. Neigung und Ausbildung verwiesen mich zuerst auf Technikprojekte. Ich verdiente gut durch die Entwicklung berührungsloser Messtechniken, durch die Miniaturisierung von Sensoren, die Vervielfältigung der Sensorik zur Verminderung des Schadstoff-Ausstoßes, die Thermofühler-Verfeinerung, die Reduzierung der Emissionen durch Drucksensorglühkerzen, die Verdoppelung der Reifenlebensdauer durch ein elektronisches Reifendruckkontrollsystem und so weiter.

Und wie falsch etwas gesagt wird, nur weil man das Richtige meidet, meiden muss! Neigung und Ausbildung verwiesen mich auf Technikprojekte ... Nein, nein, nein! Einem Schriftsteller gegenüber fühle ich mich verpflichtet, genauer zu sein beziehungsweise ehrlicher. Also: Ich bin, ich war der Sohn eines Erfinders. Barthel Schadt, mein Vater, hat, solange er atmen konnte, darauf gewartet, dass ich ein Erfinder werde, wie er einer war. Ich habe auch tapfer angefangen. Meine erste Erfindung war der *elektrische Papierkorb*. Dann die *selbst auslösende Kinderwagenbremse*. Den *abklappbaren Brausekopf für die Gießkanne* hatte Adenauer schon erfunden. Mein Vater hat mich noch dem Bankier Warburg vorgestellt, der seine Erfindungen finanzierte. Herr Warburg war der Hohepriester einer Religion, die Finanzierung hieß. Bei ihm alles in Echtleder und Edelholz! Da wusste ich: Ich will finanzieren, entwickeln, nicht erfinden. Und das Haus Warburg nahm mich als Lehrling. Der Rest war Fleiß und Glück und Glück und Fleiß.

Dann lernte ich vor neunzehn Jahren ein Genie namens

Carlos Kroll kennen. Der brachte mich von der Technik weg und hin zu allem, was Natur heißt. Also Medizin bis Kosmetik. Der Erfolg gab ihm recht. Die Firma wurde bekannt als Adresse für medizinische und kosmetische Patente.

Carlos Kroll, mehr als zwanzig Jahre jünger als ich, war mir von einer Schweizer Verlegerin empfohlen worden. Ich könnte auch sagen: von meiner Schweizer Verlegerin Melanie Sugg. Ich bin übrigens, wenn auch pleite, so doch nicht elend arm. Denn, ach könnte ich das doch verschweigen, ich habe auch Bücher geschrieben. Und veröffentlicht. Natürlich unter einem anderen Namen. Dass andauernd Bücher geschrieben und gedruckt werden, reizte mich. Ich konnte diesem Reiz nicht widerstehen, und so fing ich an mit *Solamen miseris. Die Anleitung zum Lustigsein*. Mit dem lateinischen Halbzitat wollte ich mich ein bisschen erhöhen. Dann *Freistil. Anleitung zum Bewusstseinstraining*. Dann *Wolkenbruch. Anleitung zur Selbstbefriedigung*. Dann *Schimpfwörter. Anleitung zum richtigen Gebrauch*. Dann *Schwindelfrei. Anleitung zum Selberdenken*. Dann *Rumpelstilzchen. Anleitung zur Selbstfindung*. Und so weiter. Ich hätte vielleicht nach dem *Solamen*-Buch nicht weitergemacht, wenn nicht 770 000 Exemplare verkauft worden wären. Vom zweiten 830 000, vom dritten 920 000. Das vierte ein Flop. Aber nach dem fünften nur noch gute Zahlen.

Irgendwann hatte ich keine Lust mehr. Carlos las diese Bücher natürlich nicht. Er machte sich über jeden neuen Titel lustig. Ich hatte mir angewöhnt, mich über dieses Bücherschreiben auch selbst lustig zu machen. Das war ja keine Literatur. Und ernst zu nehmen war nur, was Literatur war. Carlos sagte manchmal: Zum Glück kann man sich über deine Bücher lustig machen. Er sagte sogar, er finde es beeindruckend, dass ich selber sagte, ich schriebe meine Bücher nur zum Zeitvertreib. Das ist Haltung, rief er. Beispielhaft! Das Schönste bei deinen Büchern, sagte er, ist, dass es genügt, den Titel zu lesen, dann weiß man Bescheid.

Wenn wir, Carlos und ich, wieder über einen neuen Titel gelacht hatten, merkte ich, dass mich dieses Gelächter über meine Titel – und es ging ja, da Carlos solche Bücher niemals las, immer um die Titel, nur um die Titel –, dass mich das traf. Ja, verletzte. Aber zugeben konnte ich das nicht. Carlos war der Dichter, der Wortmensch, das Genie. Ich war ein auf Massenerfolg spekulierender Nebenherschreiber. Inzwischen bin ich nicht mehr sicher, ob der bare Verkaufserfolg nicht doch auch eine Rolle gespielt haben könnte bei Carlos' Verrat. Ich werde kein solches Buch mehr schreiben, aber in meinem Kopf entstand der Titel: Verrat als schöne Kunst. Anleitung zum Freundesmord.

Dass ich glaube, Carlos könnte mich auch aus Neid gestürzt haben, das zeigt nur, dass ich zu billig denke von seinen Innenwelten! Er verkaufte nie mehr als 500 bis 900 Exemplare seiner Gedichtbände. Das scheint ihn nur darin zu bestärken, dass seine Gedichte Sprachereignisse seien, für die die Welt momentan noch nicht reif ist. Seine letzten Titel heißen: *Lichtdicht*, *Leichtlos*, *Lufthaft*, *Kettenscheu* und *Kopftau*. Er sagte jeden neuen Titel an wie die Entdeckung eines neuen Planeten.

Gruß,
Th. Sch.

PS 3: Melanie Sugg ist bekannt geworden durch eine Art Porno-Poesie. Jene dunkelrote Wörterwelt, die früher aus Frankreich kam, jetzt aus Amerika. Melanie Sugg ist immer noch stolz auf ihr erstes Buch. Da befriedigt sich ein US-Dichter vor dem Spiegel und sagt, was er erlebt, auf 101 Seiten auf. Aber inzwischen ist Melanie älter geworden und verlegt Carlos Kroll und mich und andere.

Vielleicht wechsle ich das Metier: Mehr als schön ist nämlich nichts.

PS 4: Zu allerallerletzt: Ich mache seit langem Erfahrungen mit der Schwere und mit der Schwerkraft, halte mich deshalb für einen Gravitationsspezialisten und wusste deshalb, ohne es von Einstein erfahren zu haben, dass ein Gravitationsfeld die Frequenz elektromagnetischer Strahlung beeinflussen muss. Was ich nicht kann, und da fängt meine Bewunderung an: die Messung. Also Mößbauer. Der Mößbauereffekt. Die Messung des Einflusses der Schwerkraft. Ich weiß sicher, in hundert Jahren wird sie messbar sein. Mößbauer nennt es: die rückstoßfreie Kernresonanzabsorption. Wenn ich noch mal eine Firma gründe, dann zur Produktion der Anti-Gravitations-Technik. Ich finanziere eine Forschung zum Nachweis, dass ein Gravitationsfeld durch die Frequenz elektromagnetischer Strahlen beeinflusst werden kann. Gravitation ist bis jetzt formuliert als auf der Erde nicht aufhebbar. Gelänge es, in einer winzigen, taschenkompatiblen Technik die Anti-Gravitation unterzubringen, schwebten wir alle beziehungsweise je nach Bedarf. Die Erdenschwere wäre dahin. Das wird dann mein letztes Produkt.

Freundlich,
Th. Sch.

PS 5: Carlos Kroll habe ich durch Melanie Sugg auf der Burg Wildenstein kennengelernt. Ihr von ihr entdeckter Autor Carlos Kroll werde dort lesen. Im Rittersaal. Sie bringe ihn hin. Er sei ein Genie. Vielleicht sogar zwei. Und von München zu dieser Burg sei es nicht weiter als von Zürich. Und wie lange haben wir uns jetzt schon nicht gesehen? Und ich warte immer auf ein Buch von dir! Also komm, du wirst es nicht bereuen. Und ich kam und bereute es nicht. Ein Sommersamstag. Der Wildensteiner Singkreis singt vor der Lesung und nachher. Da erwachte das Gemäuer zu seiner Bestimmung. Was der junge Dichter las, kam mir vor wie eine Fremdsprache, deren Wörter ich kannte, ohne dass ich, was gesagt wurde, verstand. Aber das Publikum applaudierte. Ich auch. Iris (meine Frau) auch. Iris mehr als ich. Ich applaudierte, weil ich sah, dass Melanie darauf wartete.

Ich bin für Historisches anfällig. Wildenstein, eine Fluchtburg der Grafen von Zimmern. Immer uneinnehmbar, auch von der Pest. Man konnte also ein Volk dazu bringen, so ein Steinnest auf diese Felsklippen hinaufzuwuchten. Die Burgmauer geht absatzlos in die Felswände über. Wir schauten hinab. 200 Meter hinab auf das zarte Donau-Flüsschen. Die Zimmern-Herrschaft habe, als draußen die Pest herrschte, einfach keinen mehr hereingelassen. So überlebten sie. Sie sind dann, erfährt man, doch ausgestorben. Also an sich selbst.

Wir, Iris und ich, wurden angezogen vom höchsten Bauwerk der Burg, dem Kommandoturm. Da geschah es dann. Die Treppen zogen uns förmlich hinauf. Der Abendsonne gelang immer wieder ein Lichtblick durch eine Schießscharte. Zuletzt war, was uns weiterzog, das, was wir hörten. Im Dachboden, in den die Abendsonne voll hineinscheinen durfte, saß jemand, der das spielte, was uns hinaufgezogen hatte. Wir hörten zu, bis der Cellospieler von selber aufhörte. Als er aufhörte, sagte er zu uns herüber: Bach. Er hatte uns also, sobald wir die Tür aufmachten, bemerkt und stellte sich vor: Carlos Kroll. Oh, sagte ich, Sie sind das! Und Sie sind Theo Schadt, sagte er. Jetzt fehlt uns nur noch Melanie, sagte ich. Um die musst du dich nicht kümmern, sagte Iris. Dann sagte sie etwas über das Cellospiel, das heißt, sie zeigte, dass sie sich, wenn es sich um Bach und Cello handelte, ausdrücken konnte. Das war mir recht. Aber ich musste doch noch, weil mir danach war, sagen, dass mich dieses Miteinander von Abendsonne, Burg-Dachboden und Cellospiel bewegt habe. Musik über Musik, sagte Carlos Kroll. Obwohl ich mir durch seinen Ton und die Kürze ein bisschen zurechtgewiesen vorkam, stimmte ich zu. Ein bisschen zu heftig vielleicht. Der Kerl imponierte mir total. Wie er da, von den letzten Sonnenstrahlen erreicht, sitzt und diese Musik spielt, die sich, wie ich empfand, mit sich selber beschäftigt! Als ich ihm das später einmal sagte, sagte er im Ton des Fachmanns, der zum Laien spricht: Du liegst da nicht ganz falsch.

Iris und ich nahmen in kaum nobel zu nennender Kleidung im Rittersaal auf den reservierten Stühlen Platz. Carlos Kroll erschien in Jeans, die dagegen waren, dass sie noch getragen wurden. Und Melanie Sugg trat auf, dass auch der Ignorant sofort sah, wer das war, wer das nur sein konnte: die Burgherrin! Eine von Zimmern! So fein, so adelig, so gar nicht grell, so edel rustikal, so geglückt hiesig! Ich musste applaudieren, als sie neben uns Platz nahm. Sie wusste schon, dass wir ihren Schützling kennengelernt hatten. Ich flüsterte ihr zu: Der spielt ja wie ein junger Gott. Sie: Wenn der junge Gott so spielen könnte.

Carlos und ich wurden ein Freundespaar. Ich finanzierte die Veröffentlichung seiner Gedichte in Prachtausgaben. Ich ließ eine Schrift entwickeln nur für seine Gedichte. Ihm schwebte vor ein Lyrik-Imperium à la Stefan George. Den verehrte er, ohne dass er ihn je imitiert hätte. Ich wusste nicht, wer das ist, Stefan George, Carlos weihte mich ein. Er wollte keine elitäre Kunstkirche, sondern eine radikale Banalisierung. Seine Gedichtbände sehen aus wie aus dem Müll, aber diese Wirkung ist auf das Feinste berechnet. Wir sind, wir waren ein Freundespaar, wie es, glaube ich immer noch, kein zweites gab in unserer Zeit. Wir waren politisch uneins. Er ist so links wie ich rechts. Ich habe immer darauf gewartet, dass sich im Lauf der Jahre seine doch eher pubertären Politiktöne allmählich mäßigen würden. Diese Hoffnung trog. Aber wir stritten kaum, wir lachten einander aus. Ich, der Erzkapitalist, er, der Erzrevoluzzer. Dass er mich gestürzt hat – das weiß ich sicher –, mit unserer politischen Uneinigkeit hat das nichts zu tun. Letzten Endes war uns alles Politische egal. Ich war praktisch so wenig «rechts» wie er «links». Wir konnten bis zur Erbitterung gegen einander diskutieren, aber keiner von uns handelte je «rechts» oder «links». Vielleicht kann man sagen, sein und mein Politisches sei virtuell.

Ja, ja, jaaa, als ich so grün wie unreif war, ein Weltveränderungsnarr, unfähig, die normale Scheußlichkeit des Alltäglichen hinzunehmen, mein Gott, an den Außenminister habe ich geschrieben, der hieß Kinkel, auf jeden Fall meine Fraktion, liberal, und von dem grob verlangt, Taslima Nasrin zu schützen! Vor dem religiösen Terror, der ihr mit dem Tod gedroht hat. Diese Politikmasturbation habe ich später nicht mehr geschafft.

Vielleicht sehe ich alles falsch. Vielleicht musste mich Carlos doch auch aus politischen Gründen stürzen. Glauben kann ich es nicht.

PS 6: Und so habe ich versucht, mich meinem einzigen Freund politisch verständlich zu machen:

Bismarck hat in bürgerlicher Zeit auf feudale Weise drei Kriege produziert, um seine Ideen von einem Deutschen Reich zu realisieren. Normal wäre gewesen die Entwicklung der Vereinigten Deutschen Staaten inklusive Österreich, etwas Föderatives. Wilhelm II. hat den Ersten Weltkrieg angeregt wie Bismarck seine Kriege. Aber weil er zu naiv war, um mit dem Kriegsinstrument politische Chirurgie à la Bismarck betreiben zu können, war das Ergebnis Versailles. Die deutsche Nation hatte sich von ihrem Feudalaffen bis ins Innerste verführen lassen. Der Versailler Friedensvertrag war die groteske Antwort auf eine groteske Provokation. Die Nation hat 1918 eine Revolution nachgeholt, die spätestens 1848 fällig gewesen wäre. 1918 war Deutschland in die Klasse des noch weiter zurückgebliebenen Russland versetzt, schwankte zwischen einer russischen und einer deutschen Revolution hin und her und hatte am Ende wieder keine. Keine Befreiung.

Da die Welt kein aufgeklärtes Sanatorium ist, wurde Deutschland von 1918–1933 wie ein krimineller Psychopath behandelt und suchte deshalb sein Heil in Hitler. Nach 1945 wollte sich die Welt vor diesem Deutschland durch einen gewaltigen chirurgischen Eingriff retten: Man schnitt weg, was irgend wegzuschneiden war, den Rest teilte man in zwei Teile, jetzt hatte die Welt endlich Ruhe vor Deutschland.

Mein gewesener Freund ist unter anderem Anarchist. Ich nannte ihn immer Amateur-Anarchist. Vielleicht hätte ich seine oft schrillen Sätze früher lahmlegen müssen. Unser Cheruskerfürst Hermann ein *Intrigant*! Weil er irgendwo etwas über das Hermannsdenkmal aufgeschnappt hatte. Und dass es in den USA, in Missouri, eine Stadt gibt, die Hermann heißt. Dergleichen reizte ihn zu nichts als Hohn. Der Cherusker hat dafür gesorgt, dass die Germanen nicht zu Römern dressiert wurden, und eben das bedauerte er schärfstens. Was Wunder, dass er die deutsche Einheit für ein Unglück hält. Er gehörte zu den Linken, die das gespaltene Deutschland *Kulturnation* nannten. Ein Drittel eingesperrt, zwei Drittel flanierend, aber zusammen eine Kulturnation und so weiter. Dass das dann zum Glück wieder ein Deutschland wurde, fand er wortwörtlich zum Kotzen. Vielleicht musste er mich doch deswegen stürzen. Ich versuche jetzt, ihn zu verstehen und zu verachten. Dazu muss ich ihn verächtlich machen. Das darf kein Akt des Willens sein. Ich muss ihn verachten können. Von ganzem Herzen. Es muss sich herausstellen, dass er verächtlich ist. Was er durch seinen Verrat bewirkt hat, darf dabei keine Rolle spielen. Die Fakten auf den Tisch. Ja, ja, jaaaa!

Als die Nachricht mich erreichte – es war ein Mittwoch –, blieb ich sitzen, wie ich gesessen hatte, als die Nachricht eintraf. Ein Schreiben per Fax von der US-Anwaltsfirma. Kauderwelsch. Ergebnis: Sie ziehen Schumm vor. Oliver Schumm! Gelegentlich dachte ich daran, mich Oliver Theodor Schadt zu nennen. Ich fand es unfair, im Geschäftsleben mit so einem Vornamen zu punkten! Oliver! Warum dann nicht gleich Salomo! Zum Glück sei, hieß es im Kauderwelsch, in unserem Vertrag das und das noch nicht erfüllt. Ich saß, glaube ich, vierzehn Stunden. Ließ mich nicht stören. Dann musste Frau Baumhauer erledigen, was zu erledigen war. Auflösung der Firma und so weiter. Ich fuhr vor in die Herterichstraße und verabschiedete mich von allen Mitarbeitern. Von jedem und jeder persönlich. Informiert waren sie schon. Keine Gespräche. Händedruck. Gestreichelt. Geweint.

Th. Sch.

PS 7: Dann Katja. Sie hat sich das Leben genommen. Vor einem Jahr. Vorher noch mich angerufen. Ihre Gründe reichten aus für das, was sie dann tat. Aber jetzt kam ein Wort zurück aus diesem Gespräch. Suizidforum. Ich folgte. Loggte mich ein. Katja hatte gesagt: Wie sie es machen könne, habe sie im Suizidforum gelernt. Mir war klar: nicht unter den Zug. Einmal in Bad Oldesloe die Sauerei auf den Gleisen, nachdem sich einer vor den Zug geworfen hat. Im Forum lauter Menschen, die sich für suizidal (das Wort lernte ich da) halten oder es sind. Sie bringen vor, was sie bewegt. Ich passte scharf auf, wenn sie erörterten, wie es der und die gerade gemacht hatten. Er hat am Montagabend den Grill angeschmissen. Oder der hat die Chloroquin- und die Holzkohle-Methode kombiniert. Aber auch das Wiegen und Wägen der Motive fesselte mich. Eine Frau, die dort Aster heißt, nannte ihren Todeswunsch irreversibel. Dieses Wort eroberte mich sofort. Wie schwach dagegen *unwiderruflich*. Ein Ungetüm. Eine Missgeburt. Ich weiß nicht, wie irreversibel zu seiner Bedeutung kommt. Ich bin kein Philologe. Das sind doch die, die wissen, warum ein Wort heißt, wie es heißt. Irreversibel hat einen Zauber, dem ich nicht widerstehen kann. Der Todeswunsch ist irreversibel.

Ich meldete mich bei den Suizidalen auch zu Wort. Sie waren gerade dabei, ihre *Todeswünsche* auf so genannte Traumata zurückzuführen. Diese Aster schrieb: Ich hätte nicht geboren werden dürfen. Das war eine, deren Todeswunsch solide begründet wirkte. Oder einer: Ich bin das Resultat eines groben Egoismus. Dann bezweifelte einer den authentischen Todeswunsch eines anderen. Alles, was sie einander sagten, faszinierte mich. Auch die Methoden. Offenbar gab es immer eine Zeit lang einen Thread, also *ein* Thema. Mein Fall, das heißt meine Erfahrung, kam überhaupt nicht vor. Ich musste meinen Todeswunsch diesen Schicksalsgenossen verständlich machen. Also auch mir selbst. Warum irreversibel!

Was ich zum Besten gab, habe ich wieder herauskopiert. Unheimlich attraktiv ist, dass im Forum keiner unter seinem bürgerlichen Namen auftritt. Die Suizidalen drücken schon im Namen aus, wer sie sind, wie es ihnen geht. Oft weiß man nicht, ist das jetzt ein Mann oder eine Frau. Die zwei, auf die ich reagierte, waren zweifellos Frauen.

Also:

Liebe und sehr geehrte Schicksalsgenossen!

Ich halte mich im Gegensatz zu Tristesse nicht für einen Totalversager, kann aber nicht weiterleben. In dieses Forum komme ich nicht, weil ich angejahrt suizidal bin, sondern weil mir etwas passiert ist, was offenbar keinem von euch passiert ist. Ich wurde verraten von dem einzigen Menschen, der mich nicht hätte verraten dürfen. Neunzehn Jahre innigste Beziehung. Eine Freundschaft, die nicht ihresgleichen hat. Er hat von mir äußerlich total profitiert; ich habe von ihm innerlich unendlich viel bekommen. Dann der Verrat. Erklärungslos. Nur als Handlung. Als Tatsache. Dass das möglich ist, sprengt alles, was ich bisher für menschenmöglich hielt, in die Luft. Stalin und Hitler hatten vermutlich Gründe, an die sie glaubten. Jeder Mörder weiß, warum er mordet. In meinem Fall gibt es nur die nackten Tatsachen. Verrat, und zwar so, dass meine Firma sofort liquidiert werden musste. Alle Angestellten entlassen. Der schärfste Konkurrent der Nutznießer meines Ruins. Das hat der Freund hingekriegt. Ich will sagen: Dass das möglich war, heißt, das ist menschenmöglich! Wenn das menschenmöglich ist, dann will ich, kann ich kein Mensch mehr sein – unter Tigern oder Ameisen jederzeit. Nicht mehr unter Menschen. Der Vertrauensverlust ist absolut. Die Notwendigkeit ist irreversibel.

Für dieses Wort danke ich euch. Danke ich dir, Aster. Du bist offenbar auch so weit, dass in dir nichts mehr grünen kann. So weit bin ich auch. Jetzt fehlt noch die Technik. Ich bin, fürchte ich, technisch nicht begabt. Darum nehme ich jeden Rat gerne an. Obwohl ich die Notwendigkeit für irreversibel halte, liegt mir an baldiger Erledigung. Ach, und weil mein notwendiges Ende auch ein lyrisches Motiv anklingen lässt, kann ich es mir nicht versagen, eine Poesie herzubitten, die von dem und jenem kaltschnäuzig verlacht wird. Von mir aber nicht. Und hoffe, das sei mitten im suizidalen Chor nicht ganz unwillkommen.

So ständ' ich denn im letzten Glühn des Lebens,
Die nächste Stunde bringt mir Nacht und Tod.
So ständ' ich denn am Ziele meines Strebens,
Stolz auf die Blüten, die das Glück mir bot!
Ich fühl' es klar, ich kämpfte nicht vergebens,
Durch Todesnacht bricht ew'ges Morgenrot.
Und muss ich hier mit meinem Blute zahlen,
Ein Gott vergilt mit seines Lichtes Strahlen!

Theodor Körner

Mitgeteilt von Franz von M.

2

Jetzt aber meine Macht, Herr Schriftsteller. Ich muss Ihnen, was ich hier, durch Sie provoziert, hingeschrieben und zusammengefügt habe, überhaupt nicht schicken. Ich beute Ihre Provokation aus. Ich brauche Sie nicht als wirklichen Zeugen. Sie können mir gestohlen bleiben. Ich mache mit Ihnen, was ich will. Was gut für mich ist. Ob ich Ihnen das je zustelle, will ich nicht wissen. Sie sind der Spiegel, den ich mir vorhalte, in den ich schaue. Mir muss daran liegen, mich genauer zu sehen, als ich mich bis jetzt gesehen habe. Was heißt es, dass ich mich eingeloggt habe in ein Suizidforum?

Carlos zuliebe habe ich die Firma DER VERSCHÖNERER gegründet. Er wollte, dass ich mein Talent, Waren zu verkaufen, auch in der Werbung praktiziere. Das habe ich gemacht. Ich hatte einmal im Spaß gesagt: Ich mache jedes Produkt verkäuflich! Er: Beweis es! Ich gründete die Firma. Ich ließ sie durch ihn leiten. In meiner Nachbarschaft, in der Melchiorstraße. Ich allerdings tauchte dort nie auf. Er lieferte mir die Aufgaben, ich lieferte die Texte. Die Sprüche des Verschönerers wurden begehrt. Mein Beitrag zu *Mehr als schön ist nichts*. Ich habe übrigens die Produkte, die ich verkäuflich machte, immer sorgfältig geprüft. Schund habe ich nie verschönert. Weil ich mich keinem Auftraggeber je zeigte und weil Carlos mich zu einer geheimen Figur stilisierte und weil er dafür sorgte, dass der Verschönerer unerreichbar blieb, wurde DER VERSCHÖNERER ein Branchenhit. Ich habe, als Carlos mich gestürzt hatte, diese Firma in der Melchiorstraße sofort aufgelöst. Er konnte nicht im Feuilleton der SZ verkünden: Der Verschönerer heißt übrigens so und so und wohnt in Solln in der Sowieso-Straße. Er selber hat natürlich zu diesen Sprüchen nicht eine einzige Silbe gespendet. Das wäre ihm vorgekommen wie ein Sakrileg.

Es gibt keinen Verschönerer mehr. Wie er mich gestürzt hat? Durch plumpen Verrat. Genau in dem Augenblick, in dem ich mich durch ein alles Bisherige übersteigendes Engagement verwundbar gemacht hatte wie nie zuvor. Ein Amerikaner hatte mir ein aus Schlangengift zu gewinnendes Mittel gegen Herzinfarkt angeboten. Gutachten honorigster US-Institute und -Professoren lagen vor. 98 Millionen Dollar musste ich investieren. Dann würde die Fabrik in North Carolina das Mittel produzieren. Es sollte Sancordin heißen. Weil ich möglichst sofort produzieren wollte, war die Fabrik fertig, bevor die Rechte ganz verhandelt waren. Manchmal denke ich, dass Carlos das so hingekriegt hat, damit er mich, als ich schon investiert hatte, verraten konnte. Bis jetzt wehre ich mich noch gegen paranoide Phantasien. Verraten hat er mich an meinen Hauptkonkurrenten Oliver Schumm. Der hat mich sofort gefickt (entschuldigen Sie, bitte), wie ich noch nie gefickt worden bin. Nicht einmal meine Option, immerhin auch 2 Millionen, konnte ich retten. Ich habe immer riskant investiert, aber noch nie so riskant wie bei diesem Projekt. Carlos Kroll wusste Bescheid. Er wusste eben, warum. Mein Vater, der große Erfinder Barthel Schadt hat seine größten Erfolge in Sanford in North Carolina eingefahren.

Hier darf vielleicht doch ein Einschub sein über Barthel Schadt. Geboren 1914 in Isny, studiert in München, schon sein Vater war bei der Agfa, aber dann der Krieg, als Allgäuer mit einer Jäger-Division im Kaukasus, nach dem Fall Stalingrads noch mit einem Schiff nach Feodosia, von dort in den Endwirren zu Fuß Richtung Reich, bis Olmütz, von den Amerikanern gefangen, ausgeliefert an die Russen, weil in Jalta vereinbart war: Wer gegen die Russen gekämpft hat, gehört ihnen. Zuerst im Lager Pensa. Dann in ein Lager an der Wolga. Da landen Flöße mit Holz. Er also beim Schiffsbau. Gibt an, er sei Elektroschweißer. Dann nach Moskau. Er wird mit seinem Vater, dem Kamerabauer bei der Agfa, verwechselt. Dort unter sechshundert Spezialisten. Das Angebot: zehn Jahre in der UdSSR frei zu arbeiten. Nur zwölf nehmen das Angebot an. Die anderen wollen lieber zurück ins Lager. Er auch. Später einmal in Tokio ein Japaner, der war im selben Lager und erzählt: Als sie Jahre später heimtransportiert wurden, flogen fünfzehn über Bord. Das waren die, die mit den Russen zusammengearbeitet hatten. Am 6. Januar 1950 kommt Barthel Schadt heim. Sein Vater versorgt ihn mit Material. Er fängt an, auch eine Kamera zu bauen, schickt sie zu Bell & Howell, wird eingeladen, könnte dort, in North Carolina, bleiben. Wird dem *governor* vorgestellt. Der sagt: Bei uns ist es keine Schande, wenn jemand versucht, Profit zu machen. Er überlegte. Noch wirkte das Russland-Syndrom nach: Möglichst weit weg von denen! Aber dann doch heim. War zehn Jahre lang fort, das reichte ihm. Die Stereokamera wird sein Feld. Er entwickelt den Kinetheodoliten. Er gründet von hier aus in Sanford einen Betrieb. Die bauen, was er erfindet. Er hat einhundertzwanzig Patente in fünfzig Ländern. Minolta hat einmal bei ihm fünfzig Maschinen bestellt und die zwei Jahre später nachgebaut. Er schreibt denen, dass er sich geehrt fühle.

Und jetzt die Versuchung: Fünfzig Leute hat der Vater in North Carolina beschäftigt. Gründe du etwas für sechshundert. Von den Professoren-Gutachtern formulierte einer über Sancordin: «Die Amerikaner werden das essen wie Brot.»

Also, dem Freund habe ich gestanden, dass mich die Aussicht, in North Carolina aufzutreten, über die übliche Vorsicht hinaustrieb. Was Carlos Kroll für seinen Verrat bekommen hat, ob er überhaupt etwas dafür verlangte und bekam – ich weiß es nicht. Schumm, der sozusagen darauf gewartet hat, triumphierte jetzt und produziert inzwischen das Mittel in Oberbayern, es heißt *Corsantin.* Bei mir sollte es *Sancordin* heißen. Ach, Carlos, Carlos, Carlos! Es sei, höre ich, ein Millionengeschäft, das ins Milliardengenre tendiere.

3

Und jetzt eine Antwort, zum ersten Mal von Aster, mitten aus den Formulierungswäldern der Suizidalen, an mich, den Franz von M., meine Schluss-Identität.

Lieber Franz von M.,
ohne dein Leid schmälern zu wollen – du kannst sicher sein, dass Verrat viele Gesichter hat und die meisten hier im Forum sich entweder in einem hoffnungslosen körperlichen Zustand befinden oder eben verraten wurden, viele schon in ihrer Kindheit ohne die leiseste Ahnung, etwas wie Verrat könnte je existieren. Es kann.

Und abermals ohne dein Leid schmälern zu wollen – ich ging stets davon aus, ein solides Fundament lasse ein Gemäuer manch einen Sturm überstehen und im schlimmsten Fall mit kaum sichtbaren Rissen weiterhin bewohnbar bleiben. Deines scheint trotz des von dir angedeuteten soliden Fundaments eingestürzt oder aus irgendeinem Grund, den wir hier nicht kennen, von dir zum Einsturz gebracht worden zu sein.

Deine Geschichte klingt wie ein Krimi, ein Wirtschaftskrimi. Warst du darin Lenker oder Gelenkter? Wie konnte der Freund die neunzehnjährige stabile Wechselseitigkeit sprengen, ohne ins Straucheln zu geraten? Oder nahm er gefährliches Straucheln gar in Kauf?

Verzeih, du wirkst auf mich wie ein Romantiker. Das rührt einerseits, weil du die Welt mit dessen Augen zu sehen scheinst. Andererseits musst du wohl, es sei denn, du wärst ein Lottomillionär, Interessen auch unromantisch vertreten haben, so jedenfalls in meiner Vorstellung durch den Eindruck deiner biografischen Fragmente. Ohne Recht und Unrecht beurteilen zu können und schon gar nicht zu wollen, stelle ich mir deinen Einfluss größer vor, als du uns offenbar ahnen lassen willst und unromantisch wahrhaben möchtest.

Ich breche beileibe keine Lanze für den Wert der Menschen – davon wie von den Menschen selbst fühle ich mich Lichtjahre entfernt. Ich weiß auch, dass all das von dir Beschriebene möglich bis selbstverständlich ist.

Einzig deine augenscheinliche Verwunderung verwundert mich.

Aster

PS: Versteh mich bitte nicht falsch. Ich nehme dein Leiden ernst. Nur glaube ich, du hast mehr Macht, als du glaubst.

4

Iris sagt: Du musst Carlos verletzt haben, weil du nie etwas über seine Gedichte gesagt hast. Das kann er dir nicht verzeihen.

Dieses Mankos war ich mir bewusst. Ich kann doch zu Gedichten und gar zu Gedichten solcher Art nichts sagen. Natürlich habe ich versucht zu reagieren. Einmal sagte ich, wie ich es empfand: Dass ich seine Gedichte erlebte wie unbeabsichtigte Streicheleinheiten. Er schmierte mir eine. Das heißt, er gab mir eine Ohrfeige. Aber er umarmte mich sofort, weinend. Dazugesagt, er weinte leicht. Er weinte oft. Ihm fiel das Weinen leichter als das Lachen. Da mir seine schwierigen Gedichte manchmal trocken vorkamen, war für mich diese Weinbereitschaft ein Geständnis. Als er sich vom Weinen erholt hatte, sagte er: So hast du mich noch nie beleidigt. Ich umarmte ihn, er entzog sich und murmelte: Lass doch. Und verfiel in den – ich nenne das mal so – Verkündigungston, in dem er immer über seine Gedichte sprach. Seine Gedichte seien Sprachereignisse, die in dieser Zeit, in der nur das Mittelmäßige triumphiere, gar nicht erkannt werden könnten. Seine Gedichte seien – und das sagte er nicht zum ersten Mal – hermetisch. Ich hatte das Wort längst nachgeschlagen, ohne dass es mir dadurch verständlicher wurde.

Was Iris sagte, habe ich in die Liste der Gründe aufgenommen, die zu meinem Sturz geführt haben könnten. Denkwürdige Szenen gab es genug. Als Melanie Sugg einmal auf ein Manuskript nicht so reagierte, wie sie sollte, kam er schnurstracks zu mir in die Herterichstraße, ich musste eine Sitzung unterbrechen, er brauche jetzt meine Meinung wie noch nie. Und stellte sich an die Wand, als kreuzige er sich. Und sagte, er werde den Kontakt zu Melanie Sugg endgültig abbrechen, sie sei nichts als eine Boulevard-Schickse! Ich sei der Erste, dem er das sage.

Ich heuchelte Wiegen und Wägen. Sagte schließlich: Geduld passt nicht zu Genies, aber es zeichnet sie aus, geduldig zu sein.

Und er: Noch was?

Und ich: Ich bitte, eingeweiht zu werden.

Er, sich dabei an die Wand pressend: Auf mein letztes Manuskript, das Manuskript zu meinem neuen Gedichtband *SeinsRiss*, kommt von ihr der Satz: Du hast dich wieder einmal selbst übertroffen, ich gratuliere. Und das ist es! Und es fällt ihr nicht ein, dass sie diesen Satz nicht zum ersten Mal bringt, sondern dass das schon die Routineformel ist für alles, was ich schicke. *SeinsRiss*, verstehst du, verstehst du, *SeinsRiss*, und dann das! Ein Verleger, der es nicht schafft, einem Autor, der sein Autor ist, zu sagen, glaubhaft zu sagen, dass er, dieser Autor nämlich, der größte lebende Autor und vielleicht der größte Autor aller Zeiten ist, hat sein Leben verwirkt. Und jeder Autor, dem gegenüber er diese Uraufgabe des Verlegers nicht schafft, muss ihn von seinem unwürdigen Erdendasein erlösen. Soweit mein Credo.

Und ich: Wunderbar, Carlos.

Und er stößt sich ab von der Wand, rennt auf mich zu und bleibt auf mir hängen und heult. Und ich streichle ihn, bis er nicht mehr heult.

Und erst kürzlich, im letzten Winter, auf dem Weg nach Zürich, zu Melanie Sugg, wüstes Schneetreiben, um sechs schon total finster, da rutsche ich, hinter Memmingen, weg, wir schliddern, ich lenke und lenke dagegen, kein Effekt, wir landen im tiefen Schnee. Ich sofort: Carlos, du bleibst im Wagen, die Heizung funktioniert, ich geh zurück zum nächsten Notruf. Den hatte ich, weil mir schon ein bisschen schummrig war, gerade noch gesehen. Also mit Halbschuhen durch den Schnee zurück am Autobahnrand. Es war mir ein Bedürfnis, ihm zu demonstrieren, dass er wichtiger war als ich. Er hätte sofort eine Lungenentzündung gehabt oder geglaubt zu haben. Ich holte mir nur eine Bronchitis.

Einmal machte er den Gekreuzigten und rief: My name is Carlos, I represent the Blues, in fact, I am the Blues!

Und das Tennisspiel! Einerseits das Schönste, andererseits das Grausamste! Als er mit dem Cello Schluss machte, entdeckte er das Tennisspiel. Tennis war gerade durch Steffi Graf und Boris Becker attraktiv geworden. Da wollte er dabei sein. Es war die Zeit, als wir vor dem Apparat saßen und mitfieberten, wenn Steffi Graf gegen die Seles den ersten Satz mit 6:3 gewann und dann nur noch verlor. Die Niederlage des Idols wirkte auf den Kreislauf. Man holte unregelmäßig Atem, staute und presste und krampfte und stöhnte, man sah, sie könnte gewinnen, aber sie gewinnt nicht.

Carlos Kroll nahm Stunden natürlich bei Iphitos, dem glamourösesten Münchner Club. Ich gratulierte. Sagte: Sobald er wolle, freute ich mich, sein Trainingspartner zu sein. Und wie wir dann spielten, das war ein Dialog! Ich spielte meine Überlegenheit nicht aus, sondern sorgte dafür, dass er meine Bälle kriegte. Aber dabei blieb es nicht. Nach einem Jahr war er ein ernstzunehmender Spielgegner. Wir droschen selig aufeinander ein. Dann überholte er mich. Lernte bei seinem

Trainer Schläge, die ich nicht einmal dem Namen nach kannte. Und er sagte die Schläge immer an, aber das half mir nichts. Ich passiere dich longline! Schlug. Punkt für ihn. Oder: Pass auf, ein Rückhand-Return! Schlug. Punkt für ihn. Oder: Ich werde deinen Aufschlag mit Slice returnieren! Schlug. Punkt für ihn. Er genoss seine rasch zunehmende Überlegenheit. Unser letztes Spiel war typisch genug: Er schaufelte mit dem Schläger die Schnecken weg auf seiner Seite. Bei mir mitten im Feld eine einzige Schnecke. Weil ich es nicht fertigbrachte, sie wegzuschaufeln, tanzte ich eine Stunde lang um sie herum. Um mir zu zeigen, dass er inzwischen mit mir auf dem Platz machen konnte, was er wollte, ließ er mich so weit kommen, dass ich viermal Matchbälle hatte, den Rest nahm er mir einfach ab. Das mochte er auch, mich zum Tiebreak kommen zu lassen und mir dann das Spiel abzunehmen.

5

Dann auf einmal Iris: Weißt du was?

Ich: Noch nicht.

Sie: Dein Sugg-Schützling.

Ich: Was ist mit ihm?

Sie: Ist er böse?

Ich: Wenn ich das wüsste.

Sie: Ich habe etwas entdeckt.

Ich: Ja?

Sie: Kleist!

Ich: Kleist?

Sie: Heinrich von.

Ich: Der Dichter?

Sie: Der Dichter! Ich habe mich erinnert an eine Geschichte von ihm, *Der Findling*. Die habe ich jetzt wieder gelesen. Irgendetwas von deinem Kroll hat mich daran erinnert.

Ich: Jetzt bin ich gespannt. Erzähl!

Sie: Die Geschichte ist hoch kompliziert, aber in der Aussage sehr einfach. Ein italienischer Kaufmann namens Piachi reist mit seinem zwölfjährigen Sohn durch ein von der Pest befallenes Gebiet, ein Knabe streckt die Hände aus, will mitgenommen werden in der Kutsche. Der Kaufmann nimmt ihn mit, der steckt den Sohn an, der Sohn stirbt, der Kaufmann adoptiert den Kleinen, lässt ihn ausbilden und überschreibt ihm schließlich seinen ganzen Besitz. Der Adoptierte, er heißt Nicolo, stellt der Gattin des Kaufmanns nach, will sie vergewaltigen, sie stirbt. Nicolo wirft den Kaufmann zum Haus hinaus, da ja jetzt alles ihm gehört. Piachi bringt Nicolo um und wird dann öffentlich gehängt. Davor aber soll er noch um die Absolution bitten, weil keiner gehängt werden darf, ohne das Sakrament empfangen zu haben. Piachi weigert sich. Er will nicht erlöst werden, er will verdammt sein in die unterste Hölle, um sich dort an Nicolo rächen zu können. Der Papst selber sorgt dafür, dass Piachi ohne kirchlichen Segen gehängt und beerdigt wird. Kleist nennt, was der Findling tut, «die abscheulichste Tat, die je verübt worden ist».

Ich: Carlos Kroll hat's überboten!

Sie: Ja, er ist so abgrundtief böse wie der Nicolo in der Kleist-Geschichte.

Ich: Das waren noch Zeiten, als die Übeltäter böse waren.

Sie: Was ist er denn sonst?

Ich: Wenn Carlos böse wäre, wäre ich erlöst. Iris, ich danke dir. Du hast mir sehr geholfen. Durch deine Kleist-Geschichte ist mir erst richtig klargeworden, dass Carlos Kroll nicht böse ist.

Iris schüttelte den Kopf, das hieß: Für mich ist er böse.

6

Dass Aster mir geantwortet hatte, machte mich fast froh. Aber weil ihre Antwort ganz und gar nicht so war, wie ich es gern gehabt hätte, musste ich ihr noch einmal schreiben.

Liebe Aster,
fünfmal neue Zeile in deiner Antwort. Und jedes Mal umwerfend mächtig oder treffend oder packend oder beschämend … Ich weiß mir nicht zu helfen. Immer noch nicht. Nach mehreren Tagen. Mit jedem Zeilenwechsel ein neues Thema. Dann jedes Mal in vier oder fünf Zeilen eine ganze Lebenstotalität abgehandelt. Was du geschrieben hast, verrät eine solche Weltkompetenz, die nicht nur auf mich gemünzt sein kann. Das stimmt alles überhaupt! Und dann eben auch, wenn es mir gesagt wird. Es ist also alles wahr! Trotzdem gibt es mich noch, wie es mich gibt. Das heißt, es hilft mir nicht, wenn ich dir recht geben muss. Ja, ja, ja, rufe ich, aber …! Du bist offenbar eine Philosophie-Psychologiemeisterin. Die Cheferklärerin der westlichen Welt. Ich bin am Ende. Ich muss es interessant finden zu erfahren, WARUM ich dran bin, wie ich dran bin! Aber das zu erfahren hilft mir nichts. Ich MUSS hinaus. Und komme zur Sache.

Ich habe mich an dich gewendet, weil mir dein Wort *irreversibel* so willkommen war. Natürlich hätte ich dieses herrliche Wort nie mit einer solchen Wort-Edelblüte wie *Todeswunsch* verbunden. Also zur Sache: Jetzt kenne ich mich schon besser aus bei euch und hoffe, mich forumsgemäß ausdrücken zu können.

Ich kapiere, es gibt immer einen Themenvorschlag, der heißt bei euch Thread. Einer oder eine formuliert das aus eigener Not, und wer darauf reagieren will, tut's. Dass ich keinen Thread auftun wollte, ist klar. Ich habe nichts als meinen Fall, und das Problem: Wie kriege ich die Kurve. Die letzte. Da bin ich also in den Thread *Letzte Worte* hineingeraten. Habe gelesen und gelesen. Suizidale sind offenbar Wortmenschen. Ihr Mitteilungsbedürfnis ist so stark wie ihre Ausdrucksfähigkeit. Diese Sammlung von Schluss-Augenblicken! Schon als Kind versucht, sich am Wäscheständer zu erhängen, aber die Stiefmutter war schneller als der Tod! Der ist gesprungen, die Höhe zu gering! Dem reißt das Seil, zur Enttäuschung dann der Schmerz, durch das Seil, das in den Hals schnitt! Und so weiter.

Die Suche nach der richtigen Technik also! Übrigens, ergreifend die lang anhaltende und wortmächtige Trauer der Noch-Lebenden, wenn es einer oder eine von ihnen geschafft hat. Kerzen werden angezündet, und jedem und jeder fällt etwas Liebes über den, der es geschafft hat, ein. Teilnehmendere Trauer habe ich draußen noch nicht erlebt. Und so viel Anerkennung, so viel Respekt, so viel Sympathie! Auch darin erlebe ich, dass trotz aller Suizidalität ganz am Schluss noch eine vorher gar nicht vorstellbare Kraft oder Schwäche nötig ist, um es dann durchzuziehen! Und wie sie den Hund, die Katze von einem übernehmen, der es gleich durchziehen will! Eine wünscht sich noch ein Bild von einem, der gegangen ist, dass sie ihn später im Jenseits mal wiedererkenne! Und mehr als rührend ist es doch, wenn einer das Neue Testament so ernst nimmt, dass er, weil er an die fleischliche Auferstehung glaubt, sich bei seiner Selbsttötung körperlich nicht beschädigen will.

Aber ich, liebe Aster, gehöre nicht dazu. Ich will nur eine Technik, die ich schaffe, und Schluss. Eine Technik, die dann nicht noch an einem Rest von Überlebenswillen scheitert! Auch darüber habe ich Aufklärendes, Warnendes gelesen. Du hältst deinen Todeswunsch für irreversibel. Wer bin ich denn, dass ich an der Irreversibilität deines Todeswunsches zweifeln dürfte! Ich gebe zu – vielleicht sollte ich damit einmal einen Thread eröffnen –, dass ich den, der mich erledigt hat, mit meinem Suizid auch strafen will. Indem ich das hinschreibe, spüre ich, dass das nicht stimmt. Nicht ganz. Ich möchte, dass ihm, was er gegen mich getan hat, leidtut. Ich möchte eine Empfindung in ihm wecken, die an Bedauern grenzt. Trauer nicht ausgeschlossen. Wenn er darunter litte, mich umgebracht zu haben, wäre ich nicht umsonst gestorben. Aber das ist nicht der wirkliche Grund. Das ist ein letzter Wunsch nach einem Nebeneffekt. Mein Todeswunsch ist so klar wie irreversibel: Ich kann nicht leben, wenn das, was mir passiert ist, möglich ist. Basta.

Die Motive der meisten Suizide sind mir eher fremd, aber manchen fühle ich mich doch sehr verwandt. Da ist einem die Freundin von einem Gabelstapler zerfleischt worden, er will nicht mehr, er kann nicht mehr leben. Dann habe ich natürlich alles gelesen, was von Fliesenbourg stammt. Er ist ja wohl der Suizidheilige der Gegenwart. Und hat es nach jahrelanger Hilfe für andere jetzt selber geschafft. Sein Beitrag über die «probate und humane Methode: CO aus Holzkohlen» ist mir zur Bibel geworden. Ich rufe dir den ersten Satz aus seinem Vorwort ins Gedächtnis zurück: «Dieser Beitrag wurde im Laufe der Zeit aufgrund authentischer Erfahrungen verschiedener User, die immer wieder ihr Leben dabei akut aufs Spiel gesetzt haben, aktualisiert und perfektioniert.» Das ist jetzt meine Spur. Ich studiere die «Unkonventionelle Erstickung ohne Panik und Schmerzen … Ideale Menge und Material … Messungen mit CO-Messgerät … Ergänzendes CO aus Ameisensäure oder mittels zweiter, zeitverzögerter Zündung …» Mir ist noch keine Methode so hilfreich erschienen wie die von Fliesenbourg. Ich kann, was ich da zu lesen kriege, gar nicht oft genug abschreiben.

Ich hoffe, dass ich mich von dir schon bald verabschieden kann, wie es sich gehört. Orgeluse, eine, die viel zu sagen hat, bezeichnete übrigens, was einer von einem Gabelstapler angetan worden sein soll, als einen «unendlich schwer zu begreifenden absurden Lebenszufall oder ein mieses fake». Ich merke, wie schön es wäre, die Tat (das ist die Tat, die einer gegen mich verübte!!) so zu sehen. Aber das geht nicht. «Ein mieses fake». Das ist eine attraktive Mischung. Und genau das war die Tat gegen mich nicht!

Es grüßt
dein Suizident

Hi Franz,
mach doch deinen eigenen Thread auf! Erstens verfranst sich das Thema *Letzte Worte* dann nicht so (das mag man hier nämlich nicht besonders). Und zweitens finde ich deine Geschichte, und was du sonst schreibst, sehr interessant. Denk darüber nach. Jeder darf hier über sich schreiben. Da bekommst du bestimmt auch mehr Antworten.

Nichts für ungut,
Zeitlos

Das war eine Frau. So spürbar wohlwollend kann kein Mann schreiben. Also schrieb ich zurück:

> Grüß Gott, Zeitlos (*Hi* gelingt mir nicht),
> dein Rat ist barmherzig und warmherzig. Du bist eine Versteherin. Aber ich will nicht mehr verstanden werden. Obwohl ich es nicht beweisen kann, halte ich jedes Verständnis für einen Irrtum. Überleg bitte nicht, was ich damit sagen will. Ich kann keinesfalls einen eigenen Thread aufmachen.
>
> Mit der Bitte um Verständnis,
> Franz von M.

Und gleich auch noch ein Posting von Aster:

> Lieber Franz von M.,
> Zeitlos hat recht, du solltest einen eigenen Thread eröffnen, sonst gibt es über kurz oder lang Ärger.
>
> Deshalb schicke ich dir meine Antwort als PN, also als eine persönliche Nachricht, die du in deinem Postfach vorfindest. Der Eingang wird dir oben auf dem Bildschirm angezeigt.
>
> Bis gleich,
> Aster

Ich tippte und tastete mich sofort in das PN-Postfach und las. Und was ich las, ackerte mich auf:

> So, Franz von M.,
> dann fange ich mal an, was nicht ganz leicht ist. Denn verstehen tue ich dich noch nicht. Ich nehme einzig zur Kenntnis, dass du dich nicht abbringen lassen willst. Gut,

wie du schon selbst geschrieben hast: Die Motive sind vielfältig und müssen nicht von jedem verstanden werden (obgleich ich diesen Anspruch an mich habe).

Meinen Fragen weichst du aus. Das ist dein gutes Recht. Und nicht nur, weil es schlechter kaum geht, lebe ich damit nicht schlechter. Deine Lobhudeleien sind deshalb eher unnötig. «Cheferklärerin» … Mit dem überzogenen Quatsch begibst du dich nah an die Grenze, für ein «Fake» gehalten zu werden.

Ja, mein Todeswunsch ist irreversibel. Auch langjährige akribische Augenwischerei mit allen Schikanen unterlag der Irreversibilität letztlich. Umso erbärmlicher, dass meine Finger noch über die Tastatur, man kann sagen, tänzeln und diese Buchstabenreihen hervorholen, anstatt Radieschen zu pflücken. Ich bin eingesperrt in einem Gefängnis, das sowohl das Leben als auch den Tod vor mir in Schutz zu nehmen scheint.

Du hast offenbar deine Methode gefunden. Das ist der erste Schritt, wenngleich ein trügerischer, weil er nicht schnurgerade zum Ziel führt. Ein kleiner Windhauch genügt, den Wegweiser um 180 Grad zu wenden und dich rat- und ziellos stehen zu lassen, wo du bist. Du bist ein Romantiker bis an des Todes Schwelle. Aber wohl schwerlich über sie hinaus. Denn die Tücken des Überlebensdrangs solltest du nicht unterschätzen. Über sie ist im Forum Erstaunliches zu lesen. Nicht nur davon, dass es die wenigsten hier tatsächlich wollen oder schaffen, sondern auch von folgenreichen geglückten und fehlgeschlagenen Versuchen. Von den geglückten berichten manchmal Hinterbliebene: wie sich Körper und Geist noch tagelang wehren, bevor sie sich, von den Qualen erlöst, hinüberretten. Auch gibt es Versuche unter Anwendung gröbster Gewalt, die schwere Verstümmelungen nach sich ziehen, wenn einer einen Sprung aus großer Höhe mehrmals überlebt, bis ihm das Springen wegen sämtlich zertrümmerter Knochen nicht mehr möglich ist, oder sich ein anderer vom Fahrer unbemerkt an einen Lkw bindet und, bevor das Seil reißt, überrollen lässt, dann liegen bleibt und sich mit zerfetzten Organen und Gliedern über ein Feld am Fahrbahnrand mehrere hundert Meter bis zu einem Haus schleppt, wo Hilfe zu erwarten ist, die das reine Überleben sichert. Warum tut einer das? Auch von den Folgen der Einnahme falsch dosierter Medikamente ist zu lesen. Was alles schief gehen kann, ist der informative Teil des Themas. Was neben einer unzureichenden Vorbereitung zum Scheitern führen kann, ist erstaunlich. Was jedoch anschließend alles ertragen wird, ist unbeschreiblich. Gar an Übermenschlichkeit denken lässt manch eine Haltung, die die schlimmste Qual aus Dankbarkeit, am Leben geblieben zu sein, am Ende erträglich und in einzelnen Fällen sogar unwichtig macht. Von daher liegst du mit deiner Vermutung, am Schluss sei eine unvorstellbare Kraft oder Schwäche nötig, um es tatsächlich durchzuziehen, goldrichtig.

Hier im Forum tritt die alte Erfahrung, dass es auf der Welt nahezu nichts gibt, was es nicht gibt, konzentriert in Erscheinung.

Um dem Überlebenswillen ein Schnippchen zu schlagen, wäre wahrlich eine ordentliche Dosis Alkohol hilfreich, wenn das nur nicht wiederum die korrekte Durchführung beeinträchtigte. Ein wahres Dilemma!

Und abschließend sei erwähnt, da ich aufgrund meiner Gefangenschaft zwischen den Welten hier schon einiges an Erfahrung sammeln durfte, dass dein Wunsch, mit dem Tod eine Wirkung zu erzielen oder Rache zu üben, nicht für eine suizidale Reife spricht, sei es auch nur als Nebeneffekt von etwas, das ich nicht verstanden habe.

So viel für heute, mich entschuldigend, wenn ich dir nicht aus der Seele schreibe.

Aster

Liebe Aster,
auf jeden Fall bin ich dankbar dafür, dass du mir die PN-Rubrik geöffnet hast. Ich will versuchen, diesem Privileg gerecht zu werden.

Zuerst: «Cheferklärerin» war keine «Lobhudelei», sondern der Versuch, deiner souveränen Charakterisierung meines Postings zu entsprechen. Bitte, zuerst, Verrat hat viele Gesichter; mein Gebäude stürzt ein trotz solider Fundamente; meine Geschichte ein Wirtschaftskrimi, bin ich Lenker oder Gelenkter; ich ein Romantiker, der seine Interessen unromantisch vertreten hat; mein Einfluss größer, als ich ahnen lassen will (!); ich habe mehr Macht, als ich glaube. Wenn das nicht die Welt ist, erklärt vom Chefstuhl aus! Dafür, dass du meine Selbstwahrnehmung vorführst, wie sie sich von außen ansieht, muss ich dankbar sein!

Zur Sache: Du bist und bleibst für mich Frau Irreversibel. Wie du deinen Todeswunsch ausdrückst, beeindruckt mich, du in einem Gefängnis, das sowohl das Leben als auch den Tod vor dir in Schutz zu nehmen scheint.

Liebe Aster, ich habe keine Ahnung, wie es einem Menschen, der so etwas mitteilt, in dem Augenblick, in dem er es mitteilt, zumute ist. Ich kann mich nicht zurückhalten, die unmögliche Frage zu stellen: Was hast du, als du das geschrieben hast, angehabt! Ich ziehe die Frage als hoch unseriös zurück.

Ob es mir tatsächlich so ergehen kann, wie du skizzierst, weiß ich noch nicht. Ein «kleiner Windhauch genügt, den Wegweiser um 180 Grad zu wenden und mich rat- und ziellos stehen zu lassen». Ich, ein Romantiker bis an des Todes Schwelle, aber «wohl schwerlich über sie hinaus». Ich habe keine Ahnung, was das ist, ein Romantiker. Mein Leben war, auch als es noch glückte, nicht romantisch. Es glückte, weil ich meistens wagte, was überhaupt zu wagen war. Ein eiskaltes Gefühl hat mich geleitet. Und dann die Freude des Gelingens. Dass das Leben gelingen kann, das habe ich erlebt. Bis mir dann bewiesen wurde, dass ich immer nur Glück gehabt habe, dass es mir in jedem Augenblick hätte so gehen können, wie es mir dann gegangen ist. Also die Welt ist so verfasst, dass das, was mir passierte, immer und überall möglich ist.

Und wie ich dagegen protestiere! Und dagegen protestiere, dass ich dagegen protestiere! Wohin denn noch? Irgendwohin, wo nicht gesagt wird, es sei so und so! Also ab ins pure Nirgendwo. Tut mir leid, liebe Aster, mir tut jede Gewissheit weh! Ich suche die totale Ungewissheit! Verzeih!

Ein «kleiner Windhauch genügt, den Wegweiser um 180 Grad zu wenden». Das sagst du mir ins Gesicht. Du, die ihren Todeswunsch irreversibel nicht nur nennt, sondern als solchen erlebt.

Liebe Aster, was ich dir da hinsage, kann ich nur in einer PN unterbringen. Ich bewundere im Forum jeden, der seine Motive bloßlegt. Offenbar bin ich noch nicht so weit. Ich lerne. Und nirgends möchte ich noch lernen als bei Suizidalen. Ich will ermessen, erfahren, erfühlen, ob ich dazugehöre. Und bis jetzt hat mir noch niemand so viel Kenntnis ermöglicht wie du. Wenn wir in PN-Verbindung bleiben, das wäre, sagen wir, was mich angeht, wünschenswert. Ich weiß nur, dass ich nicht mehr will! Ich hülle mich in deine Irreversibilität! Ich bitte dich, mich in deine Irreversibilität aufzunehmen. Geh, bitte, nicht ohne mich. Deine Irreversibilität ist attraktiv. So grotesk empfinde ich es. Beziehungsweise dich.

In Gedanken dieser Art,
dein Franz von M.

7

Lieber Herr Schriftsteller!
Diese Anrede wäre nicht möglich, wenn ich Ihnen, was ich Ihnen schreibe, morgen oder überhaupt in absehbarer Zeit schicken würde. Es mag Sie überraschen, aber Sie entwickeln sich dadurch, dass ich Ihnen schreibe. Die Zumutbarkeit nimmt zu. Sie werden zu einer nie gekannten Ermutigung! Natürlich nehme ich einfach an, dass Sie, was Carlos Kroll betrifft, eher auf meiner Seite sind als auf seiner. Keine bedingungslose Zustimmung, bitte! Das würde Ihre Glaubwürdigkeit mindern! Ach, Herr Schriftsteller, mir fehlt einfach der Gesprächspartner, der von mir etwas erwartet! Am liebsten wäre mir jemand, der viel erwartete von mir. Anspruchsvoll in jeder Hinsicht! Verstehen Sie! Ich will so ernst genommen werden, wie ich mich selbst nicht nehme! Viel verlangt, ich weiß.

Weil mich das WARUM meines Falls nicht schlafen lässt, habe ich die zuverlässigsten Intelligenzen beauftragt, im gegnerischen Lager jede nur erreichbare Auskunft zu kaufen. Diese Aktion läuft noch. Die Ergebnisse bis jetzt zeigen, dass mein Sturz nicht geplant wurde. Es kann eine Augenblicksidee gewesen sein. Ein Amerikaner hatte geladen. Im Lehel. Offenbar das feinste Penthouse überhaupt. Ob der Amerikaner nur Industrieller oder auch Anwalt, vielleicht sogar Erfinder war, ist noch nicht klar. Da war jener Carlos Kroll.

Und da war auch eingeladen, aber nicht mit ihm, eine Frau. Sie mit Oliver Schumm, meinem Erzkonkurrenten. Oliver Schumm gebietet in München über mehr Frauen, als man es sich unter nachfeudalen Umständen vorstellen kann. Er ruft aus der Zahl der ihm zur Verfügung stehenden Frauen immer die auf, auf die er gerade Lust hat. Und weil er nicht nur reich und mächtig ist, sondern auch gescheit, belesen, gewitzt und einfallsreich – er veranstaltet in München die lebendigsten Feste –, deshalb darf jede Frau glücklich sein, wenn sie gerufen wird. Da hatte er also eine, heißt es, mittelmeerisch aussehende Frau dabei, der jener Carlos Kroll sofort verfiel. Er war, solange ich ihn kenne, immer mit zehn bis zwanzig Jahre älteren Frauen zusammen. Die an dem Abend im Lehel ist, wird mir berichtet, nur wenige Jahre älter als er. Offenbar hat Oliver Schumm die Situation erfasst. Er kannte die Rolle, die Kroll bei mir spielte, und schlug zu. Das heißt, er wusste noch nicht, was sich aus dieser Gelegenheit machen ließ, aber er erlebte, dass der Kroll zu haben war. Dann hat er offenbar Regie geführt. Kroll kriegte die Mittelmeerische nicht sofort. Sie musste nur erscheinen als das, was sie war. Schlechthin begehrenswert. Und tatsächlich muss sie unter den Frauen in Schumms Reich etwas Besonderes sein. Sicher ist sie eine, die er nicht einfach rufen kann, und dann kommt sie. Aber sicher war sie schon einmal Schumm-Geliebte. Das gereicht jeder Frau zur Auszeichnung. Diese Frau aber verfuhr mit Oliver Schumm ganz anders, als er es gewohnt ist. Ihr gefiel die Konversation mit Carlos Kroll. Er und sie lieferten sich offenbar glänzende Wortschlachten. Und als Oliver Schumm sich in dieses heftige Hin und Her einmischen wollte, sagte die Mittelmeerische zu ihm, dem Herrn alles Hiesigen: Halt die Klappe! Sie leitet die deutsche Filiale eines US-Konzerns. Sie ist offenbar eine gloriose Kapitalistin. Das reizte die linken Instinkte von Kroll. Der musste diese Frau haben.

Viel mehr konnten meine Kundschafter bis jetzt noch nicht herausfinden. Aber an diesem Abend hat diese Frau, nachdem sie sich mit Carlos Kroll so wortreich produziert hat, laut gegähnt und zu Oliver Schumm gesagt, dass sie jetzt lieber ginge. Darauf der Hausherr, der schwer einzuordnende Amerikaner: Ihr könnt nach nebenan, wenn ihr ficken wollt. Das war sogar in dieser Gesellschaft auffällig. Er sagte das natürlich auf Englisch beziehungsweise Amerikanisch. Da ist es bemerkenswert, dass, so meldet mein Kundschafter, dieser Amerikaner auch ein Kunstsammler ist, ein so genannter Motivsammler. Und sein Motiv ist, wird mir gemeldet – die Vagina. Die Wände dort hängen offenbar voll mit Vaginadarstellungen jeder Art.

Wie es dann weiterging, kann ich mir denken. Die Ermittlungen sind noch im Gang.

Das teile ich mit, weil gerade Sie nicht denken sollen, ich sei das Opfer einer höchsten Unerklärlichkeit. Wahrscheinlich bin ich das Opfer einer Bettgeschichte. Wenn die zwei ein Paar geworden sind, dann merkte Carlos Kroll, was er anstellen konnte. Vielleicht spielte er sich einfach auf, und sie, die Kapitalistin, verfiel dem Reiz des Revoluzzers. Oliver Schumm dirigierte den Verlauf. Dann klappte es also so schmählich wie möglich.

Lieber Herr Schriftsteller, es ist nicht wichtig, wie banal die Story verlief. Je banaler, umso bezeichnender. Dass ich ihm das wert war! Vielleicht ist allerdings jene Mittelmeerische so, so ungeheuer, dass ihretwegen jede Untat verständlich sein muss. Carlos Kroll ist letzten Endes ein Dichter. Also Gefühlsdiktaten ausgeliefert und so weiter.

Verzeihen Sie, bitte, meine Ausführlichkeit. Ich muss

mich mit dem WARUM anfreunden, sonst wird das Denken zur Folter.

Lieber Herr Schriftsteller, der Sie längst meine Selbstgesprächskulisse sind, begreifen Sie: Der Ex-Verschönerer schreibt an den Immer-noch-Veröffentlicher! Und er schreibt Ihnen, weil er Sie braucht. Als Adressat. Als Zuhörer. Als Zeuge. Als alles, was ihm fehlt. Ob er Ihnen, was er Ihnen schreibt, je schicken wird, weiß er nicht. Es ist weniger wichtig, als dass er Ihnen schreiben kann.

Wenn ich an Sie über mich schreibe, kann ich ganz von selbst schreiben, als wäre ich ein anderer. Oder der andere überhaupt. So gut, wie ich Theo Schadt kenne, kennt ihn niemand. Iris ausgenommen. Ich hoffe, dass ich, wenn ich Ihnen alles über Theo Schadt schreibe, ihn noch genauer kennenlerne. Das ist meine Illusion, dass ich, wenn ich über Theo Schadt berichte, mehr über ihn erfahre, als ich weiß. Das ICH ist immer so einengend, so rücksichtssüchtig. Wohin ich per ER komme, weiß ich nicht. Ich probiere es zuerst einmal per DU. Dann wird das ER vorstellbar.

Was du jetzt erlebst, gilt weniger als der Vogelflug. Du bist dir nicht so nah, wie du glaubst. Dein Leben kann dir so gleichgültig werden wie das Leben eines anderen. Man stirbt nicht nur einmal.

8

Iris ist ein wildes Gänseblümchen. Sie hört nicht auf, die Tochter ihres Vaters zu sein. Ihr Vater ist der Mann ohne Fehlgriff. So nennt sie ihn immer, wenn sie ihn jemandem bekannt machen will. Der Mann ohne Fehlgriff. Das hat sie geerbt von ihm. Iris ist die Frau ohne Fehlgriff. In diesen vielen Jahren, die auch Ehejahre waren, gab es bei ihr nie einen Fehlgriff. Und sie griff oft genug zu. Sein Schicksal darf ihm vorkommen als eine Folge von Iris-Griffen. Vielleicht sollte er nach den neuesten Begebenheiten sagen, er sei ihr einziger Fehlgriff.

Als sie heirateten, war sie Sekretärin in der Diözesanverwaltung. Ihr Chef, der Monsignore Reiter, war Trauzeuge. Als der Monsignore nach Rom berufen wurde, kündigte sie, ging zum Fernsehen, zuerst zum kirchlichen Fernsehen, dann Vorabendprogramm. Damals fing sie an zu tanzen. Tango. Wahrscheinlich gibt es in Deutschland keine Stadt, in der so viel Tango getanzt wird wie in München. Jeden Abend irgendwo ein Tangoball, also eine Milonga, so nennt man das. Im Diana-Tempel im Hofgarten kann man im Sommer zuschauen, wie sie tanzen. Weil Iris tanzte wie eine Göttin, hat er sie Terpsichore genannt. Als sie dann deutlich über fünfzig war, hörte sie auf zu tanzen. Nach siebzehn Tango-Jahren. Inzwischen war sie längst weg vom Fernsehen, arbeitete in einem Tanzladen. Nach fünf Jahren machte sie selber einen Laden auf für alles, was zum Tanzen gebraucht wird. Den nannte sie dann TERPSICHORE, FLITTER & CO. Aus Argentinien, Italien und Kanada importiert sie die Schuhe, ohne die nicht getanzt werden kann. Und Röcke aus Spanien, Gürtel aus Marokko und so weiter. Seit seine Firma nicht mehr existiert, sitzt er bei ihr an der Kasse, tippt Rechnungen, kassiert, macht alles außer Verkauf. Die Kundinnen bedient sie. Das zieht sich oft über Stunden hin, bis die richtigen Schuhe gefunden sind. Es geht Iris bei jeder Kundin immer um deren Tanzschicksal. Er sitzt mit dem Rücken zur Verkaufsszene, werkelt an seinem PC und in den Geschäftspapieren, bestellt, überweist, versendet. Iris hat aus TERPSICHORE ein richtiges Versandgeschäft gemacht. Überall in Deutschland wird mit den Schuhen getanzt, die durch Iris ins Land gekommen sind. Und sie hat das Glück, das ihr gebührt. Gerade hatte sie das Tangogeschäft angefangen, da wird der Tango zum Weltkulturerbe erhoben! Sie plakatierte die Nachricht monatelang im Schaufenster: *Der südamerikanische Tango gehört seit Mittwoch zum Weltkulturerbe. Auf ihrer Tagung in Abu Dhabi nahm die UNESCO den Tanz, der von George Bernard Shaw auch als vertikaler Ausdruck eines horizontalen Verlangens beschrieben wird, in die Liste der schützenswerten immateriellen Kulturgüter auf. (AFP / Tsp)* Sie wusste, das durch die Schellingstraße flanierende Publikum war für eine solche Meldung zu haben. Und dann kann sie auch noch damit prahlen, dass der neue Papst in Argentinien ein berühmter Tangotänzer gewesen sei!

Natürlich hört er, wie Iris mit den Kundinnen spricht. Da es immer um Milongas geht, weiß er inzwischen über diese Tanzabende ziemlich viel. Auch über die Tanzfestivals von Budapest über Rom bis Dubai. Eben dafür wollen die Kundinnen ausgerüstet sein. Wenn bezahlt wird, schubst er sich aus seiner Schreibecke zum Kassentisch.

Dann also die Kundin Baldauf, Sina. Es erwies sich, dass sie schon in der Kartei war. Wahrscheinlich war sie vor seiner Zeit hineingekommen. Sie wollte nicht nur Schuhe, sondern mehrere Boleros, Netzstrümpfe, einen Gürtel. Sie bereitete sich vor auf Rom.

Also vor allem Schuhe. Iris stieg voll ein. Wenn Sina vor einer Woche gekommen wäre, hätte Iris noch nicht sagen können, was sie heute sagen kann, laut sagen kann: Vorgestern sind die neuen Modelle von *Comme il Faut* eingetroffen … Dann begann ein Ineinander von zwei Stimmen, so erregt, so eifrig, so hingerissen und auch wieder lustig, in helles Gelächter ausbrechend über ein Wort, das zu einem Schuh gehörte, ihn rühmte, aber eben so, dass darüber auch gelacht werden konnte. Pudermetallic, Glittersprint … Wenn er nicht gewusst hätte, dass es sich um Schuhe handelte, hätte er denken können, die zwei seien mit irgendetwas Erotischem beschäftigt. Waren sie ja auch. Diese Tangotanzschuhe wirken wirklich wie ein Liebesschwur, in einen Schuh gezaubert, der vor lauter Leichtigkeit und Blöße nichts als triumphieren kann. Bisher hatte die Kundin Stilettoabsätze von acht Zentimetern. Sie will jetzt 9,5! Iris bringt's! Laute des reinen Entzückens! Die Kundin noch lauter als Iris. Er hört immer alles, ohne dass er es will. Sie wird mit einem hiesigen Partner nach Rom fliegen. Ohne Partner wird dort keine Frau zugelassen. Dieser Partner hat ein Apartment gemietet für sich und für sie. Das sei billiger als zwei Einzelzimmer. Sie wolle mit dem nur tanzen, sagte sie. Er sei einer der besten Tangotänzer Münchens, tanze seit vierzehn Jahren, sie erst seit drei Jahren. Da sagte Iris: Schade, ich habe vor fünf Jahren aufgehört. Und sie: Sie sei vor fünf Jahren noch ganz tanzunfähig gewesen. Weil sie das so heftig sagte, hätte er sich beinahe umgedreht und hingeschaut. Aber das durfte er keinesfalls. Die Frauen mussten unter sich bleiben. Iris lenkte gleich zurück in den normalen Ton. Ihr sei eben das an sich zauberhafte Aufforderungsritual mit Blicken auf den Milongas immer öfter missglückt. Wie sich Mirada und Cabeceo ineinander verschlingen, dass man nicht mehr wissen muss, wer wen zum nächsten Tanz aufgefordert hat. Und die Kundin: Das sei für sie immer noch eine Problemsekunde, wenn sie einen der drübenstehenden Männer anschaue und der nur noch nicken müsse, und manchmal nicke dann der Falsche. Oder keiner. Wieder Gelächter. Und Iris: Eindeutig das Schlimmste, du schaust hin, und dann schaut der weg. Diesmal Seufzertöne. Auch zweistimmig. Aber gegen Berlin ist München immer noch ein Tango-Paradies, sagte Iris dann. In Berlin blieben die Tänzer meistens unter sich und ließen einen stundenlang herumsitzen. So jedenfalls ihre Erfahrung von zwei Berlin-Besuchen. Besonders frustrierend im Café Domínguez und nur wenig günstiger im Nou. Da sind die Münchner Männer doch umsichtiger. Aber vielleicht lag's an mir.

Als sie bezahlte, wurde ihm schwindlig. Das durfte er nicht merken lassen. Iris hatte schon eine neue Kundin. Was war passiert? Eine Explosion. Nur noch Licht. Grellste Helle. Nichts mehr erkennbar, der ganze Laden ein Chaos. Iris inmitten von Schachteln. Theo, rief sie, Theo. Er sagte wahrscheinlich ja. Er tastete sich hinaus, weil das Licht ihn immer noch blendete. Draußen an Hauswänden und Schaufenstern entlang. Instinktiv Richtung Ludwigstraße. Iris rief: Theo! Er drehte sich um, deutete an, dass er hinüber zum Atzinger wolle. Eine Wirtschaft, in die er ging, wenn er eine Pause brauchte. Noch stand er auf dem Trottoir mitten im Fußgängerstrom. In der Schellingstraße drängen die Leute oft, als seien sie schon zu spät dran und müssten deshalb rücksichtslos eilig sein. Auf die Ampelerlaubnis an der Amalienstraße konnte er nicht warten. Er kam hinüber, dann auch noch über die Schelling und die paar Stufen zum Atzinger hinauf und hinein und sogar noch zu seinem Tisch, der zum Glück frei war. Die zwei Bedienungen kennen ihn. Das Weißbier stand auf dem Tisch, kaum dass er saß.

Das Licht in der Wirtschaft war normal. Die zwei Jüngeren und ein Älterer am Nebentisch forderten sofort seine Aufmerksamkeit. Der etwa Fünfzigjährige sprach gestenreich auf einen der Zwanzigjährigen ein. Der andere Zwanzigjährige aß eine Suppe. Es war kein Wort zu verstehen, aber Theo kriegte alles, was der sagte, mit. Es wird keine Kapitalverkehrskontrolle geben! Russland wird aus dem Schwellenländerindex herauskommen! Der Rubel ist unterbewertet! Schuld ist allein die intrigante Politik der USA! Wir werden in den kommenden Tagen sieben Milliarden Dollar verkaufen! Dass Apple den Verkauf übers Internet eingestellt hat, interessiert uns einen Dreck! Seine Gesten: ein Ballett mit zwei Händen. Der Zeigefinger der Rechten schießt empor, dann ein jähes Hin und Her dieses Zeigefingers, die absolute Verneinung. Dann die Rechte, als ein Beil und Messer zugleich, zerhackt, zerschneidet mit blitzschnellen Schlägen alles Gegnerische, es wird zerstückelt zu lächerlichen Teilchen. Dann beide Hände hoch und flach hingestreckt: Da, schaut, seht ihr, wie stark ich bin, ich kann mir Offenheit erlauben! Und schließlich beide Hände steil und dazwischen der Kopf: Ihr interessiert mich nicht mehr!

Theo saß wie der Zwanzigjährige, gebannt. So genau hatte er Putin noch nie verstanden. Er begriff: Am Nebentisch saß Putin und erklärte dem einen Zwanzigjährigen, was zu geschehen habe, um den Sturz des Rubels zu bremsen. Die scharfen Gesten machten jeden Satz zur Waffe. Putin war sich seiner Sache sicher. Der Zwanzigjährige hörte gierig zu. Theo war froh, diesem Putin wenigstens zuschauen zu können. Dann kam Iris. Sie habe ihm sofort nachlaufen wollen, aber Frau Dachsteiger, die sonst jederzeit bereit ist, einzuspringen, musste eine Gruppe Japaner begleiten. Also blieb nichts anderes übrig, als das Schild an die Tür zu hängen: Wegen Krankheit geschlossen. Und das stimme ja auch.

Was ihm passiert war, führte sie auf einen Schlaganfall zurück. Sie nahm ihn an der Hand wie einen Behinderten. Das ließ er sich nicht gefallen. Seiner Bedienung winkte er noch zu, dass sie verstand: Er werde entführt!

Iris wollte mit ihm sofort in die Klinik. Nein, danke! Es geht ihm schon wieder besser.

Zu Hause saß er dann. Sobald er die Augen zumachte, starrte er in die Lichtflut, darin sie. Sie schob ihre Karte herüber. Der Name Sina Baldauf. Riesige Buchstaben schwankten im grellen Gewoge. Er hatte dann hinaufgeschaut zu ihr. Sie hatte herabgeschaut. Mindestens eine Sekunde lang. Das genügte. Eine Geschichte. Ihre Geschichte. Spielte sich ab. Als er Anfang und Ende intus hatte, musste er, weil die Helligkeit so grell war, die Augen wieder aufmachen. Da war diese Sina verschwunden. Das ist unmissverständlich. Er sollte sich mit dieser endlosen Sekunde beschäftigen. Und sofort hörte er wieder, was die beiden Frauen sagten, plus ihr Lachen, immer von beiden. Die Kundin allerdings federte lachend jäh hinauf und lachte zuletzt zwei Oktaven höher als Iris. Es war eine Lach-Nummer. Ein wohlig schwellender Mezzo- und ein sich steil hinaufstoßender Sopran. Was sie gesagt hatten, wiederholte sich in ihm wie vom Tonband. Eine seiner Eigenheiten. Was er hörte, blieb ihm. Nicht ewig, aber oft länger, als er wollte. Und zwar Wort für Wort. Im Geschäftsleben hatte er Partner und Gegner verblüfft, weil er genau aufsagen konnte, was gesagt worden war und jetzt bestritten wurde.

Die zwei hatten kein Thema außer Tango. Diese Sina liebt den Tango Argentino, weil er kreativ sei. Sie hat Feldenkrais- und Rolfing-Erfahrung. Iris lacht sie aus. Ihr hat Tango immer alles gebracht. Entspannungsideologie ist das Gegenteil von Tango. Sie wollte spielen, darum hat sie Tango getanzt. Nur weil das Leben so ernst sei, habe sie tanzen müssen. Siebzehn Jahre lang. Diese Sina sagt, drei Jahre Tanzerfahrung reichten nicht aus, um spielen zu können. Ihre Schwäche sei immer noch die Achse. Ihren Körper strecken, unter Spannung halten, dabei aber Schultern und Hüften locker lassen! Iris: Wenn die Basistechnik stimmt, funktioniert alles von selbst, Bewegungen und Figuren. Die Musik natürlich, da waren sie sich einig! Ausschlaggebend sei einfach, ob der Partner musikalisch sei. Ist er es nicht, aus! Und Sina: Schlimmer sei nur noch, wenn der Partner seinen rechten Arm samt zugreifender Hand auf ihrem Rücken zu weit unten halte oder ihr oben mit seiner Umarmung die Luft abdrücke. Großes Lachen. Aber sie wolle nicht nur kritisieren. Gestern bei der monatlichen Milonga im Giesinger Bahnhof lief es ganz toll. Sie hat mitgezählt, sieben Tandas, obwohl eine Masse Frauen da war. Zweimal wurde sie auch von Frauen aufgefordert. Mit Angela, das war es überhaupt! Mit Frauen ist es schwieriger, weil sie weicher und zaghafter sind, aber nicht mit Angela! Sie war dynamisch. Manchmal habe ich sie nicht ganz verstanden. Manchmal bin ich ein wenig aus der Achse gekommen. Trotzdem war es ein Genuss! Ach, und dann, das war doch auch einmalig. Um Mitternacht die Damenwahl. Sie bleibt da immer sitzen. Will keiner die Wahl verderben. Dann aber doch zu einem Italiener geschaut, der noch saß, ein paar Jahre jünger und ein Aussehen wie ein Sohn von

Marcello Mastroianni. Und getanzt hat er wie Puccini persönlich und sagt seinen Namen: Amletto. Dass sie damit nichts anfangen kann, sieht er und sagt: Shakespeare. Ach so, Hamlet! Und bläut es ihm ein, Hamlet heißt du, Hhhhamlet. Und er macht's nach und wird dadurch noch mal schöner, als er schon war. So was versöhnt einen dann auch wieder mit dem bloßen Leben. Für sie, sagte Iris, sei zunehmend schlimm gewesen, die Konfrontation mit der Abhängigkeit zu ertragen. Die Frauen hätten sich anzubieten, zu warten und dann das zu erfüllen, was der jeweilige Partner erwarte beziehungsweise durch seine Führung verordne. Auf ihrer Abschiedsmilonga habe sie mit einem Kroaten tanzen müssen. Der war sehr groß. Ihre Haltung war ganz anders als sonst, die Drehung ihres Körpers, alles war nur noch Anpassung an seine großen Schritte. Nachher kommt er auf mich zu. Ich denk, oje, jetzt kanzelt der dich auch noch ab. Aber er sagt, er müsse mir sagen, wie toll meine großen Schritte seien. Er habe schon fast Angst, große Schritte zu führen, weil die Frauen das oft nicht mitmachten. Ich schaute ihn möglichst ausdruckslos an. Ich erwartete, dass er nach diesem Anfangskompliment sagen würde: Deine großen Schritte sind zwar toll, nur die kleinen Ochos sind hundsmiserabel. Aber er: Das habe er mir einfach sagen müssen. Da merkte ich, wie sehr ich auch nach siebzehn Jahren auf meine Mängel fixiert bin. Wieder ein Seufzerlaut. Auch zweistimmig.

Aber was hatte sie an? Der Lichtschwall präsentierte sie ihm überdeutlich. Von einer unruhigen Lichtfülle gerahmt, sie in aller Schwärze, eine Jacke, Leder, schwarz, bis zur Hüfte, nach links tendierend, von ihr aus gesehen nach rechts. Der kleine Pelz als Kragen reicht weit herein. Die schwarzen Haare über alles um sie herum. Um das Gesicht muss er kämpfen. Eigentlich sieht er nur noch die Augen. Nein, den

Blick. Ihr Blick ist sie. Sie ist ihr Blick. Er hatte, als er hinaufschaute zu ihr, gesehen, dass sie groß war. Und dann diese hohe Stimme. Wieder keine Pistole. Ein Schuss und Schluss. So leicht wie noch nie. Jeder Atemzug eine Qual. Hör doch auf zu atmen! Und atmet weiter.

Dann also auf und hinaus. Nicht hinter ihr her. Sie war längst fort. Und was hatte er alles mitgekriegt! Ohne es zu wollen. Und wusste jetzt, dass sie gesagt hatte, sie steht im Parkverbot. Und beide hatten gelacht. Er hatte, als er dann aufstehen konnte, zu rennen versucht. Iris hatte Theo! gerufen. Aber so, wie man jemanden ruft, den man nicht einholen kann. Und sie stand im Parkverbot.

Er hatte sich von Iris vom Atzinger zur Ladentür führen lassen und gesagt, er fahre heim. Das so laut und sicher, dass Iris ihn losließ. Dann musste er rennen. Dann das Taxi. Als er seine Adresse sagte, sagte der Fahrer, ob er ihn zu einem Arzt fahren solle. Er sagte noch einmal – und diesmal strafend – seine Adresse. Sagte das so, als sage er: Hören Sie nicht gut! Und wunderte sich, dass er jetzt kontrollierte, ob der Fahrer die kürzestmögliche Strecke fuhr. Von der Schellingstraße nach Solln, eine 30-Euro-Strecke.

Er will mit dieser Person nichts mehr zu tun haben. Sie hat ihn nicht wahrgenommen. Sie hat ihre Bankkarte gezückt und hingelegt vor ihn. Er hat das Geschäft abgewickelt. Er hat nicht mehr hinaufgeschaut zu ihr. Er hat ihr die Bankkarte hingeschoben. Er hat die Rechnung quittiert. Er hat nicht gewusst, ob sie noch da sei. Aber Karte und Rechnung wurden zurückgenommen. Von ihr. In hellsten Tönen grüßte sie Iris, grüßte Iris zurück. Ihre hohe Stimme. Roma, ti amo. Das war ihr letzter Satz. Den hatte sie Iris zugerufen, als sie es dann wegen des Autos im Parkverbot offenbar doch eilig hatte: Roma, ti amo! Jetzt merkte er, dass er wegen ihrer Größe, an der er hinaufgeschaut hatte, eine tiefere Stimme erwartet hatte.

Es befällt ihn. So könnte ein Schüttelfrost anfangen. Oder das Gegenteil, eine Hitzewelle. Ein Anfall, der vor nichts Halt machen wird. Er bremste ihn durch ein hemmungsloses Eingeständnis. Er schreibe und schreibe und schreibe erstens, weil er keine Firma mehr habe. Bei Iris am Kassentisch, das hindert ihn daran, sich sofort abzuservieren. Aber weiterzuleben hilft es nicht. Das Schreiben liefert den Hauch einer Weiterlebensillusion. Zweitens, weil er noch nach einer Technik sucht, die das Gehen sensationslos, schmerzlos und reinlich verlaufen lässt. Aber dass er schreiben muss wie noch nie, das kann nur daran liegen, dass er nicht andauernd mit einundvierzig Menschen verbunden ist, die ihn ununterbrochen durch Fragen und Antworten in der Schwebe halten, sodass er nie stumm bei sich selber landet, sondern immer im Vollzug ist, im Lebensvollzug. Sobald er wieder eine Firma haben werde – und er werde wieder eine haben! –, wird nicht mehr geschrieben. Da werde wieder gelebt. Und wenn ihm der Sprung nicht gelänge? Gerade hinter sich hat er die «Atemregler-Gas-Methode». Das sei die *sophisticated version* der häufig benutzten Exit-Bag-Methode. Er ist auf der Spur. Solange er noch überlegt, wie sein Exit auf den und jenen wirkt, ist er noch nicht weit genug weg. Wenn er mit sich streitet, sich feige schimpft, weil er es jeden Tag wieder nicht tut, ist er nicht weit genug weg. Die Erlösung muss im Kopf passieren. Dann die Ausführung. Die Erlösung ist die Unabhängigkeitserklärung. Niemand und nichts hat ein Recht, ihn zu hindern. Iris, ja, es gibt nicht die geringste Möglichkeit, sich ihr verständlich zu machen. Für Iris ist das Leben hinnehmbar unter gar allen Umständen. Sie hat noch nie etwas Fatales erlebt. Er darf keinen Abschiedsbrief schreiben. Nichts, was sie widerlegen kann.

Ach Iris. Wenn alles nicht so gekommen wäre, wie es gekommen ist, hätte er Iris sagen müssen, dass er sich neuerdings andauernd zwingen müsse, etwas für sich zu tun, obwohl er eigentlich nur noch etwas gegen sich tun möchte. Am liebsten das Äußerste, Letzte.

Sina Baldauf.

Sina, Hebräisch, Englisch, Deutsch, Russisch, Persisch. Er entschied sich für Deutsch-Persisch.

Er wusste, dass er sich Sachlichkeit vormachte.

Er wagte nicht, Iris zu fragen, ob die Kundin, die sich für Rom ausrüsten ließ, einen Termin genannt habe. Und nichts wäre ihm jetzt wichtiger gewesen, als zu wissen, wann sie mit dem besten Tangotänzer Münchens nach Rom flog. Und nichts wäre sinnloser, als das zu wissen. Ein Apartment in Rom, weil das billiger sei als zwei Einzelzimmer. Und sie will mit dem nur tanzen. Warum sagt er sich das vor? Was geht es ihn an? Ihr Blick. Ja, nur dieser Blick. Das heißt: Dunkle Augen schauen herab. Aus einem blendenden Lichtgewoge. Das weiß er noch. Was soll's! Zum Glück gibt es das Suizidforum. Jeden Tag floh er in das Forum.

9

Endlich wieder eine Nachricht von Aster:

Lieber Franz von M.,
was ist das überhaupt für ein Name? Bist du adlig? Oder flüchtest du dich dahin?

Für mich bleibt der Eindruck eines Romantikers, ja gar eines Traumtänzers. Letztlich untermauerst du ihn mit der Schilderung deines Anspruchs auf Glück. Du hast furchtlos und unerschrocken gehandelt, offenbar auch schonungslos. Dann die arglose Freude übers Gelingen, und wenn etwas schief geht, soll im Nu alles irreversibel sein. Niemand zwingt dich, dich selbst aus einer dir fremden Perspektive zu betrachten. In dem Fall wäre es meine gewesen. Meine Bemerkungen scheinst du als Hülle ohne Inhalt wahrzunehmen. Von mir aus. Einzig die Irreversibilität meines Zustandes übt einen Reiz auf dich aus. (Es ist sie, die mich kleidet, das nur nebenbei.) Aber sie ist nichts für dich. Für dich, der nach eigenem Bekunden die «totale Ungewissheit» sucht. Der Tod ist grausamste Gewissheit, die Irreversibilität, wie sie mich, seit ich denken kann, begleitet, ebenfalls. Was mir mein Vater als Erbe zu hinterlassen gewollt haben muss, braucht dich nicht zu interessieren, oder lies es halt im Forum nach. Ich erwähne das nur noch mal, um der Irreversibilität, wie ich sie erlebe, ein Gesicht zu geben. Und, Franz von M., in dieser Irreversibilität ist kein Platz für dich oder irgendjemanden. In dieser Zwischenwelt bin ich allein, im Gezerre von Leben und Tod. Da und vielerorts bin ich gescheitert – mein Scheitern. So verharre ich nun eben in der Irreversibilität. Und wahrlich, es gibt Attraktiveres.

Es grüßt dich,
Aster

Und er sofort:

Liebe Aster,
du bist meine Suizidal-Referentin. Wenn dein Brief die einzige Nachricht im Forum wäre, müsste ich mich hinausgeworfen fühlen. Du bist kurz und bündig oder lakonisch: In deiner Irreversibilität ist kein Platz für mich. Ich mache darauf aufmerksam, dass das Forum aus Beiträgen besteht, in denen sehr lange, oft jahrelang das Schicksal und seine Notwendigkeiten hin und her gewendet werden. Und dass einer dem anderen mangelnde Authentizität seines Todeswunsches vorwirft oder gar ankreidet, ist keine Seltenheit. Ich bin also (nur!) ein «Romantiker», gar ein «Traumtänzer». Und ich gestehe, das freut mich. Ich bin froh, wenn ich mir nur unernst einbilde, nicht mehr leben zu können in dieser so und so erfahrenen Welt. «Wenn etwas schief geht, soll im Nu alles irreversibel sein.» Ich kann mich dazu nicht verhalten. Du siehst das so. Wahrscheinlich vergleichst du mich mit dir, und da kommt dir das so vor. Es ist sicher auch ein Romantikanflug, wenn ich gestehe, dass ich mir den Absprung manchmal als gemeinsame Schlusshandlung zusammen mit dir vorgestellt habe. Das kommt mir jetzt nicht mehr in den Sinn.

Aber noch eine Mitteilung, eine einschlägige. Dass da «etwas schief» ging, das hat nicht nur den Wunsch, nicht mehr leben zu müssen, produziert, das hat ganz real dazu geführt, dass ich kein Mann mehr bin. Alles, was dazugehört, ist nicht mehr da. Gelöscht. Ich war trotz meiner 72 Jahre ein brauchbarer Mann und bin das jetzt auf einmal nicht mehr; nämlich seit dem Tag, an dem mir mein Sturz mitgeteilt wurde. Und das ist seitdem so geblieben. War offenbar ein Schock, den ich nicht und nirgends bremsen konnte. Ich muss das jetzt doch gestehen und dich fragen, ob du überhaupt Vergleichbares erlebt hast. Dazu wäre mir eine Antwort sehr wichtig. Zu einem Arzt mag ich deshalb nicht gehen.

Noch zu der Frage: Franz von M., Franz von Moor, Schiller, *Die Räuber*. Der böse Bruder des ganz und gar guten Karls von Moor. In einer Aufführung in der Schule hat der inszenierende Deutschlehrer mich sofort als den abgrundtief Bösen, eben als Franz besetzt. Darüber war ich damals eher froh, weil ich fand, der Franz sei die bessere Rolle, besser als alle anderen nur ihr schattenloses Gut-sein-Müssen spielende Figuren. «Franz heißt die Kanaille!» Mit diesem Satz weist bis heute noch der und der darauf hin, dass er in dem in Frage geratenen Bewertungskonflikt der Bessere, der Gute sei, eben nicht die Kanaille.

In der Hoffnung, du zögest die richtigen Schlüsse daraus, grüßt dich dein gern auch in der Irreversibilitätsfrage scheiternder

Franz

10

Zwei Tage später der längst verabredete Routinetermin bei seinem Professor, der allerdings viel mehr Iris' Professor war: nicht irgendein Nierensteinzertrümmerer, sondern sie hatte ihn ausgesucht, weil er Prostatatumore mit Laser beschoss. Wieder zwei Tage später das Ergebnis.

Dass sie ihn zu dem Professor begleite, konnte er verhindern. Der wollte keine Frist nennen. Es sehe nicht gut aus. Dickdarmtumor. Ob sechs Wochen oder sechs Monate – Frist müsse er die Zeit, die Herrn Schadt bleibe, auf jeden Fall nennen. Die Operation könne alles ändern. Zum Positiven. Aber jetzt noch keine Operation, der Tumor sei zu groß. Bei einer Operation würde er streuen. Also den Tumor zurückbilden. Sofort Blutübertragung und Chemo. Vielleicht lässt er sich ja zurückbilden.

Theo stand auf. Schwankte das Zimmer? Bogen sich die Wände? Er griff nach Frau Kyriazis. Der Professor nennt sie Kirki. Sie begriff. Gleichgewichtsstörungen. Er sagte: Zu schnell aufgestanden! Danke, Lore. Sie schaute ihn verständnisvoll an. Ach Lore, sagte er. Sie lächelte noch viel verständnisvoller. Er ließ sie vorsichtig los. Der Professor war gegangen. Bis bald. Hatte er das gesagt? Lore, bis bald, sagte er und hatte ihre Rechte in seinen Händen. Lore, Lore, sagte er. Ich deliriere jetzt. Sie streichelte ihn. Er zog sie an sich. Er flüsterte: Entschuldige, bitte. Dann schaffte er es. Drehte sich, ging zur Tür, war draußen. Er rannte. Sobald er im Freien war, ging er langsamer. Sogar sehr langsam. Lore, dachte er. Ausgerechnet Lore. War ihr Mann nicht Posaunist? Plötzlich wusste er: Die Männer aller Frauen, mit denen er je zu tun hatte, waren Posaunisten. Sina Baldauf ist die erste Frau, deren Mann kein Posaunist ist. Deine Schuhe wissen den Weg. Du weißt ihn nicht. Du hüpfst hoch in die Sonne. Dich trägt das Licht. Du bist umsonst.

Ich danke dir. Du hast auf mich gewartet, sagte er.

Das ist mein Beruf, sagte sie. Wo wollen Sie hin?

Lore, wie geht es deinem Mann, sagte er.

Sagen Sie jetzt, wo Sie hinwollen, sagte sie.

Zum Zahnarzt. Und sagte die Adresse. Und dann das Doppelte des Fahrpreises als Trinkgeld. Der zeigte er es!

Und ließ sich behandeln. Von Dr. Drücker. Paradiesisch. Diese fabelhaft produzierte Reparatur einer haltlos gewordenen Brücke im Mund eines vielfach befristeten Individuums. Er kam sich vor wie die Bordkapelle auf der sinkenden Titanic. Schöner kann Musik nicht sein! Nur das ist überhaupt Musik! Er lag mit geschlossenen Augen. Die Betäubungsspritze lähmte das Mundviertel. Weiter, dachte er. Mehr, bitte. Sobald er die Hand der Helferin spürte, sagte er ziemlich laut: Danke, Lore. Und als er ging, gab er nicht nur dem Doktor, sondern auch ihr die Hand und sagte: Bis irgendwann, Lore. Sie lächelte. Er dachte: Vielsagend. Das war doch kein Zufall. So kurz nacheinander die dritte Lore. Dass sich sogar die vom Professor Kirki Genannte dazu bekannt hatte, Lore zu heißen, und die Taxifahrerin, zwar widerwillig, auch. Und jetzt auch noch Doktor Drückers Helferin! Das war kein Zufall. Wieder dieser Abschied von einer Lore. Und wie sie ihn anschaute! Ein Nachtblick. O Lore, Lore, Lore!

Sobald er draußen war, wurde er wieder langsam. Ihn

überlief eine Gänsehaut. Wie er die erste durch die zweite Lore ersetzte und die durch die dritte! Er war auf Lore-Jagd. Ins nächste Café. Konfrontiert mit der Begeisterung einer begehrenswerten Großmutter für ihren Enkel. Zum Glück ist das keine Lore. Einzureihen in das uninteressante Unglück der einzelnen Menschen. Er griff in seine Hosentasche und dachte sofort, er müsse froh sein, dass er seinen Geldbeutel nicht verloren hatte. Das hätte sich eigentlich gehört heute, dass er seinen Geldbeutel verloren hätte. Er schämte sich ein bisschen. So wenig war er außer sich nach dieser Todesnachricht, dass er nicht einmal seinen Geldbeutel verlor!

Wo waren wir stehen geblieben? Genial wie jede Floskel. Unsäglich. Wenn alle so mit sich und nur mit sich beschäftigt wären wie er, gäbe es keine Weltprobleme. Die Welt ruhte, gekämpft würde nur in geschlossenen Räumen. Da allerdings so laut, dass niemand unberührt vorbeigehen könnte. Mi butzt's etz. Das war Dieter, sechsunddreißig. Keiner war je so sein Freund. Was er in die Hände nahm, war schön oder wurde schön, wenn er es in die Hände nahm. Miteinander waren sie in die Stadt gekommen. In die Großstadt. Aus dem winzigen Isny. Dieter, Design. Theo, Wirtschaft. Dieter immer in Holz. Theos Schreibtisch – er wird ihn nie aufgeben – Dieters Werk. Ein Schreibtisch, der genau so fest wie biegsam ist. Ein auf alle Berührungen antwortender Schreibtisch. Mi butzt's etz. Mit zerkratzten Stimmbändern. Drei Wochen später tot. Und Bastl! Naturmensch. So sieht er sich selber. Bleibt im Allgäu. Aber mindestens einmal im Monat trifft man sich. Unverbrüchlich. Laut und leise. Einander immer lang angeschaut, ohne zu wissen, warum. Dann auf einmal doch. Schneesturm. Bastl schläft im Atelier. Der Schnee drückt das Dach ein, die Balken schlagen Bastl tot.

Neben ihm, unverletzt, Bella, die Hündin. War nicht zu vertreiben. Hat erschossen werden müssen! Und Fritz, der Allianz-Mensch. Rutscht aus. Im Januar. Auf den Hinterkopf … In der Klenzestraße. Tot. Je befreundeter, umso früher sind sie gestorben. Dieter, Bastl, Fritz …

Er konnte sich darauf verlassen, dass Iris um diese Zeit im Laden war. Also zahlen. Dann steht an der Ampel eine. Eine Lore. Und rennt noch hinüber. Er kapiert zu spät, dass da reagiert werden musste. Er ruft: Lore! So laut wie noch nie. Und rennt. Das Auto, auf dessen Kühler er landet, hat fahren dürfen. Und fuhr. Scharf wahrscheinlich. Sonst wäre er nicht auf dem Kühler gelandet, als wollte er mit der Zunge dem Scheibenwischer Konkurrenz machen. Im Krankenhaus hört er, dass er Glück gehabt habe. So nennen die das. Ein paar blaue Flecken, ein kleiner Riss am Kinn, beide Hände verstaucht, nichts gebrochen, nicht einmal eine Gehirnerschütterung. Ja, ein Hosenbein zerfetzt. Und ein Schuh fehlt. Und das in Ihrem Alter!

Sie gratulieren.

Er fragte nicht: Und wo ist Lore? Das war klar jetzt. Lore gibt es nicht mehr.

Zu Hause dehnte und streckte er sich. Tat weh. Vielleicht war sein Rückgrat angeknackt. Er wollte jetzt gleich da liegen. Aber nicht auf dem Boden. Iris sollte ihn auf dem Sofa finden. Ein Pflaster, ein paar blaue Flecken, ein Hosenbein zerfetzt, ein Schuh fehlt, erlöst! Von der Unsterblichkeit!

Iris weckte ihn dann. Mit einem schrillen Schrei. Er erzählte ihr, was sich erzählen ließ. Eine kleine Unachtsamkeit. An der Ampel. Zu spät gestartet. Iris wusste es natürlich, dass sie ihn nicht hätte allein in die Stadt lassen dürfen.

Es hat nicht gereicht, sagte er. Wieder nicht. Nie reicht es.

Mach nur Witze, sagte sie und kniete am Sofa nieder und legte ihren Kopf auf seinen leicht lädierten Leib.

Am Abend darauf wollte Iris endlich Auskunft über den Befund.

Ach so, richtig, da war doch noch was, sagte er.

Er konnte durch tiefes Atemholen dafür sorgen, dass, was er sagen musste, keine Empfindung verriet. Er erzählte ihr (und sich) eine beziehungsweise seine Darmgeschichte. Die Mutter, eine brave Allgäuerin, hatte zu allem, was mit dem Darm zu tun hatte, eine Distanz. Ihm war nie deutlich geworden, handelte es sich da um Reinlichkeit oder Religion. Vielleicht um beides. Auf jeden Fall hatte sie für alles, was damit zu tun hatte, ausweichende Wörter. Sie hat den dafür nötigen Körperteil immer Hintern genannt. Dein Hintern. Das hatte zur Folge – er gesteht es jetzt Iris zum ersten Mal –, dass es ihm schwer fällt, dazu Arsch zu sagen. Vom Vater war das Wort erst recht nicht zu erwarten. Also: Theo lernte das Wort nur außer Haus kennen. Dass er, wenn es vorkam, nicht mithalten konnte, war klar. Es stellte sich heraus, dass Iris sehr wohl bemerkt hat, wie selten bei ihrem Mann das Wort Arsch vorkommt. Sie ist froh, dass jetzt einmal darüber geredet wird. Nach über dreißig Ehejahren. Bei ihrem Vater, dem Viehhändler, gehörte Arsch zu den beruflichen Fundamentalwörtern. Sie hatte den unkompliziert natürlichsten Umgang mit Arsch. Ihr Vater konnte beim Essen sagen, jemand sei ihm am Arsch lieber als der und der im Gesicht. Oder häufig genug: Das geht mir am Arsch vorbei. Und dann auf einmal bei Theo keine Spur mehr von Arsch.

Theo erklärte jetzt die aktuellen, eher harmlosen Darmprobleme als Reaktion des lebenslänglich missachteten Körperteils. Iris hielt das für möglich. Dann lass uns jetzt nur noch von Arsch reden, vielleicht lenkt er ein! Das beschlossen sie.

Theo ging in sein Zimmer, prüfte noch einmal die Erfahrung, dass Menschen, je näher sie ihm waren, desto früher starben.

11

Im Flur am Spiegel vorbei. Wenn er sich im Spiegel sieht, schaut er nicht sofort wieder weg. Er kann sich schon anschauen. Aber nicht zu lange. Er muss dann fragen: Was willst du? Was bildest du dir ein? Und fast immer muss er, wenn er sich sieht, an seine Tochter denken, Mafalda. Einmal kam sie heim von der Schule und heulte, sobald sie die Tür hinter sich zugemacht hatte, los. Er hatte darauf verzichtet zu erfahren, warum sie so heulte. Es waren doch immer Klagen, die auf ihn verwiesen. Iris zog sie an sich, streichelte sie, bis sie endlich reden konnte. Ein Klassenkamerad hat sie Spitzmaus genannt. Und alle haben gelacht und haben diesen Namen sofort übernommen. Das heißt, von jetzt an werden alle sie Spitzmaus nennen. Iris versuchte, ihr zu beweisen, dass das erstens kein schlimmer Name sei und zweitens passe Spitzmaus überhaupt nicht auf sie. Theo ging in sein Zimmer. Mafaldas Gesicht läuft viel weniger als sein Gesicht auf ein spitziges Kinn zu. Also wirklich! Und dann hat sie eine Haarpracht, die ihr Gesicht einfach schönstens rahmt. Aber wenn ein Großmaul so was draufknallt, dann gibt es keine Gegenwehr. Er kannte das doch aus eigener Erfahrung. Dass es jetzt auch noch Mafalda traf, war schlimmer als das, was damals ihm passiert war. Er war sicher, dass dieser Schreihals das Wort nicht gesagt hätte, wenn Mafalda Maria oder Inge heißen würde. Mafalda, das reizte ihn zu irgendeiner Gemeinheit. Dann fällt dem eben Spitzmaus ein.

Ach Mafalda, verzeih! Mafalda hieß so, weil Iris das gewollt hatte. Er hatte in diesem Namen eine Fremdheit, eine reizlose Fremdheit gespürt. Jedes Mal, wenn Mafalda zu Besuch kam, bedauerte er sie. Iris tat so, als müssten alle vor Glück schwitzen, weil dieser Name sich herbeiließ, bei Schadts zu gastieren. Und wenn Iris etwas erlebte und etwas entschied, blieb nur Zustimmung. Wehe, wenn diese Zustimmung bescheiden oder gar schwach ausfiel. Da sagte sie einem ins Gesicht, welche persönlichen traurigen Eigenschaften sich in dieser flauen Zustimmung ausdrückten. Es gab für diesen Namen keine Abkürzung, in der sich hätte eine Zärtlichkeit ausdrücken lassen. Mafalda, ein Name wie ein Kostüm von der Stange bei Lodenfrey. Und wie ihr Mann Axel diesen Namen jedes Mal, wenn er ihn aussprach, feierte, das zeigte Theo (aber eben nur ihm), dass er nicht passte. Aber wenn einer Axel heißt, dann ist Mafalda schon eine Messe wert.

Iris kann über keinen Menschen etwas Böses oder auch nur Kritisches sagen. Sie hat in sich einen unerschöpflichen Zuneigungsvorrat. Anstrengungslos offenbar produziert sie Zuneigung. Dass ihr Zuneigungstalent grenzenlos war, bewies sie, als Mafalda ihnen mitteilte, ihr Mann sei ein Mörder. Sie sage das den Eltern erst, nachdem sie den jahrelangen Kampf in ihrem Inneren beendet habe. Beendet mit dem Willen, zu Axel zu halten, solange er wolle. Iris war fast zu schnell bereit, Axel mit eben der Gefühlsfülle zu segnen, die Mafalda sie gerade hatte erleben lassen. Axel: ein Mörder. Theo hatte Mafalda gleich gebeten, Iris und ihn mit Einzelheiten zu verschonen. Das tat sie fast widerwillig. Offenbar hatte sie von sich verlangt, dem Mörder Asyl zu sein und Treue zu halten, egal, wie er, was er war, geworden war. Zwölf Jahre ist das jetzt her. Aber Mafalda hatte schon mehrere Jahre mit sich gekämpft, bis sie Axel bedingungslose Liebe und Treue versprechen konnte. Sie hat ihm dann sicher gesagt, dass sie die Eltern eingeweiht hatte. Also waren die Eltern Komplizen. Auf jeden Fall leisteten sie eine andauernde Loyalität. Und Iris leistete, was ihnen auferlegt war, viel herzlicher, als es erwartet oder gar verlangt werden konnte. Durch sie, durch ihre begeisterte Ergebenheit begriff Theo erst, was dieser Axel betrieb. Mit seinem Mörderbekenntnis unterwarf er Iris und ihn. Dadurch dass sie ihn nicht anzeigten oder wenigstens auf ihn einredeten, dass er sich stellen möge, feierten sie ihn. Dadurch dass er seine Tat keiner Sühne unterwarf, war er ein Held. Ein grandioser Einzelner, der das ganze abendländische Rechtssystem zu einem Wisch Papier machte, er genügte sich selbst! Das alles feierte Iris in ihrem Schwiegersohn. Und mit ihm feierte sie auch sich selbst.

Theo benahm sich möglichst unauffällig. Auch wenn er zur ununterbrochenen Feier wenig bis nichts beitragen konnte, stören wollte er keinesfalls. Wegen Mafalda. Die liebte er mehr, als er sagen durfte. Mafalda, die studierte Meeresbiologin, hat ihr Leben der Rettung der Weltmeere verschrieben. Und das mit einer Kraft, mit einem Eifer, mit einer Leidenschaft, dass Theo manchmal glaubte, sie sehe ihre Arbeit auch als eine Sühne für das, was ihr Axel sich selbst so glorios verzieh. Nachdem sie am Max-Planck-Institut für Meteorologie in Hamburg und an der Scripps Institution of Oceanography in La Jolla in Kalifornien gearbeitet hatte, ist sie jetzt Mitglied im Aufsichtsrat von Greenpeace Deutschland. Und immer wieder an der Front. Immer im Kampf gegen Umwelt-Sünden und -Sünder! Axel ist ihr

Prinzgemahl. Er wehrt sich dagegen, dass sie ihn im Management einsetzt. Da wäre er, sagt sie, ein reiner Erfolg. So sagt sie es: Ein reiner Erfolg! Aber Axel findet es lächerlich, für diese paar Kröten sich krumm zu machen. Er hat ein Projekt. Sein Projekt. WeltLicht.

Davon fing er selber immer wieder an. Er sah sich ganz ungeniert als Philosoph, als Denker, ja als Weiser. Da ging er ziemlich weit. Da scheute er keinen Vergleich mit kostbaren Namen. Am häufigsten zitierte er chinesische Größen und unter denen vor allem Dschuang Dsi. Er hatte doch tatsächlich ein Buch verfasst. Axel Port, *kunstvoll fallengelassenes. Aus dem Chinesischen des Dschuang Dsi.* Der konnte also offenbar auch noch Chinesisch. Wenn er dann losorgelte: «Sammle dein Wissen und plane das Eine, so werden die Götter kommen und bei dir wohnen», hörten alle nur noch zu. Auch Mafalda, die das alles sicher nicht zum ersten Mal hörte. Theo beobachtete sie. Sie hörte anders zu als der Rest der Familie. Sie hörte zu, als prüfe sie, ob Axel alles richtig bringe. Und war jedes Mal wieder zufrieden mit ihm. Oft war sie es, die noch etwas Ergänzendes sagte. Zum Beispiel, dass Axel jeden Abend Tai Chi mache. Und zwar in einem Raum, in dem alles chinesisch war. Da Theo keine Hemmung hatte, seine Ignoranz gegenüber allem Chinesischen zu gestehen, fragte er, was Tai Chi sei. Und Mafalda, in einem Ton, als sage sie das ihm nicht zum ersten Mal: Schattenboxen. Da sagte Theo allerdings: Aha. Und sie war es, die, ob es passte oder nicht, in einem Gespräch bemerkte, dass das Konfuzius-Institut in Hamburg Axel schon zum dritten Mal zu einem Vortrag eingeladen habe.

Axel hatte sie also nicht nur unterworfen, weil er sie zur Komplizin seiner Untat gemacht hatte, sondern auch durch seine gewinnende Gewandtheit. Theo musste zugeben, dass diese in höchsten Begebenheiten stattfindende chinesische Philosophie einen ganz und gar einnehmen konnte. In Berlin war Axel von einem Philosophieprofessor ins Chinesische gewiesen worden. Mao war der Köder. Dann ein Stipendium in Peking. Da hatte Dschuang Dsi, der Philosoph aus dem vierten Jahrhundert v. Chr., ihn erobert. Dessen Sätze kamen ihm bei jeder Gelegenheit aus dem Mund. Theo musste zugeben, dass diese Sätze eine überzeugende Einfachheit hatten. Aber selbst wenn sie einfach waren, konnten sie noch rätselhaft sein. Axel sagte solche Sätze immer so, dass man sich lächerlich gemacht hätte, wenn man noch nach der Bedeutung gefragt hätte. «Der Name ist der Gast der Wirklichkeit.» Und vor allem, man wusste nie, ist der Satz jetzt von Axel oder von Dschuang Dsi. Einmal glaubte Theo, dass Axel mit Hilfe von Dschuang Dsi über sich, über seinen Fall rede. Braucht ein Räuber Moral, sagte er so, als frage er die um ihn herumsitzende Familie. Ohne Moral komme kein Räuber aus. Zum Beispiel der große Räuber Dschi. Er weiß immer, wo etwas zu holen ist, und muss als Erster hinein, das ist schon mal sein Mut. Und als Letzter heraus, das ist sein Pflichtgefühl. Er muss gleichmäßig verteilen, das ist seine Güte. Also nicht nur die Heiligen und die so genannten guten Menschen sind auf Moral angewiesen, sondern auch die Räuber. Das bestritt dann keiner. Eigentlich hatte Theo erwartet, dass jetzt die Anwendung auf den Fall Axel Port folge. Nichts dergleichen. Aber jedes Zitat, das der aus dem Chinesischen holte wie zum Beispiel «Wer das Gute definiert, bringt das Böse zur Welt» von Konfuzius, wirkte immer wie ein Verteidigungsversuch. Aber Theo gestand es sich immer wieder ein, dass dieser Axel trotz aller Selbstinszenierungsideen eine gewinnende Persönlichkeit war. Eine geräumige Persönlichkeit nannte ihn Theo bei sich. Eigentlich unbegreiflich, was der alles konnte! Er arbeitete an einem Projekt, das den Titel hatte: WeltLicht. Theo wehrte sich trotzdem noch dagegen, diesen Axel sozusagen freizusprechen. Der war so wortgewandt, der konnte auch, dachte Theo, ein Hochstapler sein. Dann allerdings ein Höchststapler. Solche Gedanken bekämpfte Theo erfolgreich. Sei doch froh, dass der so fähig ist, so gewinnend, so einnehmend. Das war er ganz bestimmt: einnehmend.

In Theo wuchs aber auch ein Verdacht, den er auf keiner Folter gestehen würde. Nach jahrelanger Prüfung aller beobachtbaren Momente war er sich sicher, dass Axel kein Mörder war. Er hat diese Rolle gewählt, um genau das zu erzielen, was er damit erzielt hatte: die vollkommene Unterwerfung aller, die sich zu ihm bekannten, anstatt ihn anzuzeigen. Theo fand es nicht mehr nötig, Mafalda nach Einzelheiten zu fragen. Wie Axel sich aufführte, wie er die Loyalität kassierte, die ihm von seiner Frau und seinen Schwiegereltern gewidmet wurde – das war Beweis genug.

Was für ein fürstlicher Einfall: Sobald du sicher sein kannst, dass du halbwegs akzeptiert bist, kommst du mit der Mörderstory. Wenn dir die geglaubt wird, kannst du mit einer Ergebenheit rechnen, die du durch keine andere Qualität erreichen würdest.

Und jetzt, nachdem ihm Carlos Kroll demonstriert hatte, was menschenmöglich ist, fand Theo, was Axel betrieb, vergleichbar. Außer Kraft gesetzt sind Treu und Glauben. Anstand, ein Witz! Er sah die Praxis Carlos Krolls eng verwandt mit Axels Praxis. Beide gleich schamlos. Und wie risikolos das war! Wenn Axel aufflog, war er der Unschuldige, der sich vor Lachen biegen konnte. Vor Lachen über den Loyalitätseifer dieser simplen Familie. Natürlich kam es vor, dass

Theo unsicher wurde – dass er Axel in Gedanken Abbitte leistete für alles, was er über ihn dachte. Aber immer, wenn Axel persönlich gegenwärtig war, kehrte die Überzeugung zurück, dass das kein Mörder sein konnte, sondern ein äußerlich eher dicklicher, unscheinbarer Mensch, der sich etwas einfallen lassen muss, um bemerkt oder gar geliebt zu werden! Es kam vor, dass Theo ihn sogar bewunderte! Verachtete zwar, aber auch bewunderte! Mit so wenig so viel zu erreichen! Das war bewundernswert. Theo musste sich sogar dagegen wehren, in Axel sich selber zu entdecken! Das aber nur in Momenten, in denen er in seinen Schwächen schwelgte.

Seit Theo den wirklichen Carlos Kroll erlebte – und in den Berichten seiner Informanten erlebte er ihn noch und noch –, rückten Axel und Carlos immer enger zusammen als Vollbringer dessen, was menschenmöglich ist. Und jetzt, erst jetzt fiel ihm ein, was beiden, Carlos Kroll und Axel, gemein war. Axel rühmt die Jahre, bevor Mafalda ihn aufnahm, als seine Wanderjahre. Da sei er wirklich herumgekommen zwischen San Francisco und Onstmettingen. Dass es immer Frauen waren, bei denen er unterschlüpfte, nannte er die archaischen Intarsien im Gegenwartsbild. Auch Carlos Kroll war stolz darauf, dass er nie eine eigene Wohnung gehabt hatte. Eine eigene Wohnung, die erstickende Gegenständlichkeit des Zuhandenen! Auch er wohnte immer nur bei Freundinnen. Die rühmte er als Heroinen. Die hatten sich verdient gemacht um ihn. Die mussten gerühmt werden. Er hat sich natürlich auch zweieinhalb Jahre lang bei Melanie Sugg untergebracht. Aber seit er bei Dr. Anke Müller wohnt in ihrer Jugendstil-Villa in Starnberg, seitdem gab es keinen Wechsel mehr. Kürzere Eskapaden schon. Einmal machte er dabei einer Bedienung in Lörrach ein Kind. Aber er kehrte immer zurück zu Dr. Anke Müller, die er *die Doktorin* nennt. Zuerst hatte sie Medizin studiert, dann machte sie eine Ausbildung zur Psychotherapeutin, als solche ist sie beliebt und berühmt in weitem Umkreis, ihr Wappen-Name in der Branche: Madonna mit der Dornenkrone. Carlos Kroll war ihr Patient. Dann behielt sie ihn ganz. Sie ist elf Jahre älter als er. Theo war für sie die Banalität in Person. Für ihren Carlos, den Dichter, eine Gefahr. Sie versuchte jahrelang, Carlos loszueisen. Das gelang nicht. Aber sie gehört sicher zu denen, die an Theos Sturz mitgewirkt haben.

12

Mein Gott, Theo, denke endlich an die Preisverleihung. Das war doch das Ereignis, mit dem Carlos Kroll dein Innerstes besetzt hat. Zum Glück hast du vorsorglich einen Recorder mithören lassen. Du hast geahnt, dass du dir die Gespräche nicht so mühelos von selbst merken würdest wie alles, was bei Geschäftsanlässen geredet wurde. Also das ging so.

Theo und Iris fanden das Lyrik-Kabinett in der Innenstadt. Es war ein Novemberabend, so bissig nasskalt, wie er nur in München sein kann. Kurz nach sechs standen sie, ihrer Mäntel ledig, im Raum der Veranstaltung. Sie fanden ihren Namen auf Sitzen in der zweiten Reihe. Je mehr Leute hereinkamen, desto deutlicher fühlte Theo, dass er nicht dazugehörte. Er war bis jetzt der Einzige mit Krawatte. Und diese abenteuerlichen Frisuren. Auch der Frauen. Die waren alle, Männer und Frauen, keine fünfzig. Die Männer waren Buben. Am häufigsten waren die steilen Seiten der Köpfe glattrasiert, und obendrauf lag ein Haarpolster, immer irgendwie ausdruckssüchtig. Und was die anhatten! Zum Glück gab es dann noch ein paar, die über fünfzig waren. Aber keinen mit Krawatte. Schlimmer noch: mit Fliege. Theo konnte keinen Mann mit Fliege sehen, ohne an Dr. Kaltenmoser zu denken. Ein Anwalt in Isny, den sein Vater nie beschäftigt hatte und der sich deshalb als Feind der Familie fühlte. Wenn Theo an diesen Nachmittag im so genannten Refektorium dachte, kriegte er immer noch eine Gänsehaut. Der Anwalt hatte zuerst so getan, als wolle er Theo vorschlagen, die Partei-Jugend zu führen. Der Vater hatte gesagt: Geh hin, vielleicht will der jetzt endlich Frieden mit uns. Dann blamierte der Anwalt Theo vor der ganzen Versammlung und schlug einen anderen vor, der auch gewählt wurde. Dr. Kaltenmoser genoss es offenbar, dass Theo ihn als Schurken erlebte. Der benimmt sich dir gegenüber wie ein Schurke, und das will er nicht verheimlichen oder vertuschen oder verbrämen, er genießt es, dass du ihn als Schurken erlebst. Der Vater hat es ihm dann erklärt. Der Vater hat ihm alles, was ihm passierte, so erklärt, dass er verstehen sollte, was passierte. Das war dem Vater wichtig. Dass du nicht auf Ideen kommst, sagte er immer. Dr. Kaltenmoser war der Anwalt Grubers, eines Konkurrenten des Vaters, und musste dafür sorgen, dass nicht ein Sohn von Schadt die Partei-Jugend führe, sondern eben der Sohn des Konkurrenten. Dr. Kaltenmoser trug nur Maßanzüge. Immer so eng wie möglich. Immer fast zu klein. Andererseits hatte er immer eine auffallende Figur. Im Brusttäschchen das Tüchlein, das zur Fliege passt. Seitdem hat Theo ein überflüssiges Misstrauen gegen so ausstaffierte Männer.

Als alle saßen, wurden von einer Dame im Silberkleid hereingeführt Carlos Kroll, Dr. Anke Müller, drei Herren, einer mit Stock. Die Silberkleiddame, offenbar die Lyrik-Kabinett-Chefin, wies der Gruppe die Plätze in der ersten Reihe an, begrüßte kurz und schlicht alle, die gekommen waren, begrüßte extra Carlos Kroll und Dr. Anke Müller. Dafür gab's Beifall. Theo erwartete, dass Carlos Kroll aufstünde und sich beim Publikum für diesen Beifall bedankte. Tat er nicht. Dann begrüßte sie als Präsidenten des *Vereins für Gute Dichtung* und Vorsitzenden der Jury Herrn Dr. Muth.

Das war der mit Stock. Der stand auf und dankte für den Beifall. Dann als Laudator Professor Dr. Wolfram Hallhuber. Der stand auf, dankte. Dann einer, der gebeten hatte, nicht begrüßt zu werden. Den begrüßte sie als den immerwachen Kunstfreund, Konsul Danelius. Der stand auf, drohte der Hausherrin mit einer Strafgebärde, dankte aber dem Publikum für den Beifall.

Zum Glück trugen die drei Herren Krawatten. Der Kunstfreund und Konsul trug auf tiefgrünem Hemd eine Krawatte, die alles, was bisher erschienen war, übertraf. Eine vielfarbige Explosion, die in einer normalen Krawattengröße nicht unterzubringen gewesen wäre. Sozusagen brustbreit herrschte diese Krawatte. Dass die Jacke dafür offen bleiben musste, war klar. Theo klatschte, als der Konsul sich artig verneigte, heftiger als bei den anderen. Dass das tiefgrüne Hemd von einem tiefblauen Kragen geschlossen wurde, dass die Krawattenfarbexplosion aus dem tiefblauen Kragen hervorsprudelte, das erfüllte Theo mit einem Wohlgefühl, das ihn mit heißen Händen klatschen ließ. Dass sich Iris wunderte, entging ihm nicht.

Herr Dr. Muth, Jury-Vorsitzender und Präsident des *Vereins für Gute Dichtung*, war mit zwei Schritten am Podium, wollte hinauf, aber er schaffte es nicht. Trotz Stock. Das Podium war zu hoch. Die hätten doch wissen können, dass der einen Fuß mitschleppen musste! Es kam schlimm genug. Der Präsident des Vereins und Jury-Vorsitzende stürzte. Lag auf dem Podium. Wurde gleich von drei, vier Helfern, darunter auch Carlos Kroll, wieder aufgerichtet, schaffte es dann ans Rednerpult. Aber bei dem Sturz war ihm das Manuskript aus der linken Hand gefallen. Das sammelte der Konsul und überreichte es. Als auch für den Stock ein Platz gefunden wurde, konnte der Präsident anfangen.

Den Sturz nahm er dem Podium nicht übel. Eigentlich müsste er viel öfter fallen, weil es einfach angenehm sei, von kräftigen Männern gepackt und wieder aufgerichtet zu werden. Und verneigte sich zu den hilfreichen Herren hin. Beifall. Und gleich noch eine Panne, sagte er. Die Jury habe beschlossen, in diesem Jahr den Karoline-von-Günderrode-Preis zwei Autoren zu verleihen: Carlos Kroll und Natalie Kurzohr. Diese Autorin aber habe beschlossen, für einen geteilten Preis nicht persönlich erscheinen zu wollen. Ihr Verleger werde also den Scheck für sie in Empfang nehmen. Was würde Frau Kurzohr gesagt haben, wenn sie noch erfahren hätte, dass der Verein in der Lage sei, jedem der Ausgezeichneten die ungeteilte Preissumme, also doch siebentausend, zukommen zu lassen? Dem großzügigen, nicht genannt sein wollenden Spender herzlichen Dank! Beifall. Ob Frau Kurzohr nicht kommen wollte, weil nur dreitausendfünfhundert zu erwarten waren, oder weil sie den Platz eins nicht halbiert ertrug, das sei eine Frage für eine Dissertation. Da der Betrieb für Karoline von Günderrode keine besondere Aufmerksamkeit erübrigen könne, gebe es den Karoline-von-Günderrode-Preis, der in jedem Jahr an dem Tag verliehen werde, an dem sich die Dichterin, sechsundzwanzig Jahre alt, am Ufer des Rheins erstochen habe. Der Mann, um dessentwillen sie sich erstochen habe, sei zweiundachtzig geworden und habe verhindert, dass das, was sie geschrieben habe, veröffentlicht wurde. Erst nach seinem Tod sei das dann geschehen. Wir gedenken ihrer.

Darauf eine Schweigeminute.

Dann bat er den Verleger der nicht erschienenen Frau Kurzohr und Carlos Kroll aufs Podium, überreichte die Urkunden und die Schecks und gratulierte. Das Publikum spendete Beifall. Carlos Kroll nahm beides, Urkunde und

Scheck, ohne jede Pose entgegen. So hatte ihn Theo noch nie gesehen: keine Jeans-Demonstration, sondern ein schwarzer, auch noch zweireihiger Anzug, schwarzes Hemd. Natürlich keine Krawatte. So schön war er Theo noch nie erschienen. Die ins dunkelste Rot gefärbten Haare krönten ihn mit einer melancholischen Welle.

Damit sei dieses Jahr für ihn gelaufen, sagte der Präsident. Jetzt aber das Wichtigste: die Gute Dichtung. Also die Laudatio! Herr Professor Dr. Wolfram Hallhuber. Von der LMU! Und er ließ sich von den Helfern so vom Podium helfen, dass das Publikum lachen konnte.

Der Professor hüpfte fast aufs Podium. Er demonstrierte, dass bei ihm nicht mit einem Sturz zu rechnen sei. Theo fand das unzart.

Der Professor war näher bei sechzig als bei fünfzig. Theo hatte bis dahin höchstens mit Professoren aus den Naturwissenschaften zu tun gehabt. Das waren immer diszipliniert wirkende, körperlich eher unauffällige Figuren. Professor Hallhuber wirkte auf Theo unbescheiden. Ein graues Haargefluder um den Kopf, das nie eine Frisur erlebt hatte. Und das Pult, hinter dem er dann stand, umfasste er mit beiden Händen, dass man glaubte, er werde es gleich in die Luft schleudern. Und so fing er an:

Er danke dem *Verein für Gute Dichtung* dafür, dass er hier sprechen dürfe. Für den Literaturwissenschaftler sei der direkte Kontakt mit dem Dichter immer riskant. Für den Wissenschaftler riskanter als für den Dichter. Behaupte er jetzt mal. Ihm falle zum Vergleich ein: Der Maler habe einen Akt gemalt und müsse oder dürfe, wenn das Bild fertig sei, mit der Gemalten noch Kaffee trinken. Die sei natürlich dann wieder angezogen. Carlos Kroll sei ihm also doppelt gegenwärtig – nackt, das heißt in seinen Texten, und angezogen, als bürgerlich gesellschaftliche Erscheinung. Zwischen beiden wolle er, müsse er erklärend vermitteln. Jedes Gedicht von Carlos Kroll sei eine ästhetische Festung, die erobert sein wolle. Genau so sei es: zwar eine Festung, die anscheinend uneinnehmbar sei, und doch eine Festung, die ihre Reize nur habe, dass man sie erobere. Er wolle jetzt nicht daran denken, ob dieser Widerspruch schlechthin das Element des Lyrischen sei. Bei Carlos Kroll sei er aber, dieser Widerspruch, auffälliger als etwa bei Goethe oder George oder Celan. Bekannte, beliebte Lyriktitel im 20. Jahrhundert hätten geheißen *Das Jahr der Seele*, *Mohn und Gedächtnis*, *Die Verteidigung der Wölfe*. Und jetzt Carlos Kroll: *Lichtdicht*, *Leichtlos*, *SeinsRiss*. *SeinsRiss*, das sei sein letzter Titel. In *einem* Wort, aber Riss beginne mit großem R. Das seien eher Anti-Titel als Titel. Und die Gedichte seien genauso abweisend wie einladend. Und ebendiese spannende Balance sei das eigentliche Innerste dieses Dichters. Dem nähere er sich nicht ohne Furcht und Zittern, denn er selber sei, bei aller professionellen Disziplin, ein eher mitteilsamer als verschwiegener Mensch. Also doch eine Art Gegenteil von Carlos Kroll. Dafür ein krasses Beispiel. Als ihn der Wunsch, dass er diese Laudatio halten möge, erreichte, als er seine Kroll betreffende Ignoranz behoben hatte, habe er das Bedürfnis gehabt, mit diesem durch Abweisung einladenden Dichter in Kontakt zu kommen. Also an den geschrieben. Und die Antwort: *Sehr geehrter Herr Professor, verstehen Sie mich, bitte, nicht.* Das lese man mehr als einmal. Man glaube zuerst, der habe schreiben wollen: Verstehen Sie mich, bitte, nicht falsch. Allmählich begreife man, der will wirklich sagen: Verstehen Sie mich, bitte, NICHT!

Das sei die ganze Antwort gewesen, also habe er sich gezwungen gesehen zu arbeiten. Das habe er getan, und das sei das Ergebnis. Da er nicht hoffen könne, die hier Anwesenden seien besser informiert, als er es gewesen sei, lese er Zeilen und Strophen und Carlos-Kroll-Gedichte vor. Einerseits seien da Gedichte, die so schön und einfach seien, wie wir es früher von den Gedichten gewohnt sein durften. Zum Beispiel:

Silbersilben schickt der Bach ins Tal,
von des Bodens brauner Neugier begleitet.
Gleißend entwirft die Sonne ein System
des Glücks ohne Bleibe.

Der Schmerz, der hier maßgebend sei, sei ohne Geheimnis, also bekannt. Durchaus willkommen, aber eben bekannt. Und andererseits dann doch:

Mich verbergen
in mir. Die Sprache
wechseln, dass ich
mich nicht mehr verstehe.

Man nehme zur Kenntnis: Ein Dichter sucht nach einer Sprache, in der er sich nicht mehr versteht. Aber dann wieder:

Auf meiner Zunge rostet ein Schmerz.

Das sei zwar ein Schmerz, wie ihn nur ein Dichter empfinden könne, zugleich fühle man sich aber aufgefordert zu prüfen, ob der Schmerz auf der eigenen Zunge nicht auch schon rostig sei. Also Lyrik, wie wir sie brauchen. Aber dann:

Lass mich doch bitte gehen, wohin ich nicht will.

Das verlange wieder, mehr als einmal gelesen zu werden.

Lass mich doch bitte gehen, wohin ich nicht will.

Und so mache er weiter:

Mir entkommen möchte ich, aber wohin?

Und noch härter:

Eingesperrt in etwas, bin ich sicher vor nichts.

Und wenn das wieder lyrisch werden wolle, wie gehabt:

Gestorbene Vögel sitzen auf gedachten Zweigen.

Werde der Dichter dann ausführlicher, heiße das:

Bin verzogen, weiß nicht, wohin.
Glut und Verlust. Einsamkeitseis.
Ich schweige mich tot.

Und genau so:

Mich lehrt nicht, was ich sehe.
Zum Glück bin ich blind.

Und so erlebe der Dichter sich:

Ich taumle von Mal zu Mal,
staunend, dass ich nicht falle.
Liege ich nicht längst und glaube,
ich stünde noch auf dem Spiel.

Und so das, was dem Dichter passiere:

Hätten wir Hüte gegen den Einfall,
wären wir ruhig bis zum Schluss.
Wir brennen. Das Feuer zu nähren
ist unser Stolz. Der verbrennt nicht.

Und das ist, was ihm übrigbleibt:

Sprachgewänder weben
gegen die Kälte der Welt.
Die Stirne entflechten.
Schmerzreis verbrennen.
Leicht sein, als wärst du's.

Aber dann:

Ach, Dichten und Lachen sind eins,
Stumm auf Stein beißen ist deins.
Ist doch taub, dein Geschick, und
todmüde liegt dein Leben dir im Mund.

Und wenn es noch einmal lyrisch wird, wie gehabt:

Toben die fallenden Blätter im Wind,
wissen nicht, dass sie am Fallen sind.

Aber wiederkehrend die eigene Bestimmtheit:

Ich habe nur das und hätte gern mehr,
es regnet an mir vorbei.
Von nichts bin ich schwer.
Nur Verderb ist mein Gedeih.

Und ganz konkret, alles Hiesige meinend:

Mauern könnte man bauen aus mir, mich
zu schützen vor jedem Händedruck
und der Qual des Blicks.

Oder genauso konkret und nah:

Leider ist die Zeit vorbei,
wir haben nicht mehr hitzefrei,
wir sind jetzt kalt und arm
und fluchen uns warm.

Oder:

Brich den Vertrag mit den Farben,
sag, was es heißt, wenn Grün Gold wird,
löse die Maschen des Märchens auf,
lerne, nackt zu sein, ohne zu frieren.

Ob man das schon Klartext nennen dürfe, frage er sich. Oder doch das:

Am liebsten wäre ich weit weg
von mir und meinesgleichen.

Das dürfe man ein negatives Wunschprogramm nennen. Er kenne keinen anderen Dichter, der so dauerhaft der Selbstverneinung fröne. Ja, fröne. Das müsse er schon so nennen. Und eben weil die Uneinverstandenheit mit sich selbst sowohl schnell hingesagtes Aperçu sei wie richtiges, anspruchsvolles Gedicht, deshalb müsse man diese Versuche der Selbstablehnung schon ein Lebensthema dieses Dichters nennen, wenn nicht überhaupt sein Lebensthema:

Zeichnen, graben, verschwinden,
keine Hoffnung züchten, lieblos
bleiben und sich nicht
auskennen wollen, wäre mein Ziel.

Aber immer wieder erlebe der Dichter, dass seine Verneinungsorgien auch das Gegenteil produzierten:

Mit brennenden Füßen auf Eisschollen stehen,
vom Achtstundentag verschont, sich
preisgegeben, das Leben fürchtend
und den Tod, befreundet mit Frisuren.

Oft genug möchte er ausdrücken, dass er nichts dafür kann:

Ich weiß nicht mehr, wohin die Wörter führen,
am liebsten überließe ich mich ganz dem Text
und wäre ledig der Verantwortung,
der eingebildeten. Wir wissen nichts

und hören zu, wenn etwas in uns
das Wort ergreift.

Und dann komme eben diese Art Satz heraus:

Man gleicht sich nicht.

Er habe erst nach und nach gemerkt, dass dieser Dichter andauernd seine eigene Existenz in Sprachgesten erlebe, die immer das Ganze, das große Ganze, fassen und ausdrücken wollen. Es gebe bei ihm nur Hauptsachen. Selbst Beiläufiges werde bei ihm mit dem äußersten Anspruch beladen:

Hätte ich doch keine Ahnung, was
fallende Blätter bedeuten, was
Zeilen, die enden in einem Punkt.

Er lese die Carlos-Kroll-Gedichte inzwischen als eine einzige, nicht aufhören könnende Existenz-Erzählung. Tatsächlich erlösche da im Leser das Bedürfnis zu fragen: Meint der Dichter da nur sich, oder meint er auch mich. Alles Gesellschaftliche sei genauso Daseinstext wie das, was das Dichterdasein als solches bekunde. Das sei überhaupt das Schönste bei dieser Lektüre, dass auch die extremsten Ich-Frequenzen dieses Dichters Daseinstöne von uns allen seien. Und das heiße: Es ist lächerlich, aus dem Dichter eine Spezialität zu machen oder aus uns Alltäglichen Leute, die Dichtung konsumieren wie exotische Früchte. Da wecke dieser Dichter in uns, was uns schon Hölderlin zugesprochen habe: dass der Mensch eben *dichterisch* sei.

Dafür, lieber Carlos Kroll, danken wir Ihnen von ganzem Herzen.

Die Leute klatschten heftig. Theo auch. Iris auch. Es war wirklich ein paar Minuten lang eine Stimmung im Raum, die Theo noch nie und nirgends erlebt hatte.

Dann ging Carlos Kroll aufs Podium. Aber nicht mit einem Sprung. Er demonstrierte sogar eine kleine Mühe. Er schüttelte dem Professor die Hand. Der lachte, nahm die Hand des Dichters in seine Hände und hielt sie hoch. Carlos Kroll zeigte, dass es jetzt wirklich genug sei, zeigte, dass er noch etwas sagen wolle. Es wurde sofort still. Der Dichter sagte: Herr Professor, ich danke Ihnen dafür, dass Sie nicht getan haben, worum ich Sie bat. Ich weiß, warum ich nicht verstanden sein will. Sie haben mich widerlegt. Sie haben mich bis zur Verständlichkeit heruntergeredet. Das geschieht mir recht. Vielen Dank.

Und zu den Leuten: Guten Abend.

Und ließ den Professor stehen. Holte Frau Dr. Anke Müller und verließ mit ihr den Saal.

Nachdem der Beifall verebbt war, suchten Theo und Iris ihr Auto und fuhren zum Königshof. Dort sollte gegessen werden.

Als sie ankamen, standen schon alle um eine festlich dekorierte Tafel herum und prosteten einander zu.

Wenig später saß der Konsul am Kopf der Tafel. Auf der rechten Tischseite die Madonna, dann der Vereinspräsident, dann Iris. Ihnen gegenüber Carlos Kroll, der Laudator und Theo.

Der Konsul hatte einen Weißwein bestellt und bat den Weinkellner, den man, wie Theo schon wusste, Sommelier nennt, die hier Versammelten mit der Biographie des Weins bekannt zu machen. Bitte, Monsieur Thurrot. Der freute sich, weil er jetzt einmal fast alles erzählen konnte, was er über diesen Wein von der Loire wusste. Eine jahrhundertelange Geschichte des Baums, also des Holzes, in dem der Wein viele Jahrzehnte verbracht hatte. Theo hörte gern zu. Nur wegen des Konsuls, den an-, dem zuzuschauen wohltat. Theo wusste plötzlich, an wen er, den anschauend, denken musste: Pompejus. In Isny, in der Schule gab es, als Rom dran war, in der Klasse einen Streit. Die einen, und das war die Mehrheit, waren für Cäsar; die anderen, und das war die von Theo angeführte Minderheit, waren für Pompejus. Und der Konsul, der auch noch Danelius hieß, sah aus wie Pompejus. Wie jener Pompejus, der als Prachtstatue überlebt hatte. Der Lehrer wusste sogar, dass Cäsar wahrscheinlich am Fuß dieser Statue erstochen worden war. Pompejus hatte eben nicht dieses scharf geschnittene Römergesicht Cäsars oder Caligulas. Theo hat später, wenn er von jemandem wissen wollte, wie er mit dem dran sei, öfter die Frage gestellt: Cäsar oder Pompejus? Natürlich durfte einer auch sagen: Cäsar. Aber es war Theo wichtig, das zu wissen. Carlos Kroll war sofort und vorbehaltlos für Cäsar. Pompejus nannte er einen zu Herzen gehenden Waschlappen. Bei Cäsar rühmte er, dass der, als er noch im Osten aufräumte und noch nicht der maximale Imperator war, einmal im östlichen Mittelmeer dreizehn Seeräuber gefangen hatte und die dann kreuzigen ließ.

Egal, ob Pompejus oder nicht, eine Art Römer war der Konsul doch. Einfach die historische Bekanntheit dieses milde Teilnahme ausdrückenden Gesichts. Gelten lassen, das schien die Tugend dieses Menschen zu sein. Also kein andauernd von einer Entschlossenheit in die nächste zuckender Mund, sondern ein sich nie ganz schließendes

Lippenpaar, das schwebend bereit war für den nächsten Verständnisdienst. Ein bisschen komisch sah es aus, dass der Konsul mit seiner Krawatte fast kostümverbrüdert wirkte mit den in Schwarz und Gold gleißenden Senkrechtstreifen des Gewandes der Madonna. Die saß ja rechts vom Konsul. Schon im Lyrik-Kabinett, als sie mit Carlos Kroll hereingekommen war, hatte es gewirkt, als führe eine Übermutter ihren Sorgen machenden Lieblingssohn herein. Dass der elf Jahre jünger war als sie, hatte sie durch eine ins Zeitlose tendierende Gesichtskosmetik zu mildern versucht. Herausgekommen war ein Maskengesicht. Eine Agrippina, dachte Theo jetzt am Tisch. Aber dann wäre Carlos Kroll Nero. Das war er aber nicht.

Beim Essen musste Theo leider zuschauen, wie schwer es dem Vereinspräsidenten fiel, diese herrlichen Speisen in den zur Hälfte gelähmten Mund zu bringen. Manchmal hing ihm eine gebratene Bohne lange aus dem rechten Mundwinkel, bis er es selber merkte und mit Gabel und Löffel nachhalf. Iris, seine Tischnachbarin, sah fragend herüber zu Theo. Sollte sie eingreifen? Helfen, ihm das Trüffelblättchen in den lahmen Mund schieben? Theo schüttelte den Kopf.

Und dann auch noch das: Dem Vereinspräsidenten fiel erst jetzt beim Essen ein, dass er versäumt hatte, dem Publikum mitzuteilen, warum Melanie Sugg, des Dichters Verlegerin, nicht anwesend war: mit Nierensteinkoliken im Kantonsspital! Obwohl ihm doch die pure Unterbringung des Austernspinats in seinem Mund die sichtbarste Mühe machte, konnte er nicht aufhören, immer wieder zu bedauern, dass er Melanie Suggs Abwesenheit nicht entschuldigt hatte. Wenn sie das erfahre, und sie erfahre es todsicher, stehe ihm Schlimmes bevor.

Dem Laudator, der so viel und so zügig aß wie kein anderer am Tisch, ging diese Jeremiade auf die Nerven. Mit einem Mund halb voll von Orangencrêpe mit Sauerrahm musste er dagegen protestieren, dass der Vereinspräsident jetzt noch das köstliche Essen, und es sei so köstlich, dass er nicht aufhören könne, sich den Teller wieder und wieder füllen zu lassen – tatsächlich ließ er sich, zählte Theo, drei verschiedene Vorspeisen servieren –, dass man, während man zum ersten Mal im Leben ein Taschenkrebspflanzerl auf der Zunge habe, dass man sich da solchen Veranstalter-Quatsch anhören müsse. Und trank dem bestürzt Herüberschauenden schnell noch mit Zum Wohl zu. Und hing gleich wieder tief über seinem Teller. Offenbar wäre ihm sonst ein Artischockenröllchen entkommen. Und fuhr doch noch einmal hoch und rief: Nierensteinkoliken! Wenn das Wort gesagt worden wäre, auch noch am Anfang, dann hätte er seine Laudatio nicht halten können.

Theo hörte es gern, dass der Konsul deutlich auf jedes Zum Wohl mit Prosit antwortete.

Eine Art Frieden zwischen den beiden bahnte sich erst nach dem Dessert an. Auch das Dessert musste der Laudator zweimal zu sich nehmen, weil er, wie er gerne gestand, einfach nicht gewusst habe, was Eierschecke, Lemon Curd, Blütenjoghurt und Sorbet, in einer Speise vereinigt, vermögen. Er sei, auch das gestehe er so freimütig, wie es nun einmal seine Art sei, ein sinnlicher Mensch. Und nötigte alle wieder zum Trinken, zum Zum-Wohl- beziehungsweise Prosit-Sagen. Und ihm falle dazu ein, was er jetzt brauchen könne: die schönste Gedichtzeile unseres Dichters habe er leider, leider in seiner Laudatio nicht unterbringen können, weil sie sozusagen zu positiv, ja, zu gesund gewesen wäre, und das hätte in der nötigen Kürze einer solchen Laudatio den Existenzthema-Ton, die unüberwindbare Uneinverstandenheit des

Dichters mit sich selber, gestört, jene Schlusszeile, die aber jetzt endlich gesagt werden müsse: *weise geworden nur durch das Fleisch.* Meine Damen, meine Herren, Wohl bekomm's!

Und wieder wurde getrunken. Und Konsul Danelius spendete sein stimmungsvolles Prosit.

Theo hatte nur mit Hilfe der edel gedruckten Fest-Menü-Karte verfolgen können, was der Laudator jeweils zu sich nahm.

Dann ergriff der Konsul das Wort. Dass der Laudator selber noch einmal auf seine Laudatio, und das sogar in einem selbstkritischen Ton, gekommen sei, das lasse ihn jetzt eine Frage stellen, die er schon dort im Saal gern gestellt hätte. Es betreffe die leitmotivhaft vorkommende Lieblosigkeit des Dichters. Die ja offenbar ein Grund, wenn nicht der Grund sei für die ebenso leitmotivhafte Uneinverstandenheit des Dichters mit sich selbst.

Der Laudator fürchtete offenbar, sein drittes Dessert wegen einer von ihm zu liefernden Antwort aufschieben zu müssen, und rief, einen Dessertlöffel mit Sago und geeister Kokosmilch vor seinem schlingen wollenden Mund stoppend: Oho, Kritik! Zum Dessert Kritik! Leitmotivhaft! Oho! Sind wir bei Wagner gelandet! Wess' Brot ich ess', dess' Lied ich sing! Schob den Löffel gänzlich hinein, wischte sich den Mund und sagte: Im Gegensatz zu unserem Dichter könne er es sich nicht leisten, gar nicht oder falsch verstanden zu werden.

Der Konsul beeilte sich, ihn von dieser Sorge zu befreien. Er wolle nur sagen, dass für ihn das Wichtigste gewesen sei zu erfahren, dass der Dichter sich selber genauso wenig möge wie den Rest der Menschheit. Das sei ein respektables Evangelium. Das Evangelium der Lieblosigkeit! Prosit!

Dann der Laudator: Jetzt sei der Dichter dran! Das Evangelium der Lieblosigkeit. Und darauf haben wir, von unserem edlen Spender verführt, auch noch getrunken. Herr Kroll, bitte!

Theo war gespannt, hatte er doch schon so viel Neues über seinen Carlos Kroll gehört, jetzt musste von dem selber Klartext kommen. Was kam, war typisch Kroll!

Wer wäre er denn, wenn er solche Fragen bis zur Verständlichkeit beantwortete! Die Damen und Herren, die ganze Welt von ihm aus könnte von ihm erfahren, dass es die Qualität der Sprache sei, unverständlich zu sein beziehungsweise beliebigem Verständnis ausgeliefert. Pfingsten sehen wir uns wieder! Aber in Babylon! Und ihm seien seine Gedichte Klartext genug. Also gebe er zum Dessert des Desserts noch eins zum Besten:

Lass mich traben als Depp auf deiner Bahn.
Schwinge die Geißel.
Schmücke mich mit Fasnachtsrosen.
Bau mir den Vogelschrei des Verrückten ein.

Prosit!

Dass er zum Prosit des Konsuls übergelaufen war, wirkte zutiefst sympathisch. Der erwiderte dieses Prosit in souveräner Milde.

Der Laudator sagte, einen Löffel mit Rhabarbermousse in der Schwebe haltend: On s'amuse!

Damit sei, sagte der Vereinspräsident, auch in der Konversation eine Dessert-Epoche eröffnet. Er eröffnete so, zum Laudator: Kennen Sie den? Einer rennt mit erigiertem Penis gegen die Wand und bricht sich das Nasenbein.

Hübsch, rief der Laudator und servierte: Warum schlafen fünfzig Prozent aller Männer nach dem Geschlechtsverkehr nicht ein? Weil sie nach Hause müssen.

Er halte dagegen, sagte der Vereinspräsident: Was sagt das linke Bein einer Blondine zum rechten? Wenn nichts dazwischen kommt, gehen wir ins Kino.

Der Laudator: Blondinen habe er auch. Warum mögen Blondinen im Auto Schiebedächer? Wegen der Beinfreiheit.

So ging das zwischen den beiden hin und her. Beide hatten offenbar Spaß, sowohl beim Erzählen wie beim Anhören. Weil aber sonst niemand reagierte, sagte der Vereinspräsident schließlich, jetzt komme etwas Keimfreies. Warum stehen Frauen so gern am Herd? Wegen der Herdanziehungskraft.

Theo war froh, dass er nicht der Einzige war, den diese Witze nicht zum Lachen brachten. Das Lachen, das jeder der beiden dem Witz des anderen jeweils spendierte, wurde immer dürftiger. Dann gaben sie auf. Offenbar seien sie in die Gesellschaft nur noch todernster Zeitgenossen geraten. Mit Zum Wohl und Prosit wurden sie wieder aufgenommen.

Da leistete am meisten der Konsul. Er konnte das: leicht bleiben im Ton auch bei schwerster Bedeutung. Egal, sagte er, ob man, was Sprache anrichte, Verständnis oder Unverständnis oder gar Missverständnis nenne, wir seien im Sprachgeschehen doch alle nur mitgeführte Figuren, mitgeführt von dem, was Wilhelm Grimm, ja, der knapp jüngere der zwei größten Brüder der Geschichte eh und je, die nie rastende Beweglichkeit der Sprache genannt habe. Und das in einer Rede vor der Nationalversammlung in Frankfurt, also im Jahr 1849. Dass einer in dieser hochpolitischen Versammlung eine Rede über sein und seines Bruders Jacob Wörterbuch-Projekt habe halten können, dürfe uns spüren lassen, wie weit weg wir geraten sind von einer Welt, in der von der Sprache im Parlament noch gültig, also phrasenfrei gesprochen werden konnte. Ohne Parteilichkeit jeder Art. Und eben in dieser

Rede habe Wilhelm Grimm von der Naturgeschichte der Wörter gesprochen. Und nur das habe er, der Konsul Danelius, noch aussprechen wollen: Wenn die Sprache ein Naturprozess sei, dann sei es töricht, einander eine Verantwortung überzustülpen, die es nicht gebe. Aus dem Evangelium der Lieblosigkeit sei Carlos Kroll kein Vorwurf zu machen. Er sei eben der Mund, der ausgesprochen habe, was jetzt fällig beziehungsweise dran sei. Also bleibe alles heute schön Zitierte unvermindert. Und solange er selber sich noch an dem, was ein anderer produziert hat, freuen könne, hoffe er, desgleichen auf seine Art auch vollbringen zu können. Wenn er das nicht hoffte, könnte er sich an dem, was ein anderer vermag, nicht freuen. Bis zum Ende bewundern zu können, was schön ist, das sei durch diesen – gestatten Sie – bunten Abend in ihm wunschhaft wach geworden. Dafür danke er allen, dem lieben Herrn Kroll ganz besonders.

Das war's. Danach wollte, konnte keiner mehr etwas sagen. Auch Agrippinas Miene, die den ganzen Abend über eine schön gemachte Maske der Verachtung war, hellte sich zum Schluss auf bis zu einem wirklichen Lächeln.

Als Theo und Iris im Auto nach Solln hinausfuhren, sagte Iris: Man kennt eben keinen.

Ganz einmütig waren sie, was den Konsul Danelius betraf.

Schade, sagte Theo, dass wir den jetzt wahrscheinlich nie mehr sehen.

Iris musste noch daran erinnern, dass der Konsul nebenbei einmal angemerkt habe, das Sorbet sei von Nero erfunden worden.

Als sie das sagte, hatte Theo das Gefühl, sie habe den Abend nicht ganz anders erlebt als er. Das war ein wohltuendes Gefühl.

13

Das hat er jetzt auch gelernt: Briefe so zu schreiben, dass er sie nicht abschicken kann. Er ist sein eigener Adressat geworden. Und schreibt doch nicht nur an sich, sondern an den Schriftsteller und an sich. Immerhin schon zwei Adressaten.

Aber Sie, liebe Frau Baldauf, sind meine liebste Adresse.

Er hat das Gefühl, wenn er an sie schriebe, würde es wärmer in der Welt und auf den Autodächern sprössen grünste Gräser. Er könnte natürlich sterben, während er an sie schriebe. Das spürt er deutlich genug: Atmen könnte er eigentlich nicht, wenn er an sie schriebe. Er könnte immer erst wieder atmen, wenn er einen Satz fertig hätte. Aber dann würde er gleich weiterschreiben wollen. Und müsste doch dem Atemzwang gehorchen. Dabei weiß er überhaupt nicht, was er ihr schreiben sollte, könnte, dürfte, müsste. Nur schreiben, schreiben, schreiben. Nur an sie, sie, sie. Bis zur Bewusstlosigkeit. Das wäre die Erlösung, wenn er schriebe, bis er bewusstlos zusammensänke, wenn möglich für immer. Andererseits möchte er ihr etwas schreiben, was sie gerne läse. Zur Hand nähme und läse und nicht aufhören könnte, bis sie es ganz gelesen hätte. Aber was könnte das sein?

Eine Wanderung. Am liebsten durch Wälder, die kein Ende haben. Und sie könnten diskutieren, ob sie unsterblich seien. Sie risse ein Blatt von einem Baum, einer Buche natürlich, und würfe es weg, und das Blatt fiele nicht einfach zu

Boden. Von ihrem und seinem Blick gehalten, schwebte es, würde es ewig schweben, wenn sie ihre Blicke nicht mehr wegwendeten von ihm. Aber so weit will sie noch nicht gehen. Sie griffe zu, finge das Blatt und ließe es dann zu Boden gleiten. Jetzt wäre er dran. Schauen Sie, würde er dann sagen und sich an die Buche stellen wie an den Marterpfahl und sagen: Er werde gemartert. Von ihr. Er schreie jetzt. Dass sie es nicht höre, liege an ihr. Und das sei gut so. Er schreie, bis er nicht mehr könne. Und er könne nur schreien, weil sie ihn nicht höre. Sie sei seine Mörderin, schreie er. Und er habe nichts dagegen, dass sie seine Mörderin sei. Dann plötzlich sehr ruhig, er zu ihr: Wenn sie jetzt gleich an einen Bach kämen, ertränke er sich. Und zwar in ihrem Auftrag. Er wolle nicht gerettet werden. Sie möge diese Tonart entschuldigen. Er spüre sehr genau, dass er ein Todeskandidat sei. Seien sie ja alle. Außer ihr. Sie sei das Gegenteil. Eine Unsterblichkeitskandidatin. Wahrscheinlich wisse sie das überhaupt noch nicht, dass sie irgendwann auch sterben werde. Das habe ihr bestimmt noch niemand gesagt. Wer könnte es wagen, ihr mit so was zu kommen?

Iris habe in ihrer Kartei, die sie Geschmackskartei nenne, Bilder von ihr. Iris habe ihn gebeten, sie in die Liste der Lieblingskundinnen aufzunehmen. Erst als er diese Bilder gesehen habe, sei der Zwang, ihr zu schreiben, in ihm gewachsen. Andererseits habe er sofort gespürt, er müsse ihr einen unabschickbaren Brief schreiben. Die Göttliche Iris habe ihn mit allen Daten versorgt. Auch Tangodaten. Als er Iris gestanden habe, dass er ausgerechnet dieser Kundin schreiben müsse, habe die Göttliche Iris gesagt: Wahnsinn. Er habe gesagt: Irrsinn, Iris, Irrsinn reicht.

Bitte, wenn sie bis hierher gelesen habe, möge sie durchhalten. Gleich könne er nicht mehr. Nur noch ein paar

Atemzüge. Die aber im Flug mit ihr. Mit ihr fliegen! Ein Experiment! Sie höben ab. Diese billigste Gemeinsamkeit sei aber doch spürbar. Und je höher sie stiegen, desto leichter würden sie, bis sie das so genannte Verantwortungsgefühl verlören. Von allen üblichen Gefühlen sei doch das Verantwortungsgefühl das unangenehmste, lästigste, lächerlichste. Ob sie es auch spüre, dass sie mit der Schwere den ganzen damit verbundenen Quatsch los seien. Und jetzt könne er endlich etwas sagen, was er drunten auf der Erde niemals sagen könnte: Er liebe sie. Den Satz kenne sie sicher schon. Aber in großer Höhe habe er eine andere Qualität. Hallo! Ob sie noch da sei? Er wolle doch mit ihr in Verbindung bleiben. Egal, wo und wie. Ihm würde eine definierbare Verbindung mit ihr genügen, nicht ganz widerspruchsfrei, aber in guter Syntax. Jeder Routine entsprechend. Bloß nichts Besonderes. Und wenn sie dann zusammen quer durch die Fußgängerzone führen und sich den Weg durch eine erstarrende Menge freihupten, müssten sie ihren anspruchsvollen Dialog keine Sekunde lang unterbrechen. Ihm würde es genügen, wenn sie sagte: So wolle sie ewig mit ihm durch alle Fußgängerzonen der Welt fahren. Gemacht, würde er sagen und das Gaspedal bis zum Anschlag durchtreten, adieu.

Ist denn das Unwahre richtiger als das Wahre, bloß weil es erlaubter ist oder so klingt? Liebe Sina, nur noch ein Geständnis, ein so unüberwindbar komisches, dass dann die Hemmungslosigkeit sozusagen eines natürlichen Todes stirbt. Das Geständnis: Sie sei ein Schönheitszwang. Er wolle ihr, nur ihr, andauernd etwas Schönes sagen. Kurz, er wäre ihr gegenüber am liebsten ein Dichter. Das sind doch die, die alles so schön sagen, wie es nicht ist. So einer zu sein beziehungsweise so einen zu imitieren zwinge sie ihn. Unwillkürlich. Nämlich:

Welt reimt sich auf Sinn,
wie sich Blüte auf Liebe reimt.
Ich fühle, dass in mir
immer etwas keimt.

Adieu.

München, 2. August 2014

Sehr verehrte Frau Baldauf,
jetzt versuche ich, einen Brief zu schreiben, den ich Ihnen dann auch schicken kann. Iris, meine Frau, dürfte Ihnen gegenwärtiger sein als ich. Der an der Kasse. Dadurch Sie erlebend. Ich gestehe (gern), dass Sie mich beeindruckt haben. Ihre Wirkung ist Ihnen bekannt. Oder: muss Ihnen bekannt sein. Mehr als schön sei nichts, hat neulich ein Schriftsteller gesagt. Ich fühle mich getroffen durch Ihre Augen. Ihr Blick ist mir geblieben. Ich würde Sie auf der Straße kaum kennen, es sei denn, ich begegnete Ihren Augen, Ihrem Blick. Ich kann nicht sagen, ich sei Ihnen dankbar dafür, dass Sie diese Augen haben, diesen Blick. Ich versuche eher, mit Ihrer Wirkung fertigzuwerden. Da ich, ob ich will oder nicht, immer mitkriege, was die Kundinnen mit Iris reden, blieb mir auch ein Satz von Ihnen. Natürlich ein Satz aus Ihrer Tangowelt. Ich weiß nicht, warum der Satz bei mir geblieben ist. Ich schreibe Ihnen den Satz, weil ich hoffe, Sie könnten sich nicht an alle Ihre Sätze erinnern. Und um diesen Satz wäre es, wenn er in Vergessenheit geriete, schade. Iris hatte gerade erinnerungsselig davon geschwärmt, welches Tempo bei Drehungen auf kleinstem Raum möglich sei. Und hat es natürlich nicht lassen können, daran zu erinnern, dass sie hauptsächlich Madame-Pivot-Schuhe verkaufe, die zum

Drehen besser taugten als die deutlich teureren argentinischen von Comme il Faut. Aber Sie, unbeirrbar in aller Tango-Heiligkeit: «Wenn die Achse stabil ist, ist es nahezu so, als hätten beide Tanzpartner nur eine einzige Achse, um die sie sich drehen.» Eigentlich will ich mich bei Ihnen nur für diesen Satz bedanken.

Mit hochachtungsvollen Grüßen,
Ihr Theo Schadt

PS: Mein letzter Satz grenzt an eine Lüge. Auch wenn es nicht möglich ist, die Wahrheit zu sagen, muss man doch nicht gleich lügen. Sagen wollte ich, dass mich dieser Satz, seit ich ihn zum ersten Mal aufgeschrieben habe, beherrscht. Dass zwei durch Drehungen eins werden! Das klingt, als gäbe es eine Erlösung!

München, 7. August 2014

Lieber Herr Schadt,
wenn ich Ihren Brief richtig verstehe, ist er die abschickbare Version eines unabschickbaren Briefes. Ich bin Ihnen dankbar dafür, dass Sie die lesbare Version geschickt haben. Ich bin oft genug verstrickt in meine Subjektivität und immer froh, wenn es mir gelingt, sie nicht merken zu lassen. Ich habe mich zeit meines Lebens falsch und verirrt gefühlt auf der Welt. Wie zu einem fatalen Zeitpunkt ohne Rückfahrkarte, verfahren.

Jetzt habe ich Sie auf jeden Fall im Gestehen übertroffen. Und «gern» habe ich das nicht getan. Eher gezwungen. Durch was, will ich nicht wissen.

Aber sagen muss ich doch noch, dass mich getroffen hat, wie Sie zu mir heraufschauten, als ich bezahlte. Sie haben an mir hoch geschaut. Sie haben geschaut, als schauten

Sie in eine große Höhe. In eine blendende Höhe. Und um auch das noch zu gestehen: Ich bin dann im Auto (im Parkverbot) eine Zeit lang sitzen geblieben. Ohne Grund. Ich sah Sie noch aus der Ladentür kommen und Richtung Ludwigstraße davonrennen. Weil ich damit nichts zu tun haben wollte, bin ich dann abgefahren.

Wir sollten es dabei belassen. Es gibt halt Momente, die es nicht wert sind, bewahrt zu werden!

Dass Sie mir den Satz über die Achse geschickt haben, weiß ich zu schätzen. Tango ist die Parallelwelt, in der ich lieber lebe als in der wirklichen. Ja, ich tanze exzessiv Tango, weil mein Kopf während der drei oder vier Minuten langen Stücke Urlaub macht. Um richtig schön zu sein, will Tango Konzentration und Versenkungsbereitschaft von mir. Darauf lasse ich mich meistens ein, dann trägt er mich davon. Freitag, also heute, ist mein liebster Tangotag.

Lieber Herr Schadt, lassen Sie es sich gut gehen.

Das wünscht Ihnen
Sina Baldauf

PS: Um auch noch ein PS zu machen: Vielleicht hätte ich Ihnen nicht geantwortet, wenn Sie mir nicht an meinem Geburtstag geschrieben hätten! Mein Geburtstag ist mein Problemtag. Mein Gott, machen Sie mich geschwätzig. Grüßen Sie lieber Ihre lebenskluge Frau von mir! Dass sie lebensklug ist, hat sie schon allein dadurch bewiesen, dass sie mit dem Tango rechtzeitig Schluss gemacht hat. Tango ist der schönste Ersatz für etwas, was es nicht gibt. Und jetzt sagt mein Über-Ich zu mir: Halt die Klappe, Kleine!

München, 11. August 2014

Liebe Frau Baldauf,
es muss, was passiert (oder was getan wird), keinem übergeordneten Mess- oder Bewertungssystem gehorchen. Das heißt: Man kann etwas tun, was nicht zu rechtfertigen ist.

Ich antworte Ihnen, obwohl Sie mir nahelegen, es nicht zu tun. Ich antworte nur, weil Sie an den Augenblick erinnert haben, den ich sozusagen nicht überleben durfte. Ich werde keinen unabschickbaren Brief mehr an Sie schreiben. Ich werde mich bemühen, alles wegzulassen, was den Brief unabschickbar machen würde. Ich werde nicht mehr lange zu leben haben. Damit bin ich einverstanden. Soweit man mit etwas einverstanden sein kann, das man noch gar nicht kennt.

Tod, das sagt sich leicht. Sterben, das kann schwierig werden. Ich habe Aussicht, dass mir das Schlimmste erspart bleibt. Schluss jetzt damit.

Der furchtbare Friedrich Wilhelm I. sei, heißt es, beeindruckend ruhig gestorben. Mit zweiundfünfzig.

Jetzt zum Gegenteil: Ich habe nachgeschaut in der Kartei. Als Ihr Beruf steht da: Büroleiterin. Ich gratuliere Ihnen zu diesem Wort. Dann ist (oder war) mein Beruf: Geschäftsmann.

Ich habe keinen Grund mehr, etwas für möglich zu halten. Dass es so ist, kann ich mir nicht gefallen lassen. Lasse ich mir nicht gefallen. Ich will nur sagen, dass Hoffnungslosigkeit mir nicht liegt. Noch in der Minute, in der ich mich umbringen würde (was für ein wunderbares Wort für das, was es heißt!), wäre ich dagegen, dass ich mich umbringe. Und würde es trotzdem tun. Hoffe ich. Wenn ich ein Gefäß wäre, wäre ich hohl. Hinausschauend in ein anderes Nichts als das, aus dem ich schaue.

Und aus gutem Grund denke ich jetzt an die Nachricht aus der Antike: Herkules leitete den Alpheios und den Peneios durch den Stall des Augias, um den Mist fortzuschwemmen. Das verstehe ich so: Man muss immer doppelt so viel tun, als man glaubt, tun zu müssen, um den Mist loszuwerden.

Also, ich habe zwar zugegeben, dass ich Ihnen gerne Geständnisse gemacht habe, aber ich sagte dazu auch, dass ich mir verbieten muss, Sie mit Geständnissen zu belästigen. Klarer kann kein Sachverhalt sein: Sie, eine wahrscheinlich unangefochtene, weil unanfechtbare Büroleiterin; ich, ein durch mitmenschliche Gemeinheit ruinierter Geschäftsmann. Sie, unheimlich schön; ich, schlicht unschön (bitte, darauf nicht zu reagieren)! Sie, einzig und offenbar allein; ich, in einer zur Unauflösbarkeit gediehenen Ehe lebend (auch das bedarf keines Kommentars). Sie, eine Tanguera, durch die der Tango zur glaubhaften Religion wird; ich, meines Gleichgewichtsgefühls inzwischen drastisch beraubt.

Das heißt: Ich darf nichts ausdrücken als unsere Inkompatibilität.

Vorzuwerfen ist mir nur, dass ich das ausdrücke. Womöglich auch noch abschicke. Das ist der Fluch, der meinen Namen trägt: dass ich mir die Schicksalsgemeinheit nicht gefallen lassen will, die Sie unerreichbar macht.

Sie müssen, was ich schreibe, lesen und behandeln wie den Brief eines Menschen, der sich um eine Stelle bewirbt, für die er, wie er selber weiß und sogar mitteilt, kein bisschen in Frage kommt. Solche Bewerbungen beantwortet man am besten dadurch, dass man nicht antwortet.

Glauben Sie mir das, bitte: Ich bin damit einverstanden,

dass Sie nicht antworten. Durch und durch! Mit jeder Faser meines Herzens.

Adieu,
Theo Schadt

München, 23. August 2014

Ach, lieber Theo Schadt,
solange Sie mir so antworten, zwingen Sie mich, Ihnen auch zu antworten. Gleichmut, Gelassenheit, vielleicht sogar Geduld, das wünsche ich Ihnen. Und mir.

Nur das, was in Ihrem Brief direkt falsch ist, beantworte ich (alles andere, wie Sie es wünschen, nicht).

Ich sei eine unanfechtbare Büroleiterin – ich bin gerade dabei, meine Kündigung zu verfassen. Die Firma hatte den Controller im Haus. Wir hatten die vom Konzern verfügte Zielvorgabe von 11,3 Millionen nicht erreicht. Das Ergebnis: Umstrukturierung. Für den Außendienst heißt das, dass die Gebiete verkleinert werden, damit die Betreuung optimal erfolgen kann. Das heißt, die Außendienstler verdienen weniger und arbeiten mehr. An welchem Tag in welcher Stadt der Außendienst vor Ort ist, wird bis zum 1. September 2014 an das gesamte Team verschickt. Drei Innendienst-Mitarbeiterinnen werden gefeuert, weil sie angeblich Kunden angerufen und nicht erreicht haben. Aber von diesen Kunden gingen zur selben Zeit Bestellungen ein. Die haben also geschwindelt und so weiter. Die Leistungsverträge werden um ein Drittel herabgesetzt. Das will, heißt es, nicht der Eigentümer, sondern der Markt. Die globale Nachfrageschwäche habe die Eurozone erreicht. Und so weiter. Ich kann das alles den Mitarbeitern nicht mehr vermitteln. Die sagen mir nämlich: die Mieten steigen. Und so weiter.

Nur dass Sie wissen, ich bin ab November arbeitslos. Darauf freue ich mich wie auf ein immerwährendes Weihnachtsfest.

Dass *umbringen* ein schönes Wort ist, finde ich auch. Dass Sie sich damit beschäftigen, bringt Sie mir näher, als ich sagen darf. Aber wir beide wissen: Der Wunsch, Schluss zu machen, ist die Folge einer Stimmung, die wieder vergeht. Klar ist: Es gibt nicht ein bisschen Schwangerschaft und nicht ein bisschen Todeswunsch. Gute Nacht.

Ach so, auf einer Party in der Sonnenstraße, zu der der große Macher Oliver Schumm eingeladen hat, und alle, alle kommen, also fünfzig, sechzig Leute, da saßen an einem Tischchen in der Ecke zwei, die deutlich nicht miteinander sprachen. Das fiel mir auf. Ich musste, natürlich unauffällig, Oliver fragen, wer die zwei seien. Er kennt ja, wen er einlädt. Und er zieht mich an die Bar, möglichst weit von den zweien weg, und informiert mich: Der eine, der Magere, sei ein bedeutender Filmproduzent, der andere, der Fette, ein Importeur. Hauptsächlich Indien. Beide gehörten seit eh und je zu seinem Freundeskreis, den er Club nennt. Jetzt das Gerücht oder die Nachricht: Der Filmproduzent habe höchstens noch vier Wochen zu leben, Lungenkrebs, der Importeur, Leber, keine vier Wochen mehr. Keiner von beiden wisse etwas von der Krankheit des anderen. Dass sie an diesem Ecktischchen gelandet seien und nicht miteinander sprächen, sei ihm auch aufgefallen. Er überlege, ob er hingehen und die beiden miteinander ins Gespräch bringen solle. Sie sitzen wie im Wartesaal, zwei Reisende, die nichts verbindet als der Abfahrtstermin des Zuges. So der Gastgeber. Ich glaube, er ist dann nicht hin zu ihnen. Ich wurde auch beansprucht von Freunden und Unfreunden. Als ich wieder einmal schaute, saß nur noch der Importeur da. Aber ich brachte es nicht über mich, mich zu ihm zu setzen. Naja, ich bin dann gegangen. Es war Freitag, meine Lieblingsmilonga. Die beiden Stummen, einer mager, der andere fett, gingen mir nach, als ich das Gebäude verließ.

Ich machte gleich einen Versuch, Lorenz aus Wien aufzufordern. Er hält sich für einen Star, tanzt nur mit den besten Tänzerinnen, zu denen ich nicht gehöre. Er kommt immer mit zwei Freunden, mit denen tanze ich öfter, kenne daher seinen Namen. Er hat mich lange Zeit keines Blickes gewürdigt, mindestens eineinhalb Jahre lang. Auch heute nicht. Als ich besser geworden war, sodass er meinte, ich sei jetzt seiner würdig, hatte ich keine Lust mehr. Heute war mir danach, es einmal zu probieren. Und probierte es. Mirada heißt dieser Blickkontaktversuch. (Aber das wissen Sie ja.) Erfolglos. Dann eben nicht, dachte ich mir. Und tanzte mit Hans-Jörg aus dem Allgäu. Der war mir gerade durch ein Foto bei Facebook wieder in Erinnerung gerufen worden. Da schmiegt er sich an Christine, die immer auf Männersuche ist. Hans-Jörg hat eine Technik, die mit dem klassischen Tango nichts zu tun hat. Er führt ausschließlich mit den Armen und kein bisschen mit dem Oberkörper. Der Druck auf meinen rechten Arm verursacht allmählich Schmerzen. Zudem drückt sein Arm in die eine, der Oberkörper geht in die andere Richtung. Wenn ich dem Oberkörper folge, verdreht er mir den Arm.

Dann sah ich, dass Lorenz die Milonga verließ. Er kam zu mir her und verabschiedete sich. Und gestand, er habe meinen Namen vergessen. Das war eine attraktive Geste, um mir zu zeigen, dass er meine Mirada bemerkt hatte. Schon fühlt man sich verabredet.

Alles sehr, sehr relativ. Das heißt unhinterfragbar.

Gute Nacht, lieber Theo Schadt,
Sina

Lieber Herr Schriftsteller,
dass es Sie gibt oder gäbe! Alexander von Humboldt verabscheute sich weniger, wenn er weit weg war. Wohin müsste ich ziehen, um mich weniger zu verabscheuen? Ich bin umgezogen. Viel zu wenig weit weg. Ich war Iris in der Echterstraße nicht mehr zumutbar. In der Melchiorstraße wollte ich, militärisch gesprochen, meine zersprengten Truppen sammeln. Zum Rückzug blasen. Besiegt war ich, aber nicht vernichtet.

Durch Sie, lieber Herr Schriftsteller, habe ich gelernt, aus mir Theo Schadt zu machen. Der sollte stabiler sein als ich.

Endlich muss Ihnen gesagt werden, dass ich, der gescheiterte Geschäftsmann, noch gut lebe von meiner Trivialliteratur. Meine Bücher, die von einem wirklichen Dichter hemmungslos geschmähten Bücher, sind mir lieb. Ich schrieb ehrgeizlos. Ich schrieb, wie mir zumute war. Die Leute lesen's gern. Immer noch. Literatur, Dichtung, keine Spur. Mich versteht jeder. Das musste einmal gesagt werden.

Jetzt zu Theo Schadt. Ich hoffte, er helfe mir, Unerträgliches zu ertragen. Alles sollte ihm zugemutet werden, nicht mir! Was ihm wehtat, tat ihm weh, nicht mir! Illusionsbewirtschaftung! Wie noch nie! Phantasiedirigat! Imaginationsausbeutung!

Sina Baldauf, die ihm erschienen war, so verehrungswürdig wie sonst niemand, teilte mit, dass sie zum Kreis jener Personen gehöre, die von Oliver Schumm der *Club* genannt wird, er lädt ein, er zahlt und so weiter.

Theo Schadt murmelte eine Zeit lang nur noch Silben.

Seine Iris erschrak. Er schüttelte den Kopf, machte mit Gesten verständlich, dass ihm nichts fehle. Packte seine Sachen wie für eine Ein-, Zweiwochenreise, sagte, er müsse jetzt in die Melchiorstraße. Iris kennt das Quartier. Darin die kleine Wohnung für Geschäftsfreunde. Fahr mich hin, bitte. Sie fuhr ihn hin. Er machte deutlich, dass er nichts erklären könne. Mit Gesten drückte er aus, dass er ihr schreiben werde. Er umarmte sie, bevor sie ging. Als einziges Wort brachte er Danke heraus. Dann schob er sie sanft hinaus. Vor der Tür noch ein Kuss. Ein Kuss in ihren Nacken. Sie wusste, dass er wusste, wie sie das liebe, in den Nacken geküsst zu werden.

Er setzte sich an den Schreibtisch, den er angeschafft hatte, um seinem jeweiligen Gast, wenn der sich an diesen Schreibtisch setzte, das Gefühl zu geben, er sei jemand. Dieser Schreibtisch aus dem späten 19. Jahrhundert ist ein elegantes Labyrinth. Man erlebt sofort, dass er mehr Möglichkeiten bietet, als man braucht. Er ist eine Einladung, sich aufzuspielen.

Dass er jetzt öfter in der dritten Person von sich berichten muss, liegt nicht nur an dem verführenden Vorbild, das Sie, sehr verehrter Herr Schriftsteller, sind, sondern auch an einem erwünschten Abstand zu Handlungen, ja, zu seinen Handlungen. Er merkt, dass er davon nur mit Widerwillen oder sogar Ekel berichten kann. Aber verschweigen darf er es auch nicht. Er war eben so und so! Und zwar er, nicht ich.

Auf Ihr Verständnis hoffend,
Theo Schadt

Theo hatte ein Papier vor sich hingelegt, hatte einen Füllhalter aus dem Angebot genommen, dann saß er und schrieb:

Liebe Iris.

Mehr war jetzt nicht möglich.

Als er in einem der voluminösen Sessel versank, wollte er rauchen. Das war ihm seit langem fremd. Aber er wusste, in welcher Schublade die Zigaretten und Zigarren lagen, falls der Gast darauf Lust hatte. Keine Zigarre jetzt, das war klar. Aber eine Zigarette. Dann noch eine. Und noch eine. Und noch eine. Mit Genuss las er auf der Packung, dass Rauchen tödlich sei. Er zündete eine Zigarette an der anderen an, bis keine Zigarette mehr da war. War das die Welt, wie sie wirklich ist? Musste Sina Baldauf zum Hofstaat des Erzkonkurrenten gehören? Sollte er den Verfolgungswahn erlernen? Konnte der Herr, wie er es gewohnt war, auch Sina Baldauf herwinken, und sie kam? In sein Bett? Und gehen, wenn er keine Lust mehr hatte? Diese Frau, deren sprachmächtige Sätze unverlierbar waren, war diese Frau auch nur eine Kreatur? Herrn Schumms Kreatur? Sein Beliebigkeitsflittchen? Was ist denn das für eine Welt, in der alles genauso passiert, wie es für ihn am schmerzlichsten ist? Wieso denn leben, wenn das Leben immer genau den größtmöglichen Schmerz will? Will das Leben, dass man es nicht aushält? Ist die Welt ein System, das ihre Unmöglichkeit produziert?

Zurück zu dem Blatt für Iris.

Liebe Iris,
du hast dich daran gewöhnt, dass ich dich Göttliche Iris nenne. Da du überhaupt am liebsten zustimmst, stimmst du inzwischen auch dieser ganz unfeierlichen Verklärungsanrede zu. Also liebe Göttliche Iris, dass du mich als Retourkutschenspaß Göttergatte genannt hast und nennst, das zeigt, wie ausgewogen unsere Beziehung ist,

wie harmonisch. Ich bin der am glücklichsten verheiratete Mensch der Welt! Kein Tag vergeht, an dem die Welt mir nicht aufdringlich beweist, dass es deinesgleichen außer dir nicht gibt. Wir ruhen innig ineinander, ohne Diskurs. Wir sind theorieabweisend. Wir sind naiv! Und das durch dich. Und durch mich. Durch deine unerschöpfliche Naturkraft. Du kannst sensationslos jeden Tag zum Leuchten bringen. In dir ist die Ruhe daheim, die aus der Welt vertrieben wurde. Du bist das Asyl der Verlässlichkeit. Der Inbegriff der Treue. Der Unanzweifelbarkeit. Unter den Stoffen der Erde vergleichbar dem Gold, darum ist meine Rede und Anrede an dich oft: Gold. Mein Gold.

Ich rühme dich meinetwegen. Dich rühmt die Sonne jeden Tag, an dem sie aufgeht. Dich rühmen Wetter und Unwetter. Du bist das leibhaftige Klima, das alles wachsen und gedeihen lässt! Ich gebe zu, ich merke, dass ich lebe, erst wenn ich dich rühme.

Jetzt habe ich ausziehen müssen aus unserem schutzreichen Haus. Abhauen habe ich müssen. Meine Anwesenheit hätte an eine Lüge gegrenzt. Göttliche Iris, dich belügen, da sei, bitte, Gott vor. Also bin ich weg. Für jetzt. Oder für immer. Ich bin am Ende, Göttliche Iris. Das ist doch egal. Wenn ich umfalle, gehöre ich wieder dir. Nur dir.

Es grüßt aus dem vorläufigen Jenseits

dein seriös strampelnder Theo

Und zog ein neues Blatt aus der Schublade und schrieb:

Montag, 25. August 2014, 19:18 Uhr

Sehr verehrte Sina Baldauf,

jetzt bin ich so weit. Ich beherrsche mich wie noch nie. Das heißt: Ich bin so unglaubwürdig wie noch nie. Das heißt nicht, dass ich lüge. Was es wirklich heißt, überlasse ich Ihnen. Ich hätte mich Ihnen zu gern direkt verständlich gemacht. Ich war bereit, möchte ich sagen, wie noch nie. Bereit, verstanden zu werden! Aber eben das will ich nicht mehr. Wie gesagt, ich beherrsche mich wie noch nie. Aber einer, der sowieso nicht ewig lebt, kann sich so etwas Halbverständliches, Anspielungsgieriges, Unterstellungssüchtiges schon mal leisten!

Das ist, glaube ich, ein überaus klarer, durchsichtiger, aufdringlicher, exhibitionistischer Brief. Ich wünsche ihm, dem Brief, eine gute Reise. Zum ersten Mal per E-Mail. Zur Vermeidung von unpassender Feierlichkeit. Und, gebe ich zu, zur Beschleunigung. Denn schnell genug kann dieses ungekonnte Rätsel nicht bei Ihnen sein. Bei Ihnen, vor der sich jedes Rätsel schämt und sich dann willenlos preisgibt. Wie auch immer Sie das verstanden haben mögen, ich hoffe, Sie hätten mich missverstanden. Erst dann fühlte ich mich von Ihnen halbwegs verstanden.

In schlichter Ergebenheit,
Theo Schadt

PS: Vielleicht dürfen Sie bei mir damit rechnen, dass das, was ich lieber nicht schriebe, erst als PS kommt: Ich danke natürlich für die eindrucksvolle Szene mit den zwei nicht miteinander sprechen könnenden Todeskandidaten. Ich bin eher einer von den beiden als Sie. Ist ja klar. Am meisten aber hat mich beeindruckt(!), dass Sie es geschafft haben, in den Hofstaat (um nicht zu sagen, Harem) des großen Machers Dr. h. c. mult. Oliver Schumm aufgenommen zu werden. Mich hat das beeindruckt, weil ich mir, obwohl ich verglichen mit ihm eine Winzigkeit bin, einbilde – jetzt nicht mehr, aber früher einmal –, wir seien trotz aller Unvergleichbarkeit Konkurrenten. Nur weil meine (inzwischen vernichtete) Firma auch mit Patenten handelte. Für einen, der fünfzigmal so viel Umsatz macht wie du, bist du keine Konkurrenz, sondern eben eine Fliege an der Wand, die immer noch nicht den Fliegenfänger gefunden hat, an dem sie ihr bisschen Dasein endlich beendet. Verzeihen Sie. Ich wollte nur nicht, dass Sie, falls Sie dort doch von mir gehört haben sollten, glauben, ich befände mich, dieses Verhältnis betreffend, in irgendeiner Illusion. Aber dass Sie jetzt dort anzutreffen sind, hat mich, wie soll ich sagen, erreicht.

Adieu,
Theo Schadt

Dann saß er und war zwar nicht zufrieden, aber auch nicht nur unzufrieden. Dass er nicht ganz unzufrieden war, kam durch das PS zum Sina-Brief. Ohne dieses PS wäre ihm jetzt schwindlig geworden vor Unzufriedenheit. Iris gegenüber blieb er unzufrieden. Ihr gegenüber hatte er sich nicht zur Sprache gebracht. Und er wusste auch jetzt, nachträglich, nicht, wie er ihr hätte sagen können, was mit ihm war. Mit ihm war doch nichts. Du kannst doch nicht sagen, was es gar nicht gibt. Aber wie sehr dir daran läge, dass es etwas gäbe – das hättest du sagen müssen! In diesem Stadium! Kurz vor dem Ende noch solche Verrenkungen! Schäme dich!

Er wusste, diese Art Selbstermutigung zum Weniger-feige-Sein führte bei ihm zu nichts.

Ihn überfiel eine Müdigkeit, gegen die es keinen Schlaf gab. Eine Art Schwere oder Halbohnmacht, die ihn in den Sessel zwang, ihn in den Sessel drückte. Der nahm ihn auf mit seinen gerundeten Wällen. Weil eine so genannte Moderne von solchen Lederwulsten nichts übrig gelassen hatte, fühlte er sich dazwischen noch aufgenommener. Distanz zu gar allem. Nicht mehr warten. Auf nichts.

Du musst doch auf nichts mehr warten. Ist das nicht ein ersehnter Zustand? Und gestand sich, dass er das nicht konnte, auf nichts mehr warten. Er wartete immer. Darauf, dass sich etwas ändere. Zu seinen Gunsten. Auch wenn du weißt oder dir einreden willst, dass sich nichts mehr zu deinen Gunsten ändern kann, wartest du darauf, dass sich etwas zu deinen Gunsten ändere. Ohne diese Erwartung … Er wusste nicht, was ohne diese Erwartung wäre. Weil er Erwartungslosigkeit nicht kannte.

Er saß so nicht umsonst: Zum ersten Mal sie per E-Mail.

Mittwoch, 27. August 2014, 21:46 Uhr

Lieber Theo Schadt,
ich habe, bevor Ihr flottes E-Mail eintrudelte, daran gedacht, was ich wohl von Ihnen zu erwarten hätte. Ich komme mir eher schutzlos vor, deshalb bin ich routinemäßig mit der Konstruktion von prophylaktischer Abwehr beschäftigt. Ich möchte immer auf alles gefasst sein. Bin es dann aber doch nie!

Also, da ist dieser Herr Schadt, Theo Schadt, der Mann, der neuerdings bei der imponierenden Frau, bei der sich die schönsten Tangoklamotten aufstöbern lassen, in der Schreibecke hockt und sich, wenn man zum Zahlen kommt, herumschubst. Dann schaut er einen von unten an. Macht einen viel größer, als man ist. Alles, was man dann noch von ihm erfährt, ist dieses An-einem-Hinaufschauen. Ich gebe zu, darin ist der ziemlich gut, das kann er. Zudringlich sein, ohne aufdringlich zu werden. Das fühlt sich an wie Wärme, auf nicht umweltschädliche Art produziert! Ich gebe zu, dass mir sogar seine Art gefällt, alles als Spiel gelten lassen zu wollen, ohne zuzugeben, dass es mehr ist. Ich nenne das: erfolgreiche Gegenwehr gegen den Subjektivitätszwang. Dass man erfolgreich dagegen ist, so zu sein, wie man ist! Kommt nicht so oft vor. Dass man nicht müde wird, Spielarten zu erfinden, um nicht nur auf die simple eigene, widerliche Subjektivität angewiesen zu sein, das weiß ich zu schätzen. Und dass ich Sie nur verstehe, wenn ich Sie missverstehe, das ist, entschuldigen Sie bitte, Klartext. Ist es schlimm für Sie, den offenbar Maskenreichen, wenn ich so tue, als hätte ich alles direkt verstanden? Wir können trotzdem weiterspielen. Da bin ich ganz bei Ihnen (wie wir im Geschäftsleben sagen!). Nichts als Zustimmung von mir, wenn, was Sie sind und sagen, darauf hinausläuft, dass es uns nur als Spiellaune gibt. Wir sind und wollen nichts. Damit gehe ich ein Schrittchen über Sie hinaus. Ich habe gerade zuviel an der Backe. Deshalb schließe ich sehr brutal und angemessen reserviert als

Ihre Sina Baldauf

PS: Sie imitierend, antworte ich auf Ihr PS auch im PS: Oliver Schumm ist ein Freund. Ein begabter Freund. Seit mindestens zehn Jahren. Ich sehe nicht ein, warum ich einer Einladung, der ich vor zehn Jahren freudig gefolgt wäre, heute nicht mehr folgen soll. Tatsächlich hat es meinem Leben bis jetzt immer gut getan, wenn ich seinen Einladungen gefolgt bin.

Ihre eigentlich ungern ausgefragte
Sina Baldauf

Es blieb nichts anderes übrig, als sofort zu antworten:

Mittwoch, 27. August 2014, 23:18 Uhr

Liebe Sina Baldauf,
es tut gut, durchschaut zu sein. Im Durchschautsein auszuruhen. Alle Masken durchgespielt? Das ist nicht denkbar. Nehmen wir die Maske Sehnsucht.

Aber bitte, bei sich bleibende Sehnsucht. Kein Händeringen und Kopfausstrecken in Richtung Sina Baldauf. Ganz und gar bei sich bleibt meine Sehnsucht. Meine ganz und gar Ihnen geltende, von Ihnen handelnde, Sie meinende, aber Sie nicht erreichen wollende Sehnsucht. Meine Sehnsucht ist eine Himmelsrichtung. Sie ist eine Kraft, die sich nicht als Bewegung erleben darf, sonst risse sie mich hin und ich landete irgendwo in Ihrer Umgebung im Straßengraben oder unter einer Brücke, über die Sie täglich fahren.

Meine Sehnsucht lebt von ihrer Spürbarkeit. Sie bedarf keines Winks oder Zuspruchs, keiner Dann-komm-halt-her-Geste. Es ist reine Sehnsucht. Wer die nicht kennt, weiß nicht, was Sehnsucht ist. Dass sie deutlich ist, ist ihr Zugeständnis an die Welt, in der es sie gibt. An Deutlichkeit ist sie nicht zu übertreffen. Sie drückt, was ihr Anlass und Ziel und Ein und Alles ist, genau aus.

Meine Sehnsucht ist auch eine Erzählerin. Ich soll ihr zuhören mit den Ohren meiner Seele. Solche nicht ganz glücklichen Bilder passieren ihr, ohne dass sie das merkt. Also höre ich ihr zu und begreife, warum sie gesagt hat: mit den Ohren meiner Seele!

Ein Erwachen ringsum. Auch in der U-Bahn sind auf einmal alle hellwach. Zeitungen sinken zu Boden, geräuschlos. In Obersendling steigt jemand zu. Eine Gekleidetheit für mehr als eine Jahreszeit. Ich weiß nicht, woher ich weiß, dass es sich um eine Frau handelt. Eine Musik aus lauter hohen Tönen. Kaum Rhythmus. Und kommt auf mich zu und sagt: Auf was reimt sich dein Name. Ich sage: Glück. Sie sagt – denn dass es sich um eine Frau handelt, ist jetzt sicher: Klamotten runter! Und da passiert es: Noch bevor wir an der Poccistraße halten, fallen allen Fahrgästen die Kleider vom Leib. Und es zeigt sich: nur schöne Leiber. Jedes Alter, jede Hautfarbe, alle schön. Vielfarbig leuchten den Älteren die Falten, den Jüngeren wachsen steile Blumen am ganzen Leib. Die U-Bahn blüht. Jetzt singt es auch noch. Ein langsam steigendes Tongewoge. Das steigt und steigt. Wird immer lauter beziehungsweise leiser. Man hört es immer deutlicher, weil es in immer größerer Stille beziehungsweise Lautlosigkeit stattfindet. Es ist der Ton der Einsamkeit, der aus allen Kehlen beziehungsweise Seelen aufsteigt und ganz ganz droben fast klirrend stehen bleibt. Die «klamottenlosen» Menschen fallen einander nicht um den Hals und auch sonst nicht über einander her. Sie verharren wie lauter Denkmäler. Zweierdenkmäler. Monodenkmäler. Aber Denkmäler. Lebensdenkmäler. Bewegungslos. Die einen mit Blick in Fahrtrichtung. Die anderen mit dem Rücken zur Fahrtrichtung. Jedes Denkmal heißt Unvergesslichkeit. Bis eine Stimme sagt: Goetheplatz, U3 Richtung Moosach, bitte zurückbleiben. Da sind wir wieder. Einzelne. Aber was wir gerade erlebt haben, ist noch sichtbar in allen Gesichtern und Haltungen. Wer jetzt aussteigt, nimmt es mit. Wer jetzt einsteigt, kennt sich nicht gleich aus. U3 Richtung Moosach? Ja, natürlich. Danke. Keine Ursache. Es gibt überhaupt keine Ursache. Nur Sachen gibt es. Sehnsuchts-Sachen und andere.

Liebe Sina, soviel zur heutigen Sehnsuchts-Begebenheit.

Ihr Erlebender

PS: Mich würde im Namen der Zukunft interessieren, ob Sie, als Sie das lasen – falls Sie es überhaupt lasen –, bemerkt haben, dass es dem Wort Klamotten gewidmet ist. Und ich – aus Isny im Allgäu stammend – habe das Wort Klamotten noch nie gebraucht, kennengelernt nur durch Sie.

Der Obige

Montag, 1. September 2014

Lieber Theo Schadt,
ich habe das Gefühl: Um Ihnen zu begegnen, brauche ich ein Visum.

Es gibt doch mehr als eine Welt. In meiner Welt hat sich heute herausgestellt, dass alle die um ein Drittel gekürzten Arbeitsverträge unterschrieben haben. Unser IT-Mann machte mich darauf aufmerksam, dass von mir noch die Unterschrift fehle. Als ich erwiderte, ich würde nicht unterschreiben, lachte er und sagte: Das passt zu Ihnen. Ich bin also praktisch draußen.

Jetzt zu Ihnen. Ob Sie's glauben oder nicht: Ihre Sehnsucht-Skizze aus der U3 ist bei mir angekommen. Dass Sie sich *Klamotten* bei mir ausgeliehen haben, wäre mir, weil das Wort zu gewöhnlich ist, nicht aufgefallen. Ich will auch nicht nur reagieren. In mir passiert nämlich auch etwas. Ohne den geringsten Grund angeben zu können, lese ich alles, was von Ihnen kommt, als ein Vertrauensangebot. Und ich schlage ein. Sage ja. Sie sind bei mir ins Innerste marschiert. Wodurch, womit? Ich weiß es nicht. Es muss an der Frequenz liegen. Das Wichtigste, Bewährteste, Notwendigste, Unabdingbarste in meinem Leben bis jetzt ist Misstrauen. Ein Superlativ von Misstrauen ist mein Lebensstil. Tag und Nacht!! Wer in mir Vertrauen erweckt, hat mich. Und hat mich dafür noch jedes Mal bestraft. Ich bin unbelehrbar. Jedes Mal wieder gehe ich in die Knie, spüre in jeder mich meinenden Äußerung ein Vertrauensangebot wie noch nie. Und weiß doch rein statistisch, dass es wieder ein Schlag ins Kontor sein wird.

Jetzt wieder Sie! Ich glaube zu spüren, Sie seien friedlich, offen, herzlich lieb, so alles gut meinend. Und ich weiß aus meiner Schmerzstatistik, dass es eine Wiederholung sein wird dessen, was mir immer und immer wieder passiert. Das muss an mir liegen, klar. Ich sag es normalerweise nicht gleich so auf wie jetzt bei Ihnen. Sie machen mir ja auch nicht auf die gewöhnliche Weise den Hof. Sie sind gewissermaßen ein Edel-Anbaggerer. Darauf falle ich lieber und leichter herein als auf den herkömmlichen Süßholzraspler. Nur dass Sie wissen, wie Sie mit mir dran sind! Wie leicht Sie es mit mir haben! Allerdings, seien Sie, bitte, gewarnt. Ich bin zwar unbelehrbar, aber eine Verhinderungsfähigkeit hat sich doch herangebildet. Ich glaube mir selber kein Ja mehr. Und streichle mein Nein.

Jetzt habe ich mehr gesagt, als Sie wissen wollten und sollten.

Ihre Sina Baldauf

PS: Ich sehne mich auch. «Endschön», wie Olivers Backfisch-Tochter sich auszudrücken pflegt, wenn sie mit der Freundin für fünf Minuten hereinschneit, um ihren Vater für die Unterstützung beim Kauf eines Schwungs neuer Klamotten zu erwärmen, müsste sein, wonach ich mich sehne. Aber ich weiß aus Erfahrung, dass es, was ich ersehne, nicht gibt. Da bin ich wieder ganz bei Ihnen. Es fehlt.

D'accord.

Sina

Freitag, 5. September 2014, 17:09 Uhr

Liebe Sina,
etwas zu wollen, was man nicht will. Das ist mein Fall. Also weiterhin: zudringlich sein, ohne aufdringlich zu sein. Damit haben Sie mir einen genauen Handlungsspielraum angewiesen. Sie formulieren die einzig mögliche Choreographie. Trotzdem verlasse ich mich darauf, dass Sie Ihre entwickelte Verhinderungsfähigkeit gegen mich gebrauchen. Ganz von selbst kann ich mich in unserem ist gleich Ihrem plus meinem Schicksal nicht so bewegen, als spürte ich nicht, dass ich mich in Fesseln bewege. Dagegen wehrt man sich. Dann werde ich so tun, als sei ich fessellos, und möchte nichts als aufdringlich sein. Also sage ich mir: Sei vernünftig, probier zuerst einmal, was dir in deinen Fesseln möglich ist. Und spüre gleich, dass ich so nicht fühlen, nicht sein kann. Ich will alles, obwohl ich selber weiß, dass es alles weder gibt noch geben darf. Alles, das ist ein Gefühlsschwall in der Ferne beziehungsweise TUI. Alles wollend, lernst du das Mögliche kennen. Wenn auch nicht akzeptieren. Wir könnten beide das Mögliche betrügen. Das tun wir nicht. Das will ich nicht. Ich bin eine Wiederholung. Dann geht es so: Sie vertrauen mir, ich bin dessen würdig, und dann geschieht nichts, wozu Vertrauen Voraussetzung ist. Ich bin eine Mogelpackung. Meine grellen Zeilen sind Stimmungsmacher, sonst nichts. Ich eine Nullnummer, die sich aufführt wie etwas Hochgefährliches. Ich darf sagen, wie sehr ich Sie liebe, weil daraus nichts mehr werden kann. Trotzdem, glauben Sie mir alle meine Schwüre! Sind Schwüre weniger wert, wenn ihnen nichts folgt, was konsumierbar ist? Das Reale ist das, was wehtut. Das Unbetrogene. Das Unbestehbare. Die Welt ist alles, was nicht der Fall sein dürfte.

Dein Irrealo

Dienstag, 9. September 2014, 22:00 Uhr

Lieber Theo,
wenn man schon so heißt! Da wundert einen doch nichts mehr!

Deinen Windungen und Wendungen setze ich ein schlichtes ES IST SO entgegen. Das darf, soll, kann, muss jetzt sein.

Meine Mutter (kürzer geht es nicht) hat es, weil sie in früher Jugend ihre Liebe und Nähe zu allem Französischen entdeckt hat, geschafft, Sekretärin im Goethe-Institut in Paris zu werden. In der Avenue d'Iéna. Und Agathe stammte aus Jena! Aber jenseits alles Kalauerischen: Sie war da offenbar glücklich und geschätzt. Und als sie ein Jahr dort war, schrieb sie sich an der LMU für einen Fernkurs ein, um nach so und so vielen Semestern Deutsch im Ausland unterrichten zu können. Nach einem Jahr und so und so vielen glücklich und gut bestandenen Klausuren wird sie einmal von drei algerischen Studenten eingeladen, abends mitzukommen zum Tanzen. Karim, Sabri und Moncef hießen die drei. Danach war sie schwanger. Von Sabri. Die Klausuren konnten nicht mehr bedient werden. Karim, der auch gern ihr Liebhaber geworden wäre, gestand ihr, die drei hätten eine Wette gemacht. Jeder wettete darauf, dass Agathe ihn vorziehen würde. Karim und Moncef mussten bezahlen. Sabri kassierte. Sie ließ sich zurückversetzen nach München. Sie verachtete Sabri. Mir erzählte sie die Geschichte meiner Herkunft nur nach und nach und widerwillig. Zuerst bloß: ein Ausländer in Paris. Und trichterte mir ein, dass ich keinen Vater hätte, dass ausländische Männer verächtlich seien, besonders solche aus dem Maghreb, am meisten Algerier. Sehr früh und nachhaltig trichterte sie mir das ein. Ich kann sagen:

Meine Mutter verachtete in mir noch einmal diesen Sabri. Von dem sie nichts mehr wissen wollte und angeblich auch nichts mehr wusste. Und ich tue das halt auch. So kam es, dass ich in mir die Fähigkeit zu vertrauen nicht entwickeln konnte. Wohl aber das Bedürfnis zu vertrauen.

Mit diesem Fragment entlasse ich dich für heute.

In steter Schwebe,
Sina

PS: Übrigens, in Paris gingen sie Tango tanzen. Weil die deutsche Sekretärin da öfter hinging. Sabri sei der beste Tänzer gewesen von denen. Dergleichen hat die Tochter im Lauf der Zeit aus der immer erinnerungsfeindlichen Mutter herausgefragt. Zum Beispiel, dass Sabri von diesen dreien der Hübscheste gewesen sei. Zum Beispiel, dass er die Tangotanzschuhe, die er an den anderen Männern gesehen habe, nie anziehen wollte, weil das doch Schwulenschuhe seien. Zum Beispiel, dass sie sich mit ihm ein zweites Mal getroffen habe, ohne die anderen, und dass er täglich auf die französische Staatsbürgerschaft gewartet habe. Und weil er eben so hübsch war, so gut tanzte und nicht genug von seinem Berberdorf erzählen konnte, weil er niemals ein Stück Brot, und sei es noch so hart, wegwerfen mochte, weil er eben offenbar wirklich in Frage kam, war sie so entsetzt, als sie hörte, sie sei lediglich Objekt einer Männerwette gewesen. Sogar einen Zettel hat sie aufbewahrt, den hat sie mir, als ich zwanzig war, gezeigt. Damit ernähre sie ihre Verachtung, sagte sie. Ich las: Merci pour cette super soirée!!! A bientôt. Je t'embrasse fort!

Ich ahnte ein wenig, dass Verachtung nicht die einzige Empfindung war diesem Sabri gegenüber. Aber dass man

Männern, vor allem ausländischen Männern, nie trauen dürfe, das hat sie mir beigebracht. Abtreibung war für sie keine Wahl. Wenn ich in der Schule wegen meines undeutschen Aussehens geneckt wurde, habe ich das verstanden. Mehr verstanden, als die, die mir «Hexe!» nachriefen, ahnten. Ich habe Nachforschungen angestellt, Sabri betreffend. Das Goethe-Institut hatte noch seine Daten. Sogar ein algerisches Dorf kam da vor. Ich plane immer noch, einmal hinzufahren. Das Leben hat mich bis jetzt nicht dazu kommen lassen. Meiner Mutter dürfte ich, wenn mir diese Reise gelänge, nichts davon sagen. Sie ist durch ihr Schicksal regelrecht fremdenfeindlich geworden. Tut mir leid. Und dass ich nicht hätte geboren werden dürfen, ist mir immer deutlicher geworden, wurde von Erfahrungen vielfältiger Art bewiesen. Ich habe nicht gelernt, aber immer wieder versucht, mir zu behelfen. Zurzeit lebe ich in einer so genannten Angehenden Beziehung. Nur dass du das weißt, lieber Teilnehmer! Eigentlich müsstest du nicht Teilnehmer, sondern Ganznehmer heißen. Du hast etwas Besitzergreifendes. Das stört mich. Aber vielleicht umschreibt der wahrem Leben innewohnende Zauber des Unerwartbaren eben das, was uns … verbindet.

Vielleicht!

Mittwoch, 10. September 2014, 8:52 Uhr

Liebe Sina,
was immer du mir mitteilen wolltest – lesen konnte ich nur, dass du in einer Angehenden Beziehung lebst. Damit weiß ich nichts. Und mehr als nichts darf ich nicht wissen. Stell dir das vor: Ich habe mit dir nichts zu tun und werde mit dir nie mehr als nichts zu tun haben, und trotzdem weiß ich nicht, wie ich das ertragen soll, dass du in einer An-

gehenden Beziehung lebst. Ich möchte alles wissen, was ich nicht ertrage. Zu ertragen, was ich nicht weiß, ist schlimmer!

Der Ignorant

Samstag, 13. September 2014, 13:34 Uhr

Lieber Theo,
so entsteht aus nichts etwas. Schöpferisch. Gratuliere.

Ich habe für heute Abend meine Bisherigen geladen. Ich verstehe doch, dass sie alle unterschrieben haben, ein Drittel weniger zu verdienen. Dass ich das verstehe, muss ich vermitteln. Die drei, die mir am nächsten sind, Tessa, Regina und Barbara, habe ich für den 22. eingeladen, mit mir auf der Wies'n Abschied zu feiern. Regina hat unterschrieben, weil sich ihr Sohn zu einem Skirennen angemeldet hat, Teilnahmegebühr siebenhundert Euro. Unserem IT-Mann werde ich heute Abend sagen, er möge nun endlich seine Klappe halten. Wenn doch nur schon der 1. November wäre! Der Tag meiner Erlösung. Es kann sein, dass du vor dem 22. nichts mehr von mir hörst, siehst, liest. Solche Pausen gibt es nur unter Lebendigen. Und sinne nicht nach dem Sinnlosen. Bleib auf der Brücke, Captain! Auch wenn das Schiff Schlagseite hat. Mir liegt daran. Sonst rutsch ich aus. Und geh über Bord. Obwohl mir auch daran läge, schieb ich es immer wieder auf.

In langsam zunehmender Abhängigkeit vom Unnennbaren,

die Betroffene

Lieber Herr Schriftsteller,
ich wurde mit Schicksal bedient. Ich kam mir unanständig leicht vor.

Nur scheinbar ganz anderer Art war, was Iris zeigte. Sie wollte nicht mehr Iris heißen. In der Zeit vom 5. bis zum 19. September schrieb sie mir jeden Tag einen Brief oder einen Zettel und warf diese Post immer selber ein in den Briefkasten in der Melchiorstraße. Sie fühle sich vernichtet. Sie unterschrieb: «Deine frühere I... Es fällt mir zu schwer, diesen Namen noch zu schreiben. Er ist zerstört. Ich brauche keinen Namen mehr.» Und unterschrieb jedes Mal als Die Verlassene.

Glauben Sie mir, Herr Schriftsteller, was Iris mir nicht glaubte und was ich Sina Baldauf nicht schreiben konnte: Je deutlicher, härter, bitterer, ernsthafter, unwiderruflicher mir Iris mitteilte, dass wir auseinander seien, umso deutlicher empfand ich, dass ich mich überhaupt nicht von ihr getrennt fühlte.

Theo Schadt

München, 20. September 2014

Liebe Iris,
der Unterschied zwischen Sina und dir ist, dass ich es leichter ertrage, von Sina nicht verstanden zu werden, als von dir. Trotzdem versuche ich nicht, mich dir verständlich zu machen. Ich muss, was ich anrichte, ertragen. Aber getrennt von dir kann ich mich nicht fühlen. Nie.

Erinnerst du dich noch an den Abend im Lyrik-Kabinett und nachher im Königshof? Mich treibt um nur noch das, was der Konsul gesagt hat. Wie er das Evangelium der Lieblosigkeit geschichtlich erklärte. Einen Wilhelm Grimm zitierte er, um das, was mit der Sprache und in der Sprache passiert, als Naturprozess zu verstehen. Dann ist dem Dichter nichts mehr vorzuwerfen. So etwas wie persönliche Verantwortung ist dann ein alter Hut. Der Dichter ist das Mundwerk seiner Epoche. Ich sag das nur, weil dann alles, was der Dichter tut und lässt, ein Geschichtsding ist. Er kann nichts dafür, dass er ist, wie er ist. Es ist der Naturprozess der Sprache, der ihn als Figur oder als Mundwerk benutzt. Liebe Iris, du hast schließlich gesagt, Carlos Kroll sei böse. Ich habe dir nicht zustimmen können. Er tut, was jetzt fällig ist. Das ist seine Funktion. Und dadurch, dass er mich verraten hat, hat er sozusagen im Auftrag der Geschichte bewiesen, dass ich verratbar war. Dass wir so und so befreundet waren – alles menschlich schön Anmutende ist nichts wert. So will es der Naturprozess. Also bin ich, sind wir nur das Objekt, an dem beispielhaft deutlich wurde, dass es keinen Wert mehr gibt. Das sehe ich jetzt. Ich kann Kroll verachten, weil er sich hergegeben hat, die Schurkerei zur historisch tief fundierten Tat zu machen. Ich kann ihn dafür endlich verachten. Aber vorwerfen kann ich nichts. Ich danke dem Konsul für diese Aufklärung. Und ich hoffe, du, Göttliche Iris, kannst unseren Ruin jetzt auch anders empfinden. Wir sind ein Opfer auf dem Geschichtsaltar. Damit herauskommt, was los ist, muss dergleichen immer wieder geschehen. Dass unser Ruin einen solchen Sinn hat, ist doch nicht schlecht. Lass uns darauf anstoßen. Prosit, Göttliche Iris.

In alter Schicksalsgemeinschaft immer
dein Theo

Vielleicht war das ein Dilemma. Bis zu diesen Septembertagen hat er nie gewusst, was ein Dilemma ist. Also etwas endgültig Kaputtes. Er konnte Sina nicht wissen lassen, dass er Iris schreiben musste: Getrennt von dir kann ich mich nicht fühlen. Nie. Dass Sina das nicht wissen sollte, das war sein Dilemma. Er führte sich das in großer Bewegung vor.

Er schrieb zum ersten Mal einen seiner unabschickbaren Briefe an Iris:

München, 21. September 2014

Liebe Iris,
sobald etwas verständlich wäre, wäre es nicht mehr so schlimm. Wenn ich dir alles sagen oder schreiben könnte, wäre es kein so brutales Faktum mehr. Du hast mir gerade noch geschrieben: So allein, wie ich jetzt bin, sind sonst nur Steine. Also soll ich einer werden. Das will ich versuchen.

Es wird mir nicht gelingen.

Ich habe nichts zu hoffen. Das allein ist halbwegs wahr. Wenn du einmal begreifst, was ich für ein geschubstes Ding bin – ob das hülfe.

Ich kann dich nicht teilnehmen lassen an den Scheinbewegungen, die mir noch gegönnt sind. Alles, was mir noch einfällt, ist Ausrede. Göttliche Iris! Das warst du, bist du, wirst du sein, weit über das gleich im Aus landende geschubste Ding namens Th.

Adieu.

Er gab es auf. Verstanden zu werden von jemandem heißt, einem anderen unverständlich zu werden. Wenn das so ist, eine Welt, in der man immer nur von einem Menschen verstanden werden kann, dann ist diese Welt alles, was nicht der Fall sein soll.

München 21. September 2014

Lieber Theo,
weil es mich nicht mehr gibt, brauche ich auch keinen Namen mehr. Also hör auf, mich irgendwie zu benennen.

Die Namenlose

14

Sie war gestern mit Tessa, Regina und Barbara auf der Wies'n. Weil er es inzwischen erreicht hatte, dass sie einander per SMS gute Nacht und guten Morgen wünschten, wartete er dann immer auf diesen SMS-Gruß. Um 23.41 Uhr kam er: GN. Das war die Formel, wenn es aus irgendeinem Grund nicht zu zwei Wörtern oder einem ganzen Satz reichte. Das war aber auch die Formel, die hieß: Ich gehe jetzt ins Bett. Und das hieß auch: Bitte nicht mehr stören. Am nächsten Vormittag kam der Morgengruß wieder nur mit den zwei Buchstaben. Das war ungewöhnlich. Und er erfuhr, sie sei noch bis 3.00 Uhr in einer Bar gewesen. Dann wollte er natürlich mehr wissen. Dann, um 22.10 Uhr, traf ihre E-Mail ein:

> Nicht so spät, vielleicht halb elf. Aber kein Taxi weit und breit und keine Aussicht auf ein freies in absehbarer Zeit. Die Blase drückt. Was machen? Ein Stück laufen? Doch erst Toilette? Bewegung oder einen Fuß vor den anderen mit Rückwärtsdrall im Moment des Bodenkontakts. Unentschlossen. Links warmes, rotblaugoldenes Licht hinter einem Fenster. Eine Bar. Noch nie gesehen. Ein Hotel. Noch nie gesehen. Das Licht zieht magisch an, fällt die Entscheidung. Zuerst Toilette. Kein Stück laufen. Ein Glas Rotwein und dabei auf bessere Aussichten warten.

Gut besucht, aber noch überschaubar und der Kontakt zum Barkeeper möglich. Ein auf einem Barhocker sitzender Herr macht Platz für die Kommunikation zur Bestellung. Danke. Bietet den Hocker an. Nein danke, sehr freundlich. Worte. Zum Wohl. Gespräch. Schweizer Akzent. Jedes Jahr fünf Tage Oktoberfest. Mit Freunden. In diesem Hotel. Normalerweise 80 Euro die Nacht, jetzt 200. Für Schweizer ist es hier selbst zu dieser Jahreszeit billig. Auch wenn gerade alles schief läuft. Sind nur zu fünft. Manche kommen schon seit dreißig Jahren. Hat den Vater beerbt, einen der Oktoberfest-Ausflugs-Pioniere und inzwischen gestorben. Ob die Freunde auch da seien? Hat sie verloren oder keine Lust gehabt, mit ihnen durch die Clubs zu ziehen. Bestellt einen Schnaps. Namen vergessen. Ob ich auch will? Probiere. Mild. Ja. Zum Wohl. Urs.

Jetzt aber den Hocker. Na gut. Vielen Dank. Das Lokal füllt sich. Gedränge im Rücken und zu allen Seiten. Meine Sozialphobie. Scheint bemerkbar geworden zu sein. Drückt die Leute auf Abstand. Danke. Noch ein Glas Wein? OK. Welcher war es? Wisse es nicht mehr. Fragt den Barkeeper und bestellt eine Flasche. Erst Führerschein weg, dann Job. Warum man ohne Führerschein einen Job verliere? Als Motorradlackierer verliert man ihn in der Schweiz. Und wie es zum Verlust des Führerscheins gekommen sei? Zu schnell gefahren. Da sind die streng. Für ein Jahr. Und jetzt?

Immer mehr Leute, immer jünger, mehr und mehr Nebel. Frauen darf man nicht nach dem Alter fragen. Was sagt man darauf? Frauen darf man nicht nach dem Alter fragen. Am besten nichts. Tja, so sei es. Wie alt er sei? 45. Ich sei älter. Dachte 38. Danke. Nein, 53. Kompliment. Dankeschön. Nebelschleier. Anständige Distanz, keine körperliche Annäherung, verbale, sachliche, unaufdringliche Nachfrage. Nein. Warum denn nicht? Undenkbar? Zum Wohl. Im Nebel. Sozialphobieschonprogramm. Angenehm. Stille Akzeptanz. Einklang. Worte versinken in Nebelschwaden. Es wird Zeit, und ich merke es nicht. Als gäbe es keine Entscheidungen und keine Zeit. Ob ich gehen will? Ja. Bestellt ein Taxi. Reißt ein Stück der bordeauxroten Serviette ab, faltet einen Pfropfen und stopft ihn in den Hals der Flasche. Ziehe meine Jacke an. Das Taxi ist da. Hinaus. Abschied. Öffnet die hintere Tür. Drückt mir die halbvolle Flasche in die Hand. Schlafe ein. Erwache, als das Taxi stehenbleibt. Hole den Geldbeutel hervor. Der Fahrer winkt ab.

Dann das SMS-Hin-und-Her, das er doch viel lieber vermieden hätte, aber nicht vermeiden konnte.

Sie habe am 22. um 23.41 Uhr den GN-Gruß geschickt. Der sei immer das Zeichen: Jetzt ins Bett. Das hat sie getan, um ihn ruhig zu halten, ja?

Ja, hat sie.

Sie hat ihn also betrogen. So normal ist die so gut wie nicht existierende Beziehung also doch, dass mal schnell ein Betrug nötig ist.

Ja, aber der hat doch, als sie das Übliche ablehnte, nachgefragt: Undenkbar?! Und erst dann habe er aufgegeben.

Gut, gut, gut, er hat nun wirklich nicht die Spur eines Rechts, ihren Bar-Bericht ins Verhör zu ziehen. Aber wenn er und sie schon ein genau erlebtes Etwas führten, wolle er diesen Bar-Verlauf doch als Betrug buchen dürfen. Es müsse ja nicht immer so und so weit gehen. Wahrscheinlich habe sie ohnehin nicht seinetwegen abgelehnt, sondern wegen der Angehenden Beziehung.

Der von der Angehenden Beziehung beobachte sie nicht so genau wie er. Der sei so überzeugt von sich, dass er es für undenkbar halte, eine Frau, die mit ihm in einer Beziehung stehe, sei fähig, noch an etwas anderes oder an einen anderen zu denken.

Soweit das quälende SMS-Hin-und-Her.

Dann die Träume. Er hat immer versucht, seine Träume in den Tag hinüberzuretten, ohne durch die Tagesvernunft das Schön-Vernunftlose des Traums zu beschädigen. Je unverständlicher Träume sind, desto besser. Oder: je unverständlicher sie zu sein scheinen, wenn man sich ihrer am Tag bemächtigen will.

Dass er sechs Nächte hindurch eine Art Fortsetzungstraum träumte, war neu, ihm neu. Er musste das aufschreiben, weil er neugierig war zu sehen, was dann da zu lesen sein würde. Vor allem: ob das Geschriebene noch das sein würde, was er glaubte, geträumt zu haben.

In der Nacht vom dreiundzwanzigsten zum vierundzwanzigsten September der erste Traum:

Sie, eine Frau, irgendeine Frau und doch eine eher schlanke Frau, weit weg auf einer grenzenlosen Ebene. Der Boden wirkt wie festgetretener Sand. Er wundert sich, dass sie mit ihren hohen, dünnen Absätzen kein bisschen einsinkt. Das ist typisch Traum. So weit weg und dann überdeutlich die hohen dünnen Absätze. Und die Augen. Das Gesicht ist das allgemeinste Frauengesicht überhaupt. Einfach Frau. Jede Frau. Aber die Augen! Wie eingesetzt! Wie nicht zu diesem Gesicht gehörend. Tiefdunkle, auch zu große Augen. Auf die geht er zu. Während er auf sie mit festen, großen, raumgreifenden Schritten zugeht, hebt sie ihre Arme, oder genauer: heben sich ihre Arme nach beiden Seiten und hören nicht auf, sich zu heben, bis sie senkrecht nach oben stehen. Aber solange sie sich heben, schießt um die Frau herum Natur auf. Gras, Blumen, sogar Schilf, Gebüsch, ja auch ein Baum. Gleichzeitig wird, je näher er kommt, die Frau immer kleiner. Er kommt hin, da ist nur noch der Baum da. Zuletzt ist er, weil sie immer kleiner wird, gerannt. Als er dort ist, umarmt er sie. Da ist es der Baum. Er sieht einen Hinterkopf. Es muss sein Hinterkopf sein. Eine Hand streichelt ihn. Er greift danach. Und steht an einer Hauswand. Nicht ganz in Reichweite neben ihm die Frau. Sie schaut herüber. Er will sagen: Deine Augen. Aber noch davor greift er hinüber. Da bemerkt er: Sie ist gemalt. Auf die Hauswand gemalt. Die Hauswand ist bemalt auch mit Vegetation. Die gemalte Frau ist nackt. Eher dürftig. Er versucht, ihr die Hand zu geben, sie sagt etwas Französisches. Er kann nicht zugeben, dass er das nicht versteht. Seit Schulzeiten, immer ist sein Französisch mangelhaft. Und sie kommt jetzt aus der Höhe als Drachenfliegerin herab, landet mitten in der Stadt, direkt vor ihm. Er greift nach ihr. Sie ist weg und sitzt auf einem Barhocker mit dem Rücken zur Bar und singt etwas, das aufhört mit *La media luz de amor*. Dann sitzt sie einem auf dem Schoß. Der auch auf einem Barhocker sitzt. Sie biegt sich singend in alle Richtungen. Es sieht aus, als müsse sie gleich fallen, aber der umfasst sie mit starken Händen. Das ist ein Schweizer. Komisch, dass er das so deutlich sieht. Ein Abzeichen am Revers. Und sie singt in einer Art Raserei *La media luz de amor*. Aber nicht nur rasend, sondern auch schmachtend, tangoschmachtend. Er muss hin. Da stellen sich sofort sieben Ober vor ihm auf, jeder von denen hält ihm ein Plakat hin, darauf steht: GN 23.41 Uhr GN. Klar, das heißt Gute Nacht! Und schon liegt er auf dem Boden des Lokals, schon fließt sein Blut von beiden Handgelenken. Je schmachtender sie singt, umso krasser verlässt ihn sein Blut. Wenn sich niemand um ihn kümmert, wird er verbluten. Dann steht sie bei ihm. Schaut herab. Singt nicht mehr. Wenn es schwarze Augen gibt, dann sind ihre Augen schwarz. Und sie entblößt ihre Zähne. Er spürt, wie er erlischt. Und greift noch einmal hinauf nach ihr. Da sitzt sie sofort wieder dem Schweizer auf dem Schoß. Und legt einen Arm um den, und der legt seinen Kopf an sie. Eigentlich verschmilzt sie mit ihm. Er erlischt beziehungsweise wachte auf.

La media luz de amor. Das wusste er noch. Allerdings keine Melodie mehr.

In der Nacht vom vierundzwanzigsten zum fünfundzwanzigsten September der zweite Traum:

Sie rennt, und weil er ihr nachrennt, sieht es aus, als renne sie von ihm davon. Er weiß sicher, dass das nicht so ist. Sie hat ihn noch gar nicht wahrgenommen. Sie hat in jeder Hand einen Karton. Was darauf steht, kann er nicht lesen. So nah kommt er ihr nie, und da sie so rennt, sind ihre Hände mit den Kartons in Bewegung.

Er muss wissen, was auf diesen Kartons steht. Auf einem Hotel-Parkplatz sucht sie nach einem Auto. Und findet, was sie sucht. Sie klemmt die zwei Kartons unter den Scheibenwischer und rennt weg. Sie will nicht ertappt werden. Er muss ihr nach, kann also nicht lesen, was auf den Kartons steht, aber dass es sich um ein Schweizer Auto handelt, das sieht er noch.

Sie wird von zwei Herren erwartet und hineingeführt. Er folgt ihr einfach. Zum Glück kontrolliert hier keiner. Im Bundestag. Sie neben der Kanzlerin. Sie legt ihren Arm um die Kanzlerin. Genau so, wie sie das in der Bar gemacht hat.

Die Kanzlerin legt ihren Arm um sie. Wie der Schweizer in der Bar.

Er soll reden. Er wird zum Pult geführt. Hier im Bundestag.

Aus allen Lautsprechern dröhnt es: Sag deinen Namen.

Er: Ich weiß ihn nicht.

Lautsprecher: Du lügst.

Er: Das stimmt.

Lautsprecher: Sag die Wahrheit.

Er: Ich kenne sie nicht.

Lautsprecher: Du lügst schon wieder.

Er: Ich weiß.

Dass die Kanzlerin sich hergibt zu dieser Pantomime-Imitation, enttäuscht ihn zutiefst. Er hat geglaubt, die Kanzlerin habe Wichtigeres zu tun, als peinlich-erotische Barszenen nachzustellen. Gut, dieser Schweizer ist ein Sieger, vom Typ her. Und kräftige Hände hat er auch. Er hat ihr zugeflüstert, dass er 53 Prozent an einem 119 150-Kilogramm-Gold-Vorkommen in Sibirien besitzt. Seien ca. fünf Milliarden USD. Das kann sogar stimmen. Trotzdem darf man sich darüber wundern, dass in einer Gesellschaft, die aus mehr Besiegten als Siegern besteht, der Sieger so eine umschwärmte Figur ist. Jeder wäre gern ein Sieger. Er war auch ein Sieger. Der Sieger, den der Besiegte verehrt, muss nur auf einem anderen Feld agieren als auf dem, auf dem der Besiegte besiegt worden ist. Also, der Buchhalter kann für den Baseball-Sieger schwärmen.

Etwas stimmt nicht, das weiß er, aber er weiß nicht, was, und schon schüttelt sein Vater den Kopf. Er schüttelt den Kopf, wie nur sein Vater den Kopf schütteln kann. Kein schnelles Hin und Her, sondern ein Zeitlupen-Kopfschütteln. Dadurch eine unvergleichliche Verneinungskraft. Auch jetzt wieder. Es geht nicht mehr um Einzelnes, sondern um ihn überhaupt, den immer enttäuschenden Sohn. Der ist jetzt verneint. Der Bundestag applaudiert. Obwohl nur noch die Kanzlerin und diese Frau da sind, ein großer Applaus!

Da tritt auf, als gelte der Applaus nur ihm: Carlos Kroll. Unheimlich gekonnt stolziert er herab, tritt ans Pult, auf seinen Wink löst sich die Kanzlerin von der Frau, ein zweiter Wink: Die Kanzlerin verschwindet. Carlos Kroll sagt ins Mikrofon: Shrewdness of ruins is boulevard! Darauf wieder großer Applaus! Ob das etwas heißt? Hermetisch vielleicht. Und Englisch im Bundestag! Echt Kroll! Die Frau sagt zu Kroll hin: Meine Seele ist grün und blau geschlagen. Kroll hält ihr den Handrücken hin, den küsst sie.

Das hält er nicht aus! Er rennt hin zu ihr, fällt auf die Knie. Aber da wieder der Eissturm von ihr zu ihm. Dagegen zu atmen ist nicht möglich. Auch nicht nötig. Carlos Kroll dirigiert den Lautsprecher-Chor. Es dröhnt von allen Seiten:

Du Wesenszwerg
Du Hüter des Nichts
Du Schicksalsjongleur
Du Beilchenschwinger
Du Katastrophenstreichler
Du Blindenhund
Du Untermensch

Er erwachte. Atemlos. Er wusste nicht mehr, wo er lag. Gekrümmt. Im Dunkeln. Es fehlte Wärme. Aber es tat ihm nichts direkt weh. Offenbar lebte er noch.

Der dritte Traum in der Nacht vom fünfundzwanzigsten zum sechsundzwanzigsten September:

Er hört sich sprechen. Er hört sich zu. Im Dunkel. Ins Dunkel hinein sagt er, hört er sich sagen: Für sich ist etwas und angerichtet, nicht fremd, aber uneigen und selbst, man muss es begreifen, dann hat man's, nur brauchbar ist es nicht, du kannst es nicht rufen, es ist nicht es, aber eine Tätigkeit, in der du dich kennst, ich hüpfe wohl, weil mir Boden fehlt. Und dieses seltene Wohlgefühl, dass er das nicht verantworten müsse.

Ihre Schwäche ist eine Schande. Das ist die Stimme, die er aus tausend Stimmen heraushören würde. Sie steht an seinem Bett und sagt: Ihre Schwäche ist eine Schande. Zur Steigerung der körpereigenen Abwehrkräfte spritze ich Ihnen Echsenblut.

Er weiß, dass sie unter ihrem Ärztemantel sehr wenig anhat, also muss er nach ihr greifen. Da wird sie von dem Schweizer Arzt weggerissen. Der verschwindet mit ihr in einem Schrank. Der Schrank schwankt. Da drin findet ein Geschlechtsverkehr statt. Als der Höhepunkt erreicht ist, stürzt der Schrank auf ihn.

Er erwachte, befühlte die Stelle, die an der Stirn wehtat. Blut. Er hatte sich offenbar, um nicht von dem stürzenden Schrank erschlagen zu werden, zur Seite werfen wollen und war dabei mit der Stirn gegen die Ecke seines Nachttischchens gestoßen.

Der vierte Traum in der Nacht vom sechsundzwanzigsten zum siebenundzwanzigsten September:

Sie klettern. In großer Höhe. Blankes Gestein. Sie ihm voraus. Er will sie einholen. Sie sind zwar ausgerüstet mit allem, was nötig ist, um so hoch hinauf zu klettern, aber wie sie angezogen sind! Sie im winzigsten Bikini. Er in einer flatterigen Unterhose. Er dürfte gar nicht vor ihr klettern. Dann sähe sie, dass seine Unterhose nicht frisch ist. Er kommt ihr sowieso kaum nach. Sie klettert ihm davon, klar. Einmal hält sie. Schaut zurück. Es bleiben nur ihre viel zu großen, viel zu dunklen Augen. Und ihre Zähne. Die entblößt sie wieder. Dann klettert sie weiter. Hat ein Fähnchen in der Hand. Die Schweizer Flagge. Es wird also in der Schweiz geklettert. Da weiß er auch, wer droben auf dem Gipfel steht. Mit ausgebreiteten Armen. Da lässt er sich nach rückwärts fallen. Das tut gut. Dieser Fall in eine bodenlose Tiefe. Und spürt noch, wie er aufgefangen wird. Und liegt, den Kopf im Schoß dessen, der ihn so sanft aufgefangen hat. Er macht seine Augen auf. Carlos Kroll. Er flüstert: Pietà, mein Lieber, Pietà! Da muss er seine Augen wieder schließen. Und wünscht sich, blind zu sein. Er sagt unhörbar leise hinauf und dem zuliebe auf Englisch: Not excitable. Nevermore. Und merkt noch, dass er nicht versteht, was er sagt. Er meint, hört er sich dann sagen, die schwitzenden Käsescheiben, die sich an den Rändern aufbiegen, als hätten sie Schmerzen. Und hört Carlos Kroll sagen: Wir haben es gesehen. Auf dem Hotel-Frühstücksbuffet. Und uns die Hände gereicht. Es war in Zürich. So Carlos Kroll. Und er: Ich weiß. In der Schweiz. In der Schweiz. In der Schweiz … Und kriegt, dass er endlich aufhöre, von Carlos Kroll eine Ohrfeige.

Da erwachte er. In einem Durcheinander der Gefühle, dem er entkommen wollte. Aber er entkam ihm nicht.

Der fünfte Traum in der Nacht vom siebenundzwanzigsten zum achtundzwanzigsten September:

Er rennt zu den Ämtern, wird andauernd belehrt. Von Beamten. Es sind Schweizer Beamte. Er hat sich um die Schweizer Staatsbürgerschaft beworben. Er wird nach Gründen gefragt. Die muss er erfinden. Deutlich wird, dass er von Beamtinnen viel besser verstanden wird als von Beamten. Endlich ist es so weit. Er wird geprüft. Er besteht alle Prüfungen. Er ist schon guter Dinge. Da wird ihm mitgeteilt, die letzte und ausschlaggebende Prüfung sei die Jodel-Prüfung. Ohne Jodeln keine Schweizer Staatsbürgerschaft. Jodeln sei die helvetische Muttersprache. Abgenommen wird die Prüfung in Appenzell. Auf dem Marktplatz. Offenbar hat sich die halbe Stadt eingefunden, um ihn zu hören. Er wird von zwei Herren im Frack in die Mitte des Platzes geführt, dort auf ein Podest. Er ist damit auf der Höhe des Gremiums, das die Prüfung abnimmt. Vier Herren, auch im Frack und mit Zylindern. Zwischen ihnen die Frau und der Schweizer. Die Leute rundum applaudieren. Aus Fenstern und von Balkonen klatschen sie. Einer der Zylinderherren befahl ziemlich schroff, das Publikum habe alle Zeichen von Zustimmung oder Ablehnung zu unterlassen, da es sich um eine ausschlaggebende Prüfung handle und nicht um eine Show. Seitens des Publikums seien alle Zeichen von Zustimmung oder Ablehnung zu unterlassen. Der Prüfling habe ein Recht auf Stille. Sofort verstummen alle. Es herrscht jetzt eine gewaltige Stille. Der Herr sagt: Merci. Ein Zylinderherr ruft: Die Prüfung läuft! Sofort kommt ein gehbehinderter alter Mann zum Podium und klettert auf das Podium. Er hat eine Ziehharmonika dabei, die man in der Schweiz Handörgeli nennt. Er beginnt zu spielen. Wie dazu gejodelt werden kann, ist nicht gleich klar. Dann aber doch. Er selbst setzt ein. Hola-di-öh-hola-di-öh-hola-hola-hola-di-öh! Diesen letzten Ton zieht er in die Höhe und hüpft von ihm aus in die Jodelbewegungen und zieht den Ton dann wieder hoch und lang hinauf und hinaus. Und noch höher! Da versagt seine Stimme. Er hat zu hoch hinauf gezielt. Also etwas tiefer. Aber die Stimme krächzt nur noch. Ein hässliches Pressen und Stöhnen und Krächzen.

Und er sieht, wie die Herren auf dem Podium sich die Ohren zuhalten. Und er sieht, dass der Schweizer der Frau die Ohren zuhält. Und sie hält ihm die Ohren zu. Das artet aus in eine Zärtlichkeit, die sie einander erweisen, nur um einander vor seinem Jodeln zu schützen. Die Leute lassen sich jetzt nicht mehr halten. Ein Pfeifkonzert bricht los. Der Handörgelimann nimmt ihn an der Hand und führt ihn hinaus. Dass er dabei furchtbar hinkt, passt zu diesem Abgang. Dann kommen zwei Polizisten und verbinden ihm die Augen. Er ist in einer Zelle. Die Binde wird ihm abgenommen. Aus dem Lautsprecher sagt eine Stimme, dass er wegen eines groben Verstoßes gegen geltende Gesetze vor Gericht gestellt werde. Er habe die helvetische Muttersprache geschändet. Er hat aber, bevor ihm die Augen verbunden wurden, gesehen, dass der Schweizer, der immer die Frau begleitet, Urs heißt. Und, komisch genug, das zu wissen tut ihm gut. Mehr wollte er doch gar nicht. Das ganze Staatsbürgertheater hat er doch nur veranstaltet, um zu erfahren, wie dieser Schweizer heißt. Urs. Auf einem Schild, das dem um den Hals hing, stand der Name. Er verlässt die Zelle. Kein Mensch hindert ihn daran. Draußen auf einem Parkplatz sieht er das Paar. Und jetzt jodelt er. Jetzt sticht seine Stimme in die Höhe, überschlägt sich, springt in die wunderbarsten Dehnungen und tollt sich wieder in schnellen Rhythmen zum nächsten Sprung in die Höhe. Und die zwei hören ihm zu. Er nähert sich, jodelnd nähert er sich. Und singt noch den Text dazu. Mein Lieb ist eine Älplerin, gebürtig aus Tirol. Sie trägt, wenn ich nicht irrig bin, ein rotes Kamisol. Und jodelt darüber hinaus. In jede Höhe. Seine Stimme trägt ihn hinauf und hinauf. Endlich interessiert sich die Frau für ihn. Aber dann, als er fast bei ihr ist, als er mit beiden Händen nach ihr greift, verschmilzt sie mit Urs, ist sie Urs.

Er erwachte. Und hätte viel dafür gegeben, wenn er hätte zurückfinden können in seinen Traum. Aber der Traum war weg. Unerreichbar weit weg.

Der sechste Traum in der Nacht vom achtundzwanzigsten zum neunundzwanzigsten September:

Ein Sturz aus großer Höhe. Er landet sanft mitten in einem elenden afrikanischen Dorf. Steht auf. Sieht den Palast. Der ist gebaut aus Knochen. Menschen- und Tierknochen. Ganze Mauern aus nichts als Schädeln. Sie ist die Königin. Ein uniformierter Chor brüllt: Königin, Königin, nimm mich hin, mich hin, mich hin, bis ich nicht mehr, nicht mehr, nicht mehr bin. Er weiß, er darf seine Hände nicht ausstrecken nach ihr. Die Distanz zwischen ihm und ihr lässt sich auch als Nähe empfinden. Sie schaut doch her. Sie will doch sprechen mit ihm. Sie will sogar gern sprechen mit ihm. Über alles will sie mit ihm sprechen. Solange er sich nicht rührt. Kein bisschen. Auf jede Bewegung seinerseits reagiert sie mit Schwinden. Sie wird getragen. Sie sitzt in einem gewaltigen Arm. Sie raucht. Sie genießt es, getragen zu werden und dabei zu rauchen. Er war ihr noch nie so nah wie jetzt. Sie wird, wenn sie diese Zigarette geraucht hat, von dem sie tragenden Arm springen. Sie will doch zu ihm kommen. Wenn er sich nicht nähert. Es ist eine Prüfung. Er wird diese Prüfung bestehen. Das spürt er. Sie ist endlich bereit, bei ihm zu sein. Mit ihm zu sein. Es ist eine Situation der Seligkeit. Es ist eine überirdische Belohnung. Sie muss nur noch diese Zigarette zu Ende rauchen, dann springt sie dem Riesen vom Arm. Dann kommt sie zu ihm. So nah war er dem Glück noch nie. Und so schön war sie auch noch nie. Ihre Augen sind nicht mehr wie eingesetzt. Ihr Gesicht ist ihr Gesicht. Er würde sie überall wiedererkennen. Sie will ihm jetzt sogar ihren Namen sagen.

Sie öffnet den Mund, und er weiß, jetzt erfährt er endlich ihren Namen. Dann sind sie eins. Ihr Name, dann gehört sie zu ihm. Gehört sie ihm. Die Zigarette, ja, die Zigarette! Aber dass sie ihren Mund vorbereitet, ihm ihren Namen zu sagen, lässt ihn nichts als ruhig zuschauen, wie sie raucht und raucht und raucht. Sie raucht doch nicht hastig. Das würde nicht zu ihr passen. Sie genießt das Rauchen ungeheuer. Und er genießt es mit ihr. Und wie sie den Mund öffnet, um ihm ihren Namen zu sagen und sich ihm damit endgültig zu übergeben, das findet in einer Zeit statt, die nicht messbar ist. Da gibt es weder Hast noch Eile, weder Geduld noch Ungeduld. Es handelt sich um Ewigkeit. Um nichts als Ewigkeit. Ihre Lippen sind also offen. Sind eine Eröffnung der Seligkeit. Dann drückt sie ihre nicht kleiner werden könnende Zigarette in einem Aschenbecher aus, den ihr der Riese mit der zweiten Hand hinhält. Dann sagt sie: Danke, Urs! Und legt ihren Kopf an seinen Hals. Er spürt einen stechenden Schmerz, den er nicht überlebt. Aber dieses durchdringende Erlöschen empfindet er als eine Erlösung. Er fällt. Schlägt hart auf. Liegt. Atemlos. Aber wach.

Noch nie war er so glücklich, erwacht zu sein. Unerreichbar von allem Geträum. Er genoss es, dass er lebte.

Er hatte sonst nie das Bedürfnis, sich am Tag mit Träumen der letzten Nacht abzugeben. Jetzt sah er sich jeden Tag ganz von selbst beschäftigt mit dem Traum der letzten Nacht. Dass man Träume deuten könnte, kam ihm jetzt merkwürdig vor. Gab es etwas Klareres und Verständlicheres als seine Träume seit dem 23. September?!

15

Und endlich wieder eine Aster-Botschaft:

Lieber Franz,
wenn du bei Schiller unterschlüpfst, dann könnte ich künftig mit Berta unterschreiben. Denn die musste ich zu Schulzeiten widerwillig verkörpern; die gute, schöne, fade Berta von Bruneck. Jedenfalls erschien sie mir so, und ich wollte sie nicht spielen. Lieber wäre ich das Gretchen gewesen. Aber *Faust* führte der Lehrer nie auf. Den ließ er lesen, und er selber las immer das Gretchen. Und diese Berta-Klamotten! Aber ich musste. Als Vermittlerin zwischen den Redlichen und Aufgeplusterten stellt sich Berta gegen ihre adlig-privilegierte Sippe auf die Seite des Volkes und bringt auch noch ihren nach höfischer Gunst strebenden Verehrer zur politischen und sozialen Räson. Da wäre ich lieber eine Franz-Entsprechung, eine Franziska, gewesen als eine altruistische Freiheitskämpferin. Denn das wert zu sein hat die Welt verschwiegen, wenigstens mir.

Ja, Franz, ich habe deine Lage unterschätzt beziehungsweise die Auswirkungen deines Schicksals. Tut mir leid. Und ich wünsche dir tatsächlich von ganzem Herzen Reversibilität. Ich bin kein Arzt, halte sie aber für möglich, wenn sich der Schock löst. Zweifelsohne muss es schlimm sein zu erfahren, dass einem eine einzelne Person dergleichen zufügen kann, dass dergleichen zufügbar und dass der Nahestehende dazu imstande ist. Umso schlimmer muss es für jemanden wie dich sein, der dem Leben in scheinbar unerschütterlichem Vertrauen seine Leichtigkeit abzugewinnen vermochte. Noch immer will ich nicht glauben, dass eine derartige Lebensgunst keine Resilienz hervorgebracht haben soll. Warum solltest du dich mit Anfang siebzig und grundlegend anderem Lebenserleben auf einmal in demselben Zustand wie ich wiederfinden? Das erscheint eher unverständlich und unwahrscheinlich. Mir entlockt der Bericht solch einer menschlichen Erfahrung allenfalls ein notdürftiges Lächeln und ein gequältes Nicken, zu vertraut mutet das an, zu oft erlebt, zu wenig überraschend. Ein reiner Schutz daher, dass mich beinahe ein trügerisch wohliges Gefühl beschleicht, weil ich mich, weise bestätigt, gut gepanzert wahrnehmen kann. Für das Leben ist das nichts. Aber wenn ein vergleichbares Erleben wie meins die Grundlage bildet, findet man leider Lösungen, die einem den Schmerz vom Leib halten. Daran erkennst du, wie lebensverbunden du in Wahrheit bist. Jemand wie ich hat die frühen Lösungen zur perfekten Tarnung herangebildet: mit ansprechender Fassade auf Lebensflucht. Das Leben jedoch spielt sich auf einer anderen als jener Ebene ab, die mir zugänglich ist. Nur wehe, es kreuzt doch einmal jemand meine Frequenz, die Hilflosigkeit ist grenzenlos.

Aster

Ich musste ihr sofort antworten:

Liebe Aster,
es ist Oktober geworden, Herbst. Das schaffst du, dass man sich geniert, bemerkt zu haben, es sei Herbst. Das schaffst du, dass man sich neben dir vorkommt wie eine Imitation. Ich habe meine Erfahrungen genauer buchstabiert als du die deinen. Ich habe, was mich ruiniert hat, beim Namen genannt. Dich bestimmt ein unnennbares Schwarzgewicht, eine in keinen Dialog zu ziehende Vereitelungsgewalt. Du kannst nichts machen, als zu erleiden, was über dich verfügt worden ist. Ein für alle Mal. Und sogar dass du durch ein Lebenserlebnis von deiner Bestimmtheit einmal abgebracht werden könntest, ist verurteilt von vorneherein, weil du dann nicht mehr die unrettbar Bestimmte wärest, sondern dich ausgeliefert sähest einem Lebbarkeitsversuch, der in deiner Unglücks-Monotonie nichts zu suchen hat.

Verzeih, dass ich mich so aufdränge. Daran merke ich tatsächlich, dass ich ein Leichtgewicht bin. Ein verwirktes, erledigtes. Aber eben erledigt durch hiesige Gemeinheit. Du bist nicht da. Ich möchte dich hereinziehen in eine Welt, in der es Argumente gibt und nicht nur Schicksal.

Schon wie du deine Schulerfahrung als Schiller-Berta kritisierst. Das heißt, die Welt hätte dich nachträglich so behandeln müssen wie Schiller seine Berta. Aber als weiblicher Franz hättest du dich nicht in absoluter Bösartigkeit wälzen dürfen, sondern hättest im Hagel der Argumente dich allen gängigen Moralen unterwerfen und um deine Zernichtung bitten müssen, Zernichtung! Darum bittet der Schiller-Franz schließlich. Ich übrigens habe mein Leben nicht als Franz von Moor geführt, sondern war ehrgeizig, gut zu sein, nichts als gut, wie der Karl, der Karl von Moor – o Karl … ein Name jetzt wie ein Nadelstich.

Noch eine weitere Relativierung, die mich aus jeder Vergleichbarkeit wirft. Ein Arzt meint, was mir noch als Lebenszeit zuzumessen ist, müsse man Frist nennen. Dem will ich auf jeden Fall zuvorkommen. Das ist im Forum oft genug der Fall: das Aufhören mit Tendenz. Oder Suizid als Selbstverwirklichung.

Franz

Und Aster:

Tut mir leid, Franz,
alles missverstanden. Aber egal.
Adieu!

Und er, ratlos, war froh, dass sie wenigstens hinter ihr Adieu noch ein Ausrufezeichen gesetzt hatte.

Anfang Oktober

Liebe Iris,
aus der selbst gewählten Verbannung ein Zustandsbericht des ehemaligen Mannes an seine immerwährende Frau. Ein Abschiedsbrief an die Lieblingsstelle. Liebe Iris, grüße sie von mir. Sie war alles, was sein kann. Sie war ihre Wirkung. Das dunkle kleine Ding. Die schönste Wölbung aller denkbaren Wölbungen. Sobald ich sie anlangte, hörte die Welt auf, von Belang zu sein. Du bist jeder Benennung, die es für dich gibt, überlegen. Trotzdem wollte ich dich immer mit allen Wörtern, die dich meinen, belagern, bedrängen. Mir war kein Wort für dich zu hoch oder zu niedrig. Dir gegenüber war ich ein Analphabet des Gefühls. In dir zu sein entschädigte dafür, geboren worden zu sein. Für mich bist du das Nackte schlechthin. Es gibt

außer dir nichts nennenswert Nacktes. Alles sonstige Nackte ist Ware. Du in all deiner bloßliegenden Nacktheit bist unerschöpflich schön. Ich, ein Nicht-mehr-Mann, bleibe

dein Anbeter

Dann eine Nachricht von Aster. Sie schreibt wieder. Freude ist nicht zu verhehlen:

Lieber Franz v. M.,
ich kann zu deiner Antwort auf meinen Versuch, mich dir mitzuteilen, nichts mehr sagen, will es aber auch nicht auf meiner ersten Überreaktion beruhen lassen. Eigentlich hatte ich dir mein Mitgefühl zum Ausdruck bringen wollen, und dass ich dein Leid unterschätzt hätte. Des Weiteren wollte ich mein Gefühl und Erleben hinter dem Schlagwort Irreversibilität offenbaren. Das wäre meine Art des Dialogs gewesen. Alles missglückt. Und du hast recht, dass ich nicht mehr auf der Suche nach einem Lebenserlebnis bin, das mich eines Besseren belehren würde. Es tut mir leid. Ich war mein Leben lang auf dieser Suche und habe dabei wahrscheinlich alles falsch gemacht, was falsch zu machen war, weil ich keinen Zugang fand. Dabei ist vieles passiert, habe ich manches erlebt und erfahren, natürlich stets durch meine Natur gesteuert oder durch ihre Brille gefärbt, sodass ich nun an diesen Punkt gelangen konnte. Ich erwarte nichts von der Welt und mitnichten, dass sie mich behandle wie Schiller seine Berta. Sie lädt mich allerdings auch nicht ein, mich ihr wie Berta zu verschreiben. Beinahe skurril erscheint, wie du dich mühst, mich für die Lebendigkeit zu gewinnen, obgleich die Plattform unserer Begegnung ein Suizidforum ist.

Du wirfst mehr und mehr Steine in dein Leidensmosaik, und ich begreife langsam, welche Art Verzweiflung dich hierhergespült haben muss, eine Verzweiflung, die dich mit der Wucht eines Tsunamis überrollte. Gegen eine vergleichbar brachiale Gewalt deiner Erfahrungen hatte ich nicht anzukämpfen. Vielmehr treibe ich schon zu lange im offenen Meer mit nahezu erschöpfter Kraft und erloschenem Überlebenswillen als einzige Übriggebliebene eines in Seenot geratenen Kahns. Wäre es möglich, würde ich deine fristspendende Diagnose übernehmen. Liebend gerne! Da das wohl nicht geht, treibe ich Sport trotz grippalen Angeschlagenseins, schone mich auch sonst nicht und ignoriere den Schwächezustand in leiser Hoffnung auf ein sanftes Entschlafen durch Verschleppung. Das Herz halt.

Mach dich lustig. Ich tue es auch.

Aster

Und er antwortete gleich:

Liebe Aster,
der Trostlosigkeitsglanz deines Briefs blendet mich! Ich muss, immer wenn ich von dir lese, denken: So lange sie das so formulieren kann, ist sie noch nicht verloren. Im offenen Meer die einzige Übriggebliebene eines in Seenot geratenen Kahns! Ich bin, weil du dich so ausdrücken kannst, zu schnell dazu bereit, dir zuzustimmen, obwohl sich bei jedem deiner Sätze als Antwort einstellt: Das darf nicht wahr sein! Lass dich von einem hinhalten, der nicht imstande ist, dir zu entsprechen.

Darum wünschst du mir «von ganzem Herzen Reversibilität». Das ist wieder so ein Hinauswurf. Ich treibe nicht als einziger Übriggebliebener eines in Seenot geratenen Kahns im offenen Meer. Ich bin, seit ich den Verrat Tag und Nacht konsumiere, gefangen in einer lichtlosen Enge. Ich habe fast kein Bewegungsbedürfnis mehr. Der Verrat hat mich entwürdigt. Es ist fast nichts übrig geblieben, was Leben heißen könnte. Ich imitiere noch Lebensbewegungen. Ich weiß noch, wie man Lebendigsein imitiert. Ich bin in keiner Sekunde fähig, die Imitationen wirklich werden zu lassen. Ich muss einsehen, dass ich verratbar bin. Der, der mich verraten hat, ist guter Dinge. Wenn ich an diesem Verrat sterben würde, könnte man als Todesursache melden: Entwürdigung. Dass ich so verratbar war, zeigt mir: Ich habe in einem Fehlverhältnis zur Welt gelebt. Und jetzt bin ich beraubt. Ich muss mich, entschuldige, ermannen und handeln.

Adieu,
Franz von M.

Liebe Aster, letzte Zuflucht,
in der letzten Nacht wieder die Schluss-Momente. Aus der Dunkelheit stürmten, dicht gedrängt, furchtbare Gestalten auf mich zu. Liebe Aster, es greift dir eine viel zu große Hand von vorne ins Gesicht. Die zweite, genauso große Hand umfasst deinen Hals und drückt zu. Aber nicht so, dass du erstickst, du kriegst nur kaum noch Luft. Aber du kriegst noch Luft. Du wirst losgelassen, liegst auf dem Boden, krumm, du wartest darauf, dass die riesige Hand wiederkommt und sich dir ins Gesicht presst. Und dass die zweite Hand kommt und deinen Hals umfasst und zudrückt, aber nur so, dass du noch keuchen kannst. Die Angst, Aster, dass das Gleiche wieder passieren wird, und du kannst nichts dagegen tun.

Aster, ich beneide keinen, der noch länger leben muss, nur weil er jünger ist.

Franz von M.

Und Aster sofort:

Willkommen im Club!

Aster

Und wieder Sina! Wie lange war es her?

Montag, 8. Dezember 2014, 12:58 Uhr

Lieber Theo,
Rom, wo ich seit Donnerstag bin, war eine Tangopleite, nur der heutige allerletzte Nachmittag eine kleine Versöhnung mit gleich mehreren schönen Tänzen. Helga aus Bonn, eine erfahrene und gute Tänzerin, raunte mir zu, ich könne mich wohl nicht beschweren, der beste Tangotänzer der Veranstaltung habe mich zweimal während einer einzigen Milonga aufgefordert, das habe sie noch nie erlebt, dass er dieselbe Frau zweimal auffordert. Ja, stimmt, die beiden Tandas mit ihm waren zum Schweben geeignet. Ha! Ein Palliativmediziner aus Neapel! Trotzdem waren vier Fünftel des Wochenendes eine Mixtur aus Langeweile und Leiden. Schwielen habe ich mir nicht beim Tanzen, sondern bei meinen wüsten vormittäglichen Märschen im Regen durch Roms Gassen geholt. Die Lage des Apartments ist dafür günstig, und mein Mitbewohner lag, wenn zugegen, meist wohlverdient in erholsamem Tiefschlaf.

Also nutze ich nun meinen quasi unerschöpflichen Resturlaub, um mir vielleicht auch noch den Schicksalsrest zu holen: Ich fliege nach Algier, habe hier einen Tipp bekommen: Milongas in Algiers Untergrund. Und den Namen des Berberdorfes im Aurès-Gebirge habe ich ohnehin nie vergessen: Menaa.

Warte nicht.

Sina

PS: Mein Brief ließ lange auf sich warten und jetzt nur das. Bitte entschuldige meine Verfassung.

Von meinem iPhone gesendet

Lieber Herr Schriftsteller,
ich beneide Sie! Ihre Figuren bleiben hübsch brav auf dem Papier, das Sie ihnen zugewiesen haben. Ich habe es immerhin geschafft, wirkliche Menschen nur noch schriftlich auftreten zu lassen. Aber dass ich in Bedrängnis geraten bin, ist nicht mehr abzustreiten. Vielleicht erbitte ich dafür noch speziellen Rat von Ihnen. Jetzt zu meiner aktuellen Not: Ich habe mich bisher um die Frage, ob es Zufälle gebe, herumgedrückt. Und jetzt hängt sozusagen alles davon ab, das zu wissen. Die Lage ist so: Er (Sie wissen ja, ich nenne ihn lieber «er» als «ich») muss erfahren, dass die Frau, auf die er, als er das so genannte Leben schon aufzugeben gesonnen war, aufmerksam wurde, genau mit dem zusammenlebe, der ihn verraten, der ihn gestürzt hat. Und in dieser Lage liest er in der Zeitung wieder einen Satz von Ihnen. Sie werden ja offenbar lieber interviewt als gelesen. Zufälle, haben Sie gesagt, gibt es nicht. Was wir Zufälle nennen, sagen Sie, sind immer noch nicht durchschaute Gesetzmäßigkeiten.

Er wendet das an auf sich: Dass diese Frau mit seinem Verräter zusammenlebt, ist kein Zufall. Dass er das entdeckt hat, kann aussehen wie ein Zufall, ist aber in Wirklichkeit eben eine noch nicht durchschaute Gesetzmäßigkeit. Das heißt, das hätte er ganz sicher einmal erfahren müssen: das stand bevor. Damit hatte er zu rechnen. Damit muss er also leben.

Ja, Herr Schriftsteller. Kapiert. Er bedankt sich. Wieder einmal.

Der Gebrauchmacher.

Dem plötzlich einfällt, auffällt, dass er alles, was er an Sie schreibt, Herr Schriftsteller, mit der Hand schreibt. Ja, dass er alles per Hand schreibt, was er, durch Sie verführt, in die dritte Person schiebt. Das will er jetzt sozusagen therapeutisch fixieren. Er wacht nachts davon auf, dass die linke Hand die rechte kratzt, blutig kratzt. Er ist Linkshänder. Eigentlich. Ein nicht ganz von links nach rechts umgeschulter Linkshänder. Wenn er zum Gruß die Rechte geben muss, erlebt er bei jedem Händedruck seine Unterlegenheit. Eindeutige Rechtshänder packen ganz anders zu als er. Bei jedem Händedruck wird seine Rechte von einer stärkeren Hand gepackt und kann sich nicht wehren. Jetzt hofft er (natürlich), dass diese Rivalität endlich ins Vergessen gerät. Er hofft!

Im Dezember

Liebe Iris,
niemand lebt so unabsichtlich wie du. Du schweigst nicht, um das und das zu erreichen, du schweigst, weil du nicht anders kannst. Dein Schweigen heißt nicht das und das. Du willst damit nichts sagen. Mich vernichtet dein Schweigen. Das willst du nicht. Kein Mensch lebt so unabsichtlich wie du.

Liebe. Das ist, wer abends mit dir am Tisch sitzt. Alles andere ist Brimborium. Ich sitze nicht abends mit dir am Tisch. Trotzdem sage ich: Liebe. Also Brimborium.

Dass es nicht mehr lange geht, ist ein schöner Regenbogen über einer trostarmen Landschaft.

Liebe Iris, ich kann diesen Brief nicht abschicken. Brimborium. Wenn du mir einen unabschickbaren Brief schickst, schicke ich dir auch einen unabschickbaren Brief. Ich werde die unabgeschickten Briefe an dich sammeln, dass du sie, wenn ich dann draußen bin, lesen kannst. Vielleicht eine Regung Gemeinsamkeit.

Niemand ist mir jetzt näher als du.

Gruß,
Th.

Am dritten Advent wieder Aster. Aber nicht an Theo, sondern ein neuer Thread mit dem Titel *Gruft*.

Guten Tag, liebe … naja, wie soll ich Sie nennen, Sie Nicht-Anwesende? Seit Jahrzehnten übe ich diesen Beruf nun schon aus, aber so etwas ist auch für mich neu. Entschuldigen Sie deshalb bitte eventuelles Zögern oder gar Zaudern, wenngleich ich ja lange auf diesen Tag vorbereitet war. Ich hoffe – auch wenn niemand über mich urteilen kann, weil niemand da ist –, dass ich meine Arbeit so erledige, wie es von mir erwartet wird, und dass ich damit Sie, meine Auftraggeber, zufriedenstelle. Das gebietet mein Berufsethos.

Gut, meine lieben, nicht anwesenden Aufraggeber, vor mir die Gruft, nur eine Gruft, und ich habe die Aufgabe – soll ich sagen, die ehrenvolle Aufgabe? –, eine Rede auf die in der Gruft zu halten! Sie merken, ich betrete Neuland: Denn sonst steht für mich immer zweifelsfrei fest, es bleibe etwas vom Verstorbenen in dieser Welt, weil der Verstorbene sie zu Lebzeiten mitgestaltet und durch sein

Dasein reicher gemacht hat. Naheliegend, dass ich zum heutigen Anlass lange überlegen musste, wohin meine Rede führt und wo sie überhaupt ihren Ausgang nehmen kann. Denn die in der Gruft – davon zeugt ja die Schar meiner Auftraggeber, die von Jahr zu Jahr größer wurde – war wohl von Anbeginn eine Erscheinung, über deren Existenz man den Mantel des Schweigens legen möchte. Doch das lief von Anbeginn bis zum vergangenen Donnerstag, dem Tag des Ablebens – man glaubt es kaum! –, so schief, wie etwas nur schief laufen kann. Kurzum, deshalb habe ich mich entschlossen, hier die Wahrheit zu sagen. Das ist in unser aller Sinne, nehme ich an, und, wie ich weiß, auch im Sinne von der in der Gruft.

Wie kam es also dazu, dass ich mich heute hier ins Dickicht dieser Blutberberitze drücke? Ich bin ein gläubiger Mensch, darf ich vorwegschicken, nur damit Sie mich nicht falsch verstehen, mindestens ebenso gläubig wie die ehrenwerte Frau, die ihr Schicksal tapfer trug und der die in der Gruft deshalb ihr Leben verdankte. Wo steht etwas von solch einem Zwischending, Mischling, Bastard? Sie alle, liebe Nicht-Anwesende, haben sich bis zum heutigen Tag vieles gefallen lassen, freiwillig und unfreiwillig. Sie standen alle im Laufe der sich hinziehenden Jahre eine Zeit lang mit der in der Gruft in Verbindung, bevor sie zum Inhalt der Gruft wurde, und fanden alle nach und nach zu mir. Das zeugt von Ihrer aller inneren Übereinstimmung. Sie schlossen sich einem Bekenntnis gleich zusammen und verdeutlichten damit, auf welcher Seite Sie stehen, im Gegensatz zu ihr, der in der Gruft. Dass sie jedenfalls nicht auf unserer Seite steht, da waren Sie und ich mit ihr sogar einig. Denn sie hatte doch wahrlich, das kann ich durch ein paar Gesprächsversuche belegen, gar keinen Zugang zu dem, ja kein Gefühl dafür, was uns lieb und teuer ist. Ich erhebe mich nicht über mich selbst, das ist nicht meine Art, wie jeder weiß. Aber in diesem speziellen Fall darf ich mir erlauben, für alles, was Ihr unanfechtbarer Akt der Lauterkeit, die in der Gruft so lange geduldet und insbesondere überhaupt ins Leben gelassen zu haben, zur Folge haben konnte, die Absolution zu erteilen. So möchte ich meine Worte bitte verstanden wissen.

Ich darf in Erinnerung rufen, dass uns damals noch das Blut an den Schrunden der Hände klebte, die keine Mühen gescheut hatten, nach dem Desaster mit Anstand und Fleiß wieder Ordnung zu schaffen. Keine leichte Aufgabe. Selbstverständlich, dass die Saat erst einmal für uns selbst bestimmt war. Aber bevor wir die Früchte sollten ernten können, da kamen sie in Scharen, ich kann sie Heiden nennen, *welcher Zahl ist wie der Sand am Meer*, mit Radau, *und wenn tausend Jahre vollendet sind, wird der Satanas los werden aus seinem Gefängnis und wird ausgehen, zu verführen die Heiden an den vier Enden der Erde*, Dreck und Schmutz ließen sie fallen, wo sie gerade waren, keine Ruhezeiten hielten sie ein. Also bitte. Ich habe so etwas nie gemocht. Das ist doch wahr, oder? Die in der Gruft ist Zeugnis davon, ein Beweis, ja, eine Überführung! Himmel! Herrje! Grund genug. Aber gut, schon gut. Dann war, was war, und die in der Gruft war unter uns. Und tatsächlich hatte man nicht darüber nachgedacht, was ertragen werden kann und was nicht, sodass nichts als dieses Stück, naja, Fleisch, dunkles Fleisch, und jetzt die in der Gruft, da war, um sich Luft zu machen. *Gehet hin von mir, ihr Verfluchten, in das ewige Feuer, das bereitet ist dem Teufel und seinen Engeln!* Gegen Ehrlichkeit kann nichts einzuwenden sein! Wenn man nicht weiter ertragen kann, darf es ausgesprochen werden.

Ob es ein Glück oder eine Schande war, dass der in der Gruft die besten Voraussetzungen dafür mitgegeben waren, zeit ihres Lebens den Menschen etwas vorzugaukeln, kommt vielleicht auf die Perspektive an. Sie war ja doch auf den ersten flüchtigen Blick ganz hübsch anzuschauen. Da kann ich schon verstehen, dass man sich leichthin blenden ließ. Ich hingegen konnte mich auf meinen siebten Sinn verlassen und wusste, dass sich dahinter etwas Übles verbarg. Was wollte sie mir nicht alles erzählen, mich verwirren, dass mir der Kopf schwirrte? Ich habe mich nicht beeindrucken lassen, bin meinen Prinzipien treu geblieben, und das habe ich ihr auch deutlich gemacht. Es dauerte also lange, zu lange, bis sie langsam eine Ahnung vom Preis ihrer Existenz entwickelte; dafür mussten Jahrzehnte vergehen, nachdem sie Signale, wie ich von Ihnen weiß, verehrte Nicht-Anwesende, in Hülle und Fülle allesamt ignoriert hatte. Die Entwicklung zog sich und zog sich, sodass ich mich erst heute, viel später, als auch ich erwartet hatte, an diesem verregneten Mittwoch in aller Lächerlichkeit in dieses Stachelgewächs flüchte, weil ich meine Arbeit ernst nehme. Denn: Versprochen ist versprochen. Geld habe ich ja erhalten, das will ich nicht verhehlen. Gutes Geld, versteht sich. Und ich bin froh über die Gelegenheit, mich für die großzügige Aufwandsentschädigung erkenntlich zu zeigen, indem ich die Befreiung von dieser mentalen Bürde, wenn auch unbegleitet, so doch feierlich begehe. Dass ich mich hier alleine in den Dornenbusch drücke, ist nämlich auch ganz im Sinne von der in der Gruft. Für sie hätte es nicht einmal meiner bedurft. Unumwunden wollte sie mich meines Amtes entheben, als ich sie damals aufsuchte, um die mir vielfach angetragene Aufgabe ordnungsgemäß vorzubereiten. Das habe ich mir natürlich nicht bieten lassen. Wäre doch gelacht. Ha! Bis dahin hatte ich von der in der Gruft nur durch Dritte erfahren. Und ich kann sie beileibe verstehen. Denn auch diese Äußerung machte deutlich, wie viel Freude es der in der Gruft bereitet hat, sich gegen unsere Konventionen aufzulehnen und dadurch den Finger mitten in die Wunde der Menschen zu legen, ja geradezu in ihr herumzubohren. *Und so jemand nicht ward gefunden geschrieben in dem Buch des Lebens, der ward geworfen in den feurigen Pfuhl.* Als hätte ihre Existenz nicht ohnehin schon zur Genüge verwirkt, was ruhen soll, ruhen zu lassen.

Scheißwetter! Es hört nicht auf zu regnen, ich bin durch und durch nass, und mein Anzug ist ruiniert, überall Fäden gezogen, diese Dornen. Da ist die Höhe des Honorars nur recht und billig. Krumm gemacht hat sich dafür ohnehin niemand, nein, nein, das nicht. Es ist doch eine ganze Schar, der ich dienlich bin. Von daher kann ich mich auch wiederum glücklich schätzen, dass die in der Gruft durch ihre Ignoranz erst einen langen Weg mit Erfahrungen pflastern musste, bevor sie begriff, dass jeder, wenn er aufgehört hatte, sich von ihrer Oberfläche täuschen zu lassen, aus der Friedlichkeit gerissen wurde, die wir in unserer Gesellschaft schätzen. Die in der Gruft war fehl am Platz! Ja!

Ich gestehe also gerade heraus: Von ihren durch Begriffsstutzigkeit angesammelten Erfahrungen profitiere ich. Nur deshalb stehe ich hier, alleine, triefend, in ramponiertem Anzug, ein Bild der Lächerlichkeit. Aber das macht mir nichts aus, wenn ich dienen kann, sowohl den Menschen wie sogar der in der Gruft, die endlich ihren Platz gefunden hat, in Kürze zersetzt und aus der Erinnerung getilgt sein wird. *Was ihr getan habt einem unter diesen meinen geringsten Brüdern, das habt ihr mir getan.*

Lasse die in der Gruft in Frieden ruhen und uns unseren Frieden, o Herr!

Liebe Aster,
verzeih, dass ich mehr als eine Woche gebraucht habe, mich so weit zu fassen, dass ich versuchen kann, dir zu antworten. Liebe Aster, deinem Ernst bin ich nicht gewachsen. Als ich deine zweistimmig gehaltene Grabrede zum ersten Mal las, hielt ich es noch für möglich, dir Komplimente zu machen. Jetzt, nachdem ich die Rede dreimal gelesen habe, weiß ich, zu einer Grabrede Komplimente zu machen wäre geschmacklos, hieße auch, dass man nichts verstanden hat. Du, der Grabredner, und du, die in der Gruft, die Rede ein Erlebnis deiner Ausgegrenztheit, ein Denkmal der Irreversibilität. Dass du aus den biblischen Heiden die ersten Opfer von Rassismus machst, nimmt die in der Gruft, dieses dunkle Stück Fleisch, auf in eine fatale Tradition. Das ist die Konkretisierung der Irreversibilität. Du kannst dich darauf verlassen, dass dies meine letzte Nachricht an dich ist. Deine Rede verschließt mir den Mund. Dein Ernst lähmt mich. Aber wenn du gegangen wärst ohne diese Grabrede, dann hättest du das Spiel, in das wir von selber verflochten sind, zerschlagen. Das hast du nicht getan. Du hast es zum Äußersten getrieben. Und dafür, dass du uns das hast wissen lassen, für diese große Geste im Aus, für diese Höflichkeit zum Schluss, danke ich dir.

Dein zurückbleibender Franz von M.

16

Theo, ich versichere mich deiner! Erzähl du, was (dir) passierte!

Kurz vor Weihnachten. Zwei Männer in der Dämmerung. An der Gartentür. An seiner Gartentür. Beide trugen steile, kurzrandige Hütchen. Und dunkle Anzüge, beide. Er knipste das Hoflicht an, dass sie sich bemerkt sahen.

Dann ging alles sehr schnell. Sie nahmen ihn mit. Dass beide Athleten waren, spürte er beim ersten Zugriff. Dazu beruhigende Redensarten. Es werde sich alles zu seiner Zufriedenheit klären. Gefesselt an den einen auf der Rückbank. Und eine Binde vor den Augen. Das bedeute weiter nichts. Er werde alles verstehen. Bis jetzt habe er sich hervorragend benommen. Alle Achtung.

Als ihm die Binde abgenommen wurde, sah er, dass er sich in einem Studio befand. Kameras, Publikum, ein Moderator. Der begrüßte ihn wie einen alten Bekannten. Nur noch er habe gefehlt. Jetzt kann's losgehen. Also die Fernseh-Sendung *Nimm's mit Humor*. Bitte, heute die letzte Sendung des Jahres 2014: Nimm's mit Humor.

Theo wurde vom Moderator zu der Rundbank geführt, auf der schon andere saßen. Einer neben der Bank im Rollstuhl. Der Moderator sagte: Vier Schicksale, und viermal sei es gelungen, widrigen Schicksalslaunen mit Humor zu begegnen und aus Unglück Glück zu machen. Zuerst der im Rollstuhl. Bitte.

Der sagte seine Geschichte so auf, dass man sofort wusste, sie wird gut enden: Als er überhaupt keine Lust mehr hatte, zwei Flaschen Wodka getrunken, mit dem Auto voll gegen einen Baum, das Auto überschlägt sich, er überlebt. Dann springt er nachts aus dem vierten Stock, landet auf dem Plastikdach eines Fahrradständers. Überlebt. Dann siebzig Schlaftabletten. Er wird gerettet. Also rennt er einfach bei Rot über die Straße, wird von einem Lkw überfahren, zusammengeflickt, landet im Rollstuhl. Und jetzt lernt er das Leben lieben. Spielt Handball. Trainiert fanatisch. Will zu den Paralympics.

Beifall. Die Leute rufen: Bravo!

Dann ein Paar. Sie hatte sich einmal ins Koma getrunken, es war der Junggesellinnenabschied einer Freundin. Zuletzt in einer Bar. Drei Wochen später ruft einer an, der wusste peinliche Einzelheiten, sie gibt zu, die zu sein, die das in der Bar im Suff gesagt haben könnte. Er habe ihr die Telefonnummer abgeluchst. Schon gut, sie könne sich und wolle sich an nichts mehr erinnern, legt auf. Den anderen Tag ruft der wieder an. Sie weiß überhaupt nicht, wer er ist, wie er aussieht, also bitte. Sie legt auf. Inzwischen hätte sie schon selber gern gewusst, was sie da gesagt haben könnte. Sie ruft zurück, ist bereit zu einer Tasse Kaffee. Jetzt sind sie verheiratet. In der Spielecke hier im Studio spielen die beiden Kinder. Vier und fünf Jahre alt.

Beifall.

Jetzt der Diplompädagoge, der sich als Student sterilisieren ließ, weil es auf der schlechten Welt genug arme, leidende Kinder gibt. Dann lernt er diese Finnin kennen. Annuka. Die Prozedur kann noch korrigiert werden. In der Spielecke ihre fünf Kinder.

Beifall!

Dann das vierte Schicksal, das mit Humor zu nehmen war. Theo Schadt!

Das Fernsehen recherchiert, wo Schicksalsschläge niedergehen. Herr Schadt, bevor wir von Ihnen wissen möchten, wie Sie von einem Tag zum anderen Ihre gut gehende, seit vierzig Jahren gut gehende Firma eingebüßt haben, eine Frage: Als Sie heute in der Dämmerung von zwei ebenso freundlichen wie kräftigen Herren aus Ihrem schönen Haus in der Melchiorstraße, sagen wir, entführt wurden, was haben Sie sich dabei gedacht?

Theo hatte Zeit gehabt, sich zu fassen. Also, nimm's mit Humor, habe er sicher nicht gedacht, das müsse er zugeben.

Das Publikum applaudierte.

Andererseits, in der Melchiorstraße beschützt ein Haus das andere. Er hätte jederzeit Hilfe gefunden. Vis-à-vis zum Beispiel der bayerische Landesmeister im Schwergewicht.

Der Moderator: Eben, eben, München-Solln, das ist doch keine schräge Gegend. Trotzdem, was denkt man, wenn plötzlich etwas ganz und gar Unerwartbares passiert?

Bevor er hinunter in die Halle sei, habe er instinktiv den Schlüsselbund in den Safe gelegt. Und per PIN-Code gesichert.

Der Moderator: Warum das?

Für den Fall, dass er beraubt werden sollte. Keine Folter der Welt könnte ihn dazu zwingen, den Kassenschrankschlüssel auszuliefern.

Ob er sich dessen sicher sei?

Ganz sicher.

Ja, dann wollen wir Sie gar nicht erst foltern, sondern einfach fragen: Wie kam denn das, die Firma weg von heute auf morgen?

Und Theo: Verrat!

Jetzt wurde der Moderator lebendig: Verrat! Aber wenn er das so sicher wisse, dann müsse er doch auch wissen, wer ihn verraten hat.

Weiß er. Aber der Name tut nichts zur Sache.

Gut. Aber wie reagiert man, wenn man so verraten wird?

Theo zeigte ganz offen, dass ihm diese Frage unangenehm war. Wissen Sie, sagte er, man reagiert, also ich, ich habe reagieren müssen, Tag und Nacht, aber wie! Meine Hände, unwillkürlich habe ich meine Hände erlebt an seinem Hals, und sie drückten zu, also bitte, ich kann, was mir da Tag und Nacht passierte, das kann ich gar nicht sagen, auf jeden Fall war es das Gegenteil von Humor!

Die Leute applaudierten, und der Moderator lenkte ein. Dann frage ich, warum ein solcher Verrat!? So etwas geschieht doch nicht grundlos!

Theo spürte, dass er die Gelegenheit hatte, einem großen Publikum, vielleicht einem Millionenpublikum zu schildern, was ihm passiert war. Das belebte ihn. Und er erlebte, was er jetzt erzählte, es war auch für Theo der Höhepunkt:

Er habe alle, gar alle Gründe untersucht, er habe keinen Grund gefunden, der für einen Verrat solchen Ausmaßes hätte in Frage kommen können. Und damit sei er inzwischen einverstanden. Das sei es eben, was diesen Verrat auszeichne: dass dafür kein Grund mehr in Frage komme. Der absolute Verrat. Und wenn er sich plötzlich hier in dieser Runde finde, könne er, eben weil kein Grund ausreiche, diesen Verrat genauso gut mit Humor nehmen. Das sei das, was er in diesem Augenblick erlebe. Er nehme den schlechthin unerklärbaren Verrat zum ersten Mal mit Humor! Mit was denn sonst!

Das Publikum applaudierte heftig. Theo verneigte sich. Tatsächlich hatte er sein elendes Faktum noch nie in einer solchen Stimmung erlebt wie in diesem Augenblick. Nimm's mit Humor, rief er, so laut er konnte, ins Publikum hinein, die Leute lachten und schrien: Bravo!

Jetzt wollte der Moderator noch wissen, ob er die Humor-Sendung öfter oder gar regelmäßig sehe. Seine Schicksalsgefährten nämlich hätten kundgetan, dass sie jede Humor-Sendung anschauten. Und er?

Da musste er gestehen, dass er im Fernsehen nur Politik und Sport anschaue, allerdings auch Opern, vor allem Wagner. Aber von jetzt an werde er natürlich keine Humor-Sendung mehr auslassen!

Applaus.

Dann wurde abgestimmt, wer von den vier Schicksalspartien den König verdiene. Mit großem Abstand: Theo Schadt.

Humor-König 2014: Theo Schadt. Die Preissumme: 25000 Euro. Gespendet dem Kinderhilfswerk.

Beifall.

Der Moderator bedankte sich bei ihm. Er sei großartig gewesen! Ein Händeschütteln, ein Abschied in glaubhafter Herzlichkeit.

Die beiden starken Herren brachten ihn zurück in die Melchiorstraße. Irgendwie wurde klar, dass sie die Sendung gar nicht gesehen hatten, das war nicht ihr Job. Der Händedruck genauso stark wie zuvor. Dann Tschüss. Und das war's.

Wenn ich am Tage der Vergeltung sein Leben durch eine Handbewegung retten könnte, ich rührte keinen Finger …

Jetzt, nachdem er sich als der aufgespielt hatte, der inzwischen alles mit Humor nehme, meldete sich dieser Satz in ihm. Was ist das für ein Innenwesen, das diesen Satz gerade jetzt wachruft? Und die ganze Szene dazu.

Die hausbreite Terrasse in der Echterstraße, er in seinem

dänischen Schaukelstuhl, vor ihm, hin und her gehend, Carlos Kroll. Redend. Und zwar in dem Ton, in dem er Theo von etwas überzeugen musste, was Theo leider immer noch nicht begriffen hat. Diesmal war es also der große Victor Klemperer. Von dem kannte Theo tatsächlich nicht einmal den Namen. Carlos skizzierte die Größe, die Bedeutung. Romanist, Professor, der die Geschichte der ersten Jahrhunderthälfte des 20. Jahrhunderts als persönliches Erlebnis erzählt hat. Jude! Dieses Wort ebenso dringlich wie sanft. Weil man Theo alles sagen musste, was jeder andere von selbst wusste. Und der Ton, den Carlos jetzt wählte, klang, als habe Theo schon bestritten, was ihm noch gar nicht gesagt worden war. Dann diese Skizze: Ein Proletarierjunge, fällt auf durch Mathematik- und Technik-Kenntnisse, Schlossergeselle, Abendkurse, das Abitur. 1920 zog er bei Klemperers ein, in Dresden, nannte sie Vater und Mutter, unterrichtete jetzt schon selber Mathematik, dreizehn Jahre lang in schöner Harmonie, dreizehn Jahre lang nichts Trennendes, aber 1933 war dieser Thieme der Erste, der von Klemperer abfiel. Dann eben der Klemperer-Satz: *Wenn ich am Tage der Vergeltung sein Leben durch eine Handbewegung retten könnte, ich rührte keinen Finger ...*

Carlos schloss: Dieser Thieme, das sei Deutschland.

Theo hatte das Beispiel gelten lassen als ein Beispiel für Versagen, hatte aber, wie immer, der Verallgemeinerung widersprochen. Ohne Erfolg.

Dass sich ihm das jetzt aufgedrängt hatte, war wie eine Antwort auf seinen *Nimm's mit Humor*-Auftritt. Dreizehn Jahre dauerte die Eintracht in Dresden. Bei ihm und Carlos waren es neunzehn. Und bei diesem Thieme konnte Carlos sagen: Typisch deutsch. Theo dachte: Typisch menschlich. Das war ein in keiner Hinsicht hilfreicher Gedanke. *Wenn ich am Tage der Vergeltung* … Aber den gab es ja gar nicht. Den würde es nie geben. Es war keine geschichtliche Wende vorstellbar, die Carlos Krolls Verrat verurteilbar machen könnte. Du warst verratbar, also wurdest du verraten. Dass du verratbar warst, ist wichtiger, als dass du verraten wurdest. Iris fragen, ob das wahr sei, richtig sei. Iris hat zu allem ein verlässliches Gefühl. Aber Iris war nicht da. War nicht mehr da. Das hatte er fertiggebracht.

Liebe Iris …

Mehr ging nicht.

17

Sehr geehrter Herr Schriftsteller,
Theo Schadt, der durch Sie zu lernen versucht, von sich wie von einer dritten Person zu reden beziehungsweise zu schreiben, hat dadurch eine Erfahrung gemacht, die er, hätte man ihm so etwas vorausgesagt, nicht für möglich gehalten hätte. Etwas passiert ihm oder in ihm, und er schreibt es auf. Lieber Herr Schriftsteller, er will nicht Ihresgleichen werden und ein Dichter schon gar nicht. Der einzige Dichter, den er hat kennenlernen dürfen, war von seiner Bedeutung besoffen. Das ist er nicht. Aber seit er nicht mehr handeln kann, schreibt er! Ist das vielleicht überhaupt Schriftstellerei: statt handeln schreiben?

Seine vom Dichter nur verachteten Anleitungsbüchlein werden ihm, seit sich der Dichter als Verräter benommen hat, immer schätzenswerter. Dass er stürzbar war, bleibt. Er ist der, der gestürzt werden konnte. Jetzt lebt er auf den Tag zu, an dem nichts mehr geht. Die Ablehnungen werden dichter. Er spürt sich nur noch als den Abgelehnten. Eine zweifelsfreie, aller Ungewissheit entkommene Identität. Er kann nur noch solche in seiner Nähe ertragen, die das aus eigener Erfahrung kennen.

Eine verlorene Schlacht rückgängig zu machen wäre kein Sieg.

Und da taucht auf am Bewusstseinshorizont, was er jetzt

tun muss. Kein Anleitungsbüchlein mehr, sondern etwas, das heißen soll: Ums Altsein. Es hat sich angesammelt. Vielleicht schickt er es Ihnen sogar.

Dass ich manchmal in der dritten Person von mir berichten muss, liegt an dem Abstand, den ich inzwischen gewonnen habe zu meinen damaligen Handlungen und Einstellungen. Ich habe das Gefühl, ich bin nicht mehr der, der ich war. Ich war eben so. Ich war mir abhanden gekommen.

Wie immer: In respektvoller Verbundenheit,
Theo Schadt

Ums Altsein

Wenn er aufwacht und es tut ihm überhaupt nichts weh, wie soll er sich dann damit abfinden, dass er nicht mehr dreißig oder fünfzig ist und dem Tod eher nah? Dann muss er doch fürchten, er werde, wenn es so weit ist, genauso ungern sterben, wie er mit dreißig ungern gestorben wäre. Das Erschreckende, dass die Sterbebereitschaft beziehungsweise -fähigkeit nicht zunimmt, dass der Tod immer noch eine Katastrophe ist beziehungsweise die Katastrophe überhaupt.

Er ist unbereit. Nach so viel Vorbereitung und Altersvorwegnahme ist jetzt alles anders.

Im Spiegel: eine tief eingeschnittene Falte, die gestern noch nicht da war. Die Backen wollen überhängen jetzt. Der zusammengebissene Mund setzt dem einen Widerstand entgegen. Bis hierher und nicht weiter. Da hat schon eine weitere Erscheinung Premiere.

Am Ende muss jeder über den Horizont klettern. Er bewundert jeden, der das geschafft hat. Jeder kommt hinüber. Frag nicht, wie. Er trainiert seit langem für dieses letzte Klettern und weiß schon, dass er lernunfähig ist.

Wenn man bei Todesnachrichten sofort und ganz automatisch rechnet, wie viel älter oder jünger der Gestorbene oder die Gestorbene war, dann ist man alt.

Man kann nur jung sein oder alt sein. Er erinnert sich an das Mitleid, das er hatte mit jedem Alten. Jetzt weiß er: Es gibt kein Verständnis für einander. Der Alte versteht den Jungen ebenso wenig wie der ihn. Es gibt keine Stelle, wo Jungsein an Altsein rührt oder in Altsein übergeht. Es gibt nur den Sturz.

Zu retten ist nichts. Den Untergang bremsen, dass kein Sturz daraus wird.

Wenn ein Vierzigjähriger ausfällt, wird ihm das nicht angekreidet. Bei einem Siebzigjährigen sagt jeder: Warum macht er das überhaupt noch!

Keiner bringt es über sich zu sagen: Ich bin ein alter Mann. Er sagt lieber: Ich bin ein älterer Mensch.

So tun, als wäre man nicht selber der, der stirbt. An sich vorbeilaufen lassen alles. Die Welt um den Schmerz betrügen, den sie einem zufügen will.

Sich vorbereiten, das hieße, immer weniger leben, also sich langsam umbringen. Geistige Vorbereitung nützt nichts. Also weiterleben, so tun, als sei man unsterblich.

Am liebsten bliebe er hier in diesem Zimmer, für immer. Triebe im Trüben hin, bis er fiele und liegen bliebe, stumm und ohne Sinn.

Wir fallen doch nicht anders als die Blätter vom Baum.

Nur dass dir aus dem Mund nichts strömt, was blüht und singt, nur dass die Gegenstände dünner werden, das gibst du zu. Und wenn dein Interesse tanzen will, gähnst du. Wenn die Buchen dich anschauen mit frischem Grün, schließt du die Augen. Unterirdisch sein, schwebt dir vor, eine bleierne Schläue. Leben wie nicht, aber lang.

Wenn du wenigstens ein Gespenst wärst, das niemand sähe. Deine Gier, am Leben teilzunehmen, ist gespenstisch. Das Leben schüttelt dich ab, will dich loswerden, du hast dich verbissen ins Leben, wo immer du es erreichst.

So lange zu leben ist unrühmlich und schwer.

Ein Selbstmord demonstriert Stärke. Ein früher Tod sorgt für Verklärung. Dagegen reizt hartnäckiges Am-Leben-Bleiben zu Hohn und Spott.

Morgens lachen, abends ächzen.

Im Zug zwei über einen Mitreisenden.

Sie: Das is auch schon'n alter Knacker.

Er: Ja-aa, fuffzsch, zwonfuffzsch.

Die Brutalität, die entsteht, wenn einer nicht so alt sein will, wie er ist. Er wehrt sich, schlägt um sich, fühlt sich zu jeder Rücksichtslosigkeit ermächtigt. Er findet überhaupt nicht, dass er rücksichtslos ist, er will ja nur nicht sterben, und dazu braucht er zum Beispiel junge Frauen oder eine junge Frau. Was dadurch entsteht, beeindruckt ihn nicht.

Was ist das für ein Gesetz, das du jetzt erlebst? Je weniger Leben dir zusteht, desto mehr reißt du es an dich. Erstaunlich: die Unwirksamkeit alles Moralischen. Das zusammengestohlene Leben füllt dich so aus, dass für wertende Überlegungen kein Platz bleibt.

In der Zeitung steht:

Mit einem Beil ging ein fünfundachtzigjähriger Mann in T. auf seine im Bett liegende dreiundachtzigjährige Ehefrau los. Dabei verletzte er sein Opfer lebensgefährlich am Kopf. Anschließend verständigte er telefonisch eine Familienangehörige über seine Tat und über sein Vorhaben, sich das Leben zu nehmen. Im Obergeschoss des Wohnhauses versuchte der Fünfundachtzigjährige dann, sich zu erhängen. Dabei stürzte er durch die Decke ins Erdgeschoss, wo er verletzt und hilflos liegen blieb. Die Familienangehörige fand die beiden verletzten Ehegatten.

Ein Schwerbehinderter, steht in der Zeitung, machte Anrufe bei der Deutschen Bahn. Er kündigte Anschläge auf fünf Züge an.

Jemand stirbt. Und noch jemand. Das war zu erwarten. Und trifft uns unvorbereitet. Der Tod ist die Maschine, wir sind das Gras, das über alles wachsen will.

Als er merkte, dass er nicht mehr lesen musste, hielt er das zuerst für einen Mangel. Er wusste nicht gleich, wie er diesen Mangel benennen sollte. Eine Alterserscheinung eben. Ein Schwund. Ein Aufhören von etwas, was bis jetzt zu den Selbstverständlichkeiten gehörte … Zu seinem Beruf gehörte das Lesen wie das Schwimmen zum Fisch. Informiert zu sein. Mehr zu wissen als sonst jemand. Und jetzt konnte er, musste er, wollte er nicht mehr lesen. Er prüfte sich. Er konnte nicht sagen, dass er nicht mehr musste, nicht mehr wollte. Er stellte nur fest, dass er nicht mehr las. Und das Lesen wurde nicht ersetzt durch irgendetwas anderes.

Zuerst fiel ihm das auf während einer Bahnfahrt von Westerland nach Lübeck, mit Umsteigen in Hamburg. Als er durch das sich hinziehende Schleswig-Holstein fuhr. Da dachte er natürlich an die Zeitschriften, Zeitungen und Bücher, die er dabei hatte. Dabei hatte, um sie zu lesen. Er sollte in Lübeck einen Vortrag halten. Die Industrie-und Handelskammer hatte ihn eingeladen. Das Thema hatte er formuliert: Müssen wir auf Erfindungen warten, oder können wir sie bestellen? Er hatte ein Manuskript dabei. Er hätte es herausholen und noch einmal überfliegen sollen. Am Vortag in Kiel hatte ein Satz in seinem Vortrag zu unangenehmen Diskussionen geführt. Sollte er den Satz für Lübeck streichen? Es war der Satz eines bekannten Schriftstellers: *Auf dem Rücken der Ärmsten werden die Interessen der deutschen Industrie durchgeprügelt, was in der Politikersprache dann* Niedriglohnsektor *heißt.* Ein einziger Zuhörer war empört, weil er diesen Satz aus dem Zusammenhang gerissen und zitiert habe. Darauf ein Stimmendurcheinander. Er sah zum Zugfenster hinaus auf die vorbeifliegende Landschaft und dachte: nichts. Wolken,

Wiesen, Schafe, Windräder. Er wusste, er würde endlos so fahren können, ohne sich davon ablenken zu wollen. Er dachte sogar, dass er sich ein Leben lang durch Lesen hatte ablenken lassen. Wovon? Vom Leben. Wovon sonst! Aber auch dieses Gefühl verflog. Dann war nichts mehr da. Nur noch er. Und er würde, wenn er nicht las, immer da sein, wo er gerade war. Du lebst. Du schaust, ohne etwas zu sehen. Bist du bei dir? Auch das ist zu viel gesagt. Du bist. Das genügt. Der Unterschied zu früher: Du warst immer abgelenkt. Abgelenkt von dir. Abgelenkt davon, dass du bist. Und wie interessant es ist zu sein. Du wirst deine Uhr verschenken. Übertreib ruhig ein bisschen und sag: Dich füllt aus ein Interesse am Dasein. Es gibt nichts Interessanteres, als da zu sein. Da war er aber schon in Hamburg und musste umsteigen.

Die rechte Hand will zittern. Du kannst es ihr verbieten oder gestatten.

Nur noch die Tage sagen. Das Beißen auf der Haut und die Schwierigkeit beim Schuhanziehen und den Laut der Trostlosigkeit.

Mit dem Jahr vergehen. Sich nicht sträuben. Vergehend bleiben.

Um ein Haar

Wir möchten beide klingen,
der Dezembertag und ich.
Risse noch eine Haut, würf
ich ab noch ein Gewicht,

stieß mich der Tag an,
ich sänge.

Er dreht, wenn jemand spricht, den Kopf wie ein Tier, das Witterung aufnimmt. Sein linkes Ohr dreht er möglichst unauffällig zum Sprechenden hin. Sein linkes Ohr hört besser als sein rechtes. Das muss außer ihm selber niemand wissen.

Das Alter ist eine Niederlage, sonst nichts.

Er hat das Leben verloren. Und den Tod nicht gefunden.

Das Alter ist eine Wüste. Darin eine Oase, heißt Tod.

Das Leben hat abgenommen. In diesem Jahr zum ersten Mal drastisch. Wenn es jedes Jahr so abnähme, reicht es nicht bis zum Achtzigsten. Aber das wollte er auch nie, achtzig werden!! Früher reichten die Vorstellungen bis zum Sechzigsten. Dann bis zum Fünfundsechzigsten. Jetzt bis zum Fünfundsiebzigsten. Können wir dann noch einmal um Verlängerung eingeben?

Ein verbitterter alter Mann oder ein alter verbitterter Mann. Das erste ein Klischee, das zweite eine Mitteilung.

Er will sich nicht fassen. Lieber gehenlassen. Im Kopf ein unnennbarer Druck, halb Physis, halb Idee. Das Fenster wartet auf Regentropfen. Er auf den Tod.

Die tägliche Müdigkeit weicht erst gegen Abend. Aber dann ist es schon wieder zu spät.

Als die Mutlosigkeit sich als Müdigkeit meldete, da wollte er der Sprache kündigen. Müdigkeit, was für ein missglücktes Wort. Du bist gerade noch fähig einzusehen, dass Müdigkeit ein Hauptwort ist, mit dem sich der damit gemeinte Zustand nicht ausdrücken lässt. Du lehnst das Wort ab wie eine Ware, die du bestellt hast, die aber nicht das ist, was du bestellt hast. Mutlosigkeit als Müdigkeit, nein danke. Lebensmüde? Nein. Todmüde? Nein. Du bist es müde. Dank doch der Sprache, dass sie das bewahrt hat. Du bist es müde. Genauer geht es nicht.

Du müsstest gestehen, dass du sitzen kannst, ohne dass es dir je langweilig wird.

Das hat er damals nicht gedacht, nicht gewusst: dass er für jetzt durch Blätter lief und sich den Sturm zugutekommen ließ. Die ganze Kindheit hat stattgefunden nur für die Erinnerung.

Wir dürfen uns nicht mit Jüngeren abgeben. Das ist gesundheitsschädlich. Bleiben wir unter uns, dann sind wir ein Wald aus hohen Stämmen, mit Kronen, die genau so viel Licht durchlassen, wie wir brauchen.

Ältere sehen einander gleich.

Alte Chinesen sehen weniger chinesisch aus als junge Chinesen.

Sie haben das Alter anschaubar gemacht. Andauernd werden wir vorgeführt, wenn auch in bester Absicht vorgeführt. Eine neue Menschensorte: Alte. Die führt man vor in Großaufnahme. Die normale Hässlichkeit des Altseins wird weggeredet in günstig klingen wollenden Befunden. Wir sollen froh sein, dass wir noch atmen, schlucken, grinsen können.

Er schaut zur Decke, sobald sie wieder einen Alten, eine Alte vorführen. Die Alten lassen es geduldig geschehen. Sie wissen ja nicht, wie sie aussehen, wie sie wirken neben der jungen Pflegerin und dem mitten im Leben stehenden jungen Arzt. Alle meinen es gut. Was herauskommt, ist grotesk. Zum Davonlaufen beziehungsweise Wegschauen.

Für andere etwas tun, diese Kraft hat abgenommen. Der Egoismus ist geblieben. Die letzte Kraft, deren man sich früher geschämt hätte. Jetzt hätschelt man sie. Böse sein und es wissen.

Die Todesanzeigen sind im Bündner Tagblatt kostenlos.

Es ist deutlich genug, dass jeder Jüngere einen Fünfundsechzig- oder Siebzigjährigen für sehr alt hält. Man spürt, dass in jedem Satz an eine Abgeklärtheit und Sterbebereitschaft appelliert wird, die man nicht hat. Man ist alt, das stimmt. Aber man hat keine anderen Wünsche oder Absichten als jemand, der zwanzig Jahre jünger ist. Der Unterschied: Man muss jetzt so tun, als hätte man ganz andere Wünsche und ganz andere Absichten als ein Fünfundvierzigjähriger. Das Altsein ist eine Heuchelei vor Jüngeren.

Je älter man wird, desto mehr muss man lügen. In jeder Hinsicht! Es gibt nichts, was von diesem Zwang zur Lüge verschont bliebe. Das Alter, das ist die Lüge schlechthin.

Leute seines Alters sind ihm jetzt zuwider. Jeden, der ihn daran erinnert, wie alt er selber aussieht, würde er gern aus dem Weg scheuchen. Er will im Zug die erste Klasse nicht mehr betreten. Dieses fahrende Altersheim.

Manchmal kommt einer, der davon lebt, öffentlich Grusel zu produzieren, sogar auf die Idee, wir, die Alten, seien eine Art Gefahr. Als käme es uns darauf an, Macht zu haben. Ökonomisch zum Beispiel oder bei Wahlen.

Ovid, hat er gelesen, habe alte Soldaten und alte Liebende gleich scheußlich gefunden.

Die Oberbürgermeister zitieren in ihrer Gratulations-Routine den Dichter Alfred Döblin: «Das Alter ist etwas Herrliches. Ich bin neugierig auf jedes kommende Jahr.»

Wie schön lässt Wagner im *Parsifal* singen: «Ihn fällte des Alters siegende Last.»

Es ist richtig, dass er in seinem Zustand gern sterben würde. Genauso richtig ist, dass er gern leben würde.

Die Sonne tut, als scheine sie. Er glaubt ihr nicht.

Das Unglück ist ein schwarzer Egel, du sein Lieblingstier. Aber du schaust in den Himmel, als spürtest du nichts.

Wer keinen Menschen mehr hat, dem er den kleinen oder großen Überfluss hinsagen kann, der schluckt ihn ungesagt. Und zwar Tag für Tag, Jahr für Jahr. Wer aber noch einen Menschen hat, dem er den kleinen oder großen

Überfluss hinsagen kann, der sagt ihn hin. Auch wenn er selber der einzige Mensch ist, dem er hinsagen kann, was gesagt sein muss.

Lass junge Wörter erscheinen auf allen Wiesen, dass du betörend schreiben kannst, wie nass sie sich anfühlen und dass du sie grüßen wirst mit Händen und Füßen!

Tangenten ans Glück.
Würfe über jeden Zaun.
Verheimlichte Gedanken.
Ertrotzte Zufriedenheit.
Gelöschte Feuer.

Ich bin hier der Älteste. Wenn ich nicht hier wäre, wäre ich woanders der Älteste.

Gestehe, wie du dran bist. Dass dir das letzte Moos auf dem Kopf wächst und dass dein Atem kaum noch deine eigenen Lippen erreicht. Die Stille gestehe beziehungsweise die Leere.

Jetzt bist du ein alter Mann und möchtest nicht auch noch als solcher behandelt werden.

Je älter man wird, desto mehr kriegen die recht, von denen man sich entfernt hat. Priester zum Beispiel. Wer das Leben nicht angefangen hat, tut sich leichter beim Aufhören.

Trocken verdämmert er in Angst und Stille. Ungebraucht. Leben und Tod sind ihm fremd. Er neigt sich über seine

Abwesenheit und trachtet nach ihrem Ton. Er ist stumm vor Neigung zum Glück.

Das Ende könnte so sein: ein Andrang von allem und sofort. Eine Fülle zum Schluss wie nie zuvor.

Kein Widerspruch mehr gegen irgendwen oder irgendwas. Eine Schlusskurve des scheinbaren Einverständnisses mit allem. Am Ende ist jeder still und lässt geschehen, was geschieht, als sei er einverstanden.

Wenn es nicht einer Gewalt bedürfte, sich zu töten. Schießen, Hängen, sogar Gift ist brutal. Erwünscht: eine Gleitdroge, die in einem Zwölfstundenschlaf die Arbeit tut.

Er wird der Leere keinen Namen mehr geben.

Deutlicher als der Wind will er nicht sein.

Ziegelsteine haben, wo sie zusammen sind, keine Geschichte.

Die Folge feiern wie einen Sinn. Zeitvertreib wird heiliggesprochen.

Nichts zu sagen lernen ist schön.

Und mehr als schön, hat er gelernt, ist nichts.

18

Theo räumte auf. Er hatte viel mehr notiert, als ihm inzwischen lieb war. Immer wieder die Überschrift *Bericht an die Regierung*. Das waren Notizen aus verschiedenen Jahrzehnten. Die nummerierte er jetzt.

Erster Bericht an die Regierung

Plötzlich wurde mir klar, warum die Regierung nicht auf mich und meinesgleichen hören darf. Was ich möchte, darf nicht sein. Es wäre das Ende von Anstand, von Menschlichkeit. Ich werde trinken. Ich werde so gemein sein, wie ich nur kann. Das wird mir nicht gelingen. Ich werde so höflich sein wie immer. Ich lebe von unausführbaren Plänen. Es wird keine Genugtuung geben. Meine Vernichtung ist die einzige Hoffnung. Vernichtung = Erlösung. Was also kann ich beitragen zu meiner Vernichtung? Jetzt mach schon!

Gruß,
Th. Sch.

Zweiter Bericht an die Regierung

Bevor Theo Schadt verschwindet, glaubt er, es dem Gemeinwesen, von dem er, mit dem er gelebt hat, schuldig zu sein, einen Vorschlag zu hinterlassen, der, wenn er verwirklicht werden würde, nützlich sein könnte.

Es geht um die allen bekannte Katastrophe, um die Menschen, die täglich an der Festung Europa zu Grunde gehen. Und es wäre, so Theo Schadt, möglich, diese Tragödien zu beenden, wenn jeder, der in Deutschland ein Haus sein Eigen nennt, einen Flüchtling aufnehmen würde. In jedem Haus hat noch ein Flüchtling Platz. Theo Schadt besitzt jetzt noch drei Häuser, hat also Platz für drei Flüchtlinge. Jeder, der ein Haus besitzt, kann dann ein Jahr lang für diesen Flüchtling sorgen. Nach diesem Aufnahme-Jahr übernimmt der Staat die Sorge. In diesem Jahr hat der Hausbesitzer alles getan, den Flüchtling in unserem Gemeinwesen aufzunehmen: Sprache, Ausbildung und was sonst noch nötig sein kann. *Hilfswerk der Hausbesitzer* soll es heißen. Die Hausbesitzer machen endlich Gebrauch von ihrem Privileg, Hausbesitzer zu sein. Aber der Staat, die Regierung muss ja sagen zu diesem Hilfswerk. Vorausgesetzt, die Hausbesitzer haben kundgetan, dass sie mitmachen. Keiner soll gezwungen werden, aber eingeladen fühlen soll sich jeder. So könnte sofort eine Million Flüchtlinge untergebracht werden. Und das Beispiel könnte in Europa wirken. Hausbesitzer aller Länder, vereinigt euch endlich! Macht eurem Namen, eurem Stand alle Ehre. Abgesehen davon, dass die Tragödie auch eine Drohung enthält.

In großer Hoffnung,
Theo Schadt

Dritter Bericht an die Regierung

Die Arbeitgeber sollen sagen, welche Tarifabschlüsse sie bräuchten, um neue Arbeitsplätze schaffen zu können. Sie sollen zusagen, dass sie bei solchen Tarifabschlüssen in der und der Zeit so und so viele Arbeitsplätze schaffen.

Die Gewerkschaften sagen solche Abschlüsse zu unter EINER Bedingung: Der Lohnverzicht wird behandelt wie ein Darlehen, zurückzuzahlen mit Zins, wenn durch diesen

Abschluss die Konjunktur wieder ins Laufen gekommen ist. Sollte die Konjunktur trotz dieses Stillhalteabkommens nicht ins Laufen kommen, sollte also auch die Senkung der Lohn- und Lohnnebenkosten nichts bewirken, so wissen wir, dass unser ganzes Modell nicht mehr stimmt, und wir müssen so bald wie möglich ein anderes entwickeln. Aber probiert werden sollte eine Besserung durch eine noch nicht dagewesene Flexibilisierung. Deren Grundlage: guter Wille UND Vertrauen.

Theo Schadt

PS: Es stört hoffentlich keinen der Tarifpartner, dass die Gewerkschaften in diesem Vorschlag als Bank auftreten.

Vierter Bericht an die Regierung

Mit zweiunddreißig kam Theo Schadt nach München, also vor vierzig Jahren, und ihm fiel auf, dass viele Leute in der U- und in der S-Bahn lasen. Er weiß noch, wie unhöflich er das damals gefunden hat. Und das ist heute immer noch so, immer noch lesen die Leute oder sind jetzt in ihr Handy vertieft.

Warum können die Leute nicht einander genießen? Jeder Mitfahrende ist ein Schicksal, eine Geschichte, hat ein Gesicht, in dem alles steht, was ihm oder ihr passiert ist. Und dass sehr viel passiert ist, das steht in allen Gesichtern. Die Gesichter der Leute sind Landschaften des Lebens.

Statt Zeitung zu lesen, liest Theo die Gesichter der Mitfahrenden. Er folgt ihren Unterhaltungen, die er nicht hört, aber sieht. Aus den Gesichtern und Bewegungen kriegt er mit, was sie sagen.

Direkt vis-à-vis von ihm ein Paar, er sicher Polizist, sie Studienrätin (mit getönter Haut), beide kauten. Das fesselte ihn. Sie kauten nicht auffällig oder heftig wie Jüngere oft kauen, sondern diskret. So oft er hinschaute, sie kauten immer noch. Dieses Kauen ohne jeden Temperamentsanteil, und dass sie es beide synchron taten, das beschäftigte ihn noch, nachdem sie längst ausgestiegen waren. Am Goetheplatz. Sie standen auf, beide kauten nicht mehr. Zum Glück stiegen sie aus, sonst hätte er die beiden jungen Frauen übersehen, die zwischen den Türen standen und sich, wie heftig die U-Bahn auch ruckte und schwankte, nie an einem der angebotenen Griffe hielten. Sie federten offenbar alles mit ihren Beinen ab. Das bewunderte er natürlich. Und sie redeten aufeinander ein, beide redeten und lachten immer gleichzeitig. Die Japanerin reagierte, die Hiesige servierte. Bei einer großen Geste der Hiesigen kann der Text nur geheißen haben: Das ist doch einfach unappetitlich! Die Japanerin bedeckte mit ihrer fabelhaft feinen rechten Hand ihren lachenden Mund und streckte die linke Hand weit nach oben offen von sich, was nur ihre totale Zustimmung ausdrücken konnte. Wenn sich Schönheit messen ließe, wäre sie jetzt die Weltschönste gewesen. Aber da stellte sich schon ein Mann direkt vor Theo hin, ein unter allen Umständen anschauenswerter Mann. Haare und Bart gleich weiß. Die Haare eine hohe weiße Welle, die sich fast elegant über der Stirn wölbte. Der Bart rahmte das Gesicht sorgfältig und setzte es nach unten fort. Schwarz gerahmte Brille und große Augen. Wie ertrug dieser noch nicht fünfzigjährige Mann seine Erscheinung? Wie erträgt man es, so auffällig zu sein? Theo wusste, er werde den so schnell nicht mehr vergessen. Dass der sich täglich mehr als einmal im Spiegel begegnet, mag man sich nicht vorstellen. Der muss einverstanden sein mit seinem dramatischen Aussehen. Dass er braunbeige Shorts anhatte, Shorts mit Umschlägen, wie sie sonst an langen Hosen üblich sind, bei ihm aber nur bis zu den Knien reichten, das, kann man sagen, passte einerseits, andererseits steigerte es die Auftrittsdramatik dieses Mannes, den man keinesfalls einen Herrn nennen dürfte. Eher schon einen Kommandierenden einer Kolonialarmee. Und er schaute, solange er dastand, in die Höhe. Das hieß: Er schaute keinen Menschen an, sondern ließ sich anschauen.

Es war eine ungeheure Stimme, die Theo von diesem Solisten wegriss. Ein gewaltiger Schwarzer, jetzt schräg vis-à-vis, in einer Lederjacke reich an Reißverschlüssen, behängt mit zahllosen Taschen. Er sprach, ja, er rief in ein Handy hinein, das in seiner riesigen Hand so verschwunden war, dass es wirkte, als spräche er, riefe er sich selber in die gewölbte Hand. Und da er eine Sprache sprach, die keinem bekannt sein konnte, sprach er so laut, als führe er in dieser U-Bahn allein. Alle hörten seinem wunderbaren Singsang zu und verstanden alles. Und wenn er lachte, weil ihm etwas Erheiterndes gesagt wurde, lächelten wir unwillkürlich mit! Einmal lachte er so, dass ein paar seiner an ihm hängenden Taschen verrutschten. Er musste sie wieder einfangen.

Liebe Regierung, was will Theo Schadt damit sagen? Jetzt, kurz bevor er verschwindet, will er fragen, ob es nicht denkbar wäre, dass die Regierung, das heißt ein für so etwas zuständig sein dürfendes Amt in der Regierung, ob dieses Amt nicht versuchen könnte, eine Art Propaganda zu machen durch Plakate, Ansagen und so weiter, eine Propaganda gegen das Lesen in öffentlichen Verkehrsbetrieben. Eine Werbung dafür, dass die Leute in der U- und in der S-Bahn und in den Bussen einander wahrnehmen, erleben.

Es muss ja nichts verboten werden. Nur hingewiesen darf werden auf den unermesslichen Reichtum, der da in jedem U- oder S-Bahnwagen durch die Röhre schießt. 'ne einmalige Schangs, ohne Risiko, hört er rechts von sich. Ich krieg nichts mehr mit, kann das nur heißen, was ein Altersgenosse gerade einem Uninteressierten sagt. Du weißt, was ich meine, schmetterte die Sechzehnjährige zu ihrem drei Köpfe größeren Siebzehnjährigen hinauf. Gestern zum Beispiel, als schon kaum mehr Leute im Wagen waren, saß ihm gegenüber auf der Bank ein, man muss schon sagen, Mädchen, das hatte die Beine so übereinander geschlagen, dass von Rock oder Kleid nichts übrig blieb. Mächtige Schenkel, schwarz bekleidet, aber so, dass die Haut noch durchschimmerte. Theo starrte nicht andauernd hin. Aber dann, das Sensationelle: Als die Bahn an der Brudermühlstraße wieder losraste und er doch wieder hinschaute, da war ihr Schoß ein Nest geworden, darin ein winziges Hündchen, das hauptsächlich aus Ohren und Augen bestand. Aus dem offenen Mäulchen flatterte eine winzige Zunge. Das Hündchen zitterte am ganzen Körper von seiner Geburt. Theo wusste sicher, dass das Hündchen bis zur Brudermühlstraße noch nicht da, noch nicht auf der Welt gewesen war. Das Mädchen griff in eine schwarzgleißende Handtasche, holte eine Flasche hervor und trank lange daraus. Klar, sie hatte es angestrengt, dieses Hündchen zur Welt zu bringen. Theo konnte, bis er in Obersendling aussteigen musste, nicht mehr wegschauen von diesem allmählich ruhiger werdenden Geschöpf. Eigentlich hätte er gern gratuliert. Aber das traute er sich nicht. Hinaus. Und weg. Aber an der Tür standen schon zwei: ein alter Mann mit Stock, total dürr, im Gesicht das ganze 20. Jahrhundert, neben ihm eine Mädchenfrau, strahlend. Dann doch nicht seine Urenkelin. Der Mann zu ihr: Machen Sie dann, bitte, die Tür auf. Sie: Aber ja, gern. Der Mann: Sonst falle ich um. Ich habe nur ein Bein. Sie: Ach so. Der Mann: Abgeschossen in Russland. Sie half ihm hinaus.

Das ist die U3!

Und jetzt ist er gespannt, ob sich ein Amt findet, das sich seines Anliegens annehmen möchte. Mein Gott, gestern noch dieses Mädchen: als entsprängen alle ihre Haare direkt über der Stirn. Eine Handbreit hohe Haarwoge entsprang da und strömte sofort nach hinten. Eine braune Haarflut, die aber hellblond wirkte, weil die Haare, je weiter oben sie wogten, umso blonder waren. Obwohl sie nicht außereuropäisch aussah, konnte er sie nirgends in Europa unterbringen. Neben ihr eine alt wirkende Frau, die noch keine fünfzig war. Sie hatte ein Gesicht, das Erfahrungen bewahrte. Die ältere las natürlich. Die jüngere würde nie lesen. Ihr Gesicht zeigte, dass das Mädchen uninteressiert an allem war, außer an sich selbst. Sie schaute nirgendwohin. Sie war weder nachdenklich noch unnachdenklich. Sie wartete nicht darauf, aufstehen und da und da aussteigen zu müssen. Das alles musste nur die Alte. Aber die las.

Klar, wenn alle auf so ein Mädchen reagierten wie er – das würde das Bruttosozialprodukt gefährden. Aber vielleicht nähme etwas anderes zu. Bevor er davon schwärmt, schließt er. Aber noch der ihr gegenüber, der immer ein Wurstbrot nach dem anderen aß. Bevor er eines aß, schlug er es jedes Mal auf und betrachtete die Salamischeiben genussvoll. Der wird auch niemals lesen!

Hohe Regierung, in den Sätzen, als wären's Maschinen, arbeiten die Wörter, produziert wird Sinn!

Th. Sch.

19

Ende Dezember

Liebe Sina,
dass ich noch schreibe, dir schreibe und den Brief womöglich sogar schicke, wundert mich, das heißt ja, dass ich alles, was ich jetzt weiß und dir auch gleich noch schreiben werde – wenn mich nicht vorher ein Gehirnschlag gnädig erlöst! –, dass ich das alles gar nicht glaube oder doch bezweifeln will; aber ich glaube es und weiß es und bezweifle es kein bisschen.

Bitte, auch wenn meine Sätze eine Art Aufregung verraten, sage ich, als der Ursprung dieser Sätze: Diese Aufregung stammt nicht von mir. Die entsteht offenbar von selbst durch den Inhalt solcher Sätze. Ich selber weiß und bin vollkommen durchdrungen von dieser Gewissheit, dass ich kein bisschen Recht zu sozusagen persönlicher Betroffenheit habe. Du warst und bist eine überaus geschätzte Kundin meiner gar nicht hoch genug zu schätzenden Frau Iris. Ich wurde einmal – wie viele Monate ist das jetzt her? – von einer Erscheinung, sagen wir, überrascht. Um nicht gleich alles ins falsche Licht geraten zu lassen: überwältigt. Danach habe ich versucht, zurückzufinden in den damals angemessenen Gemütszustand. Ich war da bereits ein Geschlagener. Einer, der sich geschlagen geben musste. Die Firma war draufgegangen und so weiter. Und in diese miese Stimmung deine Erscheinung. Ich will mich nicht herausreden und sagen, dass ich, wäre ich Herr der Lage gewesen, deine Erscheinung besser verkraftet hätte. Auf jeden Fall war ich von dir geblendet. Dann ein mich mehr und mehr gefangennehmendes Brief-Hin-und-Her. Aber doch ein Hin und Her, in dem nicht verschwiegen wurde, dass wir uns beide als Todeskandidaten empfanden. Ich mich mehr als du dich. Dann wegen einer Todeskandidaten-Szene deine Mitteilungen über eine Einladung von Oliver Schumm. Du konntest nicht wissen, dass er mein mir bei weitem überlegener Erzkonkurrent war. Ich ihm gegenüber ein Fast-Nichts. Darauf kam es dir bei dieser Mitteilung nicht an. Da du, wie du schreibst, seit zehn Jahren zu seinem Bekanntenkreis, von mir Hofstaat genannt, zählst und weil bekannt ist, dass er Frauen rufen kann, wie es ihm beliebt, hatte ich natürlich zu kämpfen. Das habe ich getan. Da ich ohnehin kein bisschen Recht auf dich habe, musste ich nur darum kämpfen, dich, dein Bild, deine Existenz, dein Ein-und-Alles in mir zu retten. Das ist mir, glaube ich, gelungen. Was ich von dir fort und fort erfuhr, hat dein Bild, hat dich in mir leben lassen. Für mich mag es schmerzlich sein, dass ausgerechnet auch du, die mir so wichtig geworden war, eine Ehemalige bist und so weiter. Nein. Das habe ich geschafft. Alles, was ich von dir bekam, alle Sätze, meine ich, alles bewies, dass du nicht untergehst in einer solchen Gesellschaftsnachrichtenspalte. Aber dass der lächerlichste Teil in mir doch dann und wann an diesem mir wichtigsten Faktum herumnagte, gebe ich zu. Und beschuldige mich damit der lächerlichsten Schwäche. Vielleicht hängt es damit zusammen, dass ich seit meinem Sturz tatsächlich so schwach, so nicht in Frage kommend bin wie noch nie.

Aber jetzt, liebe Sina, jetzt die Folgen. In mir. Auf einmal lebte eine Szene wieder auf, die in die Schublade Katastrophe gehört.

Ich war also verraten worden. Ein riskantes Projekt, vielleicht mein riskantestes überhaupt, wurde, kurz bevor es gesichert gewesen wäre, an meinen Konkurrenten Oliver Schumm verraten. Und zwar so, dass er sich meines Projektes bemächtigen konnte. Ich habe es mir etwas kosten lassen, jene Szene rekonstruieren zu können. Es war ja die Szene, in der der Verrat anfing. Jener verrückte Amerikaner war tatsächlich der Erfinder des Mittels, auf das ich alles setzte. Und Herr Schumm war offenbar öfter Gast dort. Er hat einfach eine Nase, die alles übertrifft, was Spionage liefern kann. Also brachte er in Erfahrung, dass mein Anwalt mit Anwälten dieses Amerikaners verhandelte. Also nichts wie hin. Jetzt war dort aber ein Gast, der bis dahin mein engster Freund gewesen war. Der über das US-Projekt, weil es mein größtes war, alles wusste. Ich hatte geschwärmt von der Fabrik in North Carolina. Inzwischen erfahre ich, dass er mit diesem amerikanischen Verrückten seit langem eng ist. Ein verrückter Erfinder und ein Dichter, das passt. Darauf konnte Herr Schumm nicht hoffen. Aber als er sah, was da im Raum war, war ihm klar, was er versuchen musste. Versuchen konnte, weil er dort ja nicht allein aufgetaucht war, sondern mit einer Frau, die in allen Berichten als mittelmeerisch beschrieben wird. Und dass sie wortmächtig war. Überhaupt szenebestimmend. Keinesfalls eine Weibschranze am Schumm'schen Hof, sondern eine Frau, die den Abend beherrschte und im Lauf des Abends den selber wortmächtigen Carlos Kroll schlicht zur Strecke brachte. Auf jeden Fall wird gemeldet, dass sie, als sie dann mit Schumm ging, die stürmische und selbstbewusste Ergebenheit eines Carlos Kroll in der Tasche hatte.

Liebe Sina, es heißt immer, München sei ein Dorf. Das stimmt.

Ich lasse keinen Verfolgungswahn zu. Du weißt inzwischen so viel über mich, dass du, was passiert ist, besser beurteilen kannst als ich. Aber ich will nicht wissen, wie du das alles beurteilst. Ich will nur sagen, dass ich der Einzige bin, der, was passiert ist, so sieht wie ich. Dir ist etwas völlig anderes passiert als mir. Carlos Kroll ist etwas völlig anderes passiert als mir. Wir, du und ich, kannten uns, als das passierte, gar nicht. Du lebst seitdem in einer Angehenden Beziehung mit C. K. Irgendwann hat sich dann der Gatte einer Flitterhändlerin aufgedrängt. Der war dir sogar einen Schriftwechsel wert. Ihr konntet beide erkennen, dass ihr eine Art Recht darauf hattet, einander empfundene oder erfahrene Sachen mitzuteilen. Und dass dieser Brieffreund, der von Anfang an beteuert hatte, dass er mehr nie sein könne, wenn er auch zugeben müsse, mehr sein zu wollen, dass dieser ältere, außerdem noch bis zur Nicht-Erinnerbarkeit unscheinbare Mann, dass der in deinen hochgehenden Wortwechseln mit dem Dichter – davon gibt es eindrucksvolle Berichte – keiner Erwähnung wert war, ist nur zu verständlich. Es gibt also nichts, was ich zu dieser Beziehung zu sagen habe. Wäre ich nur halb so bekannt wie Dr. h. c. mult. Oliver Schumm oder halbwegs so berühmt wie der Dichter, dann wäre dieses Aufeinandertreffen so Inkommensurabler eine Meldung in der Spalte Kuriosa wert. Mir ist es als Datum und Faktum nachgerade zum Rätsel geworden.

Es hätte doch gereicht, dass ich nicht ohne Erfolg darum kämpfte und kämpfe, mir einzuprägen, dass ich dich nie mehr sehen werde. (Ich sitze nicht mehr bei Iris an der Kasse.)

Du bist ein wenig älter als Carlos Kroll. Solange ich noch mit ihm zu tun hatte, lebte er bei der elf Jahre älteren Dr. Anke Müller. Aber das weißt du inzwischen sicher genauer, als ich es dir sagen kann. Ich weiß aus seinen früheren Schilderungen, dass es immer seine Gewohnheit war, bei Frauen, die älter sind als er, einzuziehen und sie sich zu unterwerfen. Ich weiß, dass er das ohne Erfolg auch bei der Schweizer Verlegerin Melanie Sugg probiert hat. Sie jedenfalls behauptet, die vier Jahre, die er bei ihr einquartiert war, sei sie nicht seine Tag- und Nachtdienerin gewesen. Von Dr. Anke Müller sagt das Gerücht, dass sie darunter leide, ihm hörig zu sein, aber sich dagegen zu wehren komme ihr angesichts seiner Genialität banausisch vor. Sie heißt ja nicht ohne Grund Madonna mit der Dornenkrone. Das Gerücht sagt, Carlos Kroll habe ihr diesen Titel verliehen. Die Vorgängerin der Madonna bei Carlos Kroll war übrigens eine, die mit Osteopathie zu tun hatte und seine Osteopathin war, als er zu ihr zog. Auch ihr gab er einen Namen, den er dann so oft wiederholte, bis ihn alle nachsagten, auch die Betroffene selbst. Sie nannte er: Märchen für alles. Deren Vorgängerin, eine Rechtsanwältin, nannte er: Das Gelbe vom Hai.

Mit welchem Namen er dich in seinen Kreisen etabliert, weiß ich nicht. Da ich mit ihm nichts mehr zu tun habe und seinen Kreisen ohnehin eher fremd bin, werde ich es wohl nicht mehr erfahren.

Nicht nur, weil ich weiß, dass ich nichts dagegen zu haben habe, mit wem du in einer wie auch immer genannten Beziehung lebst – ich habe wirklich nichts dagegen. Ich halte deine C.K.-Beziehung sogar für etwas, durch das prüfbar wird, ob ich bloß davon rede, dass ich dir niemals etwas vorzuwerfen habe, oder nicht. Ich werde nicht mehr so lange da sein, was soll's. Andererseits demonstriert mir gerade das – was ich empfinde, dass du, ich sage, ausgerechnet die Geliebte des Menschen bist, der mich verraten hat wie vorher noch keiner und keine –, ob ich dazu fähig bin oder mir das nur vormache. Eigentlich müsste mir doch alles gleichgültig sein. Ein Mach-doch-was-du-willst-Gefühl dir gegenüber wäre jetzt fällig. Und ich möchte mich immer noch endlos beklagen über die schlichte Tatsache, dass du die Geliebte des Menschen bist, der … und so weiter.

Verzeih, liebe Sina. Es ist wirklich egal, wessen Geliebte du jetzt oder überhaupt bist. Für mich ist jeder Geliebte ein hinreichender Grund, mich zu entfernen. Ich fürchte nämlich, ich könne mich mit dem Umstand nicht, sagen wir, befreunden. Und unbefreundet bleibt dergleichen peinlich.

Soviel von einem, der noch nie so wenig berechtigt war zu sagen, was zu sagen er nicht aufhören kann.

Mit hochachtungsvollen Grüßen,
ein dir hinreichend Bekannter

Montag, 29. Dezember 2014, 16:38 Uhr

Liebe Sina,
mein letzter Brief an dich ist wieder ein unabschickbarer Brief geworden. Jetzt also der Versuch, dir einen abschickbaren zu schreiben.

Dass du in den Händen dessen bist, der mich verraten hat – soll auf mich durch dieses gruselige Faktum ein solcher Reiz ausgeübt werden, dass ich vergesse, wie wenig Zeit mir noch bleibt? Dass ich tue, als lebte ich ewig?! Dass ich sinnlos kämpfe wie ein Lebendiger?! Ich kämpfe nicht mehr. Und gebe doch zu, dass ich wissen möchte, ob er dir gesagt hat, warum er mich verraten hat.

Dass du jetzt bei dem bist, das wirkt wie eine ungeheure Gelegenheit, eben das zu erfahren, was ich trotz Endstimmung noch erfahren möchte. Warum? Warum? Warum? Obwohl ich weiß, es gibt kein Warum. Es kann keinen Grund geben, der mir diesen Verrat verstehbar macht. Aber wenn er dazu etwas zu sagen hat, soll er's dir sagen. Dass du mit mir in Verbindung bist, weiß er nicht, hält er ja, wie du mir mitgeteilt hast, gar nicht für möglich. Aber wenn dir das lästig ist, lass es. Ich gebe zu: dass du bei dem gelandet bist, das kann nicht dadurch sinnvoll gemacht werden, dass ich durch dich einen Grund erfahre, den es nicht geben kann.

Sozusagen wie immer,
jener Theo

20

Montag, 5. Januar 2015, 23:54 Uhr

Lieber Theo,

ich hoffe, es ist dir gut ergangen. Weihnachten ist vorbei, Silvester ist vorbei. Meine Mutter verbringt Weihnachten und Silvester bis Dreikönig mit drei Freundinnen in der Wildschönau beim Langlauf. Gut so. Mir fiel es von Jahr zu Jahr schwerer, die unverwüstliche Tochter zu geben. Jetzt hocke ich hier mit acht Kerzen und einer Flasche Roederer, im Hintergrund läuft der Tango *Vida querida* von Osvaldo Fresedo, und ich versuche zu begreifen, wie ich immer wieder an den Punkt gelange, an dem ich meine Existenz nur noch als falsch erlebe. Da ist es wieder, was ich mit «in der Subjektivität gefangen» meine. Und ob mir der Roederer zu mehr verhilft, als während der vergangenen vier Wochen möglich war, ist ungewiss. Aber vielleicht ist ihm geschuldet, dass ich spüre, mich nur dir mitteilen zu können, sei es auch in einem unabschickbaren Brief. Das wird sich zeigen.

Eigentlich gibt es vom Tangofest in Rom nichts zu berichten, weil kein Schwein mit mir tanzen wollte. Bis auf an einer Hand abzählbare Ausnahmen, die in dreißig Stunden Milonga das Trauerspiel umso sichtbarer werden ließen. Mourad aus Dubai tanzte mehrmals mit mir. Er hat gesehen, wie es mir erging. Von wegen also: «Roma, ti amo!» Wohl eher: «Roma, scappare da te!!!» Ich musste mich beherrschen, um meiner Enttäuschung nicht den Raum zu gewähren, den sie beanspruchen zu können glaubte, und um ihr die Annexion meiner Fassade zu verwehren. Ich gegen die Enttäuschung, die ich bin – ich gegen mich. Nichts Neues. Mourad hatte zudem meine maghrebinischen Wurzeln erahnt, die Araber erkennen einander. Ich erkenne sie meistens auch, obwohl ich keine bin, und suche keinen Kontakt. Weil er so freundlich war, habe ich ihm ein paar biographische Eckdaten verraten. Meine Not nicht, aber dass ich meinen Vater nicht kennte und dessen Heimat Algerien nie gesehen hätte. Mourad erzählte, dass es in Algier keine offene Tangoszene gebe, aber eine im Untergrund, und dass er im vergangenen Jahr während einer Geschäftsreise dort an einer Milonga teilgenommen habe. Ich solle mal hinfahren, er wolle mir einen Kontakt herstellen. Ich verriet ihm dann noch, dass mein Vater bereits in den sechziger Jahren in Paris Tango getanzt habe. Das energetisierte ihn regelrecht. Am nächsten Morgen hatte ich die Daten als SMS auf dem Handy. Und das Bestechendste: Mourad verschaffte mir durch ein paar Telefonate mit Freunden von Freunden von Freunden einen Termin und ein Ad-hoc-Visum beim algerischen Konsulat in Rom. Ich hatte nichts zu verlieren, buchte den Flug. Den Namen des Dorfes wusste ich und dass die Berber dort Chaoui heißen.

Am Dienstag nach dem Festival bin ich mit Alitalia nach Algier geflogen. Manchmal ist es besser, wenn man nicht nachdenkt. Sonst hätte ich das nicht machen können. Die Terrorwarnungen und alleine mit einem Mietauto durchs Gebirge, und das im Winter. Und dazu vollkommen ignorant: sprachlich, geographisch, kulturell. Was hatte ich zu erwarten? In jeder Hinsicht Unvorstellbares. Und dass ich leise auf Rettung hoffte, habe ich mir ohnehin nicht eingestehen können. Ich suchte meinen Frieden am vielleicht unmöglichsten Ort, um ihn niemals finden zu können. Nachdem der Flieger das Mittelmeer überquert hatte, zog er vor der Landung eine Schleife über dem teilweise schneebedeckten Gebirgszug, der sich steil von der Küste bis auf über 2000 Meter erhebt. Da wurde mir mulmig. Denn irgendwo da unter mir und noch ein Stück weiter musste das Dorf Menaa, von dem ich nicht mehr als den Namen wusste, liegen. Mein erstes Ziel war die Autovermietung und ein Geländewagen mit Navigationssystem. Ich bekam einen Range Rover in Schwarz, buchte ein Hotel in Algiers Innenstadt, so nah wie möglich an der Altstadt, weil dort die Milonga sein sollte. Dann machte ich mich auf den Weg. Ich will mich jetzt nicht in den ganzen Details verlieren, mit denen Seiten zu füllen wären, weil mir alles, aber auch wirklich alles dort fremd war und mich die Fremdheit als Teil von mir selbst erleben ließ. Ich will nicht erzählen von dem Hotel Suisse, das etwas in die Jahre gekommen, aber immer noch am besten geeignet war, sich heimlich in eine vertraute Agatha-Christie-Szenerie zu denken; ich will nicht erzählen von meinem abendlichen Marsch durch die Gassen der Kasbah, bis ich die Adresse fand, die mir Mourad notiert hatte, das Haus einer zauberhaften Frau Mitte vierzig namens Amel, einer Sängerin, die mich sofort wie eine Freundin hereinbat, Tee und Kuchen servierte und die ich gerade noch davon abhalten konnte, sich mit ihrer Tochter in die Küche zu begeben und mit Kochen anzufangen. Die Milonga finde jeden zweiten Samstag ein paar Straßen weiter statt, im Hinterzimmer eines Buchladens, wo es sonst Lesungen und Kulturveranstaltungen gebe, also kommenden Samstag. Das wollte ich versuchen. Die Unterhaltung gelang mit Händen, Füßen, Englisch, Französisch, Deutsch und so weiter.

Zurück im Hotel, orientierte ich mich per Handy geographisch und beschloss, in der Nähe von Menaa schon von Algier aus ein Hotel zu buchen. Die nächstgrößere Stadt hieß Biskra und war ca. 50 Kilometer von Menaa entfernt. Der Rezeptionist übernahm am nächsten Morgen die Reservierung, und ich fuhr nach dem Frühstück los. Zur Adresse Hai El Messala in Biskra sollte mich das Navi bringen. Es widersprach nicht, Gott sei Dank. Biskra war gut 400 Kilometer entfernt, und dafür benötigte ich fast sechs Stunden. Ich fuhr gemächlich und konzentriert, achtete auf jeden Karren, jedes Maultier, jeden Fußgänger – die ich im Rückspiegel häufig stehenbleiben und mir neugierig nachblicken sah – und auf die Landschaft, grüne Täler, karge Steppe, Schluchten, Wasserläufe, mehrere betriebsame Ortschaften mit dicht von Dattelpalmen gesäumten Straßen und rundherum Berge.

Dann in Biskra. Auch dort jede Menge Palmen, oasenartig, das Hotel gleich an einem immensen, von vergangenen Regentagen zum Bersten gefüllten Wadi gelegen. Ich parke, trete in die Halle, werde sogar auf Englisch begrüßt und in ein geräumiges, ansprechendes Zimmer geführt. Viele Gäste scheinen nicht da zu sein. Mir egal. Ich falle aufs Bett, starre zur Decke, mein Kopf ist leer. Ich habe den Bezug zu mir und meiner Kurzschlusshandlung verloren. Rom unendlich weit weg, München sowieso und Algier ebenfalls. Ich bin im Nirgendwo. Und mehr brauche ich nicht.

Als ich aufwache, ist es dunkel geworden. Vor dem

Fenster ein erleuchteter, von Palmen gesäumter Innenhof mit einem Swimmingpool. Ich öffne meinen Koffer, hole meine Toilettensachen heraus und gehe ins Bad unter die Dusche. Danach hinunter ins Restaurant. An ein paar Tischen sitzen größere Gruppen von Arabern mit Kind und Kegel und tafeln, an drei, vier anderen Tischen Paare. Insgesamt alles überschaubar. Ich setze mich an einen Tisch in der Ecke am Fenster. Der Kellner kommt mit einer Karaffe Wasser und gibt mir die Speisekarte. Viel sagen mir die Gerichte nicht. Der Kellner ist zwar freundlich, aber er kann mir nicht weiterhelfen. Dann ein Herr ungefähr meines Alters. Er stellt sich mir in gebrochenem Englisch und dann noch mal in perfektestem Französisch als Taoufik vor, er sei der Manager und hoffe, dass ich mich wohlfühlte. Wenn ich etwas wissen wolle über das Hotel, die Region oder ein Problem hätte, solle ich mich an ihn wenden. Da mein Problem gerade die Speisekarte ist, frage ich ihn nach einer Empfehlung. Chakhchoukha sei eine Spezialität von Biskra. Ich vertraue ihm. Wenig später bekomme ich einen mit kleinen dünnen Teigfladen ausgelegten Tontopf, darin eine pikante Soße mit Kichererbsen, Zwiebeln, Kartoffeln und Hühnerfleisch. Es schmeckt wirklich gut. Taoufik ist neugierig, kaum zu verhehlen. Also gehe ich einen stillen Deal ein: befriedige seine Neugier, soweit dies radebrechend möglich ist, und erhalte im Gegenzug Tipps für meinen Ausflug nach Menaa am nächsten Tag. Er kennt sich hervorragend aus. Er ist auch Chaoui, wie mein Vater. Als ich von meinen Plänen erzähle, werde ich anscheinend eine von ihnen. Welcome home, sagte er, und bienvenue chez toi. Und ob ich Arabisch spräche oder gar Chaoui. Und dass Gott mich beschützen solle. Und überhaupt will er viel wissen und erzählt voller Stolz. Ich wusste nicht, wie mir geschah. Ich sollte und könnte mich freuen, ein wenig erleichtert bin ich auch, aber es ist, als stülpte er mir eine neue Identität über. Auf einmal bin ich Chaoui. Das ist nämlich ganz einfach: Dein Vater ist Chaoui, du bist es auch! Punkt. Er bestellt Brot und Tee und Kuchen beim Kellner. Redet und redet. Umarmt mich von Zeit zu Zeit. Nimmt, als ich aufstehe, um zu gehen, mein Gesicht fest in seine Hände und drückt mir einen harten Kuss auf jede Wange. Ich sähe aus wie eine Chaoui, die Nase, die Haare, die Augen.

Die zweite Unterhaltung ohne gemeinsame Sprache bestritten!

Theo, ich weiß nicht, ob ich dir verständlich sein kann, wenn ich gestehe, dass ich, ohne Licht zu machen, die Tür hinter mir schloss, mich wie ein lebloser Sack aufs Bett fallen ließ und heulte. Jetzt wusste ich noch weniger, was eigentlich das Ziel meiner Reise werden sollte.

Ich bin früh wach am nächsten Morgen. Lebhaftes Vogelgezwitscher hat mich aus dem Schlaf geholt. Aber aufstehen mag ich nicht, bleibe liegen, stundenlang. Starre zur Decke und auf die kräftigen Palmenblätter vor dem Fenster. Gegen halb elf raffe ich meine müden Knochen zusammen, dusche, ziehe mich an und gehe hinunter. Mit einem Frühstück rechne ich nicht mehr und fürchte ein wenig Taoufiks herzliche Gastfreundschaft. Als ich in die Halle komme und Richtung Parkplatz eile, ruft jemand: Madame! Madame! Ich drehe mich um. Der Rezeptionist winkt mit einem Zettel. Der Chef habe *business* und bedauerlicherweise nicht auf mich warten können. Auf dem Zettel stehe eine Adresse in Menaa. Und ich solle mich dort hinsetzen. Er zeigt auf einen Glaserker mit orientalischen Teetischchen und Sesseln. Er bringt mir Frühstück.

Dass ich ablehne, ist zwecklos, der Chef hat es befohlen. Also bekomme ich Kaffee, Milch, Fladenbrot, Butter, Marmelade und Datteln.

Beim Hinausgehen nicke ich dem Rezeptionisten freundlich zu, um mich zu bedanken und zu verabschieden. Sofort springt er auf, kommt mit Tippelschritten zu mir gelaufen, huscht vor mir durch die Tür und greift neben dem Eingang rechts nach einem Kanister. Dann weist er Richtung Parkplatz und tut, als ob er den Kanister leeren wolle. Ich verstehe, dass er mir das Auto betanken soll. Als ich den Wagen in Bewegung setze, sehe ich ihn mit dem leeren Kanister noch hinterherwinken, bis ich abbiege. Eine kurze Strecke fahre ich durch den Ort, dann den Bergen entgegen und stetig hinauf, etwa eine Stunde lang Richtung Norden, so sagt zumindest das Navi. Ich komme mir vor wie verpuppt in einem Faraday-Käfig. Ich könnte irgendwo sein. Alles zieht unwirklich an mir vorüber: Saharaocker, Steppenbraun, Tälergrün, Schluchtengrau, Gipfelweiß. Die endlose Straße windet sich um Berge, an deren Hängen Terrassendörfer kleben wie Adlerhorste. Die Wolken bieten sich an, gepflückt zu werden, und drücken auf eine poröse Erde. In den offenen Bäuchen der Gletscherspalten flattern Vögel über dem Grün. Oben die Wildheit, karg, rau; der Wind wütet durch widerspenstige Grashalme, im Lehmboden verankerte Jahrtausendbäume schlagen ihr Geäst weit in alle Himmelsrichtungen. Hier und da Schafe, Ziegen, Maultiere, Menschen. In der Ferne sehe ich einen schneebedeckten Gipfel, in zunehmender Nähe einen größeren Terrassen-Ort in Weiß und Ocker. Wohl mein Ziel. Da lässt die Wirkung meiner Faraday'schen Abschirmung auf einmal nach. Ich bremse, fahre immer langsamer, bis ich rolle. Mir fällt auf, wie sehr ich mit dem dicken Auto in dieser Umgebung auffalle. Und mir fällt auf, wie viele kleine Lokale in die Felsen am Straßenrand geschlagen sind, wie viele Herden blutender Schafe vor den mit einem Tuch kenntlich gemachten Eingängen abhängen. Ich nehme die nächste Felsnische, parke das Auto, betrete gewissermaßen todesmutig eine Kaschemme (tut mir leid, das beschreibt es), bewirke Zaudern und ernte unsichere Blicke, frage gestikulierend nach einem Platz und finde einen, der durch leichte Vorhänge von den beiden benachbarten Tischen abgeschirmt ist. Ich beschließe, zu Fuß nach Menaa zu gehen.

Nach einem schwarzen Tee, einem Lammspieß und einem kleinen Salat mit Weizenbrot zu einem Schamesröte hervorrufenden Preis atme ich tief durch und setze einen Fuß vor den anderen. Vor mir Menaa auf einem kleinen ovalen Berg, auf dessen Gipfel eine weiße Moschee. Als ich mich dem ersten ins Dorf hinein führenden Lehmweg nähere, starren mich fünf kleine Mädchen an, die unter einem monströsen Olivenbaum beschäftigt sind. Zwei rennen auf einmal fort. Ich gelange zum Baum, sie stehen vor mir mit einem Maultier an der Leine, machen freundliche Gesichter und rufen: Bonjour! Ich grüße zurück, bleibe stehen. Eine sagt etwas, dann die andere. Ich spüre nur, dass sie fragen, weiß aber nicht, was. Ich soll das Maultier streicheln, es dann am Halfter greifen, dann setzen sie sich in Bewegung, das Tier führt mich. Ich habe den Zettel von Taoufik dabei, zeige ihn den Kindern; er interessiert sie nicht.

Menaa ist ein Treppenlabyrinth, jedes Haus ein, zwei Meter höher als das andere. Ich will dich nicht langweilen, Theo. Ich merke selbst, wie ich mich um alles, was mir dort begegnet ist, herumwinde. Ich war einfach fremd, ein Fremdling, und das umso mehr, weil sie nicht wollten, dass ich fremd sei. Die Unselbstverständlichkeit plagt mich hier wie dort, ich bin die Beobachterin meines Lebens, meiner selbst und aller um mich herum und sehe, dass sie das oder das tun, ohne sich zu hinterfragen. Schöne Momente des Lebens sind für mich jene, in denen ich mich verhalten kann, ohne vorher oder nachher oder währenddessen damit zu hadern, was ich tue, als schaute ich der Figur eines Schattenspiels zu.

Eins der Mädchen beginnt auf einmal lauthals zu rufen und etwas mitzuteilen, daraufhin tritt ein anderes Mädchen, das zuvor vom Olivenbaum fortgerannt war, aus einem Hauseingang, verschwindet wieder und zieht eine alte Frau am Ärmel ihres grünen Gewandes heraus. Sie heult verzweifelt auf, schlägt sich die Hände vors Gesicht, dann zerrt sie mich am Handgelenk über die Schwelle ins Innere des Hauses. Alles, was sich nun an Wirbel vor einem lodernden Ofen abspielt, ist hinter einem Schleier in meiner Erinnerung. Die alte Frau ist eine ältere Schwester meines Vaters, also meine Tante. Es sind hauptsächlich Frauen und Kinder zugegen, darunter auch zwei jüngere Schwestern. Sie reden aufgeregt, die ältere Tante schreit manchmal, jammert laut und weint, reckt Hände und Gesicht gen Himmel. Ich verstehe den Namen meines Vaters, Sabri. Die jüngeren halten sie dann stumm. Es fällt der Name Taoufik. Offenbar kennen sie ihn, und ich vermute, sie waren über mich und meine Ankunft informiert. Obwohl ich nichts verstehe, begreife ich, mein Vater ist tot, ermordet, in Frankreich und nicht in die Heimat überführt. Ich soll mich setzen auf einen dunklen, rot gemusterten Teppich, Frauen, die die Tante streicheln, mich auch; es wird gekocht und Brot gebacken, Gewusel, Geschnatter, Gejammer. Ich schaue mich um, hoch zur Holzdecke, die Treppe hinauf auf den Dachboden, dort dicke Knoblauchzöpfe zum Trocknen aufgehängt. Ich werde bewirtet wie eine Königin mit Lammkoteletts, Spießen, köstlichem warmem Fladenbrot, dann Kuchen und Tee. Was können die dafür, dass ich sie nicht verstehe? Das kommt ihnen auch gar nicht in den Sinn.

Dann treten zwei Männer ein, einer bleibt gleich im Eingang stehen. Die ältere und eine jüngere Schwester nehmen mich zwischen sich, drücken mich zur Tür hinaus, eine weitere jüngere Frau, zwei der Mädchen und die beiden Männer laufen zügigen Schrittes eine Gasse hinab zu einem klapprigen Pick-up. Die Männer, die alte Frau und ich zwängen uns auf die Vordersitze, die anderen klettern auf die Ladefläche. Der Wagen setzt sich holpernd und knarzend in Bewegung. Bald rechts unten eine Schlucht, Kalk, das Grün der Bäume auf rotem Lehm, ein Wasserlauf in der Tiefe, kurz abwärts, dann ein paar hundert Meter hinauf. Nach einer Viertelstunde hält der Wagen vor einem Schlachtfeld aus Lehm. So alt und hutzelig die Tante, so sehr vom Schmerz gebeutelt – Kraft hat sie. Sie zieht mich am Ärmel mit festem Griff hinter sich her. Ich stolpere mit. Vorbei an Haufen aus Stein und Marmorstücken, die offenbar einmal Grabsteine waren. Mal biegt sie links ab, mal rechts, die anderen folgen, bis sie schließlich stehenbleibt. Was soll das bedeuten? Mein Vater kann dort wohl nicht begraben sein. Sie gestikuliert energisch in meine Richtung und weint abermals laut. Dann tritt einer der jüngeren Männer an meine Seite und macht mir verständlich, dass dort ihr Vater, also mein Großvater, liege, gefallen im Krieg. Und mit einer Bewegung zeigt er, dass mein Vater vor dem letzten Krieg nach Frankreich geflüchtet sei. Ich begreife nach einer Weile, dass sie und mein Vater Zeugen geworden sind, wie mein Großvater von französischen Panzerdivisionen umgebracht wurde, und später ist auch der Friedhof, seine Gedenkstätte, in diesen Zustand bombardiert worden. Die Augen der Tante, sie sind hellblau, erzählen die Geschichte. Als ich mich, wieder zurück im Dorf, verabschiede, drücken sie mir einen kleinen Teppich, einen Armreif und ein paar Stücke des süßen Gebäcks in die Hand, umarmen, küssen, beschwören mich. Wirklich verstehen tue ich nur: Bienvenue chez toi! Gott sei Dank schaffe ich es dann doch, alleine zu meinem Auto gehen zu dürfen. Die tiefstehende Sonne bescheint mit letzter Kraft den schneebedeckten Gipfel.

Es dämmert, als ich auf den Parkplatz des Hotels fahre. An der Rezeption vorbei, bonsoir, Madame, ich erwidere, ohne stehenzubleiben, bonsoir und gehe ins Zimmer. Erst duschen, sehr heiß, dann aufs Bett und eingeschlafen. Als ich erwache, ist es draußen stockfinster, vor dem Fenster die von einem Scheinwerfer beleuchteten Blätter der Dattelpalme. Es ist, als kehrte ich aus einem anderen Universum zurück. Ich ziehe mich an, gehe hinunter. Hunger habe ich nicht, aber ich hoffe auf Rotwein. Ich gehe ins Restaurant, an denselben Platz wie am Tag zuvor, der Kellner stellt mir Brot, Oliven und eine Karaffe Wasser auf den Tisch, ich sage: Vin rouge, er zeigt keine Regung. Kurz darauf erscheint Taoufik, begrüßt mich freudig, setzt sich wie am Tag zuvor mir gegenüber, gibt dem Kellner Anweisungen und beginnt, sich wie am Tag zuvor ohne eine gemeinsame Sprache nach meinem Ausflug zu erkundigen. Es wird aufgetischt, einen wunderbaren Rotwein gibt es – tragischerweise haben wir den regionalen Wein letztlich den Franzosen von damals zu verdanken – und die eine und andere Köstlichkeit. Ich versuche, mich mit Englisch, Deutsch, Gesten, Brocken von Spanisch, Französisch, Italienisch verständlich zu machen. Anscheinend hatte ich mehr offenbart, als mir bewusst war. Anders war mir nicht erklärlich, was Taoufik, als er irgendwann einen schwarzen Kuli und eine Papierserviette nimmt, zu zeichnen beginnt. Dann noch eine Serviette. Als er sie mir beide herüberschiebt, sehe ich auf der einen das Gesicht einer Frau, der von einer gewaltigen Hand die Augen zugehalten werden. Vor ihr ein Glas Wein. Unter der Hand rinnen Tränen herab. Im Hintergrund sich auftürmende Häuser, an deren stufenartiger Anordnung mit dem Turm auf dem Gipfel ich Menaa wiedererkenne. Daneben Gesichter, dämonisch, ihnen scheint die gewaltige Hand zu gehören. Auf der zweiten Serviette ein trauriges Gesicht im Profil – ja, es könnte meins sein, die gebogene Nase, das gerade Kinn –, ganz nah am Kopf ein Paar, das Tango tanzt. Pour Zina, sois toujours la bienvenue chez toi, dans le bled de ton père. Avec des pensées affectueuses et amicales, Taoufik. 15.12.2014, Biskra, Aurès. (Er schreibt meinen Namen mit z, die französische Schreibweise.)

Wie das alles genau zusammenhängt, erfahre ich erst in Algier beim Tango – von Momo, der eigentlich Mohammed heißt, einem Informatiker bei der ESA in Paris mit Stationen in Madrid, Französisch-Guayana, Argentinien, einem Weltenbummler, einem Tangotänzer, sogar Tangolehrer, einem Chaoui aus Menaa, einem Bekannten von Taoufik und so weiter. Und der Erste, mit dem ich Englisch sprechen kann. Taoufik hat ihn über mein Kommen und deutlich mehr unterrichtet.

Ich bleibe im Hotel Suisse, nachdem ich abends in

Algier eingetroffen bin. Ich esse noch eine Kleinigkeit im Hotelrestaurant und rufe Momo an, um mich für den nächsten Tag, den Milonga-Samstag, mit ihm zu verabreden. Er holt mich vor der Milonga zum Essen ab und führt mich in ein feines, libanesisches Restaurant. Kaum am Tisch, redet er lange angeregt mit dem Kellner, dann kommen Unmengen kleiner Töpfchen und Tellerchen mit den tollsten Sachen, deren Zutaten und Zubereitung er mir ausführlich erklärt. Nur der Wein ist französisch, sonst alles arabisch. Ein paar höfliche Fragen stellt er mir, auch über Tango. Dann erzählt er von seinen Reisen nach Buenos Aires und Montevideo während seiner Zeit in der Andenregion Argentiniens und in Französisch-Guayana, die Arbeit langweile ihn mehr und mehr, gebe ihm aber Freiheit für seine Tangoleidenschaft. Inzwischen assistiere er seinem argentinischen Lehrer in Buenos Aires schon hier und da. Als ich sage, dann könne er ja auch mich unterrichten, stimmt er sofort mit leuchtenden dunkelbraunen Augen zu und schlägt den nächsten Vormittag vor, dann Mittagessen, dann werde er mich zum Flughafen bringen, denn mein Flug geht am Abend. Kurz bevor zum Abschluss der Tee aus einem schnörkeligen Silbersamowar serviert wird, sagt er noch, dass unsere Väter und der von Taoufik damals in Paris zusammen gewesen seien. Er und Taoufik seien in Paris geboren, hätten die Kindheit dennoch überwiegend mit den Müttern in Menaa verbracht. Erst für die weiterführende Schule seien sie nach Paris zurückgekehrt. Er sei geblieben, Taoufik habe nach einem Kunststudium das Hotel in Biskra und inzwischen noch einige andere Geschäfte in Algerien eröffnet. Alte Freunde also. Morgen mehr. Jetzt müssten wir los.

Als wir die Tür öffnen und den in warmes Licht getauchten Tanzsaal betreten, erklingt das süße Geigenpizzicato aus Osvaldo Fresedos *Tigre viejo*. Sofort wird diese magische Stimmung durch und durch – in Kopf, Herz und Beinen – spürbar, eine Stimmung, in die der Tango einen offenbar weltweit hüllen kann. Amels Tochter sitzt an der Kasse. Wir wechseln in der Garderobe die Schuhe. Ich schaue mich um. Es ist ruhig, für arabische Verhältnisse sehr ruhig, die Leute tanzen jetzt zu Fresedos *En la huella del dolor*. Dann kommt Amel zu mir herüber, begrüßt, umarmt und küsst mich. Was sie sagt, kann ich sehr gut erahnen. Momo bringt mir eine Kalebasse mit Matetee und bietet mir einen Platz an einem kleinen Tisch an. Er setzt sich auf die andere Seite. Ich schaue herum, fühle mich wohl, für mich allein in der Musik. Als die Tanda zu Ende ist (du weißt ja wahrscheinlich, dass mit einer Tanda ein Set von drei oder vier Liedern gemeint ist, anders als in München oder Rom ist es hier nicht), erklingt arabische Musik. Die Tänzer verlassen diszipliniert die Tanzfläche. Dann der Walzer *Yo no sé que me han hecho tus ojos* von Francisco Canaro. Ich schaue zu Momo, er zieht die Augenbrauen freundlich hoch und nickt mir zu. Am Rand der Tanzfläche stellt er sich mir gegenüber, legt seine rechte Hand um meinen Rücken, reicht mir seine linke Hand – er duftet. An seinem Atmen merke ich, wie er die Energie durch den gesamten Körper schickt und mich damit umschließt. Dann spüre ich an seinem Oberkörper, dass er unseren ersten Schritt vorbereitet. Wir beginnen ruhig zu fließen, erst gehend, uns manchmal leicht drehend. Keine Bewegung, in die er mich nicht hineinnimmt. Ich habe nicht mehr das Gefühl, dass mir ein einziger Schritt misslingen könnte, deshalb nehme ich Erdung auf und lasse jeden meiner Schritte von dieser Kraft durchdringen. Alles geht und dreht sich wie von selbst, ein Pingpong-Spiel der Impulse, der Tempi, der Spielereien, ein Spiel zu dritt – die Musik, er, ich –, das immer wieder in einen gemeinsamen Schwung mündet und Mut für rasante Drehungen im Inneren der Achse macht. Je konzentrierter auf die Mitte, desto mehr zum Fliegen geeignet. Was ist da los? Ich kann es dir nicht sagen, kann es mir nicht sagen, brauche nichts zu sagen.

Theo, das ist ein unvergesslicher Abend für mich. Noch nie hat sich ein Tänzer so in mich hineingefühlt, mich mit seinen Bewegungen und seinem Atmen so getragen und mir solch immensen Tanzmut gespendet. Und Amel, diese herzliche Frau, sang von zwei Musikern begleitet einige arabische Tangos. Ja, richtig, arabisch! Besonders berührt haben mich Lieder des algerischen Sängers Lili Boniche. Bei *Ana el owerka* kämpfte ich mit den Tränen, so wunderschön war es.

Ja, Theo, jetzt kommt so etwas wie mein Epilog. Du musstest lange genug darauf warten. Da passt es, dass mir Momo in der Unterrichtsstunde am nächsten Vormittag eine vollkommen neue Lauftechnik erklärte, die mich erst einmal gehunfähig gemacht hat. Bei jedem Schritt soll ich die Hüfte auf der Seite des freien Beins senken, während ich mich mit dem Fuß des Standbeins – das wusste ich aber schon – fest vom Boden abstoße. Das Senken der Hüfte ist eine koordinatorische Herausforderung, hilft der Stabilität der Achse aber tatsächlich enorm, wenn es denn mal klappt, und macht den Gang weich und fließend. Das übe und übe ich, damit ich endlich, ohne zu straucheln, wieder sicher gehen kann. Und ich probiere und probiere und probiere, eine Haltung zu entwickeln, damit ich leben kann – mit dem, was ich dann von Momo und von Taoufik durch Momo über meinen Vater erfahren habe. Ich mache es kurz. Denn so habe ich, was mich schon fünfzig Jahre nicht loslässt, ohne es zu wissen, erlebt: kurz, hart, unerbittlich.

Für die Tangostunde war Momo mit mir in sein am Meer gelegenes Elternhaus am östlichen Rand von Algier gefahren. Danach in ein Restaurant über der Küste in den Ausläufern des Atlasgebirges, glaube ich. Wieder bestellt er für mich mit, dieses Mal eine dünne, pikante Suppe mit reisförmigen Nudeln, dann Fisch, gegrillte Rotbarbe, und Salat, dazu einen leichten Rosé aus dem angrenzenden Tunesien. Er kommt mir ernst vor, viel ernster als zuvor, wahrscheinlich muss er sich Mut antrinken, deshalb schon mittags der Wein. Er fängt an, man könne ja fast denken, es handle sich um einen unbeschreiblichen Zufall, dass ich Taoufik und dadurch dann ihm begegnet sei, einen Zufall von einer Qualität, die einen wieder gläubig werden lassen könne. Denn laut Koran gebe es keine Zufälle, alles sei von Allah bestimmt. Dann wollte er mir – zwischen Suppe und Fisch – die E-Mail vorlesen beziehungsweise aus dem Stegreif, so gut es gehe, übersetzen, mit der Taoufik mich bei ihm angekündigt hat.

Mein lieber Mohammed,
es ist etwas Merkwürdiges geschehen. Ich habe Besuch bekommen. Zunächst habe ich die Zusammenhänge mit uns gar nicht gesehen, war einfach gastfreundlich und hilfsbereit, wie es meine Pflicht ist. Inzwischen habe ich verstanden, dass wir beide die Einzigen sind, die Licht in ein ganzes Schicksal bringen können und deshalb wohl auch müssen, so meine ich. Wir sind nun Teil des Schicksals dieser Frau, die in mein Hotel ge-

kommen ist. (Hier unterbrach Momo und fragte, ob ich jemals das Wort *maktub* gehört hätte, ein Schlüsselwort des Islam, das Wort für Schicksal, das wörtlich *es steht geschrieben* bedeute, das Gegenteil von Zufall. Ich musste verneinen.)

Natürlich sagte mir der Name ihres Chaoui-Vaters etwas. Ich gab ihr die Adresse der Familie, der Schwester, in Menaa und kündigte sie dort an. Erst die Reaktion der Schwester am Telefon, die mir zu verstehen gab, dass niemand etwas von der Existenz einer Tochter wusste, brachte mich, wenn auch langsam, zum Nachdenken. Sie heißt Zina, kommt aus Deutschland und – jetzt setz dich hin! – sie ist die Tochter von Sabri Guerfi! Wenn er überhaupt selbst etwas von einer Tochter gewusst hat, so hat er es offenbar sogar seinen engsten Freunden verschwiegen. Wir können nicht mehr fragen. Warum nur kommt sie erst jetzt, zwei Monate nachdem auch du deinen Vater beerdigen musstest? Unsere Väter sind tot, alle drei. Und wir sind auch nicht mehr ganz jung – alle drei! Und deshalb wird es Zeit und ist es unsere Pflicht, dass wir Zina ihre Herkunft und ihre Wurzeln nicht verschweigen. Ich konnte mich ihr nicht in der Form verständlich machen, die ihrer Geschichte gebührt. Deshalb bitte ich dich darum, mein Freund. Ihr habt ja noch mehr Gemeinsamkeiten als die Freundschaft unserer Väter, nämlich Tango. Das und anderes habe ich ihr schon angedeutet in einer Zeichnung. Außerdem hat sie den Schmerz ihrer Tante erlebt und die verwüstete Grabstätte ihres Großvaters gesehen. Also klär sie auf, dann wird sie ihren Besuch in Menaa begreifen …

Von Momo erfuhr ich dann, sie hätten Schlimmes mit angesehen, die Tante und mein Vater, sie hätten gesehen, was ihrem Vater 1945 widerfahren sei. Da war mein Vater gerade acht oder neun, seine Schwester fünfzehn, sechzehn. Dass dann abermals Krieg ausbrach, ertrug Sabri nicht. Mit knapp zwanzig flüchtete er nach Frankreich. Und dabei scherte es ihn offenbar nicht, dass er ins Land des Feindes floh. Hauptsache fort. Die Achtung vor den Franzosen hatte er verloren, obgleich sie ihm Zuflucht gewährten, einen Schulabschluss und sogar ein Medizinstudium ermöglichten. Er war ihr Feind, umgeben von Feinden. Kurze Zeit später kamen auch Taoufiks und Momos Vater nach Paris. Sie waren gewissermaßen eine Schicksalsgemeinschaft und verbrachten viel Zeit miteinander. Dennoch, so Momo, sei mein Vater vom Krieg am deutlichsten gezeichnet gewesen. Die Väter der anderen begannen ein ziemlich normales Leben mit Studium, Beruf, algerischen Ehefrauen und mehreren Kindern. Mein Vater war dazu offenbar nicht imstande. Er war gescheit, auch erfolgreich als Chirurg. Aber außer im Kreise seiner beiden Chaoui-Freunde, könne man sagen, eiskalt. Er hatte eine Affäre nach oder neben der anderen und ein paar Männerfreundschaften, in denen man sich auch noch im fortgeschritteneren Alter mit Trophäen brüstete.

Darüber wurde in unserer Familie hin und wieder gesprochen, sagte Momo, voller Sorge und Hilflosigkeit. Dass er schon fünfzehn Jahre tot ist, weißt du?

Ich nickte.

Umgebracht.

Ja.

Wir wissen nichts Genaues. Der Mörder wurde nicht gefasst. Es ging nur das Gerücht, er sei ein Opfer von

Selbstjustiz geworden. Vielleicht ein Behandlungsfehler oder etwas Privates. Wir haben es nicht erfahren.

Soll einen da noch etwas wundern, Theo?

Momo sagte noch, dass sein Vater und der von Taoufik sich um eine Überführung bemüht hätten in der Hoffnung, Sabri könne wenigstens nach dem Tod Frieden in der Heimat finden. Doch mein Vater hatte so etwas offenbar schon vorher zu verhindern gewusst und testamentarisch verfügt, sein Leichnam solle der Pathologie als Körperspende übergeben werden. Die für die Einäscherung der unbrauchbaren oder übriggebliebenen Körperteile anfallenden Krematoriumskosten hatte er hinterlegt. Da sei nichts zu machen gewesen.

Was für ein Mensch!?!

Theo, ich kann nicht mehr.

Bis hierhin für heute und nachträglich noch Prosit Neujahr!

Sina

Dienstag, 6. Januar 2015, 11:17 Uhr

Liebe Sina,
ich müsste mich gar nicht so sehr verstellen, dann könnte ich schwärmen von deiner Algerien-Erzählung. Ich könnte sagen, dass du mir fast unheimlich geworden bist, weil du so weit hineingefunden hast in die Herkunft deines Vaters, also in deine Herkunft. Eine längst wartende Liebe kommt endlich hin, wo sie herkommt. Geradezu heimisch bist du geworden. Aber wenn ich mich nicht verstelle, kann ich nur auf deine Tango-Erlebnisse reagieren. Und ich bin eifersüchtig wie noch nie. Deine Beziehung mit Carlos Kroll, geschenkt. Aber wie dieser Mohammed, genannt Momo, die Energie durch seinen ganzen Körper schickt

und dich damit umschließt! Dir kann kein einziger Schritt mehr misslingen, du nimmst Erdung auf und lässt jeden deiner Schritte von dieser Kraft durchdringen! Dann geht und dreht sich alles von selbst! Rasende Drehungen im Inneren der Achse! Wo das wohl ist, dieses Innere der Achse! Noch nie hat sich ein Tänzer so in dich hineingefühlt! Dich mit seiner Bewegung und seinem Atmen getragen und dir so Tanzmut gemacht! Das sind ja alles deine Wörter! Liebe Sina, du weißt, dass ich weiß, dass ich keinen Anspruch habe, weder Recht noch sonst was. Wir haben weder Zeit noch einen Ort für irgendwas. Warum also dieses dümmste aller menschenmöglichen Gefühle, diese Eifersucht?! Es hat keinen Sinn zu verbergen, wie mir diese Tangodurchdrungenheit wehtun möchte. Ich habe schon immer empfunden, dass ich dir gegenüber andauernd eine Vernunftmaske tragen muss, die mir wehtut. Jetzt, als ich diese Tango-Intimität zu erleben hatte, ist es mir zu viel geworden. Du hättest, wenn du die Nacht mit Momo (schon dieser Name!) verbracht hättest, das wahrscheinlich gestanden. Wahrscheinlich! Du willst mich schützen. Auch vor mir selbst. Ich darf sagen, dass ich auf die Sonne, solltest du dich ihr nackt bieten, eifersüchtig sein könnte. Ich beherrsche mich. Aber wie du dich dort hast umschließen, wiegen und durchdringen lassen, das darf mir, bitte, etwas ausmachen.

Das meldet der in den Käfig des Möglichen gesperrte

Theo

Dienstag, 6. Januar 2015, 14:01 Uhr

Tut mir leid, Theo,

alles missverstanden. Aber egal.

Adieu!

Donnerstag, 8. Januar 2015, 23:33 Uhr

Liebe Sina,
irgendwann habe ich irgendwo gelesen, Kafka habe geschrieben: *Einmal dem Fehlläuten der Nachtglocke gefolgt – es ist niemals gutzumachen.*

Sich zu entschuldigen ist sinnlos. Mir kann nicht vergeben werden, dass ich den Sprachzärtlichkeiten deiner Tango-Erzählung verfallen bin! Ich kann das nicht zurücknehmen. Aber dass ich dein dort erlebtes Schicksal als Fremde nicht, überhaupt nicht bemerkt habe, kommt mir jetzt, nachdem ich dein Algier dreimal gelesen habe, grotesk vor. Ganz unverständlich! Heimisch, habe ich geglaubt, seist du dort geworden, weil du so stimmungsreich, farbenreich und wortreich die Menschen und alles um sie herum geschildert hast. Dabei hast du es erlebt, als werde dir eine neue Identität übergestülpt! Ich habe dich bewundert, weil du doch herzliche Teilnahme erlebt und beschrieben hast. Jetzt lese ich, du seist dort einfach fremd gewesen, ein Fremdling. Den Satz, die Unselbstverständlichkeit plagt mich hier wie dort, habe ich, von der Tango-Intimität betäubt, nicht wahrgenommen. Und deine Haltung: Was können die dafür, dass ich sie nicht verstehe?

Du hast alles Mögliche über deinen Vater erfahren, es hat dich in keine Nähe gebracht. Dein Schluss: Theo, ich kann nicht mehr. Also, dass ich mich schäme, wie ich mich noch nie geschämt habe, hilft nichts. Hilft dir nichts. Ich möchte dich aufnehmen! Einfach deine Fremdlingshaftigkeit mindern. Sei ein winziges bisschen weniger fremd, wenn du an uns denkst, die einander gesehen haben, als sie nichts von einander wussten, und die einander jetzt, da sie eine Ahnung haben von einander, nicht mehr sehen werden! Weil … Weil alles so verdammt ist, wie es ist. Lass dir meine Wörter gefallen. Das ist komisch: Wenn ich an dich denke, wäre ich immer gern ein Dichter. Obwohl ich keiner bin, kann ich, wenn ich an dich denke, nicht anders: Ich muss dichten. Verzeih! In meinem unabgeschickten Brief vom August letzten Jahres habe ich dir ein Geständnis gemacht, das ich jetzt einfach wiederhole. Ich schrieb: Sie sei ein Schönheitszwang. Er wolle ihr, nur ihr, andauernd etwas Schönes sagen. Kurz, er wäre ihr gegenüber am liebsten ein Dichter. Das sind doch die, die alles so schön sagen, wie es nicht ist. So einer zu sein beziehungsweise so einen zu imitieren zwinge sie ihn. Unwillkürlich.

Nämlich:

Welt reimt sich auf Sinn,
wie sich Blüte auf Liebe reimt.
Ich fühle, dass in mir
immer etwas keimt.

Soviel damals. Du kannst auch sagen, ich fliehe wieder ins bloße Wörtliche. Heute in:

Die Elegie

Silberne Mähnen wehen von den Hälsen
eingebildeter Pferde. Wie Musik entsteht,
wird vorstellbar. Der Himmel
erklärt sich für einen Augenblick.
Der Sinn der Schöpfung sind wir,
du und ich, zum Sterben geboren.
Ich muss lachen. Muss ich nicht?
Ich muss. Mit dir.

Stottern im Windkanal des Schicksals.
Die Fetzen donnern durch die Welt.
Erwürgte Zärtlichkeiten faulen am Weg.
Die Vernunft tanzt auf dem Trampolin Tango.
Der Folterer grinst und klatscht Beifall.

Wir irren aufwärts in die Welt
der Täuschungen, zugeklebt unsere Augen
mit Schmetterlingsflügeln. Unsere
Leichen blühen und lassen erglühen
das Eis der Unsterblichkeit.

Ich würde gern schweifen. Wiesen kämmen,
Tiere streifen, Stämme stemmen.
Nur dass du mich sähst, dass ich spürte, du gehst
mit mir ins Weglose, ich der Dorn und du die Rose.
Dann soll das Schicksal uns pflücken, dass wir zu-
sammen den Traum
von der Liebe schmücken. Und enden in der Phantasie
something evermore about to be.

Dein so genannter Theo

21

Freitag, 9. Januar 2015, 21:49 Uhr

Lieber Theo,
es läuft noch mehr zusammen als wir, du und ich, für möglich halten. Mir ist allmählich eine Identität bekannt geworden, die ich von woanders her zu kennen glaube. Du schreibst wie ein gewisser Franz von M., und dir antwortet eine gewisse Aster. Ihr wurde der Verrat als Todeswunsch-Grund genannt. Und Irreversibilität als ersehnter Zustand.

Sind wir es jetzt, du und ich!?!? Ich finde, das sei, obwohl es in der Todeszelle stattfindet, ein Grund zum Jubeln. Der Grund, warum das Genie dich so exemplarisch verpfiffen hat, ist dagegen doch nur halbwichtig. Finde ich! Über alles andere ein anderes Mal! Heute feiere ich mit dir Reunion. Überhaupt Union-Union-Union.

Deine Aster-Sina

Freitag, 9. Januar 2015, 23:17 Uhr

Liebe Sina,
darauf hätte ich kommen müssen, kommen können! Wie immer schaffst du mehr als ich, bist du findiger als ich, bist du die Gescheite, Kluge, Schlaue, Supertolle! Und ich der tapsige Nachplapperer. Obwohl mir doch wirklich auffällt, dass du wie Aster Kleider Klamotten nennst, und

obwohl mir von jener Mittelmeerischen berichtet wurde, dass sie zum Herrn alles Hiesigen Halt die Klappe! gesagt hat, und obwohl sie ihrem Brieffreund Theo am Schluss eines Briefes hoch und hell schreibt, dass ihr Über-Ich jetzt sage: Halt die Klappe, Kleine! – obwohl ich also Indizien noch und noch hatte, mir fällt so etwas auf, aber ich fange damit nichts an. Ich bin eben von Anfang an angewiesen darauf, dass man mir die Welt erklärt. Ich bin arglos. Mein Vater hat mir immer alles erklärt. Dass du nicht auf Ideen kommst, hat er immer gesagt. Jetzt bist du dafür da. Das gesteht dir

der Abhängige

PS: Ich bin stolz darauf, dass mich meine Liebe tatsächlich blind macht. Dass Franz von M. von Aster genauso abgekanzelt wurde wie ich von Sina (Tut mir leid, Theo, alles missverstanden. Aber egal. Adieu!), das hätte mir sonst die Augen öffnen können.

PS 2: Ach Sina, du und Aster eins, das ist mehr, als wenn Franz von M. und Theo Schadt eins sind. Du und Aster eins! Ich habe dich ja – es ist lächerlich genug – mit Aster ein bisschen betrogen. Obwohl sie mir ununterbrochen strengstens die Leviten gelesen hat – ich sei ein Leichtgewicht, ein Romantiker und so weiter –, habe ich sie für ihre Sätze geliebt. Wollte wissen, was sie anhat, wenn sie so schreibt. Und jetzt bist das alles du!!! Du hast diesen Aster-Hintergrund! Die Irreversibilität! Du hast die Gruft-Predigt verfasst! Sina, Sina, Sina, was denn noch! Je unmöglicher es wird, dich zu erreichen, desto heftiger ziehst du mich an. Und willst das natürlich überhaupt nicht. Und das wirkt dann noch viel mehr. Sina, wenn ich dich je sähe

– was niemals stattfinden soll –, würde ich dich sofort totküssen und daran sterben. Es muss ja sein. Aber im Konjunktiv darf ich dich lieben! Dafür gibt es doch den Konjunktiv! Ich würde würde würde mit dir abhauen ins Nirgendwo! Schwimmen würde ich mit dir ins Märchenmeer. Wir würden Jorinde und Joringel und Schneeweißchen und Rosenrot grüßen, wir, Aster und Sina und Franz von M. und Theo, wir, Sina, das absolute Quartett, Sina, ich muss aufpassen, ich hebe ab, stürze dir voraus, liebste Sina, du bist die Unmöglichkeit in Person: Ich werde deine Unmöglichkeit bekämpfen. Mit dem Konjunktiv! Und, wenn's nicht anders geht, mit dem Indikativ!

Dein indikativischer Theo

22

Theo, übernimm du. Das Unausdrückbare erzählen. Fühl dich überfordert, aber versuch's.

Sina rief an.

Zum ersten Mal telefonierten sie. Kroll ist tot. Sie hat alles schon hinter sich. Er ist bei ihr gestorben. Am Freitag.

Sie hätte ihn wie immer um halb zehn weggeschickt, wäre dann zu ihrer Milonga gefahren, ins La Tierrita in Giesing. Zu Johanna und Jürgen. Weil die immer noch so tun, als schätzten sie, dass sie kommt.

Carlos Kroll war gegen fünf bei ihr, wie immer am Freitag. Er habe seinen mitgebrachten Matcha-Tee getrunken. Den mache sie immer genau so an, wie er es ihr beigebracht habe, das Pulver in der Schale erst mit ein paar Tropfen kaltem Wasser anrühren, dann das vom Kochen schon wieder abkühlende Wasser drauf und dann schlagen mit dem Bambusbesen, bis es schäumt. Er sieht beobachtend und schon genießend zu. Weil ihr dieser Tee auf die Nerven geht, trinkt sie ihren Champagner. Pralinen gegessen haben beide. Den Tee trinkt er immer feierlich. Fast zeremoniell. Heute sagte er, nachdem er den Tee getrunken hatte, er möchte auch ein Glas Champagner. Dann trank er auf ihre Taufe. Endlich habe er einen Namen gefunden, der ihr gerecht werde: Schöne mit Schuss! Sie hatte gegen diese Benennung nichts einzuwenden, ja, sie war sogar ein bisschen stolz darauf, dem Genie Anlass zu einer schön-frechen Wortfindung gewesen zu sein. Auf jeden Fall sei sie besser weggekommen als die brave Osteopathin, das Märchen für alles, und die gierige Scheidungsanwältin als das Gelbe vom Hai. Also trank sie fröhlich mit.

Als er der Madonna mit der Dornenkrone den neuen Namen serviert habe, sei sie ihm um den Hals gefallen. Da sei ihm erst klar geworden, dass seine Benennungen meist erst stattfanden, wenn er die so Genannten halbwegs hinter sich hatte. Nur die Madonna mit der Dornenkrone hat ihre Benennung bei ihm überlebt. Er musste der Madonna sagen, dass die Schöne mit Schuss noch nicht vorbei sei. Er sei ja noch gar nicht eingezogen bei ihr. Und das sei doch immer die Bedingung für ein bisschen Auszeit. Er warte von Freitag zu Freitag darauf, dass sie sage, jetzt könne er kommen. Und dann kommst du nicht, habe die Madonna gesagt, die Malsenerin ist unter deinem Niveau. Statt mit ihrem Namen nenne sie Sina immer mit dem Straßennamen. Jetzt musste er daran erinnern, dass er Zwang nicht ertrage. Er warte auf den Freitag der Erfüllung. Deinen Karfreitag, habe sie gesagt. Er habe sie ausgelacht.

Dann er zu Sina: Kann ich kommen? Sie erinnerte an ihren Brieffreund. Den nahm er wieder nicht ernst. Zehn Brieffreunde, bitte! Solange keiner bei ihr wohne! Sie habe sich wieder beherrschen müssen, ihm nicht zu sagen, wer das sei, ihr Brieffreund. Er war auch schon dabei zu schildern, wie Oliver Schumm auf den neuen Namen reagiert habe. Genial, rief der. Drei Wörter, und das ist sie ganz und gar. Carlissimo, ich gratuliere!

Irgendwann habe er dann gesagt, er fühle sich heute so wohl. Bäume ausreißen sei nicht seine Spezialität, aber heute sei ihm danach. Emre, sein Türke in der Goethestraße, mit dem er zum Haarefärben verabredet gewesen sei, gestattete es sich, nicht da zu sein. Der ihn vertreten sollte, hat Carlos noch nie bedient. Auf Carlos' Karteikarte war die Mischung vermerkt. Der Vertreter mischt und mischt, und jetzt sieht er, Carlos, aus wie ein südamerikanischer Operettentenor. Das ist doch nicht das dunkelste Dunkelrot, das er zusammen mit Emre in jahrelanger Arbeit entwickelt hat. Und dass sie überhaupt nicht bemerkt habe, wie furchtbar er mit diesem Monoton-Schwarz aussehe, das zeige nur, wie wenig sie ihn wirklich wahrnehme. Dann sei er aufgestanden, habe gesagt, er wolle sie jetzt ins Bett tragen. Bitte, habe sie gesagt. Habe sich im Sessel ausgestreckt, er habe sie so umfasst, dass sie in seinen Armen lag. Und trug sie tatsächlich hinüber. Ließ sie von seinen Armen in ihr Bett gleiten. Das war ihm bis jetzt nur ein einziges Mal gelungen. Dann sagte er: Gibst du zu, dass du mich jetzt aufnehmen kannst. Aufnehmen darfst. Aufnehmen musst. Sag schnell dreimal hinter einander Ja-Ja-Ja.

Da wusste sie, dass er wieder bei seinem Thema war. Einziehen bei ihr. Weg von der allmächtigen Doktorin. Sie sprang auf und führte ihn zurück zu den Sesseln. Sobald sie drüben waren, stieß er sie sanft an, sie sollte sich setzen. Er ging in ganz kleinen Schritten zur Wand, an der er sich, wenn ihm danach war, kreuzigte. Er redete dann immer so, dass zu verstehen war, als Gekreuzigter sage er die Wahrheit. Ihr ging, was er dann sagte, jedes Mal zu Herzen. Andererseits begriff sie: als Gekreuzigter, das war seine Wahrheits-Pose. Diesmal sagte er, sobald er sich an die Wand gepresst, die Arme ausgebreitet und auf die Zehenspitzen gestemmt hatte: Mein Karfreitag. Wenn du mich jetzt nicht aufnimmst, kann es zu spät sein. Die Madonna mit der Dornenkrone ist momentan von einer Entschlossenheit ergriffen, die mich zerbröselt. Dann rief er noch: Des Lebens angejahrte Fülle … Dann nur noch Zischlaute. Die Haltung zerfiel. Er griff hoch in die Luft, suchte einen Halt, den es nicht gab, und sank zusammen. Sie schon bei ihm. Sein Kopf in ihrem Schoß. Seine Augen entgleisten. Von den Zischlauten am Schluss noch ein Wort hörbar: Am Arsch. Ein Wort, das bei ihm sonst nicht vorkam.

Da begriff sie, was passiert war: ein Todeskampf.

Der Notarzt stellte den Tod fest. Er musste den Toten sozusagen beschlagnahmen. Nicht die gewöhnliche Unterbringung, sondern in eine geschlossene Abteilung. Die Todesursache: Vergiftung. Jetzt sah sie es auch, wie verfärbt Carlos' Gesicht war. Die Lippen fast grellblau.

Auf ein Stück Papier habe sie Dr. Anke Müllers Adresse geschrieben. Die Milonga fiel aus.

Inzwischen sei sie schon zweimal vernommen worden.

Hallo, rief sie. Bist du noch da?

Theo schluckte und schluckte. Er fand die Stelle nicht, an der er seine Stimme ansetzen konnte. Er wollte ihren Namen sagen. Er brachte nichts heraus.

Er war in einem Riesenraum. Lichtlos. Die Stille rauschte grell. Er war furchtbar klein. In diesem Raum.

Er legte auf. Er wollte nicht noch einmal ihr Theo! Theo! hören.

Später konnte er sagen, sich sagen, dass die Zeit bis zu seiner ersten Vernehmung so kurz war wie ein Augenblick.

Der Beamte fragte: Wann haben Sie Carlos Kroll zum letzten Mal gesehen?

Theo sagte: Schauen Sie in meinen Steuerpapieren nach. Da gibt es eine Quittung, Mittagessen im Restaurant Neuner mit Carlos Kroll. Grund: Beratung. Wir redeten wie immer. Das heißt, er redete, ich hörte zu. Er sagte, die Madonna mit der Dornenkrone, also Frau Dr. Anke Müller, sei zurzeit sauer auf ihn, weil er wieder einmal eine kleine Auszeit brauche. Ich kannte diese Stimmung bei ihm. Sein Bedürfnis, die Wahrheit zu sagen. Wenn ihn jemand nötigte oder gar zwang, etwas anderes zu sagen, als er dachte, dann wurde er böse, hart, rücksichtslos. Wieder einmal eine kleine Auszeit. Das war genau in der Zeit, in der er mich beziehungsweise mein Projekt verriet. Erfahren habe ich das ein paar Tage später. Schauen Sie nach, es ist alles aufgezeichnet. Im Neuner auf jeden Fall waren wir noch ein Herz und eine Seele. Er war mir beim Aufstehen wie immer voraus, wartete schon im Vorraum mit meinem Mantel, meinem Hut, ich wollte ihn, wie immer, daran hindern, mir in den Mantel zu helfen, er schaffte es aber jedes Mal mit einer eher zärtlichen Formulierung. Diesmal, im Neuner, sagte er: Ich weiß doch, du willst nicht für einen alten Mann gehalten werden. Das tat weh. Das war gefühllos. Kalt. Das war neu. Schon recht, sagte ich, und ließ es geschehen. Willenlos. Kraftlos. Draußen zwei Taxis, und auseinander waren wir. Ich spürte, dass ich ihn verloren hatte. Warum und wie und an wen, wusste ich noch nicht. Erfuhr es dann aber schnell und deutlich genug.

Der Kriminalhauptkommissar, der Steinfeld hieß, sagte, die Kriminalpolizei müsse sich, wenn jemand an Vergiftung sterbe, einmischen, und er müsse sich fragen lassen, weil er in einer Fernsehsendung davon gesprochen habe, dass er Carlos Kroll erwürgen wolle. Er müsse verstehen, dass er als Beschuldigter in Frage komme.

Dieser Kriminalhauptkommissar war ihm sympathisch. Der schien darunter zu leiden, dass er ihn vernehmen musste. Es sei kein Verhör. Die Kriminalpolizei sei nichts anderes als die Polizei, die nach einem Verkehrsunfall die Scherben und Spuren sichte, um festzustellen, wie es zu diesem Unfall gekommen sei. Kein Mensch will einen anderen Menschen umbringen, sagte der Kriminalhauptkommissar, und trotzdem werden immer wieder Menschen umgebracht. Je genauer dann die Motive aller irgendwie Beteiligten erfassbar gemacht werden können, umso mehr werde aus einer Tat ein Geschehen. Und dieses Geschehen verständlich zu machen sei seine Aufgabe. Ohne seine Erkundungen könne der Staatsanwalt sich überhaupt nicht rühren. Da aber ein Mensch zu Tode gekommen sei, müsse sich der Staatsanwalt rühren. Und er, der KHK Steinfeld vom Kommissariat 3 in der Bayerstraße, wolle und solle alles tun, dass das, was passiert sei, verständlich wird. Einverstanden, Herr Schadt?

Theo sagte: Ja, natürlich.

Also, sagte der Kriminalhauptkommissar, Sie haben das Wort.

Theo fing an:

Er habe bis zu diesem Augenblick noch nicht sagen können, welcher Art ihre Beziehung gewesen sei. Jetzt, nach seinem Tod, könne er zum ersten Mal versuchen, die Abhängigkeit von Carlos Kroll auszudrücken. Der konnte mit ihm machen, was er wollte. Selbst Iris, seiner Frau, sei er nicht so ausgeliefert gewesen wie Carlos Kroll. Der bestimmte, wie er sich fühlte.

Wie das so wurde, wie es dann war, weiß er nicht. Wie hat es dieser Carlos Kroll geschafft, dass man das Gefühl hatte, man müsse ihm gefallen, es ihm recht machen? Ihn anzuerkennen genügte nicht. Von Anfang an. Zum Beispiel sein Richtig!, wenn man etwas gesagt hatte, dem er zustimmen konnte. Ohne sein Richtig! konnte man überhaupt nicht recht haben. Sein Richtig! versah einen mit einem Rechthabensgewicht, auf das man stolz sein sollte. Und leider auch war. Wenn man bedenkt, wie wenig man ohne sein Richtig! im Recht war, könnte es einem immer noch schwindlig werden. Wahrscheinlich war alles schon am ersten Abend entschieden, als er im Schein der Abendsonne Cello spielte und dann im Rittersaal seine unverständlichen Gedichte las. Dass die unverständlich waren, das war's überhaupt. Da es keine Möglichkeit gab, etwas sinnvoll Vernünftiges zu sagen, blieb doch gar nichts anderes übrig, als die Gedichte zu loben. Und damit war man gefangen. Ein für alle Mal. Alles, was man nicht verstand, musste man loben. Ihn loben. Egal, was er tat oder sagte. Ja, es gab die hitzigen politischen Diskussionen. Aber auch die fanden statt unter dem Dach seiner Herrschaft. Egal, was er sagte, es war auf jeden Fall toll. Auch wenn man es gar nicht toll fand. Selbst wenn man nicht zustimmen konnte, musste man ausdrücken, dass kein Mensch auf so unwidersprechbare Weise Unrecht haben konnte wie Carlos Kroll. Das klingt jetzt zu … zu intellektuell. Macht machte ihm Spaß. Das sagte er oft genug. Sinnlos, das in Begriffen ausdrücken zu wollen. Du musstest ihm gefallen. Und das hieß: Du musstest ausdrücken, wie er dir gefiel! Wie sehr! Wenn du eine helle Freude hattest an ihm und ihn das spüren lassen konntest, dann segnete er dich, das heißt, er ließ dich spüren, wie sehr du ihm gefielst. Aber immer musstest du liefern, wie sehr er dir gefiel, erst dann spendete er, dass du ihm gefielst. In einer Liebe ausgedrückt: Ich liebe dich – aber nur, wenn du mich liebst.

Zuerst glaubte man, man könne alles, was Carlos Kroll tat und sagte, bejahen und durch Bejahen vermehren. An dem Kerl konnte man doch alles mögen. Der war liebenswürdig und gescheit und toll, ja, auch verrückt! Warum denn nicht! Zum Beispiel das Mädchen in Schopfheim! Einmal fuhr er hin, sie ließ ihn nicht ein, weil sie jetzt mit einem anderen Mann lebte. Er zertrümmerte ein Fenster, er rief, er werde den, der bei ihr sei, umbringen. Sie rief die Polizei, verzichtete aber darauf, ihn anzuzeigen. Ihr Freund übernahm die Kosten. Und wenn man dann einwandte, die Frau habe doch ein Recht, mit einem anderen zu leben, da er ja nicht zu ihr ziehen wolle, er erwähne sie ja nur noch als das arme Ding, dann sagte er: Das könne er nicht hinnehmen, dass eine Frau, die von ihm ein Kind habe, mit einem anderen zusammenlebe. Davor müsse er sein Kind schützen! Dann in einem ganz anderen Ton: Lieber Theo, lass uns doch nicht wegen einer solchen Bagatelle auseinandergeraten. Dann musste man die einem hingestreckte Hand nehmen und sie tröstlich streicheln.

So wird es gekommen sein, dass aus einer harmlosen Zustimmungsfreude eine Notwendigkeit wurde. Eine Abhängigkeit. Ein Zwang. Und erst allmählich merkte er, dass Carlos Kroll nichts anderes erwartete als die totale Ergebenheit. Ganz von selbst sozusagen war aus der schönsten Freundschaft ein reines Herrschaftsverhältnis geworden.

In dir ist allmählich gewachsen eine Art Klarheit: Der achtet dich kein bisschen. Der verachtet dich! Diese Abhängigkeit von einem, der dich verachtet. Dass der dich dann so krass verriet, war fast ein Kompliment. Wahrscheinlich war das das einzige Mal, dass er dich ernst genommen hat.

In ihm ist auch gewachsen eine Art Kraft. Der Befreiungsschlag war unaufschiebbar. Der Rest war kein Problem. Das Pulver hatte er schon lange. Für alle Fälle. Für ihn selbst. Aber auch, wie er dann Carlos Kroll damit bediente, hatte er schon hundertmal durchgedacht. Also hin zu Sina. An einem Freitag. Immer noch Kroll-Tag bei ihr. Die Zeremonie war schon vorbereitet, Theo musste nur noch sein Pulver dazutun. Und sich verabschieden. Offenbar ging dann alles so, wie es sollte. Er atmet, seit er das hinter sich hat, wieder anders.

Walten Sie Ihres Amtes.

Der KHK gratulierte Theo zu seiner Aussage. Die werde auf jeden Fall zu überprüfen sein.

Theo wurde vorerst in der Ettstraße einquartiert. Untersuchungshaft. Er plauderte mit seinesgleichen. Drei Tage und drei Nächte lang konnte er über alles nachdenken. Allmählich wurde es empfindbar, was Carlos Krolls Tod für ihn bedeutete. Nichts strömte eine solche Friedenskraft aus wie dieser Tod. Jetzt war, vielleicht zum ersten Mal, die Welt in Ordnung. Der einzige Schmerz: dass es vielleicht doch nicht er war, der diese weltordnende Tat vollbracht hatte. Aber er würde, falls die Ermittlungen nichts anderes zeitigten, weiterhin darauf bestehen, der zu sein, der das geschafft hatte.

Dann aber die Nachricht, überbracht vom Kriminalhauptkommissar Steinfeld persönlich: Frau Dr. Anke Müller hat sich gemeldet, sie erträgt es nicht, dass Carlos Kroll, das Genie, von irgendeinem geltungssüchtigen Spinner getötet worden sei. Sie, sie ganz allein, war es! Der Kriminalhauptkommissar sagte, Frau Dr. Anke Müller habe die Justiz einigermaßen durcheinandergebracht. Nicht wir müssen versuchen, ihr nachzuweisen, dass sie es war, sondern sie behauptet, sie könne uns beweisen, dass sie es war, sie, ganz allein, von Carlos Kroll gefeiert als die Madonna mit der Dornenkrone. Sie lasse sich diese Tat nicht von einem Koofmich rauben. Und dass die Malsenerin auch davon getrunken hätte, wäre ihr recht gewesen.

Theo Schadt gab auf. Und war wieder frei.

23

Sonntag, 11. Januar 2015, 16:28 Uhr

Du Mensch meines Lebens,
ich kann wahrscheinlich nicht ausdrücken, wie glücklich es mich macht, dir begegnet zu sein und dich immer näher bei mir zu wissen. Wenn ich könnte, würde ich es ausdrücken, indem ich fünfzig Jahre lang an deiner Seite bliebe und fünfzig Jahre lang dafür dankbar wäre. Auch wenn ich das nicht kann, will ich, dass du es genauso empfindest.

Du bist der Mensch meines Lebens. Du bist vielleicht auch der Retter meines Lebens. Du bist derjenige, der mich das Wort Leben überhaupt erst formulieren und erahnen lässt, dass es vielleicht doch irgendwie möglich sei, weil es auf der Welt wider Erwarten Schwingungen gibt, die mit mir übereinstimmen. Davon ging ich nicht aus, bis du mir begegnet und mit mir in Kontakt getreten bist. Zweifel, du könntest etwas, was mich betrifft, nicht begreifen, wurden augenblicklich fortgespült. Da war ich ganz schön schnell ganz schön nackt, auch wenn ich es nicht zugeben will.

Trotzdem treibst du es weiter auf eine unvorstellbare Spitze, indem du dich immer wieder verhältst, wie ich es nicht kenne und wie es mir so sehr fehlt, schon immer. Das macht unsere Begegnung so unwirklich, denn so etwas gibt es doch gar nicht. Es berührt mich in meinen Untiefen, dass du so akribisch auf mich achtest, auf die kleinsten Kleinigkeiten, die nicht einmal ich selbst bemerke. Du bist wie ein Klavierspieler, der mit einer Taste gleich mehrere Saiten, die unter dem schweren Deckel im finsteren, vermoderten Kasten des Instruments unsichtbar dämmern, zum Klingen und Erwachen bringt. Das Schönste ist deine Einsicht, dass es dich als Spieler braucht, um all die Weisen zu erwecken, die von rostigen Schrauben in Schach gehalten sind. Nur zusammen entlocken wir die Töne. Da wirst du einfach nicht müde, für all das Schöne Sorge zu tragen. Und ich glaube es dir. Das ist das Allerbeste! Denn ich wäre nur gerne gläubig. Dass du unermüdlich sein möchtest und ich es dir glauben kann, heilt mich, ganz tief innen. Es ist, als dürfte ich in einem weichen Bett aus duftender Watte versinken, die Augen schließen, und es passiert mir nichts. Nur manchmal komme ich in Zweifel, weil ich doch ich bin und nie Grund hatte, so etwas zu glauben. Mein utopisches Ideal einer Liebe ist seit langem die Idee, dass jeder auf den anderen achte und man nicht selbst auf sich achten müsse. Sicherer als meine Utopie kann nichts sein. Und jetzt willst du mir auch noch weismachen, dass das keine sein soll???

Ich passe auch auf dich auf. Dich glücklich zu sehen kribbelt mir durch den ganzen Körper. Ich nehme alles von dir in mir auf wie Manna, jedes Wort, jeden Gedanken, jede Bewegung, jede Miene, jede Geste, dich. Und lade dich ein, am 26. Februar mit mir das Tango-Konzert im Prinzregenten-Theater zu besuchen.

Auf deine Zustimmung hoffend,
diese Sina

Sonntag, 11. Januar 2015, 18:55 Uhr

Liebste Sina,
zum Glück hast du einen Brief geschrieben, der Wort für Wort schönste Erfindung ist. Aber das ist ja auch etwas: solche Wunderbarkeiten zu erfinden und mit wirklichem Atem zu versehen. Und weil ich diesen deinen wirklichen Atem spüre, fange ich gleich an zu handeln.

Wir haben uns praktisch noch nie gesehen. Du mich noch weniger als ich dich. Mir bist du einmal als etwas Überwältigendes erschienen. Du hast mich hinterm Ladentisch in meiner kleinstmöglichen Form wohl kaum wahrgenommen. Dann habe ich meine Sina-Entzündung nicht gestanden, aber angedeutet und so weiter. Und jetzt dein Brief!

Den möchte ich verdient haben.

Wie ich mich auf den 26. Februar freue, musst du dir denken. Sagen kann ich es nicht!

Dein seiner Wiedergeburt entgegensehender
Theo

Lieber Herr Schriftsteller,
weil Sie mich mit dem Schönsein so zusammengebracht haben, dass es mir etwas ausgemacht hat, mehr oder weniger schön zu sein, und das zu einer Zeit, in der ich eindeutig zu wenig schön war, muss ich Ihnen, und nur Ihnen, mitteilen, dass ich mir jetzt nicht mehr zu wenig schön vorkomme.

Und weil ich inzwischen alles als Theo Schadt erlebe, berichte ich, was ihm, mit ihm geschehen ist. Bei ihm sind Sätze einer Frau eingetroffen, die nichts mit seiner Erscheinung zu tun hatten, sondern mit seiner Wirkung. Eine sehr, sehr schätzenswerte Frau lässt ihn wissen, dass sie durch ihn eine Lebensfreude erlebt wie noch durch niemanden sonst. Und das nicht gezielt und gezählt, sondern als unwillkürliche Wirkung. Das wiederum lässt ihn seine Wirkung erleben als eine Kraft, als ein Vermögen, als einen Reichtum. Buchstabieren kann er das nicht, aber melden kann er, muss er, dass er sich seitdem jeden Tag schöner (oder soll er realistisch sagen: weniger unschön) fühlt. Fühlt! Und ist!

Es ist diese Frau, die ihn durch hundert Empfindungen spüren lässt, wie er wirkt, also doch ist! Sie fühlt sich durch ihn schöner, lebendiger als je zuvor, nämlich glücklich. Ihr Glücklichsein macht ihn auch glücklich. Und glücklich zu sein macht aus ihm einen Mann, einen Menschen, der sich seiner selbst sicher sein darf. Das geht, gesteht er, bis zum Selbstgenuss! Begegnung im Spiegel inbegriffen. Also ist er endlich fähig, Ihr Signal zu erwidern: Mehr als schön ist nichts! Er jubelt jetzt manchmal. Unwillkürlich. Ohne besonderen Grund. Jeder so erlebte Augenblick stattet ihn aus für eine willkommene Zukunft.

Herzlich wie noch nie,
Ihr Theo Schadt

Plötzlich zurückgeworfen ins Interesse am Leben, rief er Kirki an. Einen Termin bitte. Möglichst sofort. Blutübertragung. Chemo. Und zu allererst in die Röhre. Wie sieht es aus in ihm! Er muss das wissen. Er will nämlich leben, leben, leben.

Kirki Kyriazis staunte. Er wusste, sobald er ihr wieder leibhaftig gegenüber sein wird, wird er zuerst fragen: In welchem Olympia-Jahr sind Sie für Griechenland geschwommen? Sie war glücklich, dass er das immer noch wissen wollte, sagte ihm die Daten, eine Stunde später hatte er die vergessen. Das vergaß er nicht mehr, dass er das so schnell vergessen hatte.

Der Professor gratulierte zu diesem, wie er es nannte, manifesten Lebenswillen. Der tut nämlich das meiste.

Und tatsächlich: Der Tumor hatte sich zurückgebildet. Jetzt konnte operiert werden.

Aber noch ging ihm nach, was er Sina auf ihren Mensch-meines-Lebens-Brief geantwortet hatte. Das war nichts als eine Ausflucht gewesen. Er hätte schreiben sollen: Liebe Sina, ich habe Angst! Einerseits lässt mich jeder Satz von dir Liebe so direkt erleben, wie ich Liebe noch nie erlebt habe, andererseits spüre ich, wie wenig ich dir zu entsprechen vermag. Verglichen mit deiner Liebe bin ich ein Gefühlszwerg. Du entdeckst bei mir, an mir, in mir Fähigkeiten, von denen ich keine Ahnung habe. Er hätte schreiben sollen, dass alles, was sie als seine Wirkung feiere, nur existiere, weil sie es so erlebe.

Jetzt musste er sich fragen: Lässt er sie in ihrem wunderbaren Irrtum, dass sie durch ihn in einem weichen Bett aus duftender Watte versinken und die Augen schließen könne, oder sagt er ihr, dass alles, was sie ihm nachsagt, nur so lange existiere, als sie es erlebe, fühle, sage. Es war, als hätte sie ihm mit diesem Brief eine Art Verantwortung übertragen. Er hatte für das und das und das so und so und so zu sorgen. Aber sie glaubte ja, dass er solche Wunderbarkeiten mühelos bewirken könne. Er sehnte sich auch nach dem Bett aus duftender Watte! Ach Sina, Sina, Sina!

Der Zauber, den sie mit diesem Brief gesponnen hatte, umgab ihn ganz. Am liebsten wäre es ihm gewesen, die Wirklichkeit wäre nichts als eine Fortsetzung dieses Briefs. Das war sie nicht.

Und – daran erinnerte nichts mehr: Diese Sina war auch jene Aster, die die Grabrede hinterlassen hatte.

Aus wie vielen Personen besteht jeder von uns? Auch du, Theo!

Er musste sich bremsen. Er schämte sich vor sich selbst. Statt rumzumosern an den Wunderbarkeiten Sinas, schreib doch selber so was! Einen Frau-meines-Lebens-Brief. Bitte. Los.

Liebe Frau meines Lebens,
noch habe ich dir kein einziges Mal die Hand gegeben, weiß nicht, wie sich dein dich reich rahmendes Haar anfühlt, und von deinem Mund weiß ich nur, dass ich ihn aus nächster Nähe anschauen will, wenn er mir sagt, was ich hören will.

Er hörte auf. Keine Zeile Zauber. Alles nur der Versuch, eine Gefühlsbewegung auszudrücken, die es nur als stumme Hilflosigkeit gab. Dass sie ihm diesen Brief mit lauter gelingenden Zärtlichkeitsgesten geschrieben hatte, zeigt nichts anderes, als dass sie das konnte. Das hatte sie drauf, einen so innig jubilierenden Brief zu schreiben.

Theo rief Iris an und bat, sie in der Echterstraße besuchen zu dürfen.

Den Hausschlüssel hatte er noch. Aber er läutete. Er wollte, dass sie ihm die Tür öffne. Als er angerufen und zweimal gesagt hatte, dass er sie besuchen wolle, hatte sie nichts gesagt. Sie hatte aufgehängt. Aber dann drückte sie auf den Türöffner. Er konnte hinein. Sie saßen einander gegenüber. Stumm.

Irgendwann sagte Theo, dass er sich jetzt operieren lassen werde. Er hatte das Gefühl, dass sie das aufatmend zur Kenntnis nahm.

Irgendwann sagte er, er sehe ihr an, was sie denke.

Dann saßen sie wieder. Wortlos.

Irgendwann sagte er, er könne nicht leben ohne ihre Zustimmung.

Und irgendwann: Das wisse er ganz sicher.

Wieder saßen sie wortlos. Theo empfand, dass sie diese Wortlosigkeit gemeinsam hatten.

Irgendwann konnte er sagen, sie könne, was er noch zu tun und zu denken vermöge, dadurch verhindern, dass sie ihm nicht zustimme.

Und wieder, viel später: Sie kenne ihn lang genug, um zu wissen, dass er so seine Abhängigkeit von ihr auszudrücken versuche.

Aber als er dann irgendwann sagte: Iris …, da sprang sie auf und verließ das Zimmer.

Er blieb sitzen. Es war Nacht geworden. Er schlief kurz ein. Es wurde wieder hell. Irgendwann erschien sie und sagte: Komm.

Im Esszimmer hatte sie das Frühstück aufgetragen. Alles, was er immer als Frühstück gewohnt gewesen war. Auch die aufgeschnittene und gebratene Birne fehlte nicht. Und die drei Crêpes, einer, den sie vor Jahrzehnten, als sie ihn zum ersten Mal auftrug, den herzhaften nannte, die anderen nannte sie damals die süßen. Und das waren sie immer noch: der Herzhafte mit Salami und Parmesan und die Süßen mit Apfel, Zimt, Zitrone und Honig beziehungsweise mit Birne und Vanille.

Sie sprachen nicht. Er erlebte das nicht als einen Mangel. Als sie gefrühstückt hatten, räumte sie ab. Wischte den Tisch sauber. Ging hinaus. Kam nicht mehr zurück.

Iris, rief er, Iris!

Irgendwann musste er gehen.

Wie sie ausgesehen hat, blieb ihm. Das war nicht ein Gesichtsausdruck für eine bestimmte Stimmung, für etwas Veränderliches: Die Gesichtszüge reglos. Ausgedrückt wurde Schwere. Die Stirne ein Gewicht. Die Augen eine Last. Die Wangen eine Unbeweglichkeit. Der Mund starr. Das Kinn eine Wucht.

Und deutlich genug: Sie hat nichts ausdrücken wollen. Das war jetzt so.

Die Operation sollte am 11. Februar stattfinden. Einem Mittwoch. Am Montag begannen die Vorbereitungen. Am Abend las er von Sina:

Lieber Freund,
zuerst die Sache. Die Karten für den 26. Februar im Prinzregenten-Theater habe ich zurückgegeben. Nicht nur durch deine, aber nicht ganz ohne deine Mitwirkung. Du hast mir feinfühlig genug klargemacht, dass meinem Zärtlichkeitsausbruch Hand UND Fuß fehlen. Ich fühle mich zurückgepfiffen. Und das zu Recht. Ich habe einfach hemmungslos drauflos gewünscht, dass wir einander jetzt – sozusagen after all – schleunigst sehen müssen.

Also jetzt: Bitte, mach Schluss mit mir. Zieh das jetzt durch! Wenn dir auch nur ein bisschen an meinem Wohl liegt! Ich will nicht mehr leben. Und ohne Alkohol geht schon lange nichts mehr. Gestern zwei Flaschen Wein getrunken. Billigen, schlechten Wein. Drei Euro die Flasche.

Jetzt: Bleierne Schwere zieht die Gedanken aus dem Kopf in den Bauch und breitet sich aus. Und ist doch nichts als Leere. Arme und Beine stemmen sich wie verzweifelt gegen den Sog der alles überschwemmenden Erschöpfung. Und höre mich schreien: Halt die Schnauze, sonst bist du erledigt! Aber tiefer und tiefer sinkt der Kopf zwischen die sich aufbäumenden Schultern. Verbogene und zum Bersten angespannte Arme und zitternde Knie leisten Übermenschliches. Ich bin nicht für diese Welt gedacht. Wieder einmal da, einem Mann seine triste Ehe erträglich zu machen. Ich kann nicht nicht zweifeln. Das ist meine unheilbare Krankheit. Vertrauen habe ich nicht gelernt. Ich weiß, dass das ein Versäumnis ist.

Dass ich geglaubt habe, nicht mehr ohne dich sein zu können, tut mir leid. Ich brauche mich so wenig, wie du mich brauchst. Klartext, Liebster, darf wehtun.

Statt Wirklichkeit Tango! Ein Wiegen, das mich höherträgt, dorthin, wo mich kein Schmerz erreicht. Ich weiß, dass du mir gern zugeschaut hättest, gelächelt hättest. Natürlich nicht so, dass ich ohne Zweifel gewesen wäre. Ich will das Reihenhaus, bloß dass ich um mich schlagen könnte! Die Welt hat natürlich andere Probleme. Aber wenn man die eigenen Probleme nicht haben zu dürfen glaubt, betrügt man sich und die Welt. Das kann geboten sein. Mir nicht.

Gute Nacht. Für immer beziehungsweise nie.

Die andere Sina

Theo packte sein Zeug, rief Kirki an, bat sie auf dem Anrufbeantworter um Verständnis dafür, dass er jetzt nicht operiert werden könne. Er bitte, das so unerklärt zur Kenntnis zu nehmen. Den Herrn Professor lasse er grüßen.

Es war das erste Mal, dass Sina am Telefon gar nicht mehr reagierte. Er fuhr in die Malsenstraße. Ging in der Dunkelheit auf und ab. Kein Licht bei ihr. Um das Haus herumzugehen war in dieser Häuserzeile nicht möglich. Die hohe Gartentür war verschlossen.

Zurück am Schreibtisch, setzte er seine Versuche mit allen Mitteln fort. Nichts mehr. Er merkte, dass ihm das neu war, nicht mehr wahrgenommen zu werden. Sich nicht mehr berufen zu können auf ein kleinstes Gemeinsames.

Er saß. Oder ging hin und her. Tag um Tag und Nacht für Nacht. Er hatte alles probiert. Alle Tonarten der Verzweiflung, der Drohung, der Liebe. Die andere Sina. Es hatte schon jähe Umschwünge gegeben. Also. Warten. Beziehungsweise sitzen und liegen, ohne zu warten. Das hatte er gelernt: nicht mehr warten. Die Stunden nicht zählen. Die Tage und Nächte zählte er. Und wie er ihr das hinreiben würde!

Statt Sina meldete sich Axel. Dass Axel den Summton des Türöffners hörte, war sicher, aber er trat nicht sofort ein. Den Augenblick der Verzögerung füllte er mit einer Haltung aus, die hieß: Eigentlich müsste mir jetzt jemand die Gartentür öffnen. Da das nicht der Fall war, tat er es selbst und trat ein. Und ging von der Gartentür zur Haustür, als wüsste er, dass Theo jetzt zuerst einmal mit dem neuen Aussehen dieses Besuchers fertig werden musste. Das die Oberlippe schwungvoll begleitende Chinesenbärtchen war weg. Und was er anhatte, war eindeutig englisch. In seinen weiten chinesischen Hemden hatte man vergessen können, dass er beleibt, ja sogar dick war. Der englische Anzug – Jacke mit Stoffgürtel, Hose bis knapp unters Knie – lag eng an. Axel ging so aufrecht wie immer. Und wie immer trug er sein Laptop am Griff der dazugehörenden Tasche.

Als er ins Zimmer trat, war sofort klar, dass er Schlimmes zu melden hatte. Theo erschrak. Er wehrte sich gegen diese Art, das, was man zu sagen hatte, schon durch eine Haltung auszudrücken. Theo hätte es nicht aussprechen können, aber als Axel es sagte, wusste er, dass er, was der sagte, schon an seinem Auftritt gesehen hatte.

Die liebe Iris ist tot. So hieß der Satz.

Theo drehte sich sofort um, ließ Axel stehen, ging ins angrenzende Zimmer, das immer noch auf seine Möblierung wartete. Aber ein Stuhl stand da. Auf den setzte er sich. Er wollte einen Laut ausstoßen. Konnte aber nicht. Axel war ihm nicht gefolgt. Dafür war er dankbar.

Irgendwann ging er zurück ins Arbeitszimmer. Axel hatte sich in einen der wulstigen Sessel gesetzt, stand aber jetzt sofort auf. Er hatte ein Blatt Papier in der Hand. Das, sagte er, hat Iris hinterlassen. An Mafalda. Mafalda findet, du solltest das lesen. Theo nahm das Blatt. Axel sagte, er werde morgen noch einmal hereinschauen. Hereinschauen, sagte er, und Theo dachte: Typisch Axel. Er sah ihm dann nach, bis er die Gartentür hinter sich zuzog.

Als Axel «die liebe Iris» gesagt hatte, hatte Theo sofort Göttliche Iris gedacht. Jetzt spürte er, dass das immer eine leichtfertige Benennung gewesen war. Er ging hin und her und herum, bis er so erschöpft war, dass er auf dem Sofa liegen bleiben konnte. Zur Decke starren. In Reichweite, was Iris an Mafalda geschrieben hatte. Er machte das Licht an. Er las:

Liebe Mafalda-Herzenskind,
wenn ich nicht wüsste, dass du mich verstehst, würde ich, was ich jetzt tun muss, nicht tun. Ich habe immer verstanden, was du getan hast. Ich war mir immer sicher, dass du verstehen würdest, was ich tue. Im Kopf ist es getan, bevor es in Wirklichkeit getan werden kann. Ich bin so weit. Endlich. Liebes Kind. Endlich bin ich allein. Tue jetzt, was mir hilft. Verstanden werden zu wollen, das war einmal. Jetzt kann ich tun, was mir hilft. Was mich hinausschafft aus dem Scheinzeug. Seit das in mir

passiert ist, die Loslösung, seit dem bin ich ruhiger, als ich war.

Du, Herzenskind, wirst keinem Menschen sagen, wie du mich gefunden hast. Das geht keinen etwas an. Dir sage ich: Ich bin schon draußen. Ich muss nicht mehr sein, hier und so weiter. Dir sage ich auch: Ich werde bei dir sein und bleiben, solange du noch lebst. Lass uns einander nie verlieren.

Deine Mama

Theo konnte nicht aufhören, dieses Blatt anzuschauen. Die Schrift. Die Handschrift von Iris. Jeden Buchstaben hat sie selber geschrieben. Da lebte sie noch. In jedem Buchstaben lebt sie noch.

Als Axel am nächsten Tag läutete, lag Theo auf dem Sofa und starrte zur Decke. Er musste aufstehen und den Türöffner drücken. Den Brief an Mafalda streckte er Axel sofort entgegen. Der nahm ihn und schob ihn, ohne ihn zusammenzufalten, in seine Mappe.

Dann berichtete Axel. Dabei machte er Pausen fast nach jedem Wort: Mafalda hat sich sofort von allem Beruflichen getrennt. Sie wird eine kleine Insel in der Ägäis kaufen. Sie wird dort ein Haus wie das in der Echterstraße bauen lassen. Sie wird alles, was mit ihrer Mutter zu tun hatte, in diesem Haus auf der Insel genau so aufstellen, wie es in der Echterstraße gewesen war. Natürlich will sie auch den Terpsichore-Laden in der Schellingstraße räumen und zum Transport auf die Insel verpacken lassen. Sie werde selber dorthin ziehen. Ob Axel sie dort besuchen könne, wisse sie jetzt noch nicht. Sicher sei, dass sie mit ihrem Vater nichts mehr zu tun haben möchte. Sie sagte, dass sie keinen Vater mehr habe. Sie wisse, dass es ihr genüge, in einem ihrer Mutter gewidmeten Haus zu leben. Sie wisse, dass sie keinen anderen Lebenssinn brauche. Ihre Mutter sei immer das Wichtigste gewesen in ihrem Leben. Und soll es bleiben. Unabgelenkt wolle sie von jetzt an leben. Sie hat sich bisher zu oft ablenken lassen von ihrer Mutter. Sie habe immer gewusst, dass sie auf ihre Mutter zulebe. Eines Tages werde sie wieder bei ihr sein. Jetzt bleibe ihr nur noch ein Leben im Andenken an ihre Mutter. Nichts als das wolle sie. Ein Leben im Andenken. Sie werde nach der Beerdigung auf diese Insel ziehen. Den Umzug mit allem, was in der Echterstraße und in der Schellingstraße mit ihrer Mutter zu tun gehabt habe, organisiere sie selbst. Zur Beerdigung dürfe niemand kommen. Da müsse sie allein sein. Axel solle dafür sorgen, dass der Vater nicht glaube, er könne dabei sein. Das keinesfalls.

Als Axel so weit gekommen war, machte er eine lange Pause. Theo sagte nichts.

Irgendwann stand Axel auf und sagte, er könne sich nicht verabschieden, ohne Theo noch eine Mitteilung zu machen. Dann wartete er darauf, dass Theo reagiere.

Der sagte: Ja?

Also, sagte Axel, wie alles gekommen sei, das bewege ihn. Er wolle, wenn er jetzt ohne Mafalda hierbleiben müsse, vielleicht für länger, vielleicht sogar für immer, er wolle sagen, dass auch er dem, was passiert sei, entsprechen werde. Deshalb wolle er, müsse er Theo mitteilen, dass seine China-Studien hinter ihm lägen. Er arbeite jetzt an einem Buch mit dem Arbeitstitel: Wer war Shakespeare wirklich. Er schätze, dass ihn das fünf Jahre beschäftigen werde. Der Erfolg seines WeltLicht-Buches mache das möglich. Es sei eben doch ziemlich viel Wissensschutt, der weggeräumt werden müsse, um den wirklichen Shakespeare endlich erlebbar zu machen.

Alles Bisherige sei gutgemeint, aber trivial. Ob Shakespeare der Earl of Oxford oder sonst ein Earl gewesen sei, werde damit endgültig Makulatur. Mehr wolle er noch nicht sagen, obwohl er schon so weit sei, sagen zu können: Was er entdecke, sei nicht weniger als eine Sensation. Du wirst es, wenn du willst, selbst sehen. Und zum Schluss noch das: Ihm sei durch dieses furchtbare Geschehen plötzlich klar geworden, dass er etwas zu gestehen habe. Und Theo könne er es leichter gestehen, als er es hätte der lieben Iris gestehen können. Er sei kein Mörder. Nie sei er dergleichen gewesen. Er habe gespürt, dass Theo der Einzige sei, der das immer schon geahnt habe, deshalb sei Theo auch der Erste, dem er die Wahrheit zumute.

An diesem zweiten Tag ging Axel nicht, ohne Theo die Hand gedrückt zu haben. Theo erwiderte diesen Händedruck. Er nahm sogar Axels Rechte in seine Hände und schüttelte diese Rechte länger, als er wollte. Er konnte nicht aufhören, Axels Hand zu schütteln. Axel sollte begreifen, dass er ihm nichts als dankbar sei für dieses behutsame Berichten. Es war ein neues Verhältnis entstanden zwischen ihm und Axel. Axel war ihm jetzt so nah wie nie zuvor. Und als er endlich aufhören konnte, Axels Hand zu schütteln, sagte er: Ich danke dir, lieber Axel.

Dann ging der wie ein englischer Lord im 19. Jahrhundert Gekleidete. Theo sah ihm nach, bis er die Gartentür hinter sich zuzog.

24

München, 26. Februar 2015

Liebe Mafalda,
du hast dich losgesagt. Du wärst jetzt der einzige Mensch für mich. Ich muss das sagen dürfen. Umstimmen will ich dich nicht. Wirklich nicht. Denk du, wie du musst.

In der letzten Nacht habe ich geträumt, mir würden die Hände abgehackt. Nicht nur mir. Mehreren. Nicht hinschauen, auf die Füße schauen, sagt der Mann, der das Beil schwingt. Die Angst vor dem Schmerz war größer als der Schmerz selbst.

Es gab eine Zeit, in der ich mit Carlos Kroll Schach spielte. Ich spielte verlorene Partien immer noch tagelang im Kopf nach und versuchte zu gewinnen. Wenn ich den und den Zug gemacht hätte, hätte ich gewinnen müssen. Warum habe ich den nicht gemacht? Unbegreiflich.

Das Leben eine verlorene, nicht zu gewinnende Partie.

Am Anfang war, sobald du da warst, größer wurdest, meine schlimmste Vorstellung: Mafalda muss nach meiner Beerdigung aufs Arbeitsamt, Adressen holen, wo sie sich dann demütigen lassen muss. Zum Glück hast du mich von dieser Angst glorios erlöst!

Lass es mich so sagen: Ich bin mit deiner Mutter in einem Auto, das nur langsam fahren konnte, in ein grünes Tal eingefahren. Links und rechts begleitet von vorsichtigen Höhen. Ein problemloses Tal. Keinerlei Dialektik. Am Taleingang hatten wir die Fremdwörter abliefern müssen. Aber dann ging es plötzlich nicht weiter. Und wenden war unmöglich. Also mussten wir rückwärts wieder hinausfahren. Ich tat das. Iris sagte die ganze Zeit, wie ich lenken sollte. Ich lenkte. Sie leitete. Und das hörte nicht auf. Nie.

Ach, Mafalda. Ich könnte dir die Briefe schicken, die ich an Iris geschrieben, aber nicht abgeschickt habe. Iris konnte nur zustimmen. Sie war die Zustimmung in Person. Ich hätte damit rechnen müssen, dass sie meinen schrecklichen Briefen mit Zustimmung geantwortet hätte. Das wäre eine Vernichtung gewesen. Die ich verdient hätte. Der ich mich andauernd entzogen habe.

Dies ist ein Abschiedsbrief, liebe Mafalda.

Da ich, wenn ich nicht arbeite, an mich denke, muss ich arbeiten. Ich werde das Bruttosozialprodukt dieses Landes vermehren, sonst nichts.

Es gibt keine Anwesenheitspflicht. Selbstmord ist verlangbar. Aber ich bin unabkömmlich. Das Bruttosozialprodukt.

Härter, als deine Mutter mich durch ihre Tat bestraft hat, kannst du mich durch deine Trennungstat nicht bestrafen.

Das Bruttosozialprodukt, lebenslänglich.

Auf schwarzen Wellen segelt der Glaube wie ein Idiot. Und taub und blind. Ich lebe von dem, was ich Ärmeren raube. Mein Leben spinnt.

Da ich in Solln wohne, wohne ich am Wald und sehe: Gestürzte Bäume sehen aus wie erlöst.

Oder: Alexander von Humboldt verabscheute sich weniger, wenn er weiter weg war.

Das heißt: nicht nichts denken, sondern an nichts denken. Das muss gelernt werden.

Den Wörtern kündige ich. Sie haben nicht geholfen.

Dein früherer Vater

25

So muss es einem, dem sein Hinrichtungstermin mitgeteilt wurde, zumute sein. Sinnlose Beschäftigungen. Zwecklose Bewegungen. Tendenzlos. Verzeichnisse machen. Alle Telefonate des letzten Jahres zusammensuchen. Alle E-Mail-Adressen abschreiben. In Papieren wühlen, als suche man etwas. Aber was man sucht, hat man vergessen. Suchen, bis man etwas findet, das man gesucht haben könnte. Und ihm fiel tatsächlich etwas in die Hände, das er nicht gleich wieder wegwerfen konnte. Ein Brief von Sina von Ende November. Aus irgendeinem Grund hatte er diesen Brief damals nicht gelesen.

Ein noch nicht gelesener Brief von Sina! Er spürte, wie eine Hitzewelle ihn durchschoss. Der Brief kam ihm wie eine Versuchung vor. Wissend, dass er unversuchbar war, blätterte er durch die Papiere. Und konnte dann seine Neugier nicht unterdrücken. Was hätte er zu seiner Zeit aus diesem Angebot gemacht! Haarwuchsmittel! Der Chemiker, ein Dr. Freilich, bestand darauf, das Mittel griechisch zu benennen, das sei er seiner griechischen Großmutter schuldig. Jetzt konnte Theo nicht mehr aufhören. Kala Mallia sollte das Produkt heißen. Offenbar hieß das: gesundes Haar. Aus Hahnenkämmen hatte er Hyaluronsäure gewonnen. Diese Säure kannte Theo noch. Tausendsassa-Säure hatte er sie getauft, weil sie überall vorkam und überall brauchbar war. Sina selber, nicht ihre

Firma, hatte geschrieben, sie finanziere seit langem diesen Chemiker, der mit Hilfe von Hyaluronsäure ein Haarwuchsmittel gewinnen will. Dr. Freilich wohnt in Emden. Eine Liste der Präparate, für die er Patente hat, füge sie dazu. Präparate im medizinisch-kosmetischen Bereich. Das müsste ihn interessieren, schrieb sie. Dass Dr. Freilich mit dieser Säure arbeitete, fand Theo nur interessant, weil der damit so ein Allerweltsproblem wie Haarausfall lösen wollte. Das war schon wieder originell. Und der Verzicht auf nicht-animalische Hyaluronsäure war ein Bekenntnis, weil er doch in Kauf nimmt, dass alle, die eine Eiweiß-Allergie haben, für das aus den Hahnenkämmen stammende Produkt nicht in Frage kommen. Das wiederum war bei einem Allerweltsprodukt, wie es Haarwuchsmittel nun einmal sind, eine seriöse Entscheidung. Umso vielversprechender sein Vertrauen auf die Hahnenkamm-Herkunft. Theo fand sich gefangen. Ein Gramm Hyaluronsäure vermöge sechs Liter Wasser zu binden, und Haarausfall sei auf die Austrocknung der Haarwurzeln zurückzuführen: das war seine Botschaft. Der Rest sei Fleiß und Fähigkeit. Sina schwärmte in ihrem Brief davon, dass mit Kala Mallia ein neuer Ton in der Werbung erklinge.

Theo musste bekennen, dass er sich noch nicht vorstellen konnte, je wieder zu handeln, aber ausschließen wollte er nichts. Sina zuliebe. Er merkte: Er reagierte, als ob sie noch erreichbar wäre. Er wird diesem Dr. Freilich schreiben. Er wird dieses Projekt verfolgen, als ob Sina noch erreichbar wäre. Er wird arbeiten, wie er früher gearbeitet hat. Arbeiten, arbeiten, arbeiten. Er konnte nichts anderes denken. Nein, er durfte nichts anderes denken. Er spürte: Wenn er sich nicht mit etwas beschäftigte, dachte er daran, dass er atmete, und er merkte, wie sein Atmen misslang, wenn er nichts dachte, als dass er atmete. Dann wusste er bald nicht mehr, ob er ein- oder ausatmete. Er spürte, dass sein Atmen nicht mehr reichte. Er spürte eine Luftnot. Er rannte hinunter und hinaus. Lief heftig in seinem Garten hin und her. Im Garten mehr rennend als gehend, gelang es ihm, wieder zu atmen. Er rannte ins Haus zurück und suchte in der für Medikamente bestimmten Schublade ein Schlafmittel. Dann lag er und wartete auf die Wirkung. Und warf es sich vor, dass er sich mit Tabletten wegstehlen wollte aus dieser unerträglich gewordenen Wirklichkeit. Iris. Sina. Diese zwei Namen psalmodierte er vor sich hin. Iris. Sina. Bis das Schlafmittel ihn erlöste.

26

Früh aufstehen. Etwas tun, was, wenn es nicht getan werden würde, nicht fehlte. Wichtig ist, dass du nichts giltst. Das gibt Würde, gibt Kraft, also Unermüdlichkeit.

In was müsstest du dich verwandeln, um für dich so interessant zu werden, dass du es bei dir aushieltest? Ohne dass noch jemand an dich denkt? Noch ist es ja so, dass du glaubst, nicht leben zu können, wenn nicht jemand liebend an dich denkt, jemand, den du auch lieben kannst.

Ich bin nicht allein. Ich leiste mir Gesellschaft. Ich könnte einen brauchen. Oder eine. Es gibt bessere Gesellschaft als mich.

Er warf den Computer an und loggte sich im Suizidforum ein. Er hatte es … geahnt, gefürchtet, gewusst. Im *Gruft*-Thread stand alles.

Zeitlos schreibt:

> Sie hat es geschafft. Aster ist hinüber. Ihr letzter Satz an mich:
>
> *Tonight, take my Spirit totally from my body, so that I may no longer have shape and name in the World!* Rumi
>
> Möge es dir jetzt leichter sein. Du fehlst mir schrecklich. Mein Trost: Wir sehen uns wieder, dort, auf Wolke sieben.

Misantroppo schreibt:

Wie hat sie es gemacht?

Zeitlos schreibt:

Holzkohle-Methode. Sie ist friedlich eingeschlafen. Gott sei Dank.

Misantroppo schreibt:

R.I.P.

Pluto schreibt:

Ich kannte sie nicht. Trotzdem erschütternd das alles. Denn ich habe gar nicht verstanden, warum sie so gelitten hat. Ich wünsche ihr, dass sie Frieden findet.

Warum bin ich hier überhaupt noch? Das ist alles so traurig hier.

Kati schreibt:

Sie war ein ganz besonderer Mensch. Ich heule nur noch. Sie hat mir mehrere PN's geschrieben, um mir zu helfen, als ich ganz unten war. Sie hat mir Mut gemacht und viele gute Anregungen gegeben. Sie stand im Leben und doch im Abseits. Das war für mich schwer zu verstehen. Aber ich konnte es fühlen.

Liebe Aster, bei mir brennen alle Kerzen, die ich finden konnte, für dich.

Basilikum schreibt:

Ich zünde ihr auch eine Kerze an. R.I.P.

Sternenstaub schreibt:

Mach's gut, Aster. Ich wünschte, ich wäre auch schon dort. Adieu.

Inferno schreibt:

Rest in peace (R.I.P.)!

Trauerkloß schreibt:

When we are dead, seek not our tomb in the earth, but find it in the hearts of men. Rumi

Dann konnte er nicht anders. Franz von M. schrieb:

Habe mit Aster verloren, was ich noch hatte. Irreversibel war ihr Geschick. Habe versucht, einen Aufschub zu erreichen. Das ist misslungen. Die Sonne ist untergegangen mit ihr. Bin krumm vor Trauer. Werde mich nicht mehr aufrichten. Dass sie sterben konnte, macht mein Leben wertlos. Endgültig.

27

Sehr geehrter Herr Schriftsteller,
das muss Ihnen noch mitgeteilt werden: Ihr Satz *Mehr als schön ist nichts* darf verbessert werden: Eine, die selber aufgehört hat, war mehr als schön. Sie war alles. Und noch eine, die auch selber aufgehört hat, war auch mehr als schön. Sie war alles.

Nur, dass Sie das wissen.

In der Hoffnung, es rege Sie an,

Ihr Theo Schadt

28

An Sina:

Von mir zu dir reicht keine Sprache. Von dir zu mir rast jeder Sturm.

An Iris:

Ich bin über den Bach gehüpft. In gelben Blumen gelandet. Das Leben ist eine ausgestreckte Hand. Jetzt zertritt mich der Tod. Die unsterblichen Läuse lachen.

An Sina:

Nicht mehr von dir wegdenken können. Nichts mehr fühlen, weil du mich nicht fühlst. Ich habe keinen Wert mehr, wenn du ihn nicht gibst.

An Iris:

Jetzt japst meine Seele, jetzt hüpft mein Herz auf der glühenden Platte der Sehnsucht. Ich bin ein Schrei.

An Sina:

Du sollst in der Sonne stehen und gut riechen. Ein Vogel soll auf deiner linken Schulter landen und singen. Und eine Kirsche zergehen in deinem Mund.

An Iris und Sina:

Trost, Fremdwort, komm her. Alles auflösen in Gesagtes. Eine Mauer aus Wörtern gegen jede Art Wirklichkeit. Ich bilde mir ein, was ist. In Ewigkeit amen.

Dann traf noch ein dieser Brief des Schriftstellers:

> Lieber Herr Schadt,
> leben wir in derselben Parallelwelt? Das hieße doch,
> dass die Hand leer läuft,
> dass Zeit Frist heißt,
> dass das Universum gähnt,
> dass du aufhörst zu sein,
> dass Geschichte ein Stück Papier ist,
> auf dem nichts steht.
>
> Ihr so genannter Herr Schriftsteller

Inhalt

«Bis er sie sah, hatte sie ihn schon gesehen. Als sein Blick sie erreichte, war ihr Blick schon auf ihn gerichtet. Das fand statt am Kreuzbrunnen, nachmittags um fünf, am 11. Juli 1823 in Marienbad.» Der 73-jährige Geheimrat Goethe – seit längerem Witwer und so berühmt, dass sein Diener Stadelmann heimlich Haare von ihm verkauft – liebt die junge Ulrike von Levetzow. 54 Jahre trennen die beiden, aber Goethe sagt sich: «Meine Liebe weiß nicht, dass ich über siebzig bin. Ich weiß es auch nicht.»

Ein liebender Mann, Martin Walsers Roman über Goethes letzte Liebe, wurde in der Presse gefeiert als «flammender Text» und «Herzensbuch». Acht Jahre später hat er in *Ein sterbender Mann* sein Gegenstück gefunden: den Roman eines Verrats, ein Buch der hellsten Dissonanz.

Der, um den es geht, Theo Schadt, will nicht mehr leben. Er ist dem Tod so nah wie noch nie. Beruflich ruiniert sitzt er an der Kasse im Laden seiner Ehefrau, als ihn ein Lichtblitz trifft. Ein Blick. Eine Begegnung. Und diese Erfahrung: Je näher du dem Tod bist, desto schöner ist es zu leben. Oder genauer gesagt: desto schöner wäre es zu leben.

Martin Walser, 1927 in Wasserburg geboren, erhielt für sein literarisches Werk zahlreiche Preise, darunter 1981 den Georg-Büchner-Preis, 1998 den Friedenspreis des Deutschen Buchhandels und 2015 den Internationalen Friedrich-Nietzsche-Preis. Außerdem wurde er mit dem Orden «Pour le Mérite» ausgezeichnet und zum «Officier de l'Ordre des Arts et des Lettres» ernannt. Zuletzt veröffentlichte er «Statt etwas oder Der letzte Rank» – «das innere Selbstporträt eines Künstlers schlechthin», schrieb Jens Jessen in der ZEIT, «die Summe von Martin Walsers Kunst».

«Ein liebender Mann» in der Presse:

«Martin Walser übertrifft, sprachmächtig, nicht nur sich selbst, sondern auch so manche berühmte Goethe-Schilderung der deutschen Literatur. Ein wunderschöner, liebes- und erfahrungsgesättigter Roman.» *Joachim Kaiser, Süddeutsche Zeitung*

«Martin Walser erzählt diese Liebesgeschichte als ein Blickfeuer, das mit dem ersten Satz Glut erzeugt. (…) Grandios.»
Felicitas von Lovenberg, Frankfurter Allgemeine Zeitung

«Dieser Roman ist Martin Walsers schönster geworden: diskret und zart, erfüllt – von Liebe, in einem umfassenden Verständnis.»
Martin Lüdke, Frankfurter Rundschau

«Ein außerordentlicher Roman der Innigkeit.»
Andreas Isenschmid, Neue Zürcher Zeitung

«Gott segne Sie für Ihren neuen Roman. Es ist das schönste und wahrste Buch über die Liebe.» *Franz J. Wagner, Bild*

«Ein Roman berückenden Liebeszaubers und bedrückender Liebesentzauberung. Walser hat nie einen besseren geschrieben.»
Dieter Borchmeyer, Focus

«Einer seiner schönsten Romane.» *Ulrich Greiner, DIE ZEIT*

«Ein sterbender Mann» in der Presse:

«Ein bewundernswert verrückter und verwilderter Liebesroman (…) ein großartiges shakespearehaftes Lebensschauspiel.»

Iris Radisch, DIE ZEIT

«Die Wörter sind nun frei für neue Geschichten, neue Romane. Zum Beispiel für diesen herrlich leichten, selbstironischen, tragisch-schönen Roman des Theo-Erfinders Martin Walser.»

Volker Weidermann, Der Spiegel

«Ein sehr reiches, ein sehr zeitgenössisches Werk (…) Ich liebe diesen Autor für Sätze wie ‹Je älter man wird, umso mehr muss man lügen›.» *Denis Scheck, Deutschlandfunk*

«Wer wissen will, warum es sich zu leben lohnt, obwohl das schmerzlich und am Ende zweifellos tödlich ist, der sollte dieses Buch lesen.» *Jörg Magenau, Deutschlandradio «Studio 9»*

«Walser umkreist in einer brillanten Sprache auf wunderbare Weise, mit immer neuen Wendungen und Überraschungen sein Thema. Ein großartiges Alterswerk.»

Wolf Scheller, Frankfurter Neue Presse

«Bitter und hart, poetisch und zart, dunkel funkelnd vor Ironie. (…) Sein todeskluger Liebesroman vom sterbenden Mann steht zwischen Humoreske und Tragödie wie das Zünglein an der Waage zwischen Liebe und Tod.» *Christine Richard, Basler Zeitung*